国家卫生健康委员会"十四五"规划教材

全 国 高 等 学 校 教 材

供八年制及"5+3"一体化临床医学等专业用

U0292561

口腔医学
Stomatology

主　　编　王松灵

副 主 编　叶　玲　周永胜　陈莉莉　周　青

数 字 主 编　王松灵

数字副主编　叶　玲　周永胜　陈莉莉　周　青

人民卫生出版社
·北 京·

图书在版编目（CIP）数据

口腔医学 / 王松灵主编 . —北京：人民卫生出版
社，2024.5
全国高等学校八年制及"5+3"一体化临床医学专业
第四轮规划教材
ISBN 978-7-117-36073-9

Ⅰ. ①口… Ⅱ. ①王… Ⅲ. ①口腔科学 – 高等学校 –
教材 Ⅳ. ①R78

中国国家版本馆 CIP 数据核字（2024）第 050083 号

人卫智网	www.ipmph.com	医学教育、学术、考试、健康， 购书智慧智能综合服务平台
人卫官网	www.pmph.com	人卫官方资讯发布平台

口 腔 医 学
Kouqiang Yixue

主　　编：王松灵
出版发行：人民卫生出版社（中继线 010-59780011）
地　　址：北京市朝阳区潘家园南里 19 号
邮　　编：100021
E - mail：pmph @ pmph.com
购书热线：010-59787592　010-59787584　010-65264830
印　　刷：人卫印务（北京）有限公司
经　　销：新华书店
开　　本：850×1168　1/16　印张：25
字　　数：740 千字
版　　次：2024 年 5 月第 1 版
印　　次：2024 年 6 月第 1 次印刷
标准书号：ISBN 978-7-117-36073-9
定　　价：109.00 元
打击盗版举报电话：010-59787491　E-mail：WQ @ pmph.com
质量问题联系电话：010-59787234　E-mail：zhiliang @ pmph.com
数字融合服务电话：4001118166　E-mail：zengzhi @ pmph.com

编　者

（以姓氏笔画为序）

王　福（大连医科大学）　　　　　季　平（重庆医科大学）

王佐林（同济大学）　　　　　　　周　青（中国医科大学）

王松灵（首都医科大学）　　　　　周　建（首都医科大学）

叶　玲（四川大学）　　　　　　　周永胜（北京大学）

刘月华（复旦大学）　　　　　　　郑家伟（上海交通大学）

孙宏晨（吉林大学）　　　　　　　徐　艳（南京医科大学）

李　昂（西安交通大学）　　　　　徐礼鲜（空军军医大学）

吴晓珊（中南大学）　　　　　　　葛少华（山东大学）

何三纲（武汉大学）　　　　　　　蒋欣泉（上海交通大学）

陈莉莉（华中科技大学）　　　　　程　斌（中山大学）

陈谦明（浙江大学）　　　　　　　傅开元（北京大学）

邵龙泉（南方医科大学）　　　　　潘　剑（四川大学）

编写秘书

周　建（兼）

数字编委

（数字编委详见二维码）

数字编委名单

融合教材阅读使用说明

融合教材即通过二维码等现代化信息技术,将纸书内容与数字资源融为一体的新形态教材。本套教材以融合教材形式出版,每本教材均配有特色的数字内容,读者在阅读纸书的同时,通过扫描书中的二维码,即可免费获取线上数字资源和相应的平台服务。

本教材包含以下数字资源类型

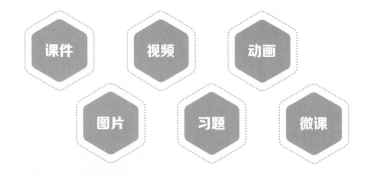

课件　视频　动画　图片　习题　微课

本教材特色资源展示

获取数字资源步骤

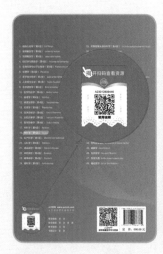

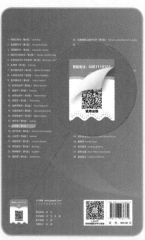

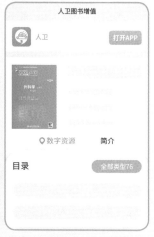

①扫描封底红标二维码,获取图书"使用说明"。

②揭开红标,扫描绿标激活码,注册/登录人卫账号获取数字资源。

③扫描书内二维码或封底绿标激活码随时查看数字资源。

④登录 zengzhi.ipmph.com 或下载应用体验更多功能和服务。

APP 及平台使用客服热线　　400-111-8166

读者信息反馈方式

欢迎登录"人卫e教"平台官网"medu.pmph.com",在首页注册登录(也可使用已有人卫平台账号直接登录),即可通过输入书名、书号或主编姓名等关键字,查询我社已出版教材,并可对该教材进行读者反馈、图书纠错、撰写书评以及分享资源等。

全国高等学校八年制及"5+3"一体化临床医学专业第四轮规划教材 修订说明

为贯彻落实党的二十大精神,培养服务健康中国战略的复合型、创新型卓越拔尖医学人才,人卫社在传承20余年长学制临床医学专业规划教材基础上,启动新一轮规划教材的再版修订。

21世纪伊始,人卫社在教育部、卫生部的领导和支持下,在吴阶平、裘法祖、吴孟超、陈灏珠、刘德培等院士和知名专家亲切关怀下,在全国高等医药教材建设研究会统筹规划与指导下,组织编写了全国首套适用于临床医学专业七年制的规划教材,探索长学制规划教材编写"新""深""精"的创新模式。

2004年,为深入贯彻《教育部 国务院学位委员会关于增加八年制医学教育(医学博士学位)试办学校的通知》(教高函〔2004〕9号)文件精神,人卫社率先启动编写八年制教材,并借鉴七年制教材编写经验,力争达到"更新""更深""更精"。第一轮教材共计32种,2005年出版;第二轮教材增加到37种,2010年出版;第三轮教材更新调整为38种,2015年出版。第三轮教材有28种被评为"十二五"普通高等教育本科国家级规划教材,《眼科学》(第3版)荣获首届全国教材建设奖全国优秀教材二等奖。

2020年9月,国务院办公厅印发《关于加快医学教育创新发展的指导意见》(国办发〔2020〕34号),提出要继续深化医教协同,进一步推进新医科建设、推动新时代医学教育创新发展,人卫社启动了第四轮长学制规划教材的修订。为了适应新时代,仍以八年制临床医学专业学生为主体,同时兼顾"5+3"一体化教学改革与发展的需要。

第四轮长学制规划教材秉承"精品育精英"的编写目标,主要特点如下:

1. 教材建设工作始终坚持以习近平新时代中国特色社会主义思想为指导,落实立德树人根本任务,并将《习近平新时代中国特色社会主义思想进课程教材指南》落实到教材中,统筹设计,系统安排,促进课程教材思政,体现党和国家意志,进一步提升课程教材铸魂育人价值。

2. 在国家卫生健康委员会、教育部的领导和支持下,由全国高等医药教材建设研究学组规划,全国高等学校八年制及"5+3"一体化临床医学专业第四届教材评审委员会审定,院士专家把关,全国医学院校知名教授编写,人民卫生出版社高质量出版。

3. 根据教育部临床长学制培养目标、国家卫生健康委员会行业要求、社会用人需求,在全国进行科学调研的基础上,借鉴国内外医学人才培养模式和教材建设经验,充分研究论证本专业人才素质要求、学科体系构成、课程体系设计和教材体系规划后,科学进行的,坚持"精品战略,质量第一",在注重"三基""五性"的基础上,强调"三高""三严",为八年制培养目标,即培养高素质、高水平、富有临床实践和科学创新能力的医学博士服务。

4. 教材编写修订工作从九个方面对内容作了更新:国家对高等教育提出的新要求;科技发展的趋势;医学发展趋势和健康的需求;医学精英教育的需求;思维模式的转变;以人为本的精神;继承发展的要求;统筹兼顾的要求;标准规范的要求。

5. 教材编写修订工作适应教学改革需要,完善学科体系建设,本轮新增《法医学》《口腔医学》《中医学》《康复医学》《卫生法》《全科医学概论》《麻醉学》《急诊医学》《医患沟通》《重症医学》。

6. 教材编写修订工作继续加强"立体化""数字化"建设。编写各学科配套教材"学习指导及习题集""实验指导/实习指导"。通过二维码实现纸数融合,提供有教学课件、习题、课程思政、中英文微课,以及视频案例精析(临床案例、手术案例、科研案例)、操作视频/动画、AR模型、高清彩图、扩展阅读等资源。

全国高等学校八年制及"5+3"一体化临床医学专业第四轮规划教材,均为国家卫生健康委员会"十四五"规划教材,以全国高等学校临床医学专业八年制及"5+3"一体化师生为主要目标读者,并可作为研究生、住院医师等相关人员的参考用书。

全套教材共48种,将于2023年12月陆续出版发行,数字内容也将同步上线。希望得到读者批评反馈。

全国高等学校八年制及"5+3"一体化临床医学专业
第四轮规划教材　序言

"青出于蓝而胜于蓝",新一轮青绿色的八年制临床医学教材出版了。手捧佳作,爱不释手,欣喜之余,感慨千百位科学家兼教育家大量心血和智慧倾注于此,万千名医学生将汲取丰富营养而茁壮成长,亿万个家庭解除病痛而健康受益,这不仅是知识的传授,更是精神的传承、使命的延续。

经过二十余年使用,三次修订改版,八年制临床医学教材得到了师生们的普遍认可,在广大读者中有口皆碑。这套教材将医学科学向纵深发展且多学科交叉渗透融于一体,同时切合了"环境-社会-心理-工程-生物"新的医学模式,秉持"更新、更深、更精"的编写追求,开展立体化建设、数字化建设以及体现中国特色的思政建设,服务于新时代我国复合型高层次医学人才的培养。

在本轮修订期间,我们党团结带领全国各族人民,进行了一场惊心动魄的抗疫大战,创造了人类同疾病斗争史上又一个英勇壮举!让我不由得想起毛主席《送瘟神二首》序言:"读六月三十日人民日报,余江县消灭了血吸虫,浮想联翩,夜不能寐,微风拂煦,旭日临窗,遥望南天,欣然命笔。"人民利益高于一切,把人民群众生命安全和身体健康挂在心头。我们要把伟大抗疫精神、祖国优秀文化传统融会于我们的教材里。

第四轮修订,我们编写队伍努力做到以下九个方面:

1. 符合国家对高等教育的新要求。全面贯彻党的教育方针,落实立德树人根本任务,培养德智体美劳全面发展的社会主义建设者和接班人。加强教材建设,推进思想政治教育一体化建设。

2. 符合医学发展趋势和健康需求。依照《"健康中国2030"规划纲要》,把健康中国建设落实到医学教育中,促进深入开展健康中国行动和爱国卫生运动,倡导文明健康生活方式。

3. 符合思维模式转变。二十一世纪是宏观文明与微观文明并进的世纪,而且是生命科学的世纪。系统生物学为生命科学的发展提供原始驱动力,学科交叉渗透综合为发展趋势。

4. 符合医药科技发展趋势。生物医学呈现系统整合/转型态势,酝酿新突破。基础与临床结合,转化医学成为热点。环境与健康关系的研究不断深入。中医药学守正创新成为国际社会共同的关注。

5. 符合医学精英教育的需求。恪守"精英出精品,精品育精英"的编写理念,保证"三高""三基""五性"的修订原则。强调人文和自然科学素养、科研素养、临床医学实践能力、自我发展能力和发展潜力以及正确的职业价值观。

6. 符合与时俱进的需求。新增十门学科教材。编写团队保持权威性、代表性和广泛性。编写内容上落实国家政策、紧随学科发展、拥抱科技进步、发挥融合优势,体现我国临床长学制办学经验和成果。

7. 符合以人为本的精神。以八年制临床医学学生为中心,努力做到优化文字:逻辑清晰,详略有方,重点突出,文字正确;优化图片:图文吻合,直观生动;优化表格:知识归纳,易懂易记;优化数字内容:网络拓展,多媒体表现。

8. 符合统筹兼顾的需求。注意不同专业、不同层次教材的区别与联系,加强学科间交叉内容协调。加强人文科学和社会科学教育内容。处理好主干教材与配套教材、数字资源的关系。

9. 符合标准规范的要求。教材编写符合《普通高等学校教材管理办法》等相关文件要求,教材内容符合国家标准,尽最大限度减少知识性错误,减少语法、标点符号等错误。

最后,衷心感谢全国一大批优秀的教学、科研和临床一线的教授们,你们继承和发扬了老一辈医学教育家优秀传统,以严谨治学的科学态度和无私奉献的敬业精神,积极参与第四轮教材的修订和建设工作。希望全国广大医药院校师生在使用过程中能够多提宝贵意见,反馈使用信息,以便这套教材能够与时俱进,历久弥新。

愿读者由此书山拾级,会当智海扬帆!

是为序。

中国工程院院士
中国医学科学院原院长
北京协和医学院原院长　　刘德培

二〇二三年三月

主 编 简 介

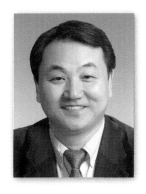

王松灵

中国科学院院士,中国医学科学院学部委员,全国政协委员优秀履职奖获得者,教授、主任医师。首都医科大学原副校长,中华口腔医学会副会长,北京医学会副会长,口腔健康北京实验室主任。*Current Medicine* 主编,*Oral Diseases* 及 *Journal of Oral Rehabilitation* 副主编,《医学教育管理》主编、《今日口腔》主编。发表论文 249 篇,其中以主要作者发表英文论文 167 篇。以第一完成人获 2003 年及 2010 年国家科学技术进步奖二等奖两项;获威廉·盖茨(William J. Gies)奖、吴阶平医药创新奖、何梁何利基金科学与技术奖。研究方向为唾液腺与牙再生。发现人细胞膜硝酸盐转运通道,该通道与硝酸盐对维持机体稳态有重要作用,提出稳态医学的概念,研发基于硝酸盐的耐瑞特新药;揭示牙发育新机制,研发牙髓干细胞新药,成功实现生物性牙齿再生。

副主编简介

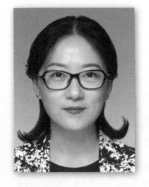

叶　玲

口腔医学博士,教授/主任医师,博士生导师,现任四川大学副校长,四川大学华西口腔医学院(华西口腔医院)院长,担任国家口腔医学中心主任、国家口腔疾病临床医学研究中心主任、教育部高等学校口腔医学类专业教学指导委员会主任委员、中华口腔医学会副会长、中文核心期刊《华西口腔医学杂志》主编、SCI 期刊 *International Journal of Oral Science* 执行主编、SCI 期刊 *Bone Research* 编委。先后获得国家杰出青年科学基金项目、优秀青年科学基金、教育部新世纪优秀人才支持计划资助,获国家卫生健康突出贡献中青年专家、四川省学术和技术带头人、天府名师等。长期从事牙髓生物学研究及牙髓再生的临床研究,获中国青年科技奖等奖励 14 项。

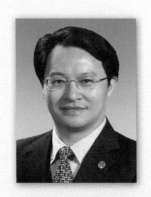

周永胜

北京大学口腔医学院、口腔医院党委书记,口腔修复学教授、主任医师、博士生导师。国家口腔疾病临床医学研究中心主任、国家口腔医学中心副主任、口腔生物材料和数字诊疗装备国家工程研究中心副主任。入选长江学者特聘教授奖励计划、国家百千万人才工程、教育部新世纪优秀人才支持计划、首都科技领军人才、中华口腔医学会"口腔医学科技创新人物",系国家有突出贡献中青年专家、"十三五""十四五"国家重点研发计划首席科学家,享受国务院政府特殊津贴。兼任国务院学位委员会第八届口腔医学学科评议组召集人、中华口腔医学会党委委员/常务理事、国际数字化牙科学会理事、国际口腔修复学会理事等社会职务。

副主编简介

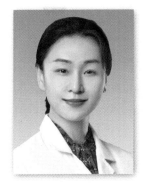

陈莉莉

教授、主任医师、博士生导师,华中科技大学同济医学院副院长、口腔医学院党委书记、院长,口腔颌面发育与再生湖北省重点实验室主任,全国高等学校口腔医学专业第六届教材评审委员会副主任委员,中国医师协会口腔医师分会副会长。"国家杰出青年科学基金""全国创新争先奖""中国青年女科学家奖""国家重点研发计划首席科学家"获得者,"万人计划"科技创新领军人才。以第一完成人获 IADR/AADR 威廉盖茨奖、"华夏医学科技奖"一等奖、湖北省"科学技术奖"(科技进步奖)一等奖。获全国"巾帼建功"标兵、"宝钢优秀教师奖""湖北省教学名师"等荣誉。

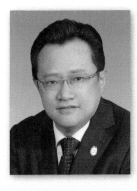

周 青

中国医科大学口腔医学院、附属口腔医院院长,二级教授,主任医师,博士生导师。中华口腔医学会理事,中华口腔医学会颞下颌关节病学及殆学专业委员会副主任委员、中华口腔医学会牙及牙槽外科专业委员会副主任委员、中华口腔医学会口腔医学教育专业委员会常务委员、中国医师协会医学教育工作委员会常务委员、中国医院协会口腔医院分会常务委员,享受国务院政府特殊津贴,辽宁省口腔医学会会长,辽宁省特聘教授,国际牙医师学院院士。主持省市级科研课题 15 项,参编人民卫生出版社版统编教材 5 部,发表学术论文 100 余篇,其中 SCI 引用75 篇。

前　言

口腔医学与基础医学、临床医学等学科同属一级学科，共同构成我国学科体系中的医学门类。口腔医学是以研究口腔及颌面部正常结构及功能，疾病的病因及发病机制、各种临床表现、诊断、治疗及预防为主要内容的学科。1728 年，Pierre Fauchard 首次将牙科从外科中独立出来并奠定了近代科学牙医学的基础。我国于 1950 年 8 月将牙科改为具有中国特色的口腔医学学科。其后，口腔医学在不断发展，新机理、新技术不断涌现，分支学科增多。目前包括口腔解剖生理学、口腔组织病理学、牙体牙髓病学、牙周病学、口腔黏膜病学、口腔颌面外科学、口腔修复学、口腔正畸学及口腔种植学等 27 个分支学科体系。

口腔是人体的重要组成部分，发生在口腔的多种疾病与全身疾病关系密切。口腔疾病中的常见病和多发病（如龋病、牙周病）如果没有及时发现和治疗，可导致牙及其支持组织不断被破坏，最终导致牙丧失，破坏咀嚼器官的完整性，直接影响食物的消化吸收，进而影响全身健康；慢性牙周炎的炎性牙周膜成为病灶可累及远隔器官，引发心血管系统疾病、肾脏疾病、关节病等。经过口腔呼吸可以将口腔内致病菌带到肺并导致呼吸系统疾病。有些全身系统性疾病首先出现口腔体征，如先天性梅毒病人口腔内可见桑葚状磨牙、干燥综合征的口干症状、麻疹的口腔黏膜斑、艾滋病发病初期的口腔黏膜各种病损等。牙齿生长发育期间，全身疾病或用药也可对牙齿造成损害，如釉质发育不全、四环素牙等。口腔医学对医学发展也有重要贡献，放射诊断及全身麻醉最早应用于医学是牙片拍摄和全身麻醉下的颌颈部肿瘤手术。因此，作为非口腔医学专业的医生很有必要了解口腔疾病的基本知识，这对某些全身疾病的早期发现和协助诊断具有重要意义。

为了让非口腔医学专业人员更多地了解口腔医学知识，本书以疾病为主要线索编写，包括 20 章。简要介绍了口腔常见及多发疾病的病因、临床表现、诊断及治疗原则，并侧重介绍了口腔疾病与全身疾病的关系及全身疾病在口腔的表征。

本书由首都医科大学、四川大学、北京大学、上海交通大学、空军军医大学、武汉大学、中国医科大学、华中科技大学等二十所医学院校的教师联合编写。编者均为工作在医教研防第一线的专家，具备丰富的临床和教学经验，均带领团队从事高水平的科学研究，为本书的编写奠定坚实的基础。在此对编委们精心编写所付出的心血和辛勤劳动表示最衷心的感谢，同时也要特别感谢参与本书编写的多位工作秘书认真细致的编辑和核对工作。

王松灵

2023 年 4 月

目　　录

绪　　论

口腔医学是一门以研究口腔及颌面部正常结构与功能,疾病病因、病理、诊断、治疗及预防为主要内容的学科,是医学的重要组成部分。其起源于牙医学,伴随着人类社会的进步与科学技术的发展,已进入现代口腔医学的时代。在我国,口腔医学与基础医学、临床医学等学科同属一级学科,共同构成我国学科体系中的医学门类。

一、口腔医学发展简史

(一)世界牙医学发展史概述

1. 古代牙医学　在尼罗河文明、玛雅文明、古印度文明和华夏文明等世界各地古老文明的历史文献中均可见到对龋病、牙周病、牙齿脱落等口腔疾病及其治疗方法的记录,记载着人类早期牙医学的发展历程。

大约在 4 600 年前,古埃及的医生开始对人体特定部位及器官进行专科诊疗。目前所知古埃及最早的牙医是法老左赛尔(Zoser)时期的赫塞·雷(Hesy-Re),被称为“治疗牙病的医生”。

玛雅文明形成于公元前 1 500 年左右。考古学家对玛雅文明墓葬的考古发现,玛雅人善于将精心雕琢的硬玉、绿松石及石英等矿物镶嵌于上、下切牙甚至磨牙上制备的窝洞中,为了保持镶嵌物的稳固,镶嵌物与窝洞之间还用黏着剂封闭。利用现代方法检测得知,黏着剂由多种矿物质组成,主要成分是磷酸钙。

古印度人认为口腔是通往身体的门户,许多疾病都是由坏掉的牙齿所引起的,因而极其重视口腔卫生与健康。古印度人将新鲜嫩树枝的末端磨成纤维状,制成牙刷,在早餐之前清洁牙齿、舌头和口腔。

2. 中世纪牙医学　中世纪时期,宗教制约着医疗行为,欧洲医学的发展缓慢不前。此外,行医人员由原来的僧侣和正规教士逐渐变为教外人士,特别是原先协助僧侣等进行外科手术的理发匠等。久而久之,一些简单手术,例如放血、吸血器吸血、灌肠以及拔牙等治疗完全成了理发匠的独占工作范畴。

3. 文艺复兴时期的牙医学　文艺复兴时期,欧洲的文学、哲学、科学和医学等领域快速发展。解剖学从外科学中分离出来,成为独立医学分支,并促进了外科的进一步发展。牙科著作和文献的出版不断增多。

安德雷亚斯·维萨里(Andreas van Wesel)的解剖学巨著《人体构造》(*De Humani Corporis Fabrica Libri septem*)影响极其深远,是现代医学的奠基石之一。在该书中,维萨里推翻了盖伦的牙齿非骨学术,认为牙齿与骨一样,终身都会生长。

由于理发匠行医的范畴不断扩大,外科医生与理发匠两个行业论战不断激化,达到高峰。最终,亨利八世批准的皇家法令中规定了双方执业的范围:外科医生不得从事剪发或刮胡子;理发匠则被禁止从事外科手术;双方都可执业的部分包括拔牙、吸血器放血和水蛭放血等。

(二)中国古代口腔医学发展史概述

中国口腔医学发展历史悠久,中华先民在几千年的实践过程中,逐渐形成了独具特色的中国式疾病诊疗方法、用药特色和风俗文化。古人很早就对牙齿病症有所认识,并不断发现、发明多种治疗手段,成果颇丰,他们可称得上是解决人类口腔疾患的先导者,形成了大量的口腔疾病诊疗经验记录,为世界口腔医学的发展作出了巨大贡献,而传统医学的宝贵遗产对当下口腔医疗保健仍有诸多借鉴意义。

1991年,人民卫生出版社出版了首都医科大学附属北京口腔医院著名口腔医学史专家周大成教授所著的《中国口腔医学史考》一书,对中华民族自古以来的口腔医学重大发明贡献以及医疗制度进行了广泛的研究、考证,并建立了我国首个口腔医学史馆,开启了国内学者对我国口腔医学史研究的先河。其后,多位学者、多家机构参与我国口腔医学发展史的后续深入考证与研究,并建立了国际口腔医学博物馆(空军军医大学口腔医学院)、中国口腔医学博物馆(四川大学华西口腔医学院)和中国口腔医学史博物馆(首都医科大学)等口腔医学史研究、科普和展览基地,为我国口腔医学史的研究与梳理贡献力量。

下文介绍我国古代对口腔疾病的认识与诊疗记载。

(1)殷商时代(公元前16—前11世纪):据周大成教授考证,殷商甲骨文中有疾口、疾舌、疾言、疾齿、龋病等50多种与口腔疾病有关的卜辞。甲骨文中"龋"字是牙齿生虫的象形,"龋"字下部是口腔中排列整齐的牙齿形象,上部是虫在蛀蚀牙齿。对于龋齿的描述证实了中国早在殷商时期就有了"龋齿"的概念,这是世界医学史上有关龋齿的最早记载(绪图1)。

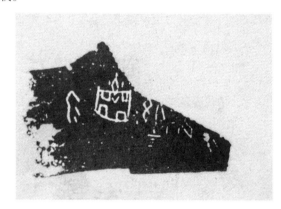

绪图1　甲骨文上记录的"龋"字

(2)周秦时代(公元前1066年—前207年):《黄帝内经》简称《内经》,包括《灵枢》《素问》两部分。《素问·上古天真论》:"女子七岁,肾气盛,齿更发长""丈夫八岁,肾气实,发长齿更。"提出女子七岁,男子八岁,乳恒牙开始替换,这是关于乳恒牙替换时间的最早论述,与现代医学的认识基本一致。《灵枢·肠胃》关于口腔颌面部解剖的描述为:"唇至齿长九分,口广二寸半。齿以后至会厌,深三寸半,大容五合。舌重十两,长七寸,广二寸半",就长度而论,该记载与现代解剖的认识接近。《灵枢·肠胃始终第九》中"齿长而垢",认为牙龈退缩,牙齿变长并附着污垢,这是关于牙周炎临床表现的记载。

(3)两汉三国时代(公元前206—公元265年):西汉淮南于刘安主持编著的《淮南子》记载"孕妇见兔而子缺唇",是我国关于唇裂记载之始。

后汉时期的张仲景在《金匮要略》记载了应用砷剂治疗牙病的方法:"小儿疳虫蚀齿方:雄黄葶苈,右二味,末之,取腊月猪脂溶,以槐枝绵裹头,四五枚,点药烙之",现代药理研究证实雌黄主要成分为三硫化砷,燃烧后分解氧化为三氧化二砷,是世界上最早记载用砷剂治疗龋齿的方法。"砷剂治疗牙病"是我国古代口腔医学对世界口腔医学发展的重要贡献之一。

三国时期的嵇康在《养生论》有"齿居晋而黄"的论述,这是世界上对氟牙症的最早描述。

(4)两晋南北朝时代(265—589年):《晋书·魏咏之传》记载了我国古代最早的唇裂整形手术:"……,医曰:可割而补之,但须百日进粥,不得笑语……"该记录虽然没有详细描述手术过程,但是已提出术后须进流食,并避免上唇剧烈活动的要求,与现代唇裂术后要求类似。

《晋书·温峤传》"峤先有齿疾,至是拔之,因中风,至镇未旬而卒,时年四十二",很可能是我国口腔医学史上目前所见最早的拔牙治疗牙病的记载。

(5)隋唐时代(581—907年):唐代名医孙思邈在《备急千金要方》中记载了口病方59首,舌病方11首,唇病方16首,灸法2首,还特别提到了熏法这一特殊疗法,利用燃烧药物产生的气体熏蒸患牙。在《千金翼方》中首次记录了颞下颌关节脱位复位术方法,"以一人提头,两手指牵其颐以渐推之,令复入口中,安竹简如指许大,不而啮伤人指",该记述方法与现在所用的颞下颌关节脱位复位术基本类似。

唐代医学文献《唐本草》记载了中国最早应用汞合金充填牙齿的方法："其法用白锡、银箔及水银合成之，凝硬如银，堪补牙齿脱落"，即用汞和白锡、银箔等做成的汞合金（汞齐）来做补牙的填充剂，这与今天临床使用的银汞合金有共同之处。"银膏补牙"是我国古代口腔医学对世界口腔医学发展的另一重要贡献。

（6）辽代（916—1125年）：1953年在前热河省赤峰县大营子村辽代驸马墓的随葬品中出土了两把骨制牙刷柄。这两把牙刷曾作为展品于1956年在北京故宫博物院展出，其中一把现收藏于首都医科大学中国口腔医学史博物馆（绪图2）。因年代久远，牙刷头部所植的毛束已经消失，但牙刷柄很完整。根据考证，该墓葬为辽应历九年（公元959年）。因此，这两把牙刷也是世界上目前已知最古老的牙刷，同时，这两把牙刷的出土也证明中国在这个时期就已经开始以植毛牙刷清洁牙齿。植毛牙刷的发明和使用，是我国古代口腔医学对世界口腔医学发展的另一重要贡献。

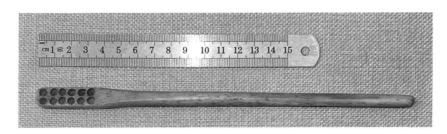

绪图2　辽代植毛牙刷

（7）宋代（960—1279年）：这一时期官方整理成书的《太平圣惠方》中记载了："治牙齿非时脱落，令牢定铜末散：熟铜末，当归，地骨皮，细辛，防风，持罗为散，和铜末同研如粉，以封齿上，日夜三度，二五日后牢定，一月内不得咬着硬物"。这是我国最早记录的牙再植术，也是世界上关于牙齿再植术的最早记载。

同时期的《圣济总录》中牙再植术记为"复安"，记载：治牙齿摇落，复安令著，坚持散方："熟铜，当归，地骨皮，细辛，防风五味药，捣研如粉，齿才落时，热粘齿槽中，贴药齿上，五日即定，一月内，不得咬硬物"。"牙再植术"是我国古代口腔医学对世界口腔医学发展的另一重要贡献。

（8）明代（1368—1644年）：明代薛己所著的《口齿类要》内容包括茧唇、口疮、齿痛、舌症、喉痹诸症和喉茧杂症等12项，是我国现存唯一的明代口腔医学专著，也是我国现存最早的口腔医学专著。其中对于茧唇、口疮和舌症的描述及认识与现代口腔黏膜病的认识有一定相似性。

明代著名医药学家李时珍在《本草纲目》中记录了唇、口、舌、齿的"百病主治药"，是针对口腔疾病药物的总结与系统性论述，对于后世医药学的发展起到了极大的推动作用。

（9）清代（1644—1911年）：这一时期最大的特点是西方口腔医学传入中国，并与我国传统口腔医学并存共融，西医镶牙术在清宫档案中赫然可见。曹明在民国《齿科季刊》创刊号上刊文："前清光绪二十四年（1898年），西太后因左上颌门牙脱落，召京师牙医陈镜容入宫装镶义齿一枚。嗣因宫内罹患牙病者颇多，即召该牙医入太医院，添设牙医室，专为王公大臣修疗牙患"。宫廷御药房更是记载了诸如固齿刷牙散、明目固齿方、清胃舒口方等一系列详尽的口腔疾病医方和关于皇室成员的医案脉案。清太医院还发明了熏牙器，所用药物大致为莨菪子一类的麻药，以达到缓解牙痛的目的（绪图3）。

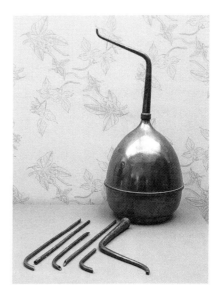

绪图3　故宫藏熏牙器

（三）口腔医学学科的建立

16—17世纪基础科学的发现奠定了现代医学的基础，但牙医学的发展仍然处于迷信和无知之中。直到1728年，法国外科医生皮埃尔·福沙尔（Pierre Fauchard）出版了世界上第一本牙科学著作《牙外科医师》（*The Surgeon-Dentist or Treatise On The Teeth*）。该书详细介绍了牙体解剖、生理、胚胎发育、口腔病理和临床病例，列举了103种口腔疾病，首次将牙科从外科中独立出来成为专业性科学，奠定了近代牙医学的基础。牙医从外科医师中分离出来成为一种独立的职业——牙外科医师（surgeon-dentist），皮埃尔·福沙尔被称为"牙医学之父"。

1771年，约翰·亨特（John Hunter，1728—1793）的著作《人类牙齿自然史》（*The Nature History of Human Teeth*）出版，奠定了现代牙医学的基础。书中第一次详细地描述了人类牙齿、颌骨的解剖结构，第一次对牙齿进行了分类，规定了牙齿的解剖学术语，包括切牙（incisor）、尖牙（canine teeth）、双尖牙（bicuspid teeth）或称前磨牙（premolar）、磨牙（molar）；还确定了牙齿的3种组织结构：牙釉质、牙本质和牙骨质、牙髓和牙槽骨的结构，这些术语一直沿用至今（绪图4）。

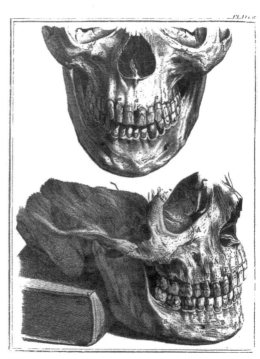

1839年，豪里斯·海顿（Horace H. Hayden）和查宾·哈里斯（Chapin A. Harris）创办了世界上第一本牙科学期刊《美国牙外科杂志》（*American Journal of Dental Surgeons*）。1840年，海顿和哈里斯在马里兰州政府的特许下创立了巴尔的摩牙学院（Baltimore College of Dental Surgery），成为世界上第一所牙学院。

无数牙医学的先驱不断探索，勇于创新，推动了牙医学向更加具有科学基础与科学理论的口腔医学前进。

绪图4　人类颅骨下半部分的正面和侧面观
摘自约翰·亨特（John Hunter）所著《人类牙齿自然史》的第三页插图

（四）我国口腔医学学科的建立

19世纪以来，西医通过多种渠道传入中国。1835年，伯驾在广州创办近代中国第一所西医医院。此后，西医医疗事业不断拓展。晚清时期，少数中国人因出国时受西方文化影响，或因接触通商口岸的外国私人医生而认识和接受了西医，有些西医医院开始设立了牙科，通过这些医院的牙科或牙医诊所的活动，将国外先进的近代口腔医学理论与技术陆续传入我国，使我国近代口腔医学有了缓慢的发展。

1898年间或稍后，清朝建立了宫廷牙医室，首届主持人牙医是陈镜容，在宫内进行牙齿疾病的治疗。民间建立的近代牙科临床治疗诊室较清宫牙医诊室略晚。1907年，林则博士来到成都，首先在成都四圣祠仁济医院开设第一个西式牙科诊所，为平民百姓医治口腔疾患，之后招收徒弟培养人才。1912年，牙科诊所扩建为仁济牙症医院，成为中国第一家牙症医院。1917年林则博士在华西协合大学创办中国第一所牙学院，即华西协合大学牙学院，并提出"选英才、高标准、严要求、淘汰制"办学理念，开创了中国高等牙医学教育，成为中国现代口腔医学发展史的里程碑。

1949年，北京医学院牙医学系毛燮均博士撰文《中国今后的牙医教育》，提出"革新牙医教育是发展牙科为口腔医学专门。"

1950年8月7日至19日，中华人民共和国第一届全国卫生工作会议于北京举行，会议决定牙科改为口腔科，牙医学系、院改为口腔医学系、院，英文名称由"Dentistry"改为"Stomatology"，口腔医学教学原有的10余门课程调整为口腔内科学、口腔矫形学、口腔颌面外科学3个主干课程。这次调整既体现国家意志,又使中国现代口腔医学教育在整顿、调整、改造中不断创新发展起来了。1996年成立了国家一级学术团体——中华口腔医学会。目前,国务院学位办公室的学科分类中,作为一级学科的口腔医学又分为口腔临床医学和口腔基础医学两个二级学科。其中,口腔临床医学又分为口腔颌面外科学、口腔内科学、口腔修复学、口腔正畸学多个三级学科。随着学科的发展,这些三级学科又有进一步的细化,如口腔内科学又分为牙体牙髓病学、牙周病学、口腔黏膜病学等。

我国的口腔医学学科中,口腔颌面外科整合相关学科形成相对独立系统,是比较有中国特色代表性的临床口腔医学学科。

回顾中国现代口腔医学的发展史,几代中国口腔人不断努力,使中国口腔医学学科内涵不断扩大,形成了具有中国特色的现代口腔医学教育模式,成为中国现代医学教育的重要组成部分。

二、现代医学背景下口腔健康的重要性

俗话说"病从口入",随着现代科学技术发展,越来越多的科学依据和内涵被发现。口腔及颌面部是人体的重要组成部分,口腔疾病不仅影响口腔咀嚼、发音等生理功能,还与脑卒中、心脏病、糖尿病和消化系统疾病等全身疾病有密切关系。2012年世界卫生组织将口腔疾病列为五大重点防治慢性病之一。2016年国务院颁布的《"健康中国2030"规划纲要》特别提出健康口腔在全身健康中的作用。2017年国务院发布的《中国防治慢性病中长期规划(2017—2025年)》指出口腔疾病与心脑血管疾病、癌症、慢性呼吸系统疾病和糖尿病等均是严重影响我国居民健康的慢性病。口腔微生态与胃肠道微生态密切相关,牙周病可导致口腔及消化道微生态改变,引起胃肠道疾病,并可累及远隔器官,引发心血管系统疾病、肾病和关节病等;某些全身系统性疾病首先出现口腔体征,如先天性梅毒病人牙齿具有特征性表现(半月形切牙和桑葚状磨牙)、干燥综合征的口干症状和艾滋病发病初期的口腔黏膜各种病损等;牙齿生长发育期间,全身疾病或用药也可对牙齿造成损害,如釉质发育不全、四环素牙等。

此外,口腔健康也是反映一个国家或地区经济、社会、文明发展水平和居民身心健康的重要标志。2017年发布的第四次全国口腔健康流行病学调查结果显示,一方面随着经济社会的发展,人们饮食习惯的改变,儿童龋病患病率呈上升趋势,成年人牙周健康状况不容乐观。另一方面,随着口腔卫生服务供给侧结构性改革的不断深入,我国居民口腔健康素养水平和健康行为情况均有不同程度的改善,口腔卫生服务利用水平有所上升。2019年国家卫生健康委员会颁布了《健康口腔行动方案(2019—2025年)》,充分体现了我国政府将口腔健康理念贯穿到全生命周期大健康管理的政策。随着预防为主的健康理念不断深入实施,通过口腔健康管理来预防全身慢病的发生发展将会起到越来越重要的作用。

三、面临的问题与挑战

中华人民共和国成立70多年以来,我国口腔医学不断发展壮大,已经形成了相对完整的有中国特色的口腔医学体系。但我们也要看到当前的口腔医学领域面临不少的问题和挑战,有些比较严重,明显妨碍口腔医学健康有序发展,需要全社会共同努力攻坚克难,砥砺前行。

首先,社会人群的疾病发生谱决定临床医生的构成比,也就是说社会需求决定医学教育培养医生的类型比例。2018年公布的全国口腔卫生流行病学调查表明,我国居民口腔疾病谱大多数是口腔常见病、多发病,应该由分布在社区基层的口腔全科医生来负责诊疗。加上预防为主的健康理念实施,基层的口腔全科医生发挥的作用应该越来越大,越来越重要。反观目前口腔医生构成比,口腔全科医生占比极低,我国医学教育人才培养学制体系中,高素质、长期可持续发展的口腔全科医生及口腔卫生士培养途径缺乏,制约了我国口腔健康整体水平的提升。如何按照社会需求和口腔医学人才培养规律,科学合理地构建符合我国特点的口腔医学人才体系实属当务之急。

第二,我国口腔医学科技创新亟待加强。1949年以后,我国口腔医学科技创新可以分为萌芽期、

奠定基础期、创新萌芽期、自主创新期4个时期。中华人民共和国成立后至80年代左右为萌芽期,这个时期基本全盘接受国外先进理念、技术和行业认知,开始构建口腔学科的基础架构,逐步形成符合中国发展特色的口腔学科;1980—2000年是奠定基础期,这时初步搭建了口腔学科发展平台,奠定了后续口腔医学行业发展基础;2000—2019年为创新萌芽期,这时国内开始寻找适合中国口腔发展的方向,开始有了自主创新的初步意识;2019年以后逐步进入自主创新期,国内口腔学者开始主动探索适合口腔发展的创新的理念和产品。例如,乳恒牙替换模式及分子调控机制;在巴尔的摩美国国立牙科博物馆收藏展示的"生物牙根";基于唾液腺模式器官发现的人细胞膜硝酸盐转运离子通道,揭示硝酸盐具有胃肠等器官应激保护和维持机体稳态,并提出稳态医学新概念等成果是中国口腔学者对医学和生物学领域作出的贡献。

随着我国经济社会发展进入新常态,疾病谱、生态环境和生活方式不断变化,口腔健康的重要性需要被重新认识,重点关注。着重开展口腔疾病与全身重大慢病发生发展研究,服务全身健康;揭示口腔疾病过程规律,明确口腔病菌和全身健康联系的分子机制,包括口腔微生物与心脑血管疾病、恶性肿瘤、呼吸系统疾病、糖尿病、不良妊娠等影响机制,为实现精准防治、形成有效的防治策略提供科学依据;研发前沿诊疗新技术防控口腔疾病与全身重大慢病等将是口腔医学科技创新的重点。

临床医学教育和口腔医学教育是长学制精英教育,这是国际共识。我国医学教育界经过几十年实践,探索摸索出符合我国国情,有中国特色的长学制(5+3和8年一贯)医学生是未来医学发展的中坚力量,希望医学生们对口腔学基本理论、基础知识、基本技能有所了解,建立口腔健康与全身健康密切相关的理念,不断将新知识、新技术、新观念、新方法有机融会,全方位提升自身能力,以应对时代的呼唤与挑战。

(王松灵)

第一章

口腔颌面部解剖生理

口腔医学始于古老的牙医学,从观察恒牙替换乳牙的次序到颞下颌关节脱臼的复位,逐渐引导出对口腔颌面部解剖形态以及生理功能的关注;熟悉和掌握口腔形态与功能成为诊断和治疗口腔疾病之根本。口腔颌面部解剖生理是专门以研究口腔、颅颌面、颈部的正常形态结构、功能运行规律及临床应用为主要内容的基础学科。本章主要介绍口腔、颌面、上颈部的组织层次和器官形态,辨识其结构特点与毗邻关系,简述其形态与功能的联系,便于学习和理解后面相关章节的内容。

第一节 概 述

要点:

1. 根据口腔颌面部形态及解剖特点,一般将其分为眶区、鼻区、眶下区、颧区、颊区、唇区、颏区、颞区、腮腺咬肌区等九个区。

2. 口腔功能包括下颌运动、吞咽、呕吐、吮吸、咀嚼、唾液分泌、言语、感觉、参与呼吸、面部表情和骨性支架等。

一、口腔颌面部的区域划分

口腔颌面部(oral and maxillofacial region)主要是指眼裂以下、舌骨水平以上、两侧耳屏前所涵盖的区域;现代口腔颌面外科学由于学科的交叉与发展,其所涉及的区域已经上至颅顶、下到锁骨、前至鼻尖、后达颅底和椎前。口腔(oral cavity)处于颌面部的中心,是由上下唇、颊、牙、上下颌骨、腭、舌、口底、唾液腺及血管神经肌肉组织组成的功能性器官。

根据口腔颌面部形态及解剖特点,一般将其分为以下九个区(图 1-1)。

1. **眶区(orbital region)** 以眶缘为中心的区域。

2. **鼻区(nasal region)** 从鼻根至鼻底,两侧从内眦到鼻翼外侧缘。

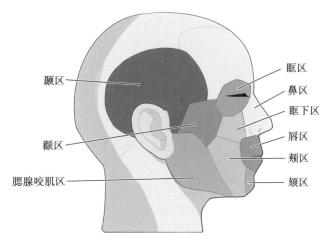

图 1-1 面部的分区

3. **眶下区（infraorbital region）** 从眶下缘到唇面沟中点，内靠鼻区，外为上颌骨颧突根部。

4. **颧区（zygomatic region）** 前界以上颌骨颧突根部相邻于眶下区，后为颧弓、颧骨对应的区域。

5. **颊区（buccal region）** 前为唇面沟，后达咬肌前缘，上邻颧区，下至下颌下缘。

6. **唇区（lip region）** 上至鼻底，下至颏唇沟，两侧以唇面沟为界。

7. **颏区（mental region）** 两侧口角为界，从颏唇沟向下越至下颌下缘。

8. **颞区（temporal region）** 后界为发际，下界为颧弓上缘，前上界为上颞线。

9. **腮腺咬肌区（parotideomasseteric region）** 前为咬肌前缘，后邻乳突及胸锁乳突肌上份前缘，上至颧弓后份及外耳道，下可达下颌下缘之下。

二、口腔颌面部的主要生理功能

口腔组织器官行使很多口腔功能，既可以单独，也可作为其他系统的一部分参与完成。归纳起来有下颌运动、吞咽和呕吐、吮吸、咀嚼、唾液分泌、言语、感觉、参与呼吸等，还有面部的表情和骨性支架功能。

1. 下颌运动（mandibular movement） 按下颌骨运动的空间位置关系，通常归纳为开闭口运动、前后运动及侧方运动 3 种方式。按运动目的可为功能运动，包括咀嚼、吞咽及语言等活动；也可为叩齿运动。下颌运动受双侧颞下颌关节、咬合接触、生理性控制因素以及神经肌肉系统等因素控制。

2. 吞咽和呕吐

（1）吞咽（deglutition，swallowing）：是将食团或口腔内容物从口腔经咽、食管向胃内输送的过程。吞咽除了为消化系统功能活动的重要组成部分外，还促进儿童鼻腔、牙弓及颌面部的生长发育。

（2）呕吐（vomit）：是将胃或部分小肠内容物经食管逆流至口腔而吐出的反射活动。可为保护性地防御反射，或能将有害的或多余的物质排出体外。某些特殊情况下，呕吐是一些病情变化的标志，如喷射状呕吐可能是颅内压增高、应激反应或胃肠受到刺激的表现，应予高度重视。

3. 吮吸（sucking） 将流质吸入口腔的一种摄食活动，此时口腔内形成负压，随后进行吞咽。口轮匝肌、舌骨上肌群、颊肌、颈阔肌和咀嚼肌等参与，呼吸和吞咽活动与之相协调。吮吸除有利于食物的摄取，也有益于口腔颌面部的发育和牙齿的萌出。

4. 咀嚼（masticatory movement） 是在唇、颊、舌、腭等参与下，咀嚼肌受神经冲动的刺激而发生收缩，通过带动颞下颌关节、下颌骨及牙齿产生节律性协调运动，将摄入口腔内的食物切碎，与唾液混合形成食团，以利于吞咽和吸收的过程。咀嚼时前牙负责切咬食物，并由舌、颊、唇输送至后牙，进行捣碎和磨细，调拌唾液以形成食团，进而吞咽入胃。牙列或牙体的完整性、牙周组织、颞下颌关节、口腔内软组织以及全身的健康状态都将影响咀嚼的效率。咀嚼除有助于消化之外，还对牙齿和牙龈起摩擦与按摩作用，对咬合、颌骨、颅面生长发育产生有益的影响。

5. 唾液分泌 唾液为浑浊而略呈乳光色的黏稠液体，pH 约为 6.75。唾液中固体物质约占 0.6%，其余为水。唾液主要由 3 对大唾液腺分泌。唾液有助消化、辅助咀嚼、溶媒、润滑、形成保护膜、缓冲和稀释、清洁、杀菌抗菌、黏附和固位、缩短凝血时间、排泄多余物、调节体液以及部分未知的内分泌作用。

6. 言语 是人类最基本的交流方式，口腔参与言语的产生和有助于言语的识别。口腔是语音的共鸣器官，也参与发音。其中舌对言语的功能作用最明显，依次为软腭、上下唇、牙齿和硬腭。当舌缺失或畸形、唇裂和腭裂、下颌后缩、下颌前突、牙齿缺失或戴用义齿时，都将影响口腔的言语功能。

7. 口腔感觉 主要包括痛觉、温度觉（冷觉、热觉）、触压觉、本体感觉和味觉，是人体的一种特殊感知和保护功能。口腔一般感觉的敏感性依次为：痛觉、压觉、冷觉、热觉。味觉是口腔的一种特殊感觉，分为酸、甜、苦、咸四种基本味觉和鲜味觉。味蕾是味觉感受器的基本结构，主要分布于舌的菌状乳头、轮廓乳头和叶状乳头之内。味觉有刺激唾液分泌和促进食欲的作用。

8. 呼吸 人类咀嚼时能保持呼吸持续而不中断，咀嚼、吞咽和呼吸三者协调而有节律地进行活动。口腔也部分参与呼吸活动,当运动、精神紧张、交谈时,部分气流经口腔被吸入肺部。若出现鼻呼吸困难则易张口呼吸,从而间接影响儿童颌面生长发育。下颌后缩和小颌畸形、颞下颌关节强直、舌体肥胖和舌外肌松弛等,可在睡眠过程中出现呼吸暂停和低通气状态,造成阻塞型睡眠呼吸暂停低通气综合征(obstructive sleep apnea hypopnea syndrome,OSAHS)。

9. 面部表情(facial expression) 指情绪体验经由面部皮肤和组织表现出来的一种复合动作。其主要依靠眼、眉、口、鼻、舌及面部的肌肉活动来驱动,表达喜、怒、哀、爱、恶、惧等情感体验,面部是最有效的表情合成器官。头颈部骨、肌、脂肪、血管神经、筋膜等组织提供结构支撑,表情肌起主导作用,其收缩与放松可精细地呈现出不同的表情。

10. 骨性支架 面部轮廓依靠颅面诸骨搭建,上、下颌骨是维系口腔三维立体形态的主要框架结构,对鼻、眼、唇、颊、舌也构成支撑。上颌骨构成眶底,支撑眼球的高度。下颌骨协助舌外肌群悬吊舌体,避免因舌后坠而影响呼吸。上、下颌骨构成面部主要识别特征,可借其表面软组织特征的点和线来用于面部识别。也可以通过整形、正颌外科和美容手术改变面部形态,达到矫治畸形、恢复功能、改善容颜的效果。颌骨的完整性以及其软组织的附丽可影响颌骨的位置及外形,对张口度、咬合、咀嚼活动产生影响。

三、口腔颌面部的解剖生理特点及其临床意义

口腔颌面部的一些解剖结构不同于全身其他部位的形态特点,具有较为明显的临床意义。

1. 位置突显 口腔颌面部位于颅骨前份,常无衣帽遮盖,易受外伤。口腔一旦患病,易于早发现、早诊断、早治疗。

2. 血供丰富 口腔颌面部血供丰富,面部组织的抗缺血和抗感染能力较强,损伤后的软组织和骨碎片可尽量保留,复位固定后组织易于迅速建立起血供,伤口愈合的进程也较快。如果伤及知名血管或其分支,易于形成血肿或出血明显,需要压迫止血或缝扎止血。

3. 结构复杂 口腔颌面部有面神经及其分支,走行浅表。三叉神经常伴随血管分布,唾液腺及其导管也常随神经穿行。这些组织受到损伤后极易引起面瘫、局部麻木或涎瘘。

4. 皮肤纹理 颜面部皮肤因增龄变化、表情肌收缩、弹力纤维和胶原纤维的张力改变,皮肤表面自然成形的诸多隆起与凹陷相间的纹路,逐渐形成起皱的皮肤纹理,简称皮纹(图1-2)。皮纹可随年龄增长而加深。颌面部手术切口应尽量设计在较隐蔽的区域,或者选择沿皮纹方向,以减轻或隐藏瘢痕。

5. 累及邻近部位 口腔颌面部与颅底、咽喉、颈部相毗邻,当牙齿发生炎症、颌面受到外伤或发生肿瘤时,容易累及相邻的颅内、咽喉部和颈胸部。尤其是通过面颈部筋膜间隙及其相互的连通,炎症可由颌面部波及咽旁、颈部,甚至到胸腔。

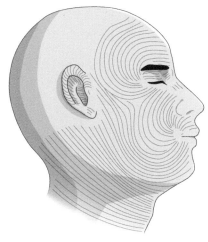

图 1-2 颜面部皮纹

第二节 口腔局部解剖生理

要点:

1. 口腔分为口腔前庭和固有口腔。
2. 口腔组织器官包括唇、颊、牙、舌、腭和口底。
3. 牙包括乳牙和恒牙,乳恒牙交替有一定规律;临床上有四种方法记录牙位。

一、口腔的分区

口腔是消化系统的起始端,前有上、下唇借口裂与外界相通,后经咽门与咽腔相通;上界为腭,下底为舌和口底,侧方有牙列和牙槽骨,外侧以颊包被。为便于描述,人为地以牙列和牙槽骨为分界线,将口腔的潜在间隙分为口腔前庭(oral vestibule)和固有口腔(oral cavity proper)。口腔前庭是由外侧的唇、颊和深部的牙列、牙槽骨、牙龈以及中间的前庭沟围成的间隙。固有口腔则是由牙列、牙槽骨、牙龈及其内侧的舌、腭、口底等组成的间隙周壁(图1-3)。

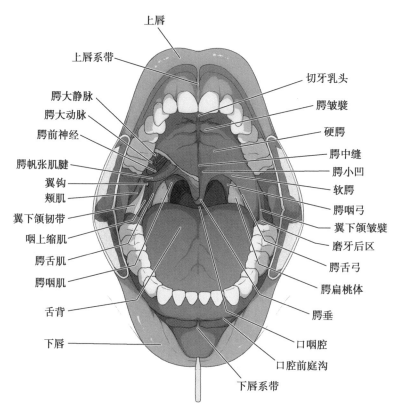

图1-3　口腔组织器官

（一）口腔前庭及其外表形态

1. 口腔前庭　为唇、颊与牙列外围之间的潜在间隙,呈马蹄形。

2. 口腔前庭的解剖标志　其主要结构有前庭沟、唇颊系带、腮腺管口、翼下颌皱襞和颊脂垫尖。

（1）前庭沟:为唇、颊黏膜移行于牙槽黏膜的U形沟槽,构成口腔前庭的上顶和下界。

（2）上、下唇系带:为前庭沟正中线上的唇黏膜小皱襞。儿童唇系带可连至切牙乳头,随年龄的增长,唇系带逐渐退缩至靠近前庭沟的牙槽黏膜上。

（3）颊系带:为上、下尖牙或前磨牙区的黏膜小皱襞。上颊系带较下颊系带发达,牵拉唇颊软组织时该结构显露。

（4）腮腺导管口:腮腺导管开口于上颌第二磨牙牙冠相对的颊黏膜上,呈乳头状突起。挤压腮腺区可见唾液经导管口溢入口腔。临床行腮腺造影或腮腺导管内注射药物治疗时,需经导管乳头口注入显影剂或药液。

（5）翼下颌皱襞:在上颌结节后方与磨牙后垫后方转折之间有一稍微凸起的黏膜皱襞,覆盖其深面的翼下颌韧带。该皱襞在张口时比较明显,为下牙槽神经阻滞麻醉的进针标志,也是翼下颌间隙及咽旁间隙脓肿口内切开引流的参考标志。

（6）颊脂垫尖：大张口时，翼下颌皱襞前方，上、下颌后牙咬合接触线后方的颊黏膜内隆起的三角形脂肪团块，称为颊脂垫；其尖突向口腔，称为颊脂垫尖。临床上常以颊脂垫尖处为下牙槽神经阻滞麻醉的进针点。

（二）固有口腔及其外表形态

1. 固有口腔（oral cavity proper） 为口腔的主要功能部分，其前界和两侧为上、下牙弓，上顶为硬腭和软腭，下底为舌和口底，后界经咽门入咽。

2. 固有口腔的外表形态 主要可见牙冠、牙槽突、硬腭、软腭、舌及口底的外部形态。

（1）牙冠：在口腔内可见依次排列在牙槽骨上的牙冠，由前向后两侧大致对称地分布着切牙、尖牙、前磨牙和磨牙，大约以口角为界把切牙和尖牙称为前牙，而前磨牙和磨牙称为后牙。在牙槽骨上前、后牙排列成连续的弓形，分别构成上牙弓或上牙列、下牙弓或下牙列。牙冠可见牙尖、窝、沟、点隙等标志。

1）舌面隆突：前牙舌面近牙颈缘处的半月形隆起。

2）嵴：牙冠上细长形的釉质隆起。根据嵴的位置、形状和方向，可分为轴嵴、边缘嵴、三角嵴、横嵴、斜嵴和颈嵴。

3）沟：源自牙体发育时生长叶与生长叶交界融合的部位，留在牙面上细长的线形凹陷；如颊沟、舌沟。钙化不全的发育沟称为裂，此处釉质连接不佳。

4）点隙：为3条或多条发育沟的汇合处或沟的末端处的凹陷。裂和点隙均是龋病的好发部位。

5）窝：牙冠面上不规则的凹陷称为窝。如前牙舌面的舌窝，后牙𬌗面的中央窝和近、远中窝。

（2）牙槽突

1）牙槽突（alveolar process）：颌骨上突向口腔并包绕牙根的突起部分。牙根位于牙槽突的窝内，即为牙槽窝。牙槽突血供丰富，承接牙咀嚼力的刺激，改建活跃。牙槽突内外均为骨密质外板，中间夹以骨松质；牙槽突唇颊侧骨外板较薄，其上有许多小滋养孔通向骨松质。临床上常在唇颊侧注射局部浸润麻醉，拔牙时也朝向唇颊侧阻力小的方向脱位。

2）牙龈：覆盖于牙颈部及相应牙槽突的口腔咀嚼黏膜，牙龈黏膜借固有膜与骨膜紧密相连，坚韧而不移动。

3）龈乳头（gingival papilla）：充填于两邻牙颈部之间的间隙内，呈乳头状突起的牙龈组织。龈乳头受牙冠的保护，承接食物的冲刷与刺激。牙垢、结石沉积和食物嵌塞都会引起龈乳头发炎或萎缩。

4）龈沟（gingival sulcus）：牙龈包绕牙根颈部处，其游离龈与牙根颈部间的沟状空隙。一般龈沟最深不超过2mm。

（3）硬腭与软腭：腭（palate）由前2/3的硬腭和后1/3的软腭构成，又称口盖。硬腭位于口腔顶部，呈穹隆状连于上颌牙弓，向后的延续为软腭部分；软腭中央末端向下悬垂的部分为腭垂，又名悬雍垂。软硬腭成为口腔与鼻腔的分隔，参与咀嚼、吞咽、调节声音共振腔、言语的构音等活动。腭裂或腭缺损将影响口腔负压和封闭，呈现鼻音重、语音含混的"腭裂语音"。腭部可见的表面标志：

1）切牙乳头：或称腭乳头，为覆盖切牙孔表面的黏膜隆起，是鼻腭神经局部麻醉的表面标志。切牙孔位于腭中缝前端，上颌中切牙间的腭侧，向上通入切牙管，鼻腭神经、血管经此孔穿出，分布于硬腭前1/3的黏骨膜。

2）腭皱襞：为腭中缝前部向两侧略呈波纹状的、成排的软组织嵴状突起。

3）腭大孔：位于硬腭后缘前方约0.5cm处的黏骨膜下方，肉眼可见此处黏膜稍显凹陷。深面腭大孔的体表投影约相当于上颌第三磨牙腭侧，腭中缝至龈缘连线的中、外1/3交界处。腭前神经及腭大血管经翼腭管出此孔，向前分布于硬腭后2/3，该处黏膜凹陷为腭前神经麻醉的表面标志。

4）腭凹：软腭前端中线左右两侧对称的浅的黏膜凹陷，称腭凹或腭小凹。义齿基托后缘应超过腭凹。

5）腭舌弓、腭咽弓：软腭后部向两侧外下形成前、后两条弓形黏膜皱襞，分别覆盖于其深面的腭舌肌或腭咽肌。前方者向下移行于舌，形成腭舌弓；后方者移行于咽侧壁，形成腭咽弓。两弓之间的三角形凹陷称扁桃体窝，容纳腭扁桃体。软腭后缘、腭舌弓和舌根共同围成咽门。

（4）口底：位于下颌体内侧面、舌腹侧缘之间的部分。舌下腺在两侧占据口底的大部分。

1）舌系带（frenulum of tongue）：舌腹部黏膜在中线形成的带状黏膜小皱襞，从舌尖腹部下方向下折返，与舌下区的黏膜相延续直至下颌骨颏棘上部。出生时，舌系带附着靠近舌腹前部，随后舌系带的附着相对往下后退缩。

2）舌下阜（sublingual caruncle）：或称舌下肉阜，为口底黏膜中线两侧的一对略带乳头状的隆起结构。其顶部有下颌下腺管和舌下腺导管的共同开口，可经此导管口注入造影剂行下颌下腺造影术。

二、口腔的组织器官

（一）唇

唇（lips）有上唇和下唇，上、下唇在两侧联合处形成口角，口裂横行于上、下唇之间。上唇向上连于鼻底，下唇向下延续于颏唇沟；两侧以唇面沟为界。

唇部组织由外及内大致分为皮肤、肌和黏膜三层。唇周皮肤既有丰富的血管神经分布，又有较多的汗腺、皮脂腺和毛囊，为疖痈的好发部位。唇的口腔面为黏膜，在黏膜下有许多小黏液腺，当其导管或腺体受到外伤而引起涎液阻塞或潴留时，容易形成黏液腺囊肿。唇部皮肤与黏膜之间为口轮匝肌，在外伤或手术缝合时应注意恢复其正常连续、对位的层次结构（图1-4），以免出现唇部畸形。

上、下唇表面由红唇和白唇覆盖。白唇为皮肤至唇红的过渡区域，红唇为皮肤与黏膜的移行区域；红、白唇交界处为唇红缘。上唇的唇红缘呈展开的 M 形弓背状，称之唇弓，唇弓的最高点为唇峰，唇峰向上延伸至鼻底的稍微隆起的皮肤峰称为人中嵴；两条人中嵴略呈平行，之间的纵行浅沟为人中，其上中 1/3 交点为人中穴。上唇唇红缘在正中线上的最低点为人中切迹（人中点），上唇正中唇红呈珠状向前下方突出部分为唇珠（图1-4）。

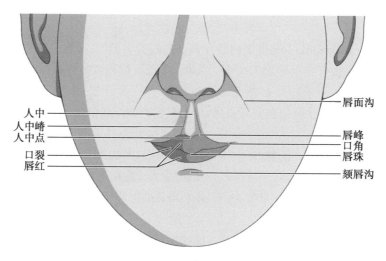

图1-4　唇鼻表面形态

（二）颊

颊（cheek）位于面部两侧，上及颧骨下缘，下达下颌骨下缘，前至唇面沟，后以咬肌前缘为界。由浅入深分别为皮肤、皮下组织、颊筋膜、颊肌、黏膜下层和黏膜所构成，形成口腔前庭外侧壁。筋膜覆盖颊肌表面时称颊筋膜，向后被覆于咽肌表面时称咽筋膜，颊筋膜与咽筋膜在交界处增厚而成翼下颌韧带，或称颊咽肌缝。在皮下组织层内，有一团菲薄的筋膜包被的黄色脂肪组织，称为颊脂垫，充填于颊肌与咬肌之间，周围有面动脉、面神经、腮腺导管、颊淋巴结和颌上淋巴结等。当感染存在时，炎症可通过相连的蜂窝组织互相扩散。

（三）牙

牙（tooth）分为牙冠和牙根，两者之间的交界部分称为牙颈部。牙体由釉质覆盖且大部显露于口腔的部分为牙冠；牙体被牙骨质覆盖且埋于牙槽窝内的部分为牙根（图1-5）。

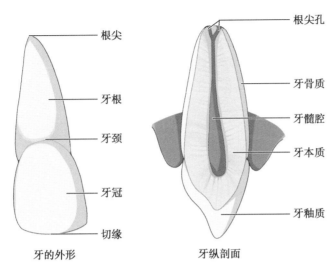

根尖	根尖孔
牙根	牙骨质
牙颈	牙髓腔
	牙本质
牙冠	牙釉质
切缘	

牙的外形　　　　　牙纵剖面

图1-5　牙体结构

牙髓腔位于牙体中部，周壁除根尖诸孔外均被牙本质包被，与牙体外形相似但体积明显缩小，内充满牙髓组织。牙冠部对应的髓腔称髓室，髓腔根部髓室以下的部分称为根管，也即位于牙根内从根管口到根尖孔的髓腔部分。髓室和根管的移行处称根管口，根管尖端的开口称根尖孔。

1. 牙冠的形态　牙依其行使不同的功能而拥有不同的牙冠形态。前牙主要用于切割、穿透和撕裂食物，其咬合面为锋利的切缘、尖锐的牙尖；后牙具有容纳、磨细食物的作用，其咬合面有尖、窝、沟、嵴等研磨结构。

2. 牙根的数目和形态　牙因牙位、咀嚼力的大小和功能不同，牙根数目和大小也不相同。除上颌第一前磨牙多为双根牙之外，上、下颌前牙和第一、第二前磨牙通常为单根牙；磨牙通常为双根和多根牙。上颌第一、第二磨牙有三个牙根，即近中颊根、远中颊根及腭根；下颌第一、第二磨牙常为双根，即近中根和远中根；有时下颌第一磨牙为三根，即远中根再分为颊、舌根。上、下颌第三磨牙的牙根变异较多，常呈融合根。

所有牙根近中根尖部多向远中微弯。有的牙根呈圆锥形，如上颌切牙和尖牙；有的牙根呈扁平形，如下颌切牙和前磨牙；有的多根牙的牙根分叉大，如第一磨牙和乳磨牙；有的分叉小，如第二磨牙。

3. 牙的组织结构　牙体组织由牙釉质、牙本质、牙骨质三种钙化的硬组织和充满牙髓腔内的牙髓软组织所组成（图1-5）。

（1）牙釉质（enamel）：是指覆盖于牙冠表层、半透明的白色硬组织，是最坚硬的高度钙化的牙体组织，对咀嚼压力和摩擦力具有高度耐受性，其光滑的表面也能保护唇颊黏膜组织。

（2）牙骨质（cementum）：是指覆盖在牙根表面的矿化硬组织，牙骨质的组织结构与密质骨相近似，呈淡黄色。牙骨质通过牙周膜将牙体牢固地固定在牙槽窝内，是维持牙和牙周组织联系的重要结构。

（3）牙本质（dentin）：是指构成牙主体的硬组织，呈淡黄色，包裹其内的牙髓，牙本质外层的冠部表面为牙釉质覆盖，而根部表面由牙骨质覆盖。牙本质硬度比骨组织高，但比牙釉质低。由牙本质围成的腔隙称为髓腔（pulp cavity），其内充满牙髓组织。

（4）牙髓（dental pulp）：是位于髓腔中的疏松结缔组织，具有营养、感觉、形成和修复牙本质及防御功能。牙髓中的血管、淋巴管和神经仅通过根尖孔与根尖部牙槽组织相连通。由于根尖孔较为狭窄，一旦髓腔内的牙髓组织受到刺激而发生炎症，容易导致髓腔内压力增高，造成局部血液循环障碍，引发牙疼和牙髓坏死。

4. **牙周组织**　包括牙槽骨、牙周膜及牙龈等牙周支持组织（图1-6）。

（1）牙槽骨（alveolar bone）：为颌骨牙槽突包围牙根的部分，骨质较疏松，牙槽窝周壁称为固有牙槽骨，包裹于牙周膜的外围，共同构成牙的支持组织。牙根位于牙槽窝内，多根牙的牙根间骨板，称为牙根间隔。两牙之间的牙槽骨称为牙槽间隔。牙槽窝的游离缘称为牙槽嵴。当牙脱落或拔除后，牙槽嵴逐渐退缩。

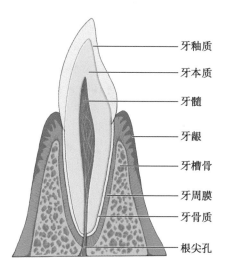

图1-6　牙体及牙周组织结构

（2）牙周膜（periodontal membrane）：为连接牙根牙骨质面与固有牙槽骨之间的纤维结缔组织，其纤维一端附着于牙骨质，另一端直接连于牙槽骨和牙颈部的牙龈组织，将牙牢固地固定在牙槽窝内；牙周膜还可以调节并缓冲牙所承受的咀嚼压力。牙周膜为含有神经、血管和淋巴等的纤维结缔组织，通过感知与缓冲可将咬合力调控为生理性压力，以维持牙的稳定性。牙结石、食物嵌塞、不良修复体和咬合创伤等较易导致牙周膜的损伤。

（3）牙龈（gingiva）：指覆盖于牙槽突表面和牙颈部周围的口腔黏膜上皮及其下方的结缔组织。口腔黏膜上皮与下方的结缔组织和骨膜紧密相连，难以分离，表面呈粉红色，坚韧而有弹性。龈缘未附着的部分称为游离龈，以保护牙颈部和牙槽嵴。

（四）舌

舌（tongue）不仅参与咀嚼、吞咽、言语等活动，还具有感觉功能，特别是味觉。舌上面为舌背，下面为舌腹，其前端为舌尖，后为舌根，两侧为舌缘。舌体部为舌前2/3大部，活动度大，舌根部为后1/3，活动度小；两者以"∧"形界沟为界。"∧"形界沟的尖端有一凹陷名为舌盲孔（图1-7），为胚胎甲状舌管咽端的遗迹，甲状舌管如未退化干净，其残存的上皮仍有可能形成甲状舌管囊肿。

舌依靠舌外肌和舌内肌能灵活地进行运动，舌内肌起止于舌内，肌纤维纵横交织，可使舌缩短、伸长和卷曲；舌外肌可拉舌前下、后下、后上和上抬舌根。

舌背黏膜粗糙且与舌肌紧密相连，表面有许多乳头状突起。舌前2/3遍布乳头，可分以下4种（图1-7）。

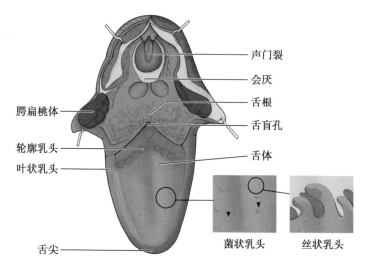

图1-7　舌的分区及舌乳头

1. **丝状乳头** 为天鹅绒状细小突起,呈白色,数量较多,遍布于整个舌体上面,司一般感觉。
2. **菌状乳头** 散布于丝状乳头间,呈微型菌菇状,色红,稍大而数量比丝状乳头少,有味蕾,司味觉。
3. **轮廓乳头** 有7~9个,体积最大,位于界沟前方,乳头周围有深沟环绕,沟内有味蕾,司味觉。
4. **叶状乳头** 位于舌侧缘近舌根部,为5~8条并列皱襞,含味蕾,司味觉。

舌后1/3黏膜无乳头,舌根部黏膜有许多卵圆形淋巴滤泡突起,这些淋巴组织称为舌扁桃体。

舌腹面黏膜平滑而薄嫩,与口底黏膜相延续,在中线处形成舌系带;系带起点处的黏膜下有少许小唾液腺组织,称为舌前腺。

除腭舌肌由迷走神经的咽支支配之外,舌的运动基本为舌下神经支配。舌前2/3的一般感觉由舌神经支配,味觉由参与舌神经的鼓索味觉纤维所支配;舌后1/3大部的一般感觉及味觉由舌咽神经所支配,舌后1/3的中部由迷走神经支配。舌后1/3的黏膜感觉较敏锐,舌根部对苦味敏感,舌尖部对甜味敏感,舌侧缘对酸味敏感,舌各部对咸味均很敏感。

（五）腭

腭（palate）由软、硬腭构成,分隔口腔与鼻腔。前2/3为硬腭,两侧上颌骨的腭突和腭骨水平板构成其支架,表面覆以致密的黏骨膜组织;后1/3为软腭,附着于硬腭后缘且向后下延伸至鼻咽,为一能动的肌性膜样隔。软腭内有腭帆提肌、腭帆张肌、腭舌肌、腭咽肌和腭垂肌5对细小的腭肌,与咽部肌肉一起协调运动,完成腭咽闭合。

（六）口底

口底（floor of the mouth）位于舌腹之下,下颌骨体内侧面与舌体之间,表面覆以口底黏膜,故又称舌下区;口底由下颌舌骨肌和舌骨舌肌协助封闭。口底正中舌系带两侧可见舌下阜,为下颌下腺管和舌下腺导管的共同开口。舌下阜向后外延伸的黏膜皱襞部分为舌下襞,其稍微隆起的部分为舌下腺腺体所在部位,腺体与下颌骨体内侧面之间的黏膜凹陷称为颌舌沟。舌下腺与舌腹组织之间有下颌下腺管、舌神经、舌下神经、舌下动脉和舌深静脉走行其间（图1-8）,手术时需注意保护导管和神经,结扎血管彻底止血。由于口底组织比较疏松且位置深在,在口底外伤或感染时,可形成隐匿性的较大血肿或脓肿,推舌向后,造成呼吸困难甚至窒息,应立即处置。

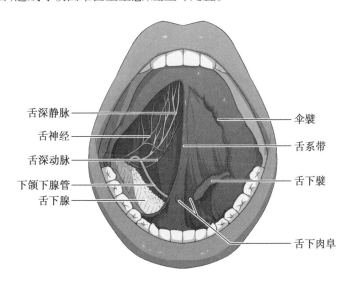

图 1-8 口底结构

三、恒牙与乳牙

人一生中有两副天然牙,根据牙在口腔内存在的时间可分为恒牙与乳牙。

（一）恒牙（permanent teeth）

人类共有28~32颗恒牙,左右成对,上、下颌的左右侧各7~8颗,从中线向两侧分别称为:中切牙、侧切牙、尖牙、第一前磨牙、第二前磨牙、第一磨牙、第二磨牙和第三磨牙。切牙和尖牙位于牙弓前部，划归为前牙；前磨牙和磨牙位于牙弓后部，统称为后牙。

切牙位于口腔前部，在中线两侧，包括中切牙和侧切牙。切牙牙冠有一个切嵴，牙根为单根。其主要功能是切割食物。

尖牙位于侧切牙远中，尖牙有一大而长的牙尖和牙根。其功能为穿刺和撕裂食物。

前磨牙位于尖牙与磨牙之间，又称双尖牙，包括第一前磨牙和第二前磨牙。牙冠有2~3个牙尖，牙根为单根或双根。其主要功能为协助撕裂和捣碎食物。

磨牙位于前磨牙的远中，包括第一磨牙、第二磨牙和第三磨牙。磨牙的牙冠体积大，呈立方形或长方形，咬合面有4~5个牙尖，牙根一般为2~3根。磨牙具有捣碎和碾磨食物的作用。

（二）乳牙（deciduous teeth）

乳牙共20颗，上、下颌各10颗，位于中线两侧，左右成对排列。自中线向远中依次为乳切牙、乳侧切牙、乳尖牙、第一乳磨牙和第二乳磨牙。乳牙的解剖形态与相应牙位的恒牙大致相似。与恒牙比较，乳牙具有下列特点。

（1）乳牙牙冠呈乳白色，体积较同名恒牙小，牙冠短而宽。

（2）乳牙颈部缩窄，颈嵴突出，牙根明显缩小，冠根较为分明。

（3）上颌乳尖牙的牙尖偏远中。

（4）乳磨牙冠咬合面略有缩窄，尖、嵴、窝、沟不甚清晰。

（5）乳磨牙根干短，分叉度大，上颌乳磨牙为三根，下颌乳磨牙为二根。

（三）临床牙位记录

为了精准而简洁地描述牙的名称和部位，常以一定的符号加以表示。目前被认可的牙位记录方法有四种：世界牙科联盟（Fédération Dentaire Internationale，FDI）系统、部位记录法、Palmer记录系统和通用编号系统。其中最常用的是世界牙科联盟系统和部位记录法。

1. 世界牙科联盟系统二位数牙位记录法　以十位数代表牙所在的区域象限以及是乳牙或恒牙；个位数表示牙从中线开始的排位顺序。

（1）恒牙的临床牙位记录

							上								
右	18	17	16	15	14	13	12	11	21	22	23	24	25	26	27	28	左
	48	47	46	45	44	43	42	41	31	32	33	34	35	36	37	38	
								下								

第三磨牙　第二磨牙　第一磨牙　第二前磨牙　第一前磨牙　尖牙　侧切牙　中切牙

例如：21表示左上颌中切牙，48表示右下颌第三磨牙。

（2）乳牙的临床牙位记录

					上					
右	55	54	53	52	51	61	62	63	64	65	左
	85	84	83	82	81	71	72	73	74	75	
					下					

第二乳磨牙　第一乳磨牙　乳尖牙　乳侧切牙　乳中切牙

例如:54 表示右上颌第一乳磨牙,75 表示左下颌第二乳磨牙。

2. 部位记录法 为临床牙位简易记录法,以正中线为垂线,咬合面的水平线为横线,将牙弓分为上、下、左、右四个区;用阿拉伯数字 1~8 分别代表恒牙的中切牙至第三磨牙,以罗马数字Ⅰ~Ⅴ分别代表乳中切牙至第二乳磨牙;牙位越靠近中线,数字越小。

(1)恒牙的临床牙位记录

								上								
右	8	7	6	5	4	3	2	1	1	2	3	4	5	6	7	8	左
	8	7	6	5	4	3	2	1	1	2	3	4	5	6	7	8	
								下								

第三磨牙　第二磨牙　第一磨牙　第二前磨牙　第一前磨牙　尖牙　侧切牙　中切牙

例如:6̄ 表示右上颌第一磨牙,8̄ 表示左下颌第三磨牙。

(2)乳牙的临床牙位记录

					上					
右	Ⅴ	Ⅳ	Ⅲ	Ⅱ	Ⅰ	Ⅰ	Ⅱ	Ⅲ	Ⅳ	Ⅴ	左
	Ⅴ	Ⅳ	Ⅲ	Ⅱ	Ⅰ	Ⅰ	Ⅱ	Ⅲ	Ⅳ	Ⅴ	
					下					

第二乳磨牙　第一乳磨牙　乳尖牙　乳侧切牙　乳中切牙

例如:Ⅴ 表示右上颌第二乳磨牙,Ⅱ 表示左下颌乳侧切牙。

(四)牙萌出与乳恒牙更替

牙胚的牙冠破龈而出称为出龈。从牙冠出龈至上、下牙达到咬合接触的过程称为萌出。牙萌出的时间是指牙冠出龈的时间。婴儿出生后 6 个月左右乳牙开始萌出,至两岁半左右全部萌出。一般情况下,乳牙的萌出顺序为:乳中切牙(Ⅰ)→乳侧切牙(Ⅱ)→第一乳磨牙(Ⅳ)→乳尖牙(Ⅲ)→第二乳磨牙(Ⅴ)。两岁半左右至 6~7 岁期间,儿童口腔中仅有乳牙存在,称为乳牙期。

儿童发育至 6 岁左右,在第二乳磨牙的远中,第一恒磨牙开始萌出,通常称其为"六龄牙";此牙不替换任何乳牙,是口腔中最早萌出的恒牙。6~7 岁至 12~13 岁,恒牙逐渐替换乳牙,此阶段称为替牙期。12~13 岁以后,口腔中乳牙自然脱落,全部更替为恒牙,称为恒牙期。乳、恒牙更替的关系如表 1-1。

表 1-1 乳、恒牙更替的关系

乳牙	Ⅰ	Ⅱ	Ⅲ	Ⅳ	Ⅴ			
	↑	↑	↑	↑	↑			
恒牙	1	2	3	4	5	6	7	8

恒牙萌出顺序也有一定的规律,上颌多为 6→1→2→4→3→5→7 或 6→1→2→4→5→3→7;下颌多为 6→1→2→3→4→5→7 或 6→1→2→4→3→5→7。第三磨牙萌出较晚,在 18~20 岁时萌出,俗称

"智齿"。第三磨牙常因颌骨位置不足而出现萌出变异,可终身不萌出或缺如。

第三节 颌面部解剖生理

要点:

1. 颌面部表面的解剖标志明显,对称而协调,其内皆有软、硬组织所依托。

2. 颌面部硬组织主要为上颌骨和下颌骨。

3. 颌面部软组织主要包括:表情肌、咀嚼肌、舌肌、腭部肌和颈部肌等肌肉,颈外动静脉,淋巴组织,三叉神经和面神经以及三对大唾液腺。

4. 颞下颌关节是颌面部唯一的活动关节和双侧联动关节。

一、表面形态标志与协调关系

(一)表面形态标志

1. **睑裂**(palpebral fissure) 为上睑和下睑之间的裂隙,正常睑裂的宽度约为35mm;高度为10~12mm。睑裂的宽度常与面部垂直比例相一致(图1-9)。

2. **睑内侧连合**(medial palpebral commissure)**和睑外侧连合**(lateral palpebral commissure) 分别为上、下睑在内侧和外侧的结合处。

3. **内眦**(medial angle of eye)**和外眦**(lateral angle of eye) 分别为睑内侧联合和睑外侧联合处睑缘线所成的角点;面部垂直比例画垂线时经过此点。外眦较内眦高3~4mm。

4. **鼻根**(root of nose)、**鼻尖**(apex of nose)**和鼻背**(back of nose) 外鼻上端连于额部者称为鼻根;前下端隆起处称鼻尖;鼻根与鼻尖之间称为鼻背。

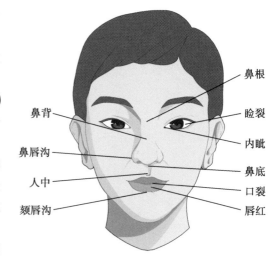

图1-9 颌面部表面解剖标志

5. **鼻底**(nasal base)**和鼻孔**(nostril) 锥形外鼻之底称鼻底。鼻底上有左、右卵圆形孔,称为鼻孔,又称鼻前孔。

6. **鼻小柱**(nasal columella)**和鼻翼**(nasal ala) 两侧鼻孔之间的隆嵴称鼻小柱;鼻孔外侧的隆起称鼻翼。

7. **鼻面沟**(nasofacial sulcus) 为鼻翼与颊面之间的鼻外侧长形凹陷。

8. **唇面沟**(labiofacial sulcus) 为上唇与颊部之间的斜行凹陷。在上颌牙缺失矫治修复时,唇面沟常用于作为判断面容恢复情况的指征。

9. **鼻唇沟**(nasolabial sulcus) 鼻面沟与唇面沟合称为鼻唇沟。该区手术常沿鼻唇沟做切口。

10. **口裂**(oral fissure) 为上唇与下唇之间的横形裂隙。

11. **口角**(angle of mouth) 口裂两端为口角,其正常位置约相当于尖牙与第一前磨牙之间。在施行口角开大或缩小的手术时,应注意此关系。

12. **唇红**(vermilion) 为上、下唇皮肤与黏膜的移行区。

13. **唇红缘**(vermilion border) 为唇红与皮肤之交界处。

14. **人中**(philtrum) 上唇皮肤表面正中,由鼻小柱向下至唇红缘的纵行浅沟。

15. **人中嵴**(philtrum ridge) 人中的两侧各有一条与其并行的皮肤嵴,自鼻孔底内下方伸延至唇峰,称为人中嵴。

16. 颏唇沟（mentolabial sulcus） 为下唇与颏部之间的横形凹陷。

17. 耳屏（tragus） 为外耳道前方之结节状突起，临床常在其前方，颧弓根部之下，检查下颌骨髁突的活动情况。在耳屏前方约 10mm 可触及颞浅动脉的搏动。

此外，面部还有一些常用的体表测量点及内在结构的体表投影，主要包括：

（1）眉间点（glabella）：为左、右眉头间的正中点。

（2）鼻根点（nasion）：为额鼻缝（额骨与鼻骨相交之处）与正中矢状面的交点，位于鼻根最凹处的稍上方。

（3）鼻尖点（pronasale）：为鼻尖部的最突点。

（4）鼻下点（subnasale）：为鼻小柱与上唇的连接点。

（5）鼻翼点（alare）：为鼻翼外缘的最突点。

（6）颏上点（supramentale）：为颏唇沟与正中矢状面之交点。

（7）颏前点（pogonion）：为颏部正中的最前点。

（8）颏下点（menton）：为颏部正中的最低点，常用以作为测量面部距离的标志。

（9）眶下孔（infraorbital foramen）：位于眶下缘中点下约 5mm，其体表投影为自鼻尖至睑外侧联合连线的中点。眶下孔是眶下神经阻滞麻醉的解剖参考点。

（10）颏孔（mental foramen）：位于下颌体外侧面，成人多位于下颌第二前磨牙或下颌第一、二前磨牙之间的下方，下颌体上、下缘中点微上方，距正中线 20~30mm。颏孔为颏神经阻滞麻醉的部位。

（11）腮腺导管：投影于耳垂至鼻翼与口角间中点连线的中 1/3 段。颊部手术时，了解腮腺导管的体表投影，将有助于避免腮腺导管和面神经颊支的损伤或寻找受损的腮腺导管断端。

（二）表面形态的协调关系

我国古代画论中，根据五官在面部的分布规律，提出"三庭五眼"之说，现代美容学关于面部比例的协调关系仍然以此为参考基准。

1. 面部水平比例 是指面部垂直高度的等长关系，即我国古代画论中所称的"三庭"。沿眉间点、鼻下点作水平横线，可将面部分成水平三等分：发际至眉间点为面上 1/3，眉间点至鼻下点为面中 1/3，鼻下点至颏下点为面下 1/3（图 1-10）。实际上三者比例接近 1 : 1 : 1.2，更符合现代面部美学的设计要求。面中 1/3 与面下 1/3 比例异常是牙颌面畸形的主要表现之一。

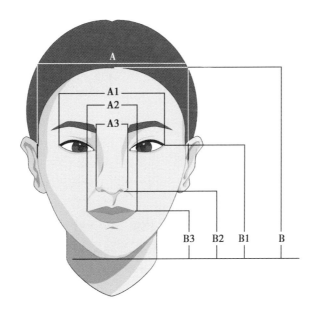

图 1-10　颌面部比例关系

A：面宽度；A1：眼外眦；A2：口裂宽；A3：鼻底宽；B：发际至颏下点；
B1：颏下点至眼外眦；B2：颏下点至鼻翼；B3：颏下点至口裂。

2. 面部垂直比例   是指面部正面宽度的等分比例。在眼裂水平线上,沿两眼内、外眦作垂线,可将面部宽度分为五等份,每一等份的宽度与一个睑裂的宽度相等,即两眼内眦间距,两睑裂宽度和左、右外眦至耳轮间距相等,简称为"五眼"等宽。正常睑裂宽度平均为35mm。现代美学以眼大为美,面宽为4.5~4.8个眼宽距,使之在视觉上看起来更精致。

3. 鼻、眼、眉关系   通过内眦所作的垂线,可见鼻翼的外侧缘、内眦和眉头内侧缘在同一直线上;外眦在鼻翼点与眉梢的连线上。

4. 对称和协调   以面部中线为轴,面部左右两部分在形态、大小近似为镜像对应的对称关系,作为颌面外科和整形外科术前诊断、设计和术后评价的参考标准。面部五官的局部与五官之间的位置、大小、高低和远近配比适当的和谐关系称为协调。

二、颌骨

(一)上颌骨

上颌骨(maxilla)处于颅面前方中份,上颌骨有一个主体和四个突起,外形不规则。左右对称的上颌骨在中线处相连接,上方构成部分眼眶下壁和颞下窝前方的一小部分;中份为整个上颌部,中间则围成鼻腔外侧壁和底部,后部由上至下构成眶下裂、翼上颌裂及翼腭窝的一部分;下方对接成口腔硬腭的口盖大部;周围分别与额骨、颧骨、鼻骨、泪骨、犁骨、蝶骨、腭骨相连。

1. 上颌体外形   略呈上小下大的锥状体,拥有上、前、后、内四面,中间空腔为上颌窦所在(图1-11)。

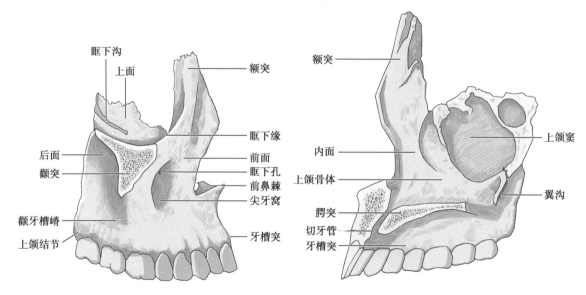

图 1-11   上颌骨

(1)上面:即眶面。构成眶下壁和眶下缘的一部分,中部有眶下沟,向前下内通入眶下管,终以眶下孔。眶下管的前段和后段各自分出一牙槽管,其内分别有上牙槽前神经和上牙槽中神经,伴行血管向下,分别经上颌窦的前壁和前外侧壁穿行至牙根。

(2)前面:即上颌骨朝向前面的凹面。上起眶下缘,下至牙槽突。距离眶下缘中点下方约0.5cm处,有开口朝下内方的椭圆形骨孔,称之为眶下孔,眶下神经及伴行血管由此出孔。从眶下孔往下可见骨面上有一明显的浅窝,此为尖牙窝,对应于前磨牙根尖的上方,此处骨板菲薄,内面即为上颌窦;前磨牙区的炎症易穿破根尖薄层骨板而至眶下间隙,集脓于尖牙窝。在尖牙窝前方对应于上颌切牙根上方的浅凹为切牙窝。

(3)后面:即朝向后外的颞下面。后面中部的骨壁上有数个小骨孔,称之为牙槽孔,是牙槽管的开口,内有上牙槽后神经和伴行血管向下进入上颌窦后壁。后面下部可见粗糙的圆形隆起,称之为上颌结节。上颌体后面与前面的转折处为颧牙槽嵴,此处骨壁坚实。

（4）内面:即为鼻腔面。上颌窦裂孔位于内面后上方,借此与鼻腔相通。在上颌窦裂孔前方,有一浅沟向上与泪沟相通,参与构成鼻泪管的骨性部分。

2. 上颌骨的四个突起 额突、颧突、腭突和牙槽突。

（1）额突:从上颌体的内上方突起。其上缘与额骨相连接,在额突的前方和后方分别与鼻骨和泪骨相连。

（2）颧突:上颌体外上连接颧骨的突起,朝下至上颌第一磨牙根尖处内收成弧形的颧牙槽嵴。

（3）腭突:上颌体向内侧横向突出的水平骨板。两侧腭突相连构成硬腭的前 3/4,将鼻腔与口腔隔开,腭突对接于中线的缝隙称为腭中缝。腭中缝两侧的腭突在口腔面稍微凹陷而成向下的腭穹隆;在上颌中切牙腭侧的腭中缝上有切牙孔,为切牙管内鼻腭神经穿行至硬腭的开口;后外侧近磨牙的牙槽突处,可见纵行的沟,腭前神经走行于沟内。腭突后缘与两侧腭骨水平部相拼接,形成完整的骨性硬腭(图 1-12)。

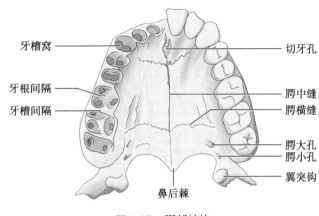

图 1-12 腭部结构

（4）牙槽突:为上颌体向下的弧形突起的牙槽骨部分,容纳上颌牙根;左、右两侧牙槽突对接于中线,呈弓状。牙槽突虽为密质骨,但其唇颊侧骨板较薄,上有小细孔通向骨松质;腭侧骨板稍厚,唇颊侧与腭侧骨板间为松质骨。

3. 上颌骨的解剖结构特点

（1）上颌窦与上颌磨牙牙根相邻:上颌窦属鼻旁窦中最大的一对窦腔,被包裹于上颌体中央。锥体形的上颌窦其尖至颧突,底为鼻腔外侧壁,上颌窦裂孔(半月裂孔)开口于其基底的前部;上壁眶底,下壁牙槽突,前后壁分别为上颌骨的前面和后面。上颌窦的下壁与上颌第二前磨牙至上颌第三磨牙的根尖仅隔以菲薄骨板,甚至骨板缺如而只覆以窦壁黏膜;上颌窦下壁距离上颌第一磨牙根尖最近,上颌磨牙的牙源性感染或有可能通过根尖途径而累及上颌窦。

（2）牙槽突的改建:牙槽突不断地进行着改建。颌骨发育、乳牙萌出、乳恒牙替换、咀嚼力刺激、牙列完整与否、牙的移动与阻生等都可导致牙槽突的变化,使之成为全身骨骼中骨质改建最为明显的地方。

（3）上颌骨支柱及支架结构:上颌骨骨质单薄且内部中空,但在承受较大咀嚼压力的地方骨质增强增厚。尖牙支柱、颧突支柱、翼突支柱三对纵向支柱,将咀嚼压力上传至颅底;横向支架如眶上弓、眶下弓、鼻骨弓、牙槽突弓、腭弓等可以稳定结构,水平向卸力。

（4）上颌骨的薄弱部位:上颌骨位于面中部,属中空性骨块,内含上颌窦腔,周边连接的骨缝多,骨质较薄,且为面颅前方的缓冲区,受伤后骨折容易发生的部位出现在上颌骨的低、中、高位:

1）上颌骨低位骨折(Le Fort I型):从梨状孔下方、牙槽突底部平行向后,经上颌结节至蝶骨翼突。

2）上颌骨中位骨折(Le Fort II型):经鼻骨、泪骨向下,经颧骨下方至蝶骨翼突。

3）上颌骨高位骨折（Le Fort Ⅲ型）：经鼻骨、泪骨、眶底、颧骨上方至蝶骨翼突。

（二）下颌骨

下颌骨（mandible）位于颅面前方下部，其后上方的髁突与颞骨的关节面构成颞下颌关节，使之成为颌面部诸骨中唯一能活动的骨。

1. 下颌骨外形　分为水平部分和升支部分，水平部即为下颌体，升支部称为下颌支或下颌升支，下颌体下缘移行至下颌支后缘呈钝形转角，此处称为下颌角。

（1）下颌体：下颌体外形呈弓形，上有牙槽突，下为下颌体下缘，有颊侧和舌侧内外两面（图1-13）。

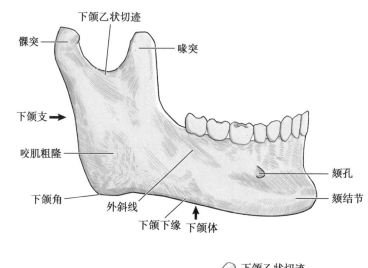

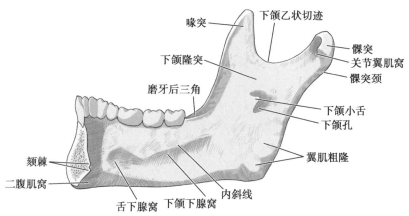

图 1-13　下颌骨

1）外面：下颌体中线处为正中联合，其下方两侧的隆起为颏结节。下颌支前缘增厚的骨嵴从外面经颏孔下方向前下方至颏结节，称为外斜线。颏孔的位置对应于下颌第二前磨牙或第一、二前磨牙之间的下方，内有颏神经通过。

2）内面：上颏棘和下颏棘是舌侧近中线处的上、下两对突起；颏舌肌起自上颏棘，颏舌骨肌起自下颏棘。下颌支前缘增厚的骨嵴向前下内一直到下颏棘下方，位置几乎与外斜线对应的舌侧骨嵴称为内斜线，下颌舌骨肌起自此，故亦称下颌舌骨线。内斜线上方有舌下腺窝，下方有二腹肌窝，二腹肌前腹起自此。

3）牙槽突：虽然下颌牙槽突的内、外骨板有增强的密质骨，但在切牙区仍有滋养小孔通向松质骨。所以，下颌骨前牙区抵抗骨坏死的能力比较强。下颌牙槽窝要比对应的上颌牙槽窝小；下颌前牙区唇侧牙槽窝骨板比舌侧薄，前磨牙区牙槽窝的颊侧骨板约与舌侧骨板等厚，下颌磨牙区牙槽窝的颊侧骨板则明显比舌侧骨板厚。

4）下颌下缘：密质骨成分最多，结构最致密，有薄层骨膜包被，内外侧骨板向下过渡而成圆钝的"U"字形。

（2）下颌支：即下颌升支，左右两侧几近对称，上面前后向的两个突起分别为喙突和髁突。喙突往下后与髁突颈相连接的部分，呈近似弧形的凹状，称为下颌切迹或下颌乙状切迹。下颌支呈长方形骨板，矢状方向位于下颌体两侧后方，分外、内两面。

1）外面：外面近下颌角处的下方骨面粗糙，是咬肌的附着处，为咬肌粗隆；下颌角下后方骨面有茎突下颌韧带附着，悬吊下颌骨。

2）内面：相对于下颌支外侧隆突的内面，中央略偏后下方处有下颌孔，向前下方通入下颌管。孔的前方有一骨性突起，为下颌小舌，蝶下颌韧带附着于此。下颌孔的开口朝向后上方，接纳从后上方进入的下牙槽神经和血管；该血管神经束在骨面形成压迹或呈浅沟状，称为下颌神经沟，神经在此沟进入下颌孔之前的位置相当于下颌磨牙平面上方约1cm处。下颌小舌的后下方近下颌骨后缘的骨面则较粗糙，为翼肌粗隆。

3）喙突：呈鱼鳍状扁锥形骨性突起。颞肌肌腱止于喙突。

4）髁突：又称髁状突。髁突上面是关节面，关节面上有一小横嵴，横嵴前为前斜面，横嵴后为后斜面。髁突关节面下部骨质缩窄，为髁突颈部。颈部前上方有小凹陷，翼外肌下头附着于此，为关节翼肌窝。

2. 下颌骨的解剖结构特点

（1）下颌管：下颌管是位于下颌骨内部骨松质间的下颌孔与颏孔之间的骨密质管道。下牙槽神经和血管分支穿行其中，最后向前穿出颏孔，称为颏神经。下颌管位于下颌磨牙根尖之下，特别是与下颌第三磨牙根尖较近。

（2）薄弱部位：下颌骨因其左右联动、体大面广、位置最为突出，成为颌面诸骨中最易受损的骨。由于其自身存在薄弱部位，如髁突颈部、下颌角、颏孔区、正中联合等处，加之肌肉附丽于其上，易造成骨折断端移位。

（3）下颌骨的毗邻解剖：

1）与三大唾液腺腺体相邻：下颌支后方与腮腺毗邻；下颌体内侧面的下颌下腺窝及下部邻接下颌下腺；舌下腺外侧面与下颌体内侧面的舌下腺窝相贴邻。

2）与咀嚼肌附丽之间的间隙：下颌支因有咀嚼肌附着从而提供了强大的咬合力，在咬肌与下颌支之间存在咬肌间隙，其间隙感染的来源多为下颌磨牙区病变所引起；翼下颌间隙或称翼颌间隙，则位于下颌支与翼内肌之间，内有舌神经、下牙槽神经及下牙槽动、静脉通过，导致该间隙与口腔颌面部多间隙相通。

3）韧带悬吊下颌：茎突下颌韧带、翼下颌韧带、蝶下颌韧带和颞下颌韧带有悬吊下颌和防止下颌运动范围过大的作用。

4）内与舌神经、外与面神经下颌缘支相邻：于下颌支内侧面，舌神经穿行在下颌支与翼内肌表面之间的间隙内，从内斜线后端到下颌第三磨牙的远中骨面处时，于其舌侧下方紧贴骨面向前内下走行。面神经下颌缘支在下颌角前切迹处多平下颌下缘，并越过面静脉及面动脉的浅面，偶尔也有穿行其深面向前。因而，下颌下区的手术切口为避免损伤下颌缘支，常在低于下颌角及下颌下缘15~20mm的安全距离外进行。

三、肌肉

与口腔颌面部相关的肌肉包含：颅颌面部的表情肌、颌面深部的咀嚼肌、颈部肌，以及舌、腭、咽喉部肌。

（一）表情肌

表情肌位置表浅，收缩时使面部皮肤形成不同的纹理，以展现喜、怒、哀、乐等多种表情，并部分参与咀嚼、吸吮、吞咽、呕吐、言语、呼吸等活动,按部位可分为唇颊、鼻、眶、耳、颅顶肌五组肌群。这里只简述唇颊部肌群,该肌群又可分为唇部肌和颊部肌,唇部肌细分为上组、下组和环形组;颊部肌仅指颊肌。

1. 唇部肌上组　该组肌薄而细窄,包括笑肌、颧大肌、颧小肌、提上唇肌、提上唇鼻翼肌及提口角肌(图 1-14)。

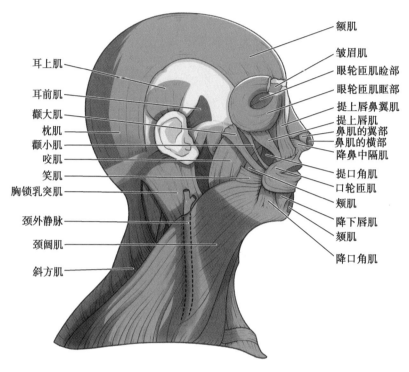

图 1-14　表情肌

（1）笑肌(risorius):肌纤维分别起自腮腺咬肌筋膜、鼻唇沟附近的皮肤,肌束行向前下止于口角和唇部的皮下。收缩时牵拉口角向后上外移动,显示微笑面容。

（2）颧大肌(zygomaticus major)和颧小肌(zygomaticus minor):呈带状,起自颧骨的颧颞缝前方和后方,肌束斜向内下方,止于口角、上唇外侧的皮肤和颊黏膜。颧大肌和颧小肌的作用是牵拉口角向外上,上提上唇,使面部表现笑容。

（3）提上唇肌(levator labii superioris):又称上唇方肌,起自上颌骨额突的下部、眶下缘至眶下孔之间,肌纤维下行,与口轮匝肌交织止于上唇、鼻翼及鼻唇沟附近的皮肤。收缩时可上提上唇,牵引鼻翼向上和加深鼻唇沟。

（4）提上唇鼻翼肌(levator labii superioris alaeque nasi):起自上颌骨额突和眶下缘,肌束行向外下,止于鼻大翼软骨和周围的皮下,并延伸至上唇外侧部。其主要作用是牵拉鼻翼向上。

（5）提口角肌(levator anguli oris):又称尖牙肌,位于提上唇肌的深面。肌纤维起自上颌骨的尖牙窝,向下止于口角的皮下。其主要作用是牵拉口角向上,在微笑时显露牙齿,并改变鼻唇沟的形状和深度。

2. 唇部肌下组　由三块肌组成,由浅入深分别为:降口角肌、降下唇肌和颏肌。

（1）降口角肌(depressor anguli oris):又称三角肌,起自下颌骨的外斜线,行向内上,止于口角皮肤。收缩可使口角下垂,表达悲伤、难过、不满及愤怒的表情。

（2）降下唇肌(depressor labii inferioris):又称下唇方肌,起自下颌骨颏孔至颏结节之间的外斜线,行向上内,止于下唇和颏部的皮肤与黏膜。在咀嚼时使下唇下降;该肌收缩时可表达讽刺、悲痛、忧郁、惊讶等表情。

（3）颏肌（mentalis）：又称颏提肌，起自下颌骨侧切牙及中切牙根尖处的牙槽突骨面，行向内下方，止于颏部皮下。收缩时可上提下唇和颏部皮肤；颏肌协同唇部肌肉作前伸并外翻下唇时，表达怀疑、轻蔑等表情。

3. 唇部肌环形组 包括口轮匝肌及切牙肌；环绕在口裂周围，类似括约肌的功能。

（1）口轮匝肌（orbicularis oris）：位于口裂周围的唇部之内，起自下颌骨及下颌骨的切牙窝，部分起自口角附近的黏膜及皮肤内，部分肌纤维为颊肌、切牙肌、颧肌及降口角肌的延续。主要作用是闭唇，封闭口腔，并可做努嘴、吹口哨等动作；参与吮吸、摄食、咀嚼与发音。

（2）切牙肌（incisive muscle）：是口轮匝肌复合体的一块附属肌，分为上切牙肌和下切牙肌。切牙肌收缩时，可牵引口角向内侧。

4. 颊肌（buccinator） 位于上、下颌骨之间的颊部，唇肌的深面，紧邻口腔黏膜。该肌起自上、下颌骨第三磨牙槽突的外面和翼突下颌缝，汇止于口角、上下唇和颊部的皮下。其主要作用是牵拉口角向后，便于咀嚼和吮吸。收缩时与舌协同，可挤压食物，或可将气体驱除于口外，形成吹气动作。与口轮匝肌协同作用时，能作吸吮、吹奏等动作。表情动作时可使口裂向两侧张大，以表达大哭、大笑等表情。

（二）咀嚼肌

咀嚼肌包括颞肌、咬肌、翼内肌及翼外肌，但广义的咀嚼肌还应包括舌骨上肌群。咬肌、颞肌及翼内肌的主要作用是上提下颌，产生闭颌运动；翼外肌主要参与前伸和开颌运动。其运动均由三叉神经下颌支支配（图 1-15）。

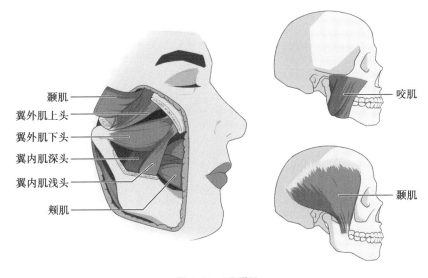

颞肌
翼外肌上头
翼外肌下头
翼内肌深头
翼内肌浅头
颊肌

咬肌
颞肌

图 1-15 咀嚼肌

1. 颞肌（temporalis） 位于颞窝部皮下，颞深筋膜的深面，起自整个颞窝，肌纤维向下穿过颧弓深面移行为强大的肌腱，止于喙突和下颌支的前缘。其主要作用是上提下颌骨，产生咬合力。

2. 咬肌（masseter） 位于下颌支外侧，起于颧骨的上颌突和颧弓下缘的前 2/3，其纤维行向后下方，止于下颌角咬肌粗隆和下颌支外侧面。收缩时产生较强的咬合力。

3. 翼内肌（medial pterygoid） 位于颞下窝和下颌支的内侧面，起自翼外板的内面、腭骨锥突和上颌结节。分深、浅两头环抱翼外肌下头，其肌束行向下、后、外，止于下颌角内面的翼肌粗隆。其主要作用是上提下颌骨，并辅助下颌前伸和侧方运动。

4. 翼外肌（lateral pterygoid） 位于颞下窝，有上、下两头，分别起自蝶骨大翼的颞下面、颞下嵴和翼外板的外侧面。肌束由前内向后外走行，止于颞下颌关节的关节囊前内面和关节盘前缘，以及髁突颈部的关节翼肌窝。其主要作用是牵引髁突和关节盘向前下,单侧收缩可使下颌向对侧运动,双侧收缩可使下颌向前、下运动。

当下颌骨骨折时,由于下颌骨失去外形及结构的完整性,骨折断端在肌力重新分配下,常沿肌合力的方向移位或错位。

（三）舌肌和腭部肌

舌肌分舌内肌和舌外肌两部分,舌内肌收缩时改变舌的形态,舌外肌收缩时改变舌的位置;舌内、外肌共同作用,使其在咀嚼搅拌、构音、吸吮和吞咽中发挥作用。腭部肌由 5 对肌组成,与咽肌协调运动控制腭咽闭合,对言语、吞咽和呼吸等功能起配合作用。

1. 舌肌（muscle of tongue） 舌肌是构成舌实质的肌群,具有运动舌的功能。肌纤维起、止均在舌内者称舌内肌;起自舌体以外的部位,止于舌内者称舌外肌。全部舌肌在舌内被舌中隔分为左、右对称的两部分,故舌肌在舌内呈左右对称的同形肌群。

（1）舌内肌（intrinsic lingual muscles）:主要由纵向、横向及垂直向 3 种不同方向的肌束,在舌内相互交织而成,包括上纵肌、下纵肌、舌横肌和舌垂直肌。上、下纵肌同时收缩可使舌体缩短;上纵肌单独收缩使舌尖及其两侧缘上卷,舌背凹陷;下纵肌单独收缩则使舌尖向下,舌背隆起;舌横肌收缩使舌横径变短,舌体变厚,舌侧缘上卷;舌垂直肌收缩可使舌体变薄、变宽。

（2）舌外肌（extrinsic lingual muscles）:包括颏舌肌、舌骨舌肌、茎突舌肌,受舌下神经支配。颏舌肌（genioglossus）收缩时可牵拉舌向前、舌体向下、舌背凹陷,并阻止舌向后下方下降,防止舌后坠。舌骨舌肌（hyoglossus）收缩可牵拉舌向后下。茎突舌肌（styloglossus）的作用是牵拉舌向后上方。

2. 腭部肌 由腭帆提肌、腭帆张肌、腭垂肌、腭舌肌及腭咽肌 5 对肌组成,构成软腭的主要部分。除腭帆张肌受发自三叉神经的运动纤维支配外,其他腭肌均受副神经的延髓根纤维经迷走神经咽支的支配（图 1-16）。

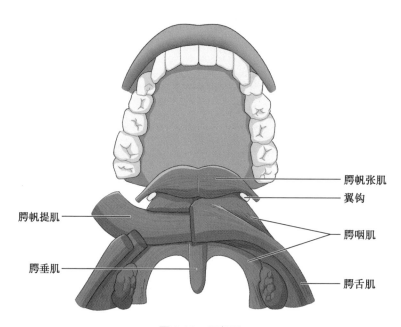

图 1-16 腭部肌

（1）腭帆张肌（tensor veli palatini）:起自咽鼓管软骨外侧壁及咽鼓管膜等处,肌束向前下方移行成小腱,绕过翼钩,约呈直角转向中线,呈扇形分散编入腭腱膜。其主要作用是拉紧软腭,使咽鼓管扩大,并下压软腭前部。

（2）腭帆提肌（levator veli palatini）:起自颞骨岩部下方颈动脉管的前内侧,肌束行向前内,止于腭腱膜背面。其主要作用是上提软腭,缩窄咽鼓管管腔及咽口,是完成腭咽闭合最重要的肌肉之一。

（3）腭舌肌（palatoglossus）：位于腭舌弓内，起自腭腱膜，肌束向下外至舌侧缘和舌背。收缩时可抬高舌根，下降腭帆，紧张腭舌弓，缩小咽峡。

（4）腭咽肌（palatopharyngeus）：位于腭咽弓内，起自腭腱膜背面，在腭扁桃体后方行向外下，附着于甲状软骨后缘。收缩时紧张腭咽弓，缩小咽峡，向后下方牵引腭帆使其靠近咽后壁。

（5）腭垂肌（musculus uvulae）：又称悬雍垂肌，是位于腭垂内的一对小肌束，起自腭骨鼻后嵴及腭腱膜，肌束下行止于腭垂。收缩可牵引腭垂向后上方，回缩腭垂，协助腭帆提肌行使腭咽闭合功能。

与腭部肌配合的咽部肌包括咽缩肌（咽上缩肌、咽中缩肌、咽下缩肌）以及咽提肌（腭咽肌、茎突咽肌、咽鼓管咽肌）。

腭咽闭合是指腭咽部肌收缩，软腭向后运动，咽腔缩小，达到分隔鼻咽腔与口咽腔的动作。完好的腭咽闭合可保证清晰地发音，避免吞咽初期食物进入鼻腔，也有助于控制咽鼓管咽口的开闭。

（四）颈部肌

颈部肌（muscle of neck）是位于下颌骨下缘至乳突连线与胸骨、锁骨及肩胛骨水平之间的肌群；按肌的排列位置，颈部肌分为颈浅肌群，舌骨上、下肌群及颈深肌群。舌骨上肌群的主要作用是降下颌或使舌骨向上运动；舌骨下肌群可固定舌骨以辅助降下颌。胸锁乳突肌及颈深部肌群的主要作用是运动头颈，并在维持头颈姿势等功能活动中发挥重要作用。

1. 颈浅肌群 主要包括颈前外侧浅部的颈阔肌和颈外侧浅部的胸锁乳突肌。颈阔肌（platysma）位于颈前外侧部皮下，呈一菲薄宽阔的长方形皮肌。其主要作用是协助降下颌，并使颈部皮肤出现斜形皱纹；牵引口角和下唇向下，协助表达惊吓与惊讶的表情。胸锁乳突肌（sternocleidomastoid）位于颈阔肌的深面，为一粗壮有力的肌肉，主要作用是维持头的端正姿势。

2. 舌骨上、下肌群 位于胸骨、肩胛骨与下颌骨、颅底之间，以舌骨分为上下肌群。

（1）舌骨上肌群（suprahyoid muscles）：位于舌骨与下颌骨、颅底之间，包括二腹肌、下颌舌骨肌、颏舌骨肌、茎突舌骨肌。上述各肌的主要作用为：当舌骨固定时，除茎突舌骨肌，其他三块肌均能向后下方牵拉下颌骨而开颌；当下颌骨固定时，舌骨上肌群收缩可上提舌骨、口底和舌。

1）二腹肌（digastric）：位于下颌骨下方，前腹起自下颌骨二腹肌窝，后腹起自颞骨乳突切迹，两肌腹止于中间腱，附着于舌骨体与舌骨大角的交界处。当下颌骨被固定时，二腹肌收缩可上提舌骨；舌骨被固定时，可向下牵拉下颌骨，协助咀嚼。二腹肌前腹由下颌神经的下颌舌骨肌神经支配，后腹由面神经的二腹肌肌支支配。

2）下颌舌骨肌（mylohyoid）：位于下颌骨与舌骨之间，起于下颌骨内面的内斜线，肌纤维行向内下方，后部纤维止于舌骨体的前下部，前部肌纤维在正中纤维缝处汇合，构成肌性与功能性口底。下颌舌骨肌收缩可上提口底，将食物推入咽腔，还具有上提舌骨和下降下颌骨的作用。下颌舌骨肌受下颌神经的下颌舌骨肌神经支配。

3）颏舌骨肌（geniohyoid）：位于中线两侧，以短腱起自下颌骨的下颏棘，肌腹向后止于舌骨体前面上部。当下颌骨被固定时，颏舌骨肌牵引舌骨向前上；舌骨被固定时，可牵引下颌骨向后下。颏舌骨肌受第1颈神经并入舌下神经的分支支配。

4）茎突舌骨肌（stylohyoid）：细小的肌束起自颞骨茎突，肌纤维斜向前下方，移行于肌腱，止于舌骨大角与体的结合处。其主要功能是牵引舌骨向后上方。茎突舌骨肌受面神经的二腹肌肌支支配。

（2）舌骨下肌群（infrahyoid muscles）：位于舌骨下方颈正中线的两侧，浅层由外向内为肩胛舌骨肌和胸骨舌骨肌；深层自下而上有胸骨甲状肌和甲状舌骨肌，该组肌群的共同作用是下降舌骨和喉。

四、血管

面颈部的动、静脉血管纵横交错，血供非常丰富。其动脉来源于颈总动脉和锁骨下动脉，颈总动脉在颈部分支为颈内动脉与颈外动脉。口腔颌面部的血供主要来自颈外动脉，其回流静脉分浅静脉和深静脉两类，浅静脉接受口腔颌面颈部浅层组织的血液，汇入深静脉，静脉血主要通过颈内静脉和颈外静脉流向心脏。

（一）颈外动脉

颈外动脉（external carotid artery）有 8 个分支，除甲状腺上动脉（superior thyroid artery）、咽升动脉（ascending pharyngeal artery）、枕动脉（occipital artery）、耳后动脉（posterior auricular artery）以及终末支颞浅动脉（superficial temporal artery）之外，还有跟口腔颌面部密切相关的 3 条动脉（图 1-17）。

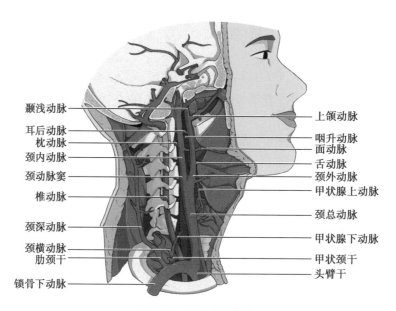

图 1-17　颈外动脉分支

1. 舌动脉（lingual artery） 平舌骨大角尖处，从颈外动脉前壁发出，走行内上，先发出舌背动脉，迂曲行至舌根背侧，供应舌根部的肌肉和黏膜。再向前内分成舌下动脉、舌深动脉两终支。舌下动脉（sublingual artery）供应舌下腺、口底黏膜及舌肌。舌深动脉（deep lingual artery），分支供应舌肌和舌黏膜。临床可选作游离瓣血管吻合的受区动脉；或作舌动脉结扎，以减少舌部手术或损伤时出血。

2. 面动脉（facial artery） 旧称颌外动脉（external maxillary artery），通常于舌骨大角的稍上方、二腹肌后腹下缘处，起于颈外动脉的前壁，行向前内上方，进入下颌下三角，穿下颌下腺鞘达到咬肌附着处前缘，呈弓形向外绕过下颌骨体的下缘上行至面部，经口角至眼内眦，易名为内眦动脉。面动脉有腭升动脉、下颌下腺分支、颏下动脉，以及下唇动脉和上唇动脉两终末支。面动脉比较恒定，常用作吻合各种游离组织瓣的受区动脉。

3. 上颌动脉（maxillary artery） 或称颌内动脉（internal maxillary artery），位于面侧深区，为颈外动脉大的分支，于下颌骨髁突颈部的内后方起于颈外动脉，经髁突颈的深面前行至颞下窝，在翼外肌的附近行向前上，经翼上颌裂进入翼腭窝。沿途发出脑膜中动脉、下牙槽动脉、上牙槽后动脉、眶下动脉、腭降动脉和蝶腭动脉。上颌动脉为供应口腔颌面部的主要动脉，分支较多，位置较深，且彼此相互吻合，血供丰富。临床上翼腭管阻滞麻醉时应注意回抽，以免将局麻药注入腭降动脉。另外，在行上颌骨 Le Fort Ⅰ型骨切开术时，上颌动脉距翼上颌连接的上端平均距离是 10mm，应避免截骨线太高而伤及腭降动脉，或可引起严重的出血。

（二）静脉

口腔颌面颈部的静脉分浅静脉和深静脉两类。浅静脉主要有面静脉和颞浅静脉。颞浅静脉（superficial temporal vein）循颞浅动脉的后方，起始于头皮内的静脉网，向下与上颌静脉合成下颌后静脉。深静脉主要有翼静脉丛、上颌静脉、下颌后静脉与面总静脉，位置较深（图 1-18）。颈部浅静脉主要有颈外静脉与颈前静脉（anterior jugular vein）；颈部深静脉主要包括颈内静脉与锁骨下静脉（subclavian vein）。

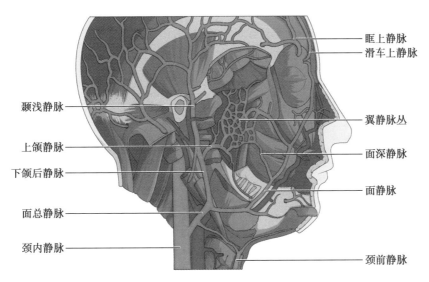

图 1-18　颌面部静脉

1. 面静脉（facial vein）　又称面前静脉（anterior facial vein），始于内眦静脉，循面动脉后方斜向后外下方入下颌下三角，与下颌后静脉的前支汇合成面总静脉，于舌骨大角附近注入颈内静脉。面静脉接纳颌面部区域的静脉血，以及面深静脉和翼静脉丛的交通支。当面部发生化脓性感染时，尤其是上唇区域的炎症，容易在面静脉内形成血栓。

2. 翼静脉丛（pterygoid venous plexus）　或称翼丛（pterygoid plexus），位于颞下窝内，于颞肌及翼内、外肌之间，上颌动脉分支伴行的静脉参与此静脉丛的构成。该静脉丛主要向后汇流至上颌静脉，也可向上通过卵圆孔网和破裂孔导血管等处的静脉，与海绵窦交通。在施行上牙槽后神经阻滞麻醉时，应正确掌握注射针的深度，避免进针太深刺破翼静脉丛而发生血肿。

3. 上颌静脉（maxillary vein）　或称颌内静脉，位于颞下窝内，起始于翼静脉丛的后端，于下颌支后缘附近处汇入下颌后静脉。

4. 下颌后静脉（retromandibular vein）　又称面后静脉（posterior facial vein），由颞浅静脉和上颌静脉在腮腺内合成，下行至下颌角，分为前后两支，前支行向前与面静脉汇合成面总静脉；后支向后下与耳后静脉汇合成颈外静脉。

5. 面总静脉（common facial vein）　在颈动脉三角内，由面静脉和下颌后静脉的前支汇合而成，汇入颈内静脉。

6. 颈外静脉（external jugular vein）　为颈部较大的浅静脉。由前后两支合成，前支是下颌后静脉的后支，后支由枕静脉与耳后静脉合成。前后两支在下颌角附近汇合，沿胸锁乳突肌表面向下后行，汇入锁骨下静脉，或汇入颈内静脉。颈外静脉和面总静脉常作为游离组织瓣受区的吻合静脉。

7. 颈内静脉（internal jugular vein）　为头面颈部血管回流的主要静脉。上端起于颅底颈静脉孔处的乙状窦，颅外属支有面总静脉、舌静脉、咽静脉以及甲状腺上、中静脉等，这些属支多在舌骨大角附近汇入颈内静脉。后沿颈总动脉外侧下行，并与迷走神经一起被包于颈鞘内，与锁骨下静脉汇合成头臂静脉。

五、淋巴组织

头面部淋巴结主要包括枕淋巴结、耳后淋巴结、腮腺淋巴结及面淋巴结。颈部淋巴结包括较大的颈外侧群和较小的颈前群与咽后群。颈外侧群又可分为颈浅淋巴结和颈深淋巴结。颈深淋巴结为颈部最大的淋巴结群，细分为颈深上淋巴结和颈深下淋巴结、副神经淋巴结及锁骨上淋巴结。

（一）头面部淋巴结

主要指从枕部、耳周、腮腺到颧面部区域的淋巴结群，由后向前分别是枕淋巴结、耳后淋巴结、腮腺淋巴结及面淋巴结。除腮腺深淋巴结之外，该组淋巴结群大多位置较浅，其淋巴输出管常汇入颈深淋巴结（图 1-19）。

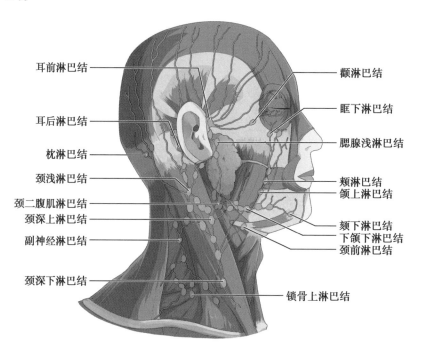

图 1-19　颌面部淋巴结

1. **腮腺淋巴结（parotid lymph node）**　分为腮腺浅、深淋巴结。腮腺浅淋巴结位于腮腺表面，包括耳前淋巴结和耳下淋巴结；腮腺深淋巴结位于腮腺内，聚集在下颌后静脉的周围。腮腺淋巴结收纳来自颞区、额区、耳周、腮腺及面眶部的淋巴注入颈深上淋巴结。

2. **面淋巴结（facial lymph node）**　一般位于面部皮下蜂窝组织内，包括颌上淋巴结、颊淋巴结、眶下淋巴结和颧淋巴结，收集相应区域的淋巴，输出至下颌下淋巴结。当面部有炎症或肿瘤时，面淋巴结可反应性增大，或受累及肿大被发现。

（二）颈部淋巴结

颈部淋巴结除承接口腔颌面部淋巴输出之外，还汇集来自头颅、眼、耳、咽和喉部的淋巴，经由颈内静脉链注入颈淋巴干和淋巴导管或胸导管，最终汇入颈内静脉或锁骨下静脉。颈部淋巴结包括较大的颈外侧群和较小的颈前群与咽后群。颈外侧群又可分为颈浅淋巴结和颈深淋巴结。

1. **颏下淋巴结（submental lymph node）**　位于两侧二腹肌前腹和舌骨之间的颏下三角蜂窝组织中，划为ⅠA区淋巴结。颏下淋巴结收集下唇、颏部、口底前部及舌尖等处的淋巴。其淋巴注入同侧或对侧的下颌下淋巴结或至颈深上淋巴结。

2. **下颌下淋巴结（submandibular lymph node）**　在下颌下三角内的前中后区域，划为ⅠB区淋巴结。口腔颌面部区域的大部分淋巴引流至下颌下淋巴结，其输出管注入颈深上淋巴结的颈内静脉二腹肌淋巴结或至颈内静脉肩胛舌骨肌淋巴结。

3. **颈深上淋巴结（superior deep cervical lymph node）**　上自颅底，下至肩胛舌骨肌下腹与颈内静脉交叉的上方，沿颈内静脉周围排列，数目有 10~16 个，可分为上组和中组，上组中的颈内静脉二腹肌淋巴结最为知名。

（1）颈内静脉二腹肌淋巴结（jugulodigastric lymph node）：又称角淋巴结，位于二腹肌后腹下缘的下方至面总静脉汇入颈内静脉处。其中有一个淋巴结较大，位于二腹肌后腹与颈内静脉所成的交角内,紧贴颈内静脉的前面,该组的淋巴结属于Ⅱ区淋巴结。该淋巴结在临床上颇为重要,收纳口腔、舌后部、鼻咽部、腭扁桃体及鼻根部的淋巴。当其收集区域有炎症存在或发生癌肿转移时,常首先累及此淋巴结,因此,临床上常称其为前哨淋巴结(sentinel lymph node)。

（2）颈内静脉肩胛舌骨肌淋巴结(juguloomohyoid lymph node):位于肩胛舌骨肌下腹上方,在肩胛舌骨肌跨越颈内静脉处,属于颈深上淋巴结中组,Ⅲ区淋巴结。当舌癌转移时,也可侵及此淋巴结。

（3）副神经淋巴结(accessory nerve lymph node):是沿副神经向颈后外排列的颈深淋巴结,为胸锁乳突肌所覆盖,划为Ⅴ区淋巴结。副神经淋巴结主要收纳枕、耳后、颈外侧部的淋巴,输出管入颈深下淋巴结或淋巴导管。

（4）锁骨上淋巴结(supraclavicular lymph node):或称颈横淋巴结,是颈深淋巴结的下群向后外延伸的部分,列于颈横动、静脉的浅面。锁骨上淋巴结收纳副神经淋巴结及锁骨下淋巴结的输出管,其输出管至颈深下淋巴结。临床上把单个肿大的锁骨上淋巴结称为菲尔绍淋巴结(Virchow lymph node),通常指左侧锁骨上肿大的淋巴结。腹部恶性肿瘤尤其是胃癌病人,肿瘤细胞可经胸导管、左颈淋巴干逆流转移至左锁骨上淋巴结,因此左锁骨上淋巴结肿大常需高度重视。

六、神经

与口腔颌面部相关的神经包括三叉神经、面神经、舌咽神经、迷走神经、副神经、舌下神经等脑神经,还有颈部脊神经以及颈部内脏运动神经。这里仅描述三叉神经和面神经。三叉神经主要负责口腔黏膜、舌、牙及头面部皮肤的感觉,并支配颞肌、咬肌、翼内肌和翼外肌的运动。面神经不仅支配面部表情肌、耳周肌、枕肌、颈阔肌和镫骨肌的运动,还控制舌下腺、下颌下腺和泪腺的分泌,并传递舌前2/3的味觉。

（一）三叉神经

三叉神经(trigeminal nerve)为最大的一对脑神经,属混合性神经,包括眼神经、上颌神经和下颌神经,三者的感觉纤维在面部的分布约以睑裂、口裂为分界(图1-20)。

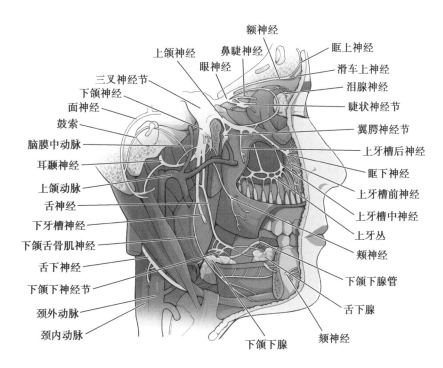

图1-20 三叉神经分支

1. **眼神经（ophthalmic nerve）**　属感觉性神经,分为泪腺神经、额神经及鼻睫神经三个终支,分布于眶、眼、额顶和鼻。

2. **上颌神经（maxillary nerve）**　为感觉性神经,起自三叉神经节前缘的中部,向前循海绵窦外侧壁下方,经圆孔达翼腭窝上部,由眶下裂入眶更名为眶下神经;中途发出脑膜中神经、颧神经、翼腭神经及上牙槽后、中、前神经。

（1）翼腭神经（pterygopalatine nerve）:为两条小支在翼腭窝内下降,穿经翼腭神经节后纤维分成眶支、鼻支、腭神经和咽神经等。鼻支经蝶腭孔入鼻腔,其中一支称为鼻腭神经（nasopalatine nerve）,沿鼻中隔黏膜深面行向前下,出切牙孔,分布于上颌前牙的腭侧黏骨膜及牙龈。拔除上前牙时,可采用切牙孔注射法行鼻腭神经阻滞麻醉。腭神经（palatine nerve）分为前、中、后三支,均下行于翼腭管内。腭前神经（anterior palatine nerve）出腭大孔向前,分布于上颌后牙及尖牙的腭侧黏骨膜及牙龈。腭中、后神经下行出腭小孔,分布于软腭及腭扁桃体。

（2）上牙槽后神经（posterior superior alveolar nerve）:经翼突上颌裂进入颞下窝,分出上牙龈支,分布于上颌磨牙颊侧的黏膜及牙龈。还有分支进入牙槽孔,与上牙槽中神经及前神经相互交织成上牙槽神经丛,分支至上颌磨牙根部相应的牙周膜、牙槽骨及上颌窦黏膜。

（3）上牙槽中神经（middle superior alveolar nerve）:在眶下管的后段发出,经上颌窦前外侧壁的牙槽管下行,参与上牙槽神经丛的构成。分布于上颌前磨牙和上颌第一磨牙的近中颊根及其牙周膜、牙槽骨、颊侧牙龈及上颌窦黏膜。

（4）上牙槽前神经（anterior superior alveolar nerve）:起自眶下管的中点,经上颌窦前外侧壁的牙槽管下行,分支加入上牙槽神经丛,分布于上颌前牙及其相应的牙周膜、牙槽骨、唇侧牙龈及上颌窦黏膜。

（5）眶下神经（infraorbital nerve）:于眶下孔处发出睑下支、鼻外侧支、鼻内侧支及上唇支,支配相应区域的感觉。

3. **下颌神经（mandibular nerve）**　为三叉神经中最大的分支,是以感觉神经为主的混合性神经。穿卵圆孔进入颞下窝后,粗大的感觉根与细小的运动根合并,下行中发出脑膜支,再发出翼内肌神经、颞深神经、咬肌神经和翼外肌神经支配咀嚼肌。

（1）颊神经（buccal nerve）或称颊长神经:自翼外肌两头之间穿出行向前下,分布于下颌磨牙及第二前磨牙的颊侧牙龈及颊部的黏膜和皮肤。

（2）耳颞神经（auriculotemporal nerve）:沿颞下颌关节后方进入腮腺上部分上、下两支。上支进入颞区,分布于颞下颌关节、耳廓前上部及外耳道、腮腺及颞区的皮肤。下支在腮腺实质内下行,与面神经分支纤维相伴行。

（3）舌神经（lingual nerve）:呈一弧形于翼内肌和下颌支之间行向前下内,越过下颌第三磨牙的远中至其舌侧下方,先从下颌下腺管的上方至其外侧行向下内侧"钩绕"导管,沿颏舌肌外侧与舌深动脉伴行至舌尖。分布于下颌舌侧牙龈、舌前 2/3 黏膜、口底黏膜和舌下腺。舌神经在经过翼外肌下缘时,收纳面神经的鼓索,将面神经的味觉纤维分布于舌前 2/3 的味蕾;将副交感纤维导入舌神经下方的下颌下神经节,其节后纤维支配舌下腺及下颌下腺的分泌。

（4）下牙槽神经（inferior alveolar nerve）:从翼外肌下缘处穿出,与下牙槽动、静脉组成血管神经束,穿下颌孔进入下颌管,沿途分支合成下牙槽神经丛,分布于下颌牙的牙髓、牙周膜和牙槽骨。其终末支出颏孔为颏神经（mental nerve）,分布于下颌前牙及第一前磨牙的唇颊侧牙龈、下唇黏膜及皮肤和颏部皮肤。

（二）面神经

面神经（facial nerve）为混合性神经,由两个根组成。一是较大的运动根,其纤维支配面部表情肌、颈阔肌、镫骨肌、二腹肌后腹和茎突舌骨肌;另一个是较小的混合根,由副交感纤维、味觉纤维和一般躯体感觉纤维合并形成。副交感纤维支配舌下腺、下颌下腺、泪腺、腭及鼻腔小腺体,味觉纤维支配舌前 2/3 的味蕾,感觉纤维则主要支配耳周的痛、温、触觉。

面神经穿面神经管出茎乳孔,向前穿过腮腺分支呈扇形分布于面部表情肌。面神经在腮腺内分为颞面干和颈面干两大分支,颞面干行向上前,再分为颞支、颧支和上颊支;颈面干行向前下分出下颊支、下颌缘支及颈支(图 1-21)。

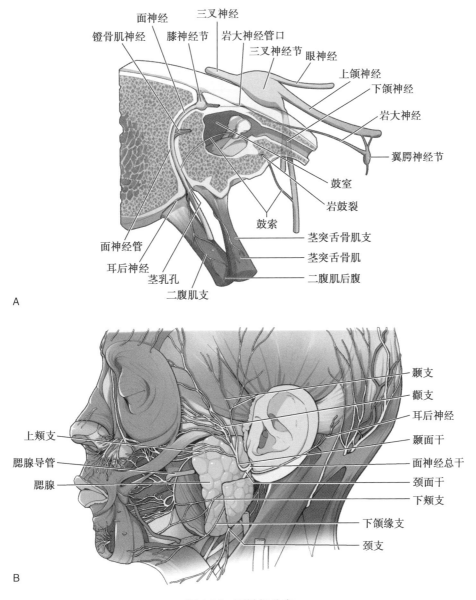

图 1-21 面神经分支
A. 面神经颅内段走行和分支;B. 面神经颅外段走行和分支。

(1)颞支(temporal branch):自颞面干发出后,经髁突浅面或前缘距耳屏前 10~15mm,出腮腺上缘,越过颧弓后段浅面,行向前上,分布于额肌、眼轮匝肌上份、耳前肌和耳上肌。该支受损后,同侧额纹消失。

(2)颧支(zygomatic branch):自腮腺前上缘穿出后行向前上,较细的上部分纤维越过颧骨表面,支配上、下眼轮匝肌;下部分纤维较粗,沿颧弓下方前行,于颧大肌、颧小肌及提上唇肌、提上唇鼻翼肌的深面进入并支配之。颧支损伤后眼睑不能闭合。

(3)颊支(buccal branch):出腮腺前缘,行于咬肌筋膜的表面,依其与腮腺导管的关系,可分为上颊支和下颊支,布于颧大肌、颧小肌、笑肌、提上唇肌、提上唇鼻翼肌、提口角肌、切牙肌、口轮匝肌、鼻肌及颊肌等。该支损伤可出现鼻唇沟变浅或消失、鼓腮无力、上唇运动力减弱或偏斜以及食物积存于颊龈沟等症状。

（4）下颌缘支（marginal mandibular branch）：由颈面干发出，自腮腺的下前缘穿出，在下颌角下方前行于颈阔肌深面与颈深筋膜浅层之间，起初行于下颌骨下缘下，最低点不超过10mm，而后转向上前跨过下颌下缘，行于降口角肌深面，支配降口角肌、降下唇肌、笑肌及颏肌。该支损伤可导致患侧口角下垂及流涎。

（5）颈支（cervical branch）：出腮腺下缘后于颈阔肌深面，分布至颈阔肌。

七、唾液腺

唾液腺（salivary gland）是指大、小唾液腺的总称。腮腺、下颌下腺和舌下腺归为大唾液腺（图1-22）。小唾液腺则为众多散在分布于口腔和口咽部位黏膜下的小腺体，依其所在部位分别被命名为唇腺、颊腺、腭腺、舌前腺和磨牙后腺等。单个小腺体本身并无包膜，腺泡数量也不多，借微小腺管直接开口于口腔黏膜表面。在口腔黏膜与牙齿易于摩擦的部位如下唇、口底、舌腹等小唾液腺易受挤压伤而引起腺泡破裂或腺管阻塞，引发黏液腺囊肿。

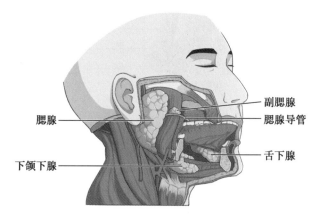

图 1-22　大唾液腺示意图

唾液腺分泌的唾液，可为浆液、黏液或者二者的混合。依据腺体分泌唾液的性质，腮腺为浆液性腺，下颌下腺是以浆液为主的混合性腺，舌下腺则为以黏液为主的混合性腺，而小唾液腺多为黏液性腺。唾液无色而略黏稠，主要有润滑口咽，溶解食物，湿润与保护口腔黏膜，稀释和缓冲不良刺激，清洁口腔，抗菌护齿，有助消化以及免疫等功能。

（一）腮腺

腮腺（parotid gland）为人体最大的一对唾液腺。腮腺位于两侧下颌后窝内的面侧皮下，上及颧弓、下至下颌角之后下，前覆咬肌后份表面，后止于外耳道前下方，主体位于下颌支后外方。在腮腺的前缘上方，有收集腺体分泌涎液的腮腺导管穿出。在腮腺导管刚出腺体的上方，约有35%的人存在副腮腺（accessory parotid gland），也位于咬肌浅面，颧弓之下，为小团腺体，其输出管并入腮腺主导管。

腮腺导管（parotid duct）管壁厚而有韧性，管径3~5mm。平行于颧弓下缘1.5cm处，从腺体前缘穿出向前越过咬肌表面，在咬肌前缘处近直角转向口内，穿过颊脂垫和颊肌，开口于上颌第二磨牙牙冠相对应的颊黏膜隆起处，即腮腺导管乳头。挤压腮腺时，能够见到清亮的涎液从腮腺导管开口处溢出。

腮腺导管的体表投影：鼻翼下缘与口角间中点至耳垂下缘连线的中1/3段。面神经的上、下颊支常伴行于腮腺导管前行，位置相对恒定。因此，腮腺导管常作为解剖面神经颊支的参考标志。面神经出茎乳孔后即穿入腮腺，进入腮腺后分两干、五小支穿过腮腺，从腺体边缘穿出分布至表情肌。由于腮腺与面神经关系密切，临床上常把腮腺分为深、浅两叶，位于面神经分支浅面的腮腺组织为浅叶，深面的腮腺组织为深叶。行腮腺切除术时需解剖并保护好面神经主干及其分支,常选择先找面神经颧支或者下颌缘支,再沿分支解剖至总干;或直接解剖面神经总干,再沿总干逐个显露分支。

包裹腮腺组织的腮腺鞘(parotid capsule)系颈深筋膜浅层向上的延续,分深、浅两层筋膜包绕腮腺而形成。浅面筋膜比较致密,覆盖并有纤维伸入腮腺实质而成纤维间隔,将腺体分为诸多小叶。腮腺炎时腺体肿胀明显,由于其外面致密的筋膜包被,不易向外减压而引起剧烈的疼痛。腮腺区化脓性炎症可在腺体内形成多个分散的小脓肿,肿胀明显且不易扪及波动感;当脓肿切开引流时,须将所有的脓腔间隔打通,才能充分引流。

腮腺深面筋膜薄弱且不完整,尤其是在下颌后窝内深面,茎突与翼内肌之间存有明显的裂隙,腮腺深叶组织借此伸入咽旁间隙。腮腺深部肿瘤或炎症可经腮腺鞘深面筋膜的缺损处,向深面的咽旁间隙侵及或扩散。

（二）下颌下腺

下颌下腺(submandibular gland)成对地位于下颌下三角内,该三角以下颌骨下缘、二腹肌前腹和后腹围成。颈深筋膜浅层在下颌下三角内分为深、浅两层,包绕下颌下腺形成下颌下腺鞘(capsule of submandibular gland)。鞘的浅层筋膜较为致密,深层筋膜较为疏松;鞘与腺体的连接也较为疏松。

导管起自下颌下腺的深面,在下颌舌骨肌与舌骨舌肌之间行向前上,经舌下腺内侧,并收纳舌下腺导管,最后开口于舌系带两侧的舌下阜(sublingual caruncle)。下颌下腺管(submandibular duct, Wharton duct)管壁薄而细长,直径2~4mm。由于下颌下腺管细长弯曲且斜向前上,易形成结石而被堵塞。

（三）舌下腺

舌下腺(sublingual gland)相对较小,位于舌下区两侧口底黏膜的深面。其分泌物可汇入舌下腺大管,开口于舌下阜;或经舌下腺小管各自直接开口于口腔黏膜。因舌下腺导管细小,无明显鞘膜包被,易因挤压损伤等因素而引起分泌物潴留或外渗,形成舌下腺囊肿。

八、颞下颌关节

人类有两个颞下颌关节(temporomandibular joint,TMJ),系颌面部唯一的活动关节和双侧联动关节。其构成包括上面的颞骨关节面、下面的下颌骨髁突、中间的关节盘,以及周边的关节囊和附丽的关节韧带(图1-23)。颞下颌关节主要承载并缓冲咀嚼功能负荷,协调下颌运动,支持咀嚼、吞咽、言语以及部分表情等功能活动。

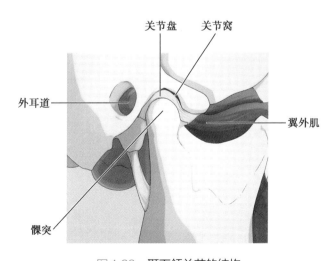

图1-23　颞下颌关节的结构

思考题

1. 口腔颌面部的主要生理功能中哪些会影响颌面部的生长发育?

2. 一病人病历中采用 FDI 记录法显示口内 46 和 85 牙齿龋坏,请判断该病人牙列属于乳牙期、替牙期还是恒牙期?

3. 我国古代画论中的"三庭五眼"之说与现代面部比例的关系是什么?

4. 上颌后牙感染或拔除可累及上颌窦的解剖基础及其临床意义是什么?

5. 下颌阻生第三磨牙(智齿)拔除术是牙槽外科最常见的操作之一,需麻醉下颌神经的哪些分支?

(何三纲　王　福)

第二章

口腔生物学

口腔生物学首先从颌面部器官形态发生、干细胞命运决定等角度研究发育过程中的基本规律,在此基础上探索口腔微生态、免疫微环境等因素在炎症、肿瘤等疾病发生中的机制,并研究修饰后的牙源性干细胞结合支架材料在修复重建、组织再生中的转化应用前景。因此,口腔生物学是一门前沿的学科,引领着口腔科学的基础研究与临床转化。

第一节　口腔发育生物学概论

要点:

1. 口腔发育生物学中的经典研究方法包括:核酸原位杂交及免疫组织化学技术、细胞谱系追踪、上皮-间充质重组技术。

2. 口腔颌面的发育从胚胎第 3 周开始,神经板逐渐发育形成神经嵴、鳃弓和咽囊。到胚胎第 7~8 周时,腭部形成,面部各突起完成融合,颌面发育基本形成。

3. 牙发育从胚胎第 5 周开始,口腔上皮与神经嵴来源的间充质相互作用形成牙板和成釉器。成釉器的发育分为蕾状期、帽状期、钟状期三个阶段。

4. 乳恒牙替换分为垂直替换、水平序列延伸两种模式。

5. 腭裂的治疗原则为恢复腭部解剖形态和生理功能,重建良好腭咽闭合和获得正常语音,手术时机为 1 岁左右。

一、发育生物学的主要研究方法及内容

发育生物学是一门综合性学科,涉及实验胚胎学、分子胚胎学、遗传及表观遗传学、细胞生物学、分子生物学等,主要对生物体生长发育过程的机制进行研究。发育生物学的研究内容包括:生殖细胞的发生和形成、受精过程、细胞及干细胞的分化与调控、基因在不同时期的表达与调控、干细胞稳态、器官进化及形态发生、组织及器官再生等。

口腔发育生物学作为其中的一个分支,主要研究口腔颌面部组织、器官的发育过程及调控机制。口腔颌面部的发育,包括牙发育、牙周组织发育、颌骨发育、腭发育、唾液腺发育等,均受到上皮-间充质相互作用的调控。口腔颌面部组织、器官形态多样,个体内及个体间形态差异较大,例如牙齿可分为单尖牙、双尖牙以及多尖牙。另外,牙齿是人体中少数发生替换的器官。因此,口腔颌面部器官是研究器官形态多样性以及更替与再生的良好模型。

下面介绍几种经典的口腔发育生物学研究方法。

（一）核酸原位杂交及免疫组织化学技术

口腔颌面器官发育受上皮与间充质交互作用的调控,基因的 DNA、RNA 及蛋白在不同时间及位点上的表达模式对器官发育研究至关重要。核酸原位杂交是在组织和细胞内进行 DNA 或 RNA 精准定位和定量的特异性方法。生物素标记的核酸探针在组织及细胞内与 DNA 或 RNA 结合,进一步通过特异性抗原-抗体反应即可定位靶标分子的表达及强度。实际研究中,组织切片内的 mRNA 原位杂交较为常用。近年来,荧光原位杂交（fluorescence in situ hybridization,FISH）因为其灵敏度高、特异

性强等优点而得到广泛应用。

免疫组织化学技术是利用特异性抗原-抗体反应,观察和研究组织细胞特定抗原的定位和定量的技术。相比原位杂交,免疫组织化学技术是对蛋白水平的空间解析。目前免疫荧光染色以及多色免疫荧光染色应用较为广泛。

(二)细胞谱系追踪

细胞谱系追踪(cell lineage tracing)指的是追踪单个细胞的全部子代在组织器官内的分布,现已成为研究干细胞命运调控、器官发育及疾病发生的重要方法。研究手段包括:分子染料标记细胞;将荧光标记的蛋白转染入细胞;以及 Cre-LoxP 的遗传重组技术等。

(三)上皮-间充质重组技术

上皮-间充质重组(epithelial-mesenchymal recombination)技术是指在器官发育初期,将上皮和间充质分离,特殊干预后再将上皮和间充质重组,通过进一步的体外培养及体内移植,研究干预措施对器官发育影响的功能性研究手段(图 2-1)。

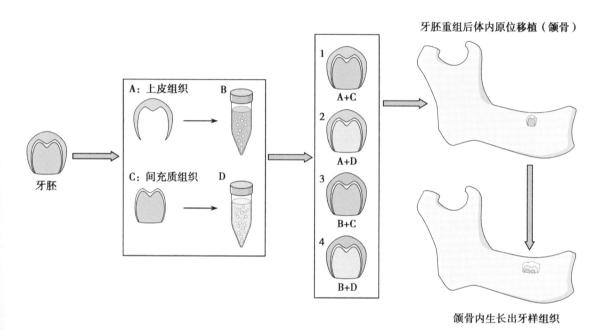

图 2-1   通过上皮-间充质重组技术实现全牙再生模式图

二、口腔颌面部发育与调控

(一)口腔颌面部的发育

口腔颌面部发育是胚胎发育的一部分。胚胎发育第 3 周,神经板中轴内陷,形成两侧神经褶和神经沟。在胚胎第 4 周,两侧的神经褶在正中线上融合,形成神经管。神经褶侧面的神经外胚层细胞向神经管的两侧移动,转变为神经嵴。神经管形成后,邻近的胚内中胚层变为细长的轴旁中胚层,进而转变为成对的体节。在颅颌面部,部分中胚层细胞参与形成颅颌面部肌肉。

原始咽部的神经嵴间充质细胞增殖形成的柱状隆起,称为鳃弓(branchial arch),与颅颌面发育关系十分紧密。相邻的鳃弓之间形成浅沟称为鳃沟,共有 6 对,将各鳃弓隔开。第 1 对鳃弓发育为上颌突及下颌突,其与上方的额鼻突形成了原始的口腔或口凹。第 2 对鳃弓快速生长向体尾侧覆盖第 3、4、5 鳃弓及相应鳃沟。被覆盖的鳃沟与外界隔离,形成由外胚层覆盖的腔,称为颈窦,正常情况下随发育消失。如果某些原因导致颈窦未消失则形成囊肿,与外界相通形成鳃瘘。

胚胎第 4 周末时,额鼻突两侧外胚层上皮局部增厚,称为嗅板(olfactory placode)或鼻板(nasal placode)。鼻板由于细胞增生,边缘隆起,中央凹陷,称为嗅窝或鼻凹。这样嗅窝就将额鼻突分为 3 个突起,两个嗅窝之间的突起称为中鼻突,嗅窝两侧的 2 个突起称为侧鼻突。胚胎第 5 周时,中鼻突生长迅速,其末端形成的两个球状突起称为球状突。胚胎第 5 周时,球状突与上颌突在中线处融合,形成上唇和带有切牙的前腭突。侧鼻突形成了鼻翼、部分面颊、上颌骨额突及泪骨。下颌突在中线融合形成下唇、下颌骨和下颌牙。胚胎第 7 周时,上颌突的口腔侧中部向口腔内长出突起,称为侧腭突,侧腭突向中线生长融合形成腭部。胚胎第 7~8 周,面部各突起已完成融合,颜面部各部分初具人的面形(图 2-2)。

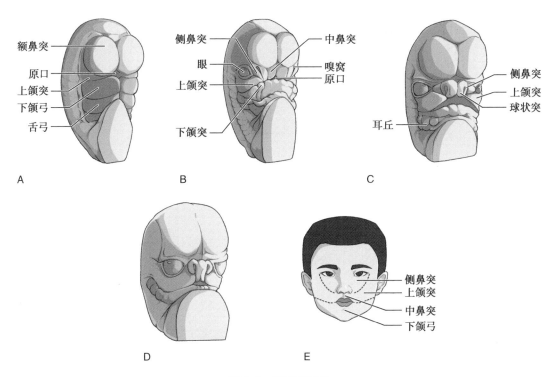

图 2-2　面突的融合
A. 胚胎第 4 周;B. 胚胎第 5 周;C. 胚胎第 6 周;D. 胚胎第 8 周;E. 成人面部各突起融合的位置。

(二)牙发育与替换

1. 牙发育　牙发育是一个复杂的上皮-间充质相互作用的过程。在胚胎发育的第 5 周,原始口腔上皮下方充满了由神经嵴细胞迁移而来的间充质。在未来的牙槽突区,上皮局部增生向深层生长,形成牙板(dental lamina)(图 2-3)。牙板向深层的间充质组织伸延,发育为成釉器(enamel organ)。同时外周的间充质细胞也在周围积聚,形成牙乳头(dental papilla)及牙囊(dental sac)。成釉器、牙乳头及牙囊共同组成了牙胚(tooth germ)。

成釉器的发育分为蕾状期、帽状期、钟状期三个阶段。①蕾状期:牙板末端膨大,上皮增生突入间充质中,形成上皮芽,形状如花蕾,为成釉器的早期形态(图 2-4A)。②帽状期:上皮芽不断增长,基底部向内凹陷,形状如帽子,此时上皮细胞分化为内釉上皮、外釉上皮及星网状层。在内釉上皮的中央存在成簇的未分化上皮细胞,称为釉结(enamel knot),釉结被认为可调控牙尖的形态发生。在凹陷上皮的下方,间充质细胞密度增加,形成细胞凝聚区,称为牙乳头,将来形成牙本质和牙髓。包绕成釉器和牙乳头边缘的间充质细胞成为结缔组织层,称为牙囊(图 2-4B)。③钟状期:成釉器继续长大,上皮凹陷更深,形似吊钟。在多尖的磨牙未来牙尖的位置出现继发釉结。细胞开始分化,形态功能各异。内釉上皮分化为成釉细胞,开始分泌牙釉质基质。牙乳头细胞开始分化为成牙本质细胞,形成早期牙本质(图 2-4C)。

随着矿化的继续,牙冠即将发育完成,此时牙根开始发育,一般伴随着牙萌出。内釉及外釉上皮在牙颈部形成双层的上皮结构,称为上皮根鞘(epithelial root sheath),其向根方生长,伴随着根方牙乳

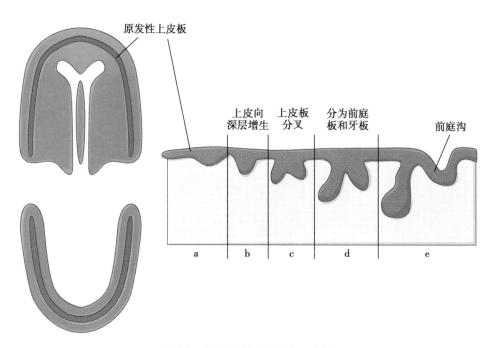

图 2-3　**牙板和前庭板发育示意图**

a. 口腔上皮向深层增生形成牙板；b. 牙蕾形成；c. 上皮板分裂为两个；d. 向侧方生长的是前庭板；e. 上皮形成前庭沟。

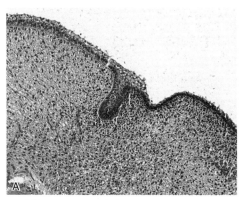

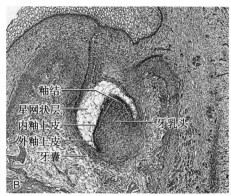

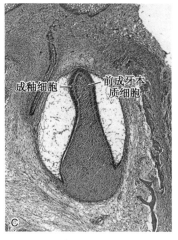

图 2-4　**蕾状期、帽状期、钟状期牙胚**

A. 蕾状期牙胚；B. 帽状期牙胚；C. 钟状期牙胚。

头增生不断形成牙根。牙根发育的同时,包括牙周膜、牙骨质及牙槽骨在内的牙周组织开始形成(图2-5)。

2. 牙替换 人类具有乳、恒牙双副牙列,一生当中只替换一次牙。我国学者以具有双副牙列的小型猪为模型,率先发现了乳恒牙替换的模式以及恒牙发育启动的规律。乳恒牙替换分为垂直替换、水平序列延伸两种模式。①垂直替换:发生于切牙、尖牙及前磨牙,其中乳切牙及乳尖牙分别被恒切牙及恒尖牙替换,而乳磨牙被恒前磨牙替换。恒牙胚在发育初期位于乳牙舌侧的骨隐窝内,随着恒牙胚发育,向根方移动,乳牙根所受的压力增大,导致乳牙根的生理性吸收,最终乳牙脱落。与此同时,替换恒牙萌出,完成乳恒牙替换(图2-6)。②水平序列延伸:起始于最远中乳磨牙,乳磨牙牙板沿颌骨长轴向远中延伸,发育出第一恒磨牙,随着颌骨发育的进行,再依次发生第二恒磨牙及第三恒磨牙(图2-7)。

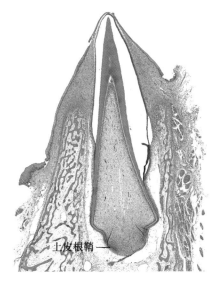

图2-5 牙齿萌出与牙根发育

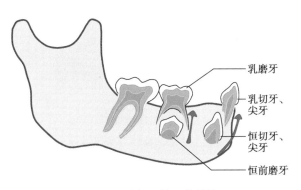

图2-6 乳恒牙的垂直替换

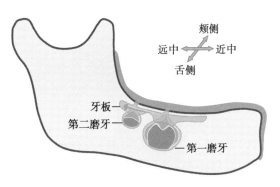

图2-7 恒磨牙的水平序列延伸

在垂直替换模式中,恒牙萌出的时间点为6~12岁,但恒牙牙板在胚胎期颌骨内即已形成。因此,恒牙胚各阶段发育的节奏较慢,调控该过程的机制尚不清楚。现研究认为,对应乳牙萌出带来的颌骨内生物应力的释放是启动恒牙牙板发育的重要机制。

三、唇腭裂的诊断与治疗

(一)唇腭裂的发病因素

唇腭裂(cleft lip and palate)是口腔颌面部最常见的先天性畸形之一。从发育上看,球状突未能与上颌突正常融合导致唇裂,而原发腭突未能与继发腭突正常融合形成腭裂。唇腭裂为多基因遗传病,唇腭裂的发生具有显著的遗传特性,国内外报道了许多与唇腭裂发生相关的易感基因。唇腭裂的发生还与环境因素密切相关,包括营养缺乏、感染、损伤、药物刺激、吸烟、饮酒等因素。

(二)唇腭裂的临床诊断

临床上,根据裂隙部位和深度对唇裂进行分类。①单侧唇裂:I度指仅限于红唇部分裂开;II度指上唇部分裂开,但鼻底尚完整;III度指整个上唇至鼻底完全裂开(图2-8)。②双侧唇裂:按单侧唇裂分类的方法对两侧分别进行分类(图2-9)。

根据腭部的骨质、黏膜、肌层的裂开程度和部位,对腭裂进行分类。I度:限于腭垂裂;II度:部分腭裂,裂开未到切牙孔;根据裂开部位又分为浅II度裂,仅限于软腭;深II度裂,包括一部分硬腭裂开;III度:全腭裂开,从腭垂到牙槽突裂开,常伴发唇裂。腭隐裂指黏膜完整未裂开,但软腭中线肌层断裂,中线黏膜凹陷、呈浅蓝色(图2-10)。

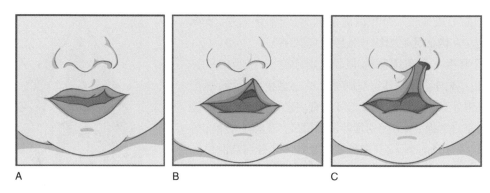

图 2-8 单侧唇裂的类型
A. Ⅰ度唇裂（不完全性）；B. Ⅱ度唇裂（不完全性）；C. Ⅲ度唇裂（完全性）。

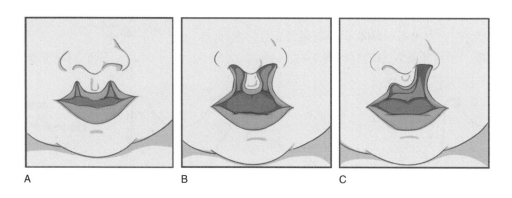

图 2-9 双侧唇裂的类型
A. 双侧Ⅱ度唇裂（双侧不完全性）；B. 双侧Ⅲ度唇裂（双侧完全性）；C. 左侧Ⅲ度，右侧Ⅱ度唇裂（双侧混合性）。

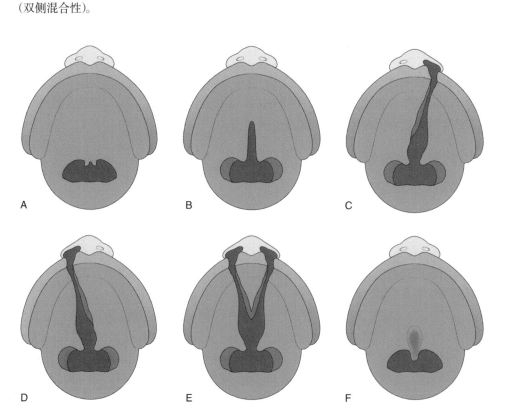

图 2-10 腭裂的分类
A. Ⅰ度腭裂（悬雍垂裂）；B. Ⅱ度腭裂；C~E. 左侧、右侧、双侧Ⅲ度腭裂；F. 腭隐裂。

（三）唇腭裂的治疗原则

针对唇腭裂病人的治疗，临床上主要采取唇腭裂多学科综合序列治疗（the cleft lip and palate team approach），也就是在多学科医师参与下，在病人从出生到长大成人的每一个发育阶段，有计划地系统治疗其相应的形态功能和心理问题，以获得最佳治疗效果。序列治疗涉及学科包括口腔颌面外科、口腔正畸科、语言病理学及心理学等。重建鼻唇部的解剖生理结构是唇裂整复手术的原则，最合适年龄为 3~6 个月，体重达 5~6kg。腭裂的治疗原则为恢复腭部解剖形态和生理功能，重建良好腭咽闭合和获得正常语音，手术时机为 1 岁左右。

四、发育生物学与再生医学

再生医学（regenerative medicine）通过研究机体的各种细胞-组织-器官的正常结构与功能、发育与疾病发生机制、损伤修复与干细胞分化再生机制，以达到促进机体自我修复再生或重构新的组织器官的目的。目前，再生医学的治疗方法主要有干细胞治疗、克隆技术、药物/基因治疗和组织工程技术。

发育生物学的深入研究可以为再生医学策略的诸多问题提供可能的解决方案。例如：种子细胞如何迁移到再生区域并分化为所需要的细胞？如何通过转分化、去分化的理念诱导成熟干细胞分化为目的细胞？如何通过创造干细胞微环境以及改善微环境的成分达到组织再生的目的？在再生医学领域，我们仍然面临诸多难题及挑战。

口腔再生医学建立在再生医学的基础上，着眼于口腔颌面部组织器官的修复再生。近二十年来，我国口腔再生医学研究发展迅速，成绩斐然，尤其是牙再生领域的研究。我国科学家以临床实际应用为导向，在干细胞、支架材料及组织工程技术方面取得一系列原创性研究成果，包括在大型哺乳动物体内首次实现了全牙再生、创建以生物牙根为基础的牙再生转化应用体系、实现功能性牙髓再生等，并在全球率先开展部分临床试验及转化研究。经过不断的发展，我们逐步形成具有中国特色的牙再生研究新局面。

第二节　口腔微生物学概论

要点：

1. 口腔生态系中，口腔正常菌丛之间保持相对稳定对宿主的健康至关重要，生态群落一旦失调，可诱发多种口腔感染性疾病进而影响全身健康。

2. 口腔包括颊黏膜上皮生态系、舌背部生态系、龈上菌斑生态系和龈下菌斑生态系等四个主要的生态系。

3. 牙菌斑生物膜是指微生物群落与胞外基质相互连接而在介质表面形成的口腔生态系。

一、口腔生态系及其影响因素

（一）口腔生态系

生物之间、生物与环境之间的相互关系称为生态系（ecosystem）。研究生物与环境的相互依赖及相互制约的科学称为生态学（ecology）。人体的皮肤与黏膜表面寄生着数以亿万计的细菌，被称为正常菌丛（normal flora），或固有菌丛。菌丛的生存依赖于人体宿主内的微环境，例如口腔龈沟上皮或肠道黏膜上皮表面。口腔正常菌丛之间以及它们与宿主之间相互依存，共同构成了口腔生态系（oral ecosystem）。口腔生态系中各菌属成员相对稳定，与所处的环境呈动态平衡，这种平衡对于保持宿主的健康非常重要。当环境中的某些因素（如过量激素或抗生素的使用等）干扰这一平衡时，生态群落失调，某些原来无致病性或毒力较弱的细菌，遂成为机会致病菌而引起内源性感染疾病，如长期服用抗生素所致的葡萄球菌假膜性肠炎、口腔念珠菌病等。

（二）口腔生态系的影响因素

根据固有菌丛的分布，口腔主要包括 4 个主要的生态系：①颊黏膜上皮生态系；②舌背部生态系；③龈上菌斑生态系；④龈下菌斑生态系。每个生态系各有其特定的影响因素，这些因素决定了居于其中的菌丛类型。这些因素可分为四大类：①物理化学因素，主要包括温度、氧张力、pH 和营养物质的可利用性；②宿主固有因素，主要为宿主唾液及龈沟液中的成分组成；③细菌因素，包括细菌在黏膜表面的黏附能力及其聚集状态等；④宿主可控制因素，包括糖摄取以及刷牙的频率及方式。

二、口腔菌丛、牙菌斑与生物膜

（一）口腔正常菌丛

人类口腔正常菌丛的建立和演化与宿主的年龄、饮食习惯、咀嚼器官的健全有密切联系。口腔中细菌的种属颇多，不同口腔部位的菌丛差异明显。其核心微生物主要是链球菌属、葡萄球菌属、放线菌属、微球菌属、奈瑟菌属、拟杆菌属、乳杆菌属、布兰汉菌属、韦荣菌属、棒杆菌属、芽孢杆菌属、梭杆菌属等。它们在口腔的分布部位、生物学特性以及致病性不同。除了种类繁多的细菌外，口腔生态系中还包含螺旋体、支原体、病毒、真菌等其他微生物群。近年来有学者将口腔菌丛分为固有菌丛、增补菌丛和暂时菌丛 3 种类型。

（二）牙菌斑生物膜

1. 牙菌斑生物膜的定义　以前认为牙菌斑是附着于口腔硬组织表面未矿化的细菌团块，但现在认为牙菌斑其实是能容纳多种菌丛生存的生物膜（biofilm）。牙菌斑生物膜在中等程度水压冲洗下不能被去除。在生物膜内，多种细菌相互有序地生存于立体的空间内，细菌群落与胞外基质相互连接形成口腔生态系。

2. 牙菌斑生物膜的成分与形成　牙菌斑生物膜最常见于口腔卫生措施难以到达的地方，多存在于牙面上。牙菌斑生物膜由细胞和非细胞成分组成，其中细胞成分主要为细菌，非细胞成分主要为蛋白质、糖类、脂肪和无机物。牙菌斑中 80% 为水分，20% 为固体，在固体物质中 45% 为蛋白质，15% 为糖类，12% 为脂肪。一般将牙菌斑生物膜的形成过程分为 3 个阶段：①牙面上获得性薄膜的覆盖：唾液蛋白选择性吸附至牙面，形成一层无结构、无细胞的均质性薄膜。②细菌附着：获得性膜形成后，很快细菌在其表面黏附。③牙菌斑生物膜成熟：在牙菌斑成熟过程中，细菌定植有一定的顺序，首先吸附到牙面的是革兰氏阳性球菌，链球菌占优势，然后是放线菌、丝状菌或乳杆菌。成熟菌斑的标志是形成栅栏状结构和谷穗样结构（图 2-11），出现在牙菌斑形成的第 5~6 天。

3. 牙菌斑生物膜的分类　根据牙菌斑生物膜所在的部位，分为龈上菌斑和龈下菌斑。龈上菌斑为附着在牙表面或修复体表面的细菌团块，其中革兰氏阳性菌占多数，主要细菌为微需氧菌和需氧菌，随着菌斑的成熟亦有兼性厌氧菌，菌属有链球菌、放线菌、奈瑟菌、乳杆菌等。龈上菌斑与龋病的发生发展关系密切。龈下菌斑位于龈缘下的龈沟或牙周袋中，受自洁作用的影响较小，环境相对稳定。龈下菌斑主要细菌为厌氧菌，如拟杆菌、梭形菌、韦荣菌、消化链球菌等，与牙周病关系密切。

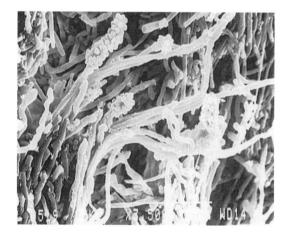

图 2-11　谷穗样结构

三、口腔微生物与疾病

（一）口腔微生物与口腔疾病

对微生物而言，生物膜构成了一个稳定的生态环境，并与宿主形成共生关系。但在某些情况下，当微生物群落与宿主间生态关系失衡时,可诱发多种口腔感染性疾病,包括龋病、牙髓根尖周病、牙周病等,严重危害口腔健康。

（二）口腔微生物与系统性疾病

口腔微生物可通过黏膜破损以及口腔感染性疾病进入血液,从而影响全身健康。此外,口腔微生物可随唾液进入胃肠道。部分口腔微生物在经历胃肠道低 pH、低氧、肠道微生物的竞争排斥后仍能存活下来并定植于肠道,成为肠道致病菌或条件致病菌。

1. 糖尿病　糖尿病与牙周炎关系密切,糖尿病可增加牙周炎的患病率及严重程度,牙周炎也可影响糖尿病病人的血糖控制,甚至增加糖尿病并发症发生发展的风险。糖尿病病人的口腔微生物群落发生了变化,这种变化可能与高血糖所导致的龈下菌斑微环境改变及宿主免疫系统破坏有关。

2. 动脉粥样硬化　已有研究证实牙周微生物与动脉粥样硬化的发生发展密切相关。几乎所有动脉粥样硬化斑块中均可检出口腔共生菌,如卟啉单胞菌、韦荣菌及链球菌。牙周袋内梭形杆菌、链球菌、奈瑟菌的水平与血浆胆固醇水平密切相关。口腔菌群的毒力因子如菌毛、内毒素等可通过牙周组织破坏造成的上皮屏障缺损进入血液循环,并影响血管内皮细胞功能,导致内皮功能紊乱及动脉粥样硬化。

3. 胃肠道疾病　研究发现,众多消化系统疾病伴有口腔微生态的失衡或者病变部位存在口腔微生物的异常定植。口腔中普遍存在幽门螺杆菌,是幽门螺杆菌的重要贮存库,对胃部幽门螺杆菌感染有重大影响。幽门螺杆菌感染性胃炎的治疗效果与口腔中幽门螺杆菌的定植情况有关。口腔微生态也可能影响炎症性肠病。

第三节　干细胞在口腔疾病中的研究与应用

要点:

1. 干细胞是一群具有自我更新能力和多向分化潜能的细胞。干细胞通常分为胚胎干细胞、诱导多能干细胞和成体干细胞。

2. 口腔干细胞可分为胚胎早期牙源性祖细胞、牙胚及成体牙源性干细胞两种。

3. 牙胚源性干细胞主要包括牙乳头细胞、牙囊细胞、成釉细胞、颈环干细胞和 Hertwig 上皮根鞘细胞。Hertwig 上皮根鞘细胞启动并维持牙根发育。

4. 牙源性干细胞在治疗疾病、提高人体生理功能等方面有巨大的潜力和转化价值。

一、干细胞概论

干细胞（stem cell）是一群具有自我更新能力、未分化、多能性的细胞,具有无限分化潜力,在一定条件下可分化为特定功能的细胞与组织器官。因此,干细胞是再生医学最理想的种子细胞。目前,干细胞可大致分为胚胎干细胞（embryonic stem cell,ESC）、诱导多能干细胞（induced pluripotent stem cell,iPSC）和成体干细胞（adult stem cell,ASC）。

胚胎干细胞是早期胚胎（原肠胚期之前）或原始性腺中分离出来的一类细胞,它具有体外培养无限增殖、自我更新和多向分化的特性。无论在体外还是体内环境,胚胎干细胞都能被诱导分化为机体几乎所有的细胞类型。诱导多能干细胞是体细胞经过重编程得到的一类与胚胎干细胞相似的、具有多向分化能力的干细胞,与胚胎干细胞相比,无伦理、法律问题,但是同胚胎干细胞类似,都具有一定的致瘤特性。成体干细胞存在于成人机体的各种组织器官中,是已分化组织中的未分化细胞,尽管通常保持静止、非分裂状态,但这些细胞可以增殖和分化,促进损伤修复。由于它们的增殖特性和再生组织的能力,成体干细胞具有组织再生和临床转化的潜力。

二、口腔干细胞的来源与种类

（一）胚胎早期牙源性祖细胞

胚胎发育第 3 周,神经褶侧面的神经外胚层细胞向神经管的两侧移动,转变为神经嵴。第 1 鳃弓对应的神经嵴间充质细胞增殖隆起,定位于上、下颌突原始口腔黏膜下,称为神经嵴间充质。此时有两种祖细胞可以获取,一种是胚胎期口腔上皮细胞,另一种是神经嵴间充质细胞或称为外胚间充质干细胞（ectomesenchymal stem cell,EMSC）。

这两种细胞均为最早被获取的种子细胞,但哪种细胞具有成牙能力？经典的上皮-间充质重组实验发现,小鼠胚胎第 12 天前的口腔上皮与其他来源的间充质细胞重组可发生牙胚,此时非成牙性上皮与 EMSC 重组不可成牙。然而,在胚胎第 12 天之后,非成牙性上皮与 EMSC 或牙乳头细胞重组也可成牙,证明随着发育,成牙能力从上皮转移到间充质内。目前,对胚胎早期牙源性祖细胞的认知和利用还有待进一步研究。

（二）牙胚及成体牙源性干细胞

牙胚源性干细胞主要包括牙乳头细胞、牙囊细胞、成釉细胞、颈环干细胞和 Hertwig 上皮根鞘细胞:①牙乳头细胞:是密集于成釉器下方的外胚间充质细胞,在钟状晚期开始分化为成牙本质细胞,随着牙根的发育,根端的牙乳头干细胞称为根尖牙乳头干细胞。②牙囊细胞:位于成釉器和牙乳头的外周,为一层纤维囊性结缔组织,其内含有牙周膜细胞、牙槽骨细胞以及牙骨质细胞的祖细胞。③成釉细胞:由成釉器的内釉上皮分化而来,可以分泌釉质基质,是上皮来源的唯一能产生硬组织的细胞。④颈环干细胞:颈环由内釉上皮与外釉上皮相连形成,为干细胞龛结构,其中的颈环干细胞具有维持牙冠生长的作用。颈环干细胞可能存在于中间层细胞,当该细胞消失后,颈环结构变为双层结构的 Hertwig 上皮根鞘,牙冠发育终止,牙根开始发育。⑤Hertwig 上皮根鞘细胞:Hertwig 上皮根鞘向根方生长启动并维持牙根发育,Hertwig 上皮根鞘细胞可以启动根端牙乳头细胞向成牙本质细胞的分化（图 2-12）。

牙胚源性干细胞较难获得,一般情况下从未发育完成的智齿中获取,因此来源有限,而从成体牙中获取成体牙源性干细胞来源更广。成体牙源性干细胞种类较多,根据不同组织的来源,主要包括牙髓干细胞（dental pulp stem cell,DPSC）、牙周膜干细胞（periodontal ligament stem cell,PDLSC）、脱落乳牙干细胞（stem cells from human exfoliated deciduous teeth,SHED）、牙龈间充质干细胞（gingival mesenchymal stem cell,GMSC）等（图 2-12）。近年来,口腔来源的成体干细胞分布较广且容易获得,越来越受到重视,为组织再生提供了新的途径。

三、牙源性干细胞的应用

牙列缺损、先天畸形、颌面创伤、炎症、肿瘤等疾病具有较高的发病率,其带来的颅颌面复合组织缺损给病人造成生理及心理的巨大创伤,严重影响了生存质量。目前在临床上,牙体缺损的修复方法主要有树脂充填、嵌体及人造牙冠等;牙列缺损的修复方法主要有固定义齿修复、可摘局部义齿修复和种植修复等;牙周及颌骨缺损的治疗包括引导骨再生、自体骨移植等。这些方法均有一定的局限性。基于干细胞的组织工程的治疗策略展现出替代、修复、维持和增强组织或器官功能的潜力,可以用于牙髓-牙本质、牙根、牙周、全牙、颌骨的再生,具有重大的临床及社会价值。另外,牙源性干细胞也有望用于治疗类风湿关节炎、系统性红斑狼疮等全身系统性疾病。下面以牙源性干细胞治疗牙周炎为例,介绍其临床应用前景。

牙周组织包括牙龈、牙槽骨、牙周膜和牙骨质。牙周炎是危害人类口腔健康的首要疾病,是造成牙齿松动和脱落的主要原因。牙周炎的治疗和牙周缺损的修复一直是难题。传统牙周治疗手段,包括洁治术、刮治术、翻瓣术、引导组织再生术等,虽可有效控制牙周疾病进程,但仍然无法完全实现牙周组织的生理性和功能性再生。近年来,国内学者采用牙髓干细胞、牙周膜干细胞、骨髓间充质干细胞等干细胞治疗牙周炎,并开展了临床试验,发现其不仅可以修复缺损,还可在局部产生抗炎和免疫调节的作用。

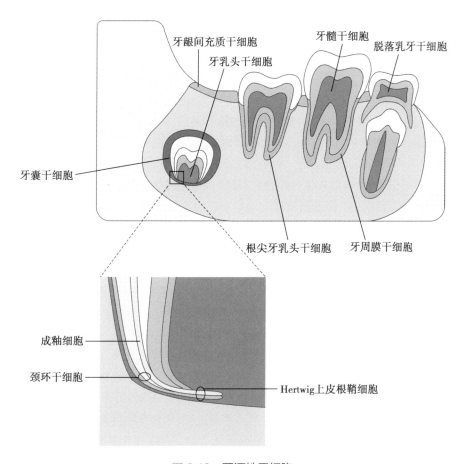

图 2-12　牙源性干细胞

　　我国口腔学者研发的"牙髓间充质干细胞注射液"新药,是我国新的干细胞管理条例颁布以来首个被国家受理的干细胞新药,获得国家药品监督管理局药品审评中心临床试验许可。正在针对牙周炎牙周缺损的病人开展临床试验,发现其可以显著修复牙周缺损,有望成为未来牙周再生治疗的新希望。

四、牙源性干细胞产品与展望

　　干细胞疗法在口腔颌面部损伤修复中表现出无限潜力,我国已成为开展口腔干细胞治疗相关临床试验数量较多的国家。多项试验成果已经或正在向临床应用转化。在牙源性干细胞库的建立方面,建立了牙髓干细胞库、脱落乳牙干细胞库,为牙源性干细胞的产业化、标准化应用奠定了基础。

　　为了进一步促进牙源性干细胞的临床转化应用,进一步阐明牙源性干细胞定向分化的机制、扩大种子细胞来源、开发更适宜的生长因子及研发小分子制剂是今后研究的方向。建立并扩大牙源性干细胞库,扩大适应证,推进牙源性干细胞在系统病治疗的临床研究,将为牙源性干细胞在治疗疾病、提高人体生理功能等方面发挥更大作用奠定基础。

第四节　口腔组织工程

要点:

　　1. 组织工程的生物支架材料包括高分子材料、陶瓷材料、生物衍生材料、复合材料等。

　　2. 采取组织工程学的方法,将种子细胞与具有牙形态的生物支架材料复合,可以实现牙根再生、牙髓-牙本质再生和全牙再生。

3. 用于全牙再生最常用的手段为间充质与上皮细胞重组技术。

4. 组织工程广泛应用于颌面骨组织缺损、软组织缺损和面神经损伤再生等方面。

一、组织工程支架材料

(一) 组织工程

组织工程属于再生医学的一部分，是跨学科的新兴学科，指运用工程和生命科学原理，以生物材料作为支架，将细胞生物学和材料学相结合，在体内或体外构建组织器官，从而恢复、维持或改善功能。其原理在于从活体组织分离的种子细胞在体外培养扩增，将扩增的细胞黏附在具有良好生物相容性的材料上，形成细胞-材料复合体，植入组织缺损部位最终完成替代。组织工程的三要素包括种子细胞、生物材料和生长因子。随着材料学与组织工程的不断发展，具有重建组织能力的治疗产品逐步应用于口腔颌面部软硬组织的再生修复。

(二) 组织工程材料

理想的组织工程材料可以使细胞拥有类似天然组织中的微环境。支架材料应具有以下特点：①有利于细胞黏附和迁移；②有利于营养物质、生物因子及代谢物充分扩散；③具有机械刚性或柔韧性；④具有良好的组织相容性。支架材料的发展从不可降解材料到天然生物材料、再到可降解高分子合成材料，生物相容性不断提升，机械性能更易于调整，微结构更加可控。随着精准医学、个体化医疗等新型医学概念与医疗模式的发展，3D 打印技术正在应用于颌面部不规则骨和软组织的修复及诱导再生。3D 打印借助计算机辅助设计，可完成修复体或组织工程支架个性化制作。

1. 高分子材料　可来自人工合成，也可来自自然产物，可分为非生物降解型和生物降解型。非生物降解型高分子材料包括聚乙烯、聚丙烯、聚丙烯酸酯等；生物降解型高分子材料也称为可吸收型高分子材料，在体内可在一定时间内分解为小分子化合物并代谢排出体外，包括明胶、胶原、聚乳酸（polylactic acid，PLA）及聚羟基乙酸（polyglycolic acid，PGA）等。

2. 陶瓷材料　分为生物活性陶瓷和生物惰性陶瓷。生物活性陶瓷包括生物活性玻璃陶瓷、羟基磷灰石（hydroxyapatite，HA）及磷酸三钙（tricalcium phosphate，TCP）等。生物惰性陶瓷包括氧化铝陶瓷、氧化锆陶瓷等。

3. 生物衍生材料　包括天然生物衍生材料和提纯生物衍生材料。天然生物衍生材料包括经冻干处理的骨片，经过脱细胞处理的皮肤、肌腱、软骨及骨组织支架等。提纯生物衍生材料是对动物组织进行生化处理，提纯特异成分并重建出新的物理形态，如利用提纯的胶原、弹性蛋白、羟基磷灰石、纤维素等重建出纤维膜及海绵体等。

4. 复合材料　是指由两种或两种以上材料复合而成的新型材料，是充分利用各组成材料间优势互补而优选出来的复合材料。根据基体的不同，分为无机复合材料、金属基复合材料和高分子基复合材料。复合材料通常具有各组分的优势，弥补各自缺陷，使支架性能得到改良。

二、组织工程与牙再生

临床上，由各种牙齿疾病造成的牙及牙齿组织缺失非常普遍，不仅严重影响口腔功能，还与消化、呼吸、老年痴呆等系统疾病密切相关，因此实现牙缺失的生理性修复有重大的社会需求。牙再生（tooth regeneration）指的是通过获取自体或异体的种子细胞，在体内构建具有一定形态和功能的部分牙或全牙，修复或替换病损牙。牙再生包括两种方式，其一是按照发育生物学的原理，将间充质细胞与牙上皮细胞体外重组培养，模拟牙发育过程中的上皮-间充质相互诱导，实现牙再生。其二是采取组织工程学的方法，将种子细胞与具有牙齿形态的生物支架材料复合，以期形成与正常牙齿结构、外形和功能相似的再生牙。

(一) 生物牙根再生

牙根是整个牙齿主要的支持和承重部分，在咀嚼过程中发挥着不可替代的作用。目前临床上种植义齿被广泛应用,但种植体与牙槽骨的物理特性差异较大,且无牙周膜等结构,容易导致种植体周围炎及病理性骨折等并发症。我国学者在国际上首先提出了"生物牙根再生"的概念,即利用组织工程学的原理和技术构建出具有类似天然牙根生理解剖结构和功能的组织工程牙根,在新形成的功能性生物牙根上再进行冠部修复,以恢复病人的咀嚼功能(图 2-13)。

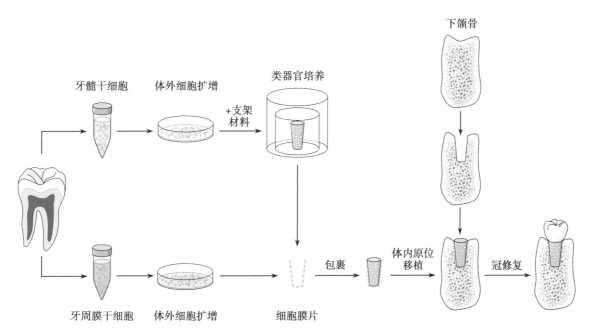

图 2-13　生物牙根修复模式图

生物牙根的再生主要采取组织工程学的方法,目前可选择的生物支架材料主要包括 HA/TCP、聚乳酸-羟基乙酸共聚物(polylactic acid-hydroxyacetic acid copolymer,PLGA)及脱细胞牙本质支架材料,可选择的种子细胞主要包括牙髓干细胞、牙周膜干细胞、根尖牙乳头干细胞、牙囊干细胞及上皮根鞘细胞等。利用自体根尖牙乳头干细胞及牙周膜干细胞复合生物支架,在小型猪模型上成功构建具有咀嚼功能的生物牙根。进一步利用异体牙髓间充质干细胞复合支架材料结合牙周膜干细胞膜片,同样可构建功能性的生物牙根,进一步扩展了种子细胞的来源。这种有生物活性的组织工程化牙根有望应用于临床,并取代目前广泛开展的种植义齿修复术。

（二）牙髓-牙本质再生

牙髓和牙本质在发生、位置和功能上密切相关,故将两者合称为牙髓-牙本质复合体。在临床工作中,牙髓-牙本质复合体坏死较常见。目前,常规治疗方法为彻底去除牙髓的根管治疗,但无髓牙牙体由于失去营养供应而易折裂。因此,牙髓-牙本质再生是目前研究的热点,主要包括两方面:

对于年轻恒牙,可采用牙髓血运重建的方法实现牙髓-牙本质再生。在彻底消毒根管、消除炎症后,通过刺激根尖部出血,诱导根尖部干细胞迁移、分化,以血凝块为支架,辅以生长因子,使牙髓再血管化,实现牙根的继续发育。

基于干细胞的组织工程技术是目前牙髓-牙本质再生的研究热点。国内多个研究团队通过将牙髓干细胞、脱落乳牙牙髓干细胞等细胞与支架材料复合,移植到小型猪、比格犬等动物牙根管内,成功实现牙髓-牙本质复合体的功能性再生。此外,国内研究团队还在国际上率先利用自体脱落乳牙干细胞,通过自组装细胞聚合体技术,开展首个全长牙髓再生的临床试验,成功实现包括神经、血管在内的功能性牙髓-牙本质再生。

（三）全牙再生

实现全牙再生是口腔再生医学的重要任务。用于全牙再生的最常用手段为间充质与上皮细胞重组技术。将上皮和间充质解离后,细胞可进行筛选及扩增,再形成细胞悬液或细胞重聚体,最后可通过以下几种模式重组:①上皮细胞重聚体与完整的间充质重组;②上皮细胞重聚体与间充质细胞重聚体重组;③上皮组织与间充质细胞重聚体重组;④上皮组织与间充质组织重组(图2-1)。为了研究不同组织来源细胞的成牙能力,上皮及间充质细胞的来源可以为牙源性或非牙源性。以往的全牙再生一般以小鼠为研究模型,国内学者以大型哺乳动物小型猪为研究模型实现了全牙再生。目前全牙再生的临床转化之路还很长,主要还需解决以下几个问题:①种子细胞来源不足;②牙齿形态控制不佳;③颌骨及全身环境调控牙发育的机制尚不清楚。

三、组织工程与其他口腔颌面组织再生

除牙再生外,组织工程还广泛应用于颌面骨组织缺损、软组织缺损和面神经损伤再生等方面。

(一)颌骨缺损再生

近十年来,我国口腔颌面部骨、软骨组织工程再生研究取得了良好研究成果。用于颌骨再生的种子细胞一般采用骨髓和脂肪来源的间充质干细胞,其中骨髓间充质干细胞最为理想。用于颌骨再生的生物支架材料种类繁多,目前研究旨在改良材料的结构,优化材料的力学、电学、磁学、表面拓扑结构、晶粒度、粗糙度等物理特性。在再生过程中,细胞因子也不可或缺。我国学者发现骨形态发生蛋白2(bone morphogenetic protein 2,BMP2)结合血管内皮生长因子(vascular endothelial growth factor,VEGF)可以促进干细胞募集及血管化骨再生。目前该领域仍有一些难题,例如大块缺损的颌骨再生、颌骨的神经化再生、结合生物力学特点的个性化再生等。

(二)神经再生

临床中通常因面神经器质性损伤而导致面部肌肉功能全部或部分丧失,面神经损伤动力性修复对改善病人的生活质量至关重要。组织工程化神经为面神经损伤修复提供了新的治疗方案。神经组织工程技术通过将干细胞种植于支架后,辅助使用生物活性因子,制成生物人工神经导管,起到替代自体神经移植物的作用,发挥类似于自体神经组织修复的功能。近年来,面神经组织工程多采用施万细胞(Schwann cell)作为种子细胞,另外未分化的脂肪干细胞、嗅鞘细胞和间充质干细胞也具有用于面神经再生治疗的潜能。神经组织工程技术的支架材料多使用圆柱形管道或者多孔结构,以利于诱导轴突再生。

第五节　口腔分子生物学与动物模型

要点:

1. 先天缺牙包括综合征型与非综合征型两种,综合征型以外胚层发育不良以及颅骨锁骨发育不良最为典型。

2. 颈部淋巴结转移以及全身远处转移是部分口腔癌病人预后较差的主要原因。

一、口腔遗传病分子生物学

口腔颌面部的遗传性疾病包括唇裂、腭裂、先天缺牙、牙本质发育不全等。

(一)先天缺牙

先天缺牙包括综合征型与非综合征型两种,综合征型以少汗性外胚层发育不良(hypohidrotic ectodermal dysplasia,HED)以及颅骨锁骨发育不良(cleidocranial dysplasia,CCD)最为典型(图2-14、图2-15)。HED的致病基因为位于染色体Xq12~q13区的*EDA*基因,CCD的致病基因为染色体6p21位点内的*RUNX2*基因。非综合征型先天缺牙更为常见,人群中发病率高达5%,已知的致病基因包括:*MSX1*、*PAX9*、*WNT10A*、*AXIN2*、*LRP6*等。

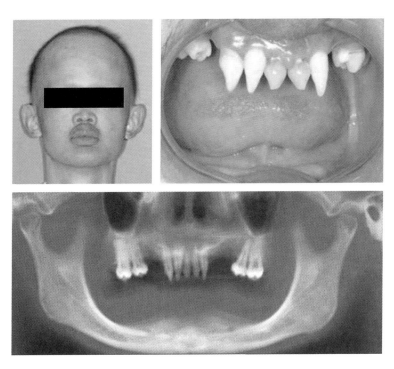

图 2-14 外胚层发育不良病人的面相、口内相及 CBCT 影像

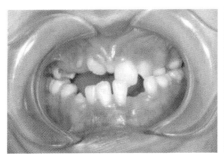
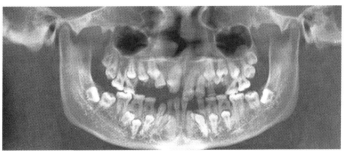

图 2-15 颅骨锁骨发育不良病人的口内相及 CBCT 影像

（二）牙釉质/本质发育不全与唇腭裂

牙釉质/本质发育不全是牙体硬组织遗传病，牙本质发育不全以牙冠变色、牙齿磨耗以及髓腔改变为主要特征，为常染色体显性遗传，主要致病基因包括 *DSPP*、*COL1A1* 及 *COL1A2*。釉质发育不全表现为釉质色泽改变、质地较软、易剥脱等（图 2-16），主要致病基因包括 *AMELX*、*ENAM*、*KLK4*、*MMP20* 以及 *FAM83H* 等。唇腭裂分为综合征型和非综合征型两种，其中 70% 为非综合征型。目前认为非综合征型唇腭裂为多基因遗传病，易感基因与环境因素之间的相互作用仍需进一步阐明。

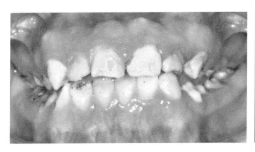
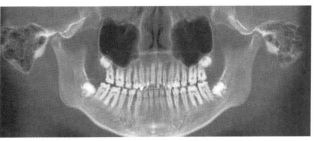

图 2-16 釉质发育不全病人的口内观及 CBCT 影像

二、口腔癌分子生物学

(一)口腔癌发生的分子机制

口腔肿瘤,尤其是口腔癌的致病因素包括吸烟、饮酒、创伤、病毒感染和遗传因素等,多是在口腔癌前病变基础上发生的。口腔白斑、红斑、扁平苔藓及口腔黏膜下纤维性变等口腔癌前病变具有癌变的高危性。

口腔癌的发病机制比较复杂,目前主要包括以下4种:①癌基因的激活以及抑癌基因的失活导致细胞增殖异常以及细胞凋亡抵抗;②包括表皮生长因子、转化生长因子β、血管内皮生长因子在内的细胞生长因子促进肿瘤的发生发展;③细胞周期监测点的功能缺陷以及细胞周期的调节失控;④细胞去分化为原始状态,再进而转分化为癌细胞。

(二)口腔癌转移的分子机制

口腔癌极易发生颈部淋巴结转移,颈部淋巴结转移以及全身远处转移是部分口腔癌病人预后较差的主要原因。癌细胞远处转移的过程比较复杂,一般分为:①癌细胞侵入局部组织基质;②癌细胞进入脉管系统;③癌细胞在脉管系统内形成癌栓;④癌细胞移出脉管系统;⑤癌细胞进一步扩散,形成新的转移灶。

口腔癌转移的分子机制主要包括:①癌细胞分泌多种VEGF,介导肿瘤血管和淋巴管生成,促进癌细胞从淋巴系统转移;②癌细胞间以及与细胞外基质黏附能力的降低,促进癌细胞的转移,其中上皮钙黏素(E-cadherin)表达水平的降低与癌细胞转移相关,是判断口腔癌预后的候选因子;③侵袭和转移首先就要破坏细胞外基质,基质金属蛋白酶(matrix metalloproteinase,MMP)可以降解细胞外基质,促进癌细胞游走;④逃避免疫监视。

三、口腔医学实验动物模型

口腔医学实验动物模型是指用于开展口腔医学研究的动物实验对象和相关实验材料。与其他实验动物一样,口腔医学实验动物来自人工培育,并对其携带的微生物实行控制,遗传背景明确,来源清楚。

(一)口腔疾病动物模型

1. 口腔肿瘤动物模型 ①裸鼠移植瘤模型:将肿瘤组织块或已经建系的口腔癌细胞系(株)植入裸鼠皮下、黏膜下建立移植瘤模型;②化学诱导鼠口腔肿瘤模型:是指用化学致癌因素在实验条件下诱导动物发生肿瘤,常用药物为水溶性致癌剂4-硝基喹啉-1-氧化物;③口腔癌转移模型:通过筛选高侵袭性的细胞系,移植后较易发生颈部淋巴结转移及肺转移,其中典型的为686LN高转移细胞686LN-Ms淋巴结转移模型。

2. 口腔其他常见疾病的动物模型 ①龋病模型:属于诱发性动物模型,在致龋微生物和致龋饮食的共同作用下,可在动物牙上诱发龋病形成,最经典的是以变形链球菌(*Streptococcus mutans*)作为致龋菌的大鼠模型;②牙周病模型:基于牙周解剖、菌群组成及免疫等方面与人类的相似性,大鼠、犬、小型猪以及灵长目动物是牙周病研究中常用的实验模型;③唇腭裂动物模型:最常用模式动物是小鼠,包括自发性唇腭裂模型、化学诱导性唇腭裂模型、外科手术人工造裂模型以及转基因动物模型。

(二)基因敲除动物模型

基因敲除技术主要包括完全性基因敲除以及条件性基因敲除。完全性基因敲除的主流方法是利用CRISPR/Cas9基因敲除技术,针对靶基因设计和构建gRNA与Cas9表达质粒,造成目的基因的功能区域被敲除,获得全身所有的组织和细胞中都不表达该基因的动物模型。而条件性基因敲除是指在组织细胞发育的特定阶段,通过同源重组而敲除特定基因的技术,其克服了完全性敲除易胚胎致死的问题,因而成为体内研究基因功能的主流技术方法。条件性基因敲除的基本原理是利用组织特异性或者时间特异性起作用的 Cre 重组酶,识别并作用于转基因小鼠基因组中的 *LoxP* 位点,介导方向一致的 *LoxP* 位点间的 DNA 片段的敲除,该方法在牙发育、颌骨发育以及唇腭裂等研究中广泛应用。

思考题

1. 利用上皮-间充质重组技术如何实现全牙再生?
2. 恒牙替换有哪两种模式?
3. 口腔生态系如何影响全身健康?
4. 试述常见的牙源性干细胞及应用前景。
5. 举例说明使用组织工程技术实现部分牙组织再生。

(吴晓珊 周 建)

第三章

口腔颌面部检查

口腔颌面部的常规检查是诊断和治疗口腔颌面部疾病的基础。必须在进行认真、细致的口腔及颌面部常规检查的基础上,结合必要的特殊检查手段或方法,全面深入地了解病情,科学地进行综合分析和判断,才能避免误诊漏诊,从而对口腔颌面部疾病作出正确的诊断并进行有效的治疗。另外,口腔颌面部是整个机体的重要组成部分之一,口腔颌面部疾病可以影响全身;而全身系统性疾病也可在口腔颌面部出现表征。因此,在做口腔颌面部检查时,除着重检查牙、牙周、口腔黏膜和颌面部组织器官外,还需具有整体观念,必要时应进行全身系统的检查。

第一节　口腔颌面部常规检查

要点:

1. 口腔常规检查方法包括问诊、视诊、探诊、叩诊、触诊、嗅诊和咬诊。颌面部的常规检查方法主要是问诊、望诊、扪(触)诊和听诊。

2. 主要检查内容包括牙及牙列检查、口腔黏膜检查、面容与表情检查、意识神态检查、外形和色泽检查、面部器官检查、病变部位和性质检查、颌面部骨骼检查、语音及听诊检查、颈部检查、颞下颌关节检查、唾液腺的检查等。

3. 在进行口腔颌面部一般检查时,方法正确、全面细致、客观有序是应该遵循的原则。同时要注意结合口腔颌面部的正常解剖生理,进行综合检查及分析。

一、口腔常规检查

(一)检查前的准备

口腔常规检查通常在诊室的口腔综合治疗椅上完成。检查前要调节椅位和病人体位、检查光源,准备检查器械。操作者要衣帽整洁、戴口罩、洗手戴手套,操作中要遵循无菌原则,动作轻柔,态度和蔼。

1. 椅位的调节　对椅位的检查和调节是进行口腔检查前的必要步骤,包括病人和医师的体位调节。常规口腔检查时,病人仰卧于治疗椅上,检查者取坐位,位于病人头部右前侧或右后侧,助手位于病人头部左侧位。开始检查前调节治疗椅,使病人感到体位舒适,又便于医师操作。通常情况下,病人的头、颈和背部应在一条直线上,检查下颌牙时,椅背应稍向后仰,使下颌平面与地面平行;检查上颌牙时,椅背应后仰得更多一些,使病人张口时上颌平面与地面成45°角。检查操作过程中,医师要注意保持舒展的坐姿,不能直视的部位要使用口镜,避免过度或长时间的弯腰、低头和抬头仰视等动作。

2. 检查光源　光源必须充足,灯光要照射在病人口腔拟检查的部位,避免因强光照射病人眼睛引起不适。

3. 常用检查器械　口腔内检查常用器械为口镜、镊子和探针(图3-1)。

(1)口镜:有平面和凹面两种,前者影像真实,后者有放大作用,根据需要选择。口镜可用于牵引唇、颊或推压舌体等软组织,便于直接观察待检查部位;使用口镜的镜像可对上颌牙等难以直视部位进行观察;口镜可反射并聚光于被检查部位,以增加待检查部位的可视度。

（2）镊子：用于夹持物品，如敷料、异物、小器械；夹持牙齿以检查其松动度。

（3）探针：端部尖锐，一端呈半圆形，另一端呈三弯形。用于探诊，其作用是通过检查者探诊时的手感检查牙齿各面的沟、裂、点隙、龋洞等；结合病人的感觉发现牙齿表面敏感的范围和程度；还可用于粗略探测牙周袋的深度和有无龈下牙石；检查充填物或修复体与牙体的密合程度；检查皮肤或黏膜的感觉功能。牙周病患牙的检查需要牙周探针，牙周探针能准确测量牙周袋深度并能避免刺伤袋底。

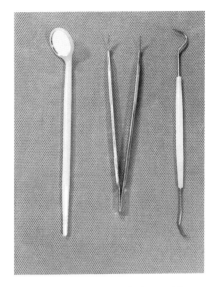

图 3-1　口腔内检查常用器械

（二）常规检查方法

1. 问诊　医师通过询问病人可以了解疾病的发生、发展、检查治疗经过、既往史以及家族史等。问诊应包括下述内容。

（1）主诉：是病人最迫切要求解决的痛苦问题，也是病人就诊的主要原因。应问清最主要的症状、部位和患病时间，即主诉三要素。

（2）现病史：指疾病的发生、发展、演变直至就诊前的整个过程。包括：①发病时间、诱因或原因、症状。如为牙痛，则应问清何时开始发病，由何诱因或原因引起，牙痛的部位、性质（锐痛、钝痛、自发痛、激发痛等）、时间（白天、黑夜、阵发性、持续性等）和程度（剧烈或轻微）。②病情演变过程，是初发还是反复发作，加重或减轻等情况，有无并发症。③经过哪些检查和治疗，检查结果和治疗效果如何。

（3）既往史：应着重了解病人的全身性疾病，如心脏病、高血压、糖尿病、血友病等可能影响口腔疾病治疗的全身疾病，肝炎、梅毒、艾滋病等传染性疾病，以及有无药物过敏史，特别是麻醉药物。老年病人应注意了解是否服用阿司匹林等抗凝血药物，有恶性肿瘤治疗史的病人应了解是否用过双膦酸盐类等药物。

（4）家族史：询问病人家庭成员的健康状况，是否患过类似疾病。对有唇腭裂家族史者，应记录家系情况。

2. 视诊　口腔内视诊检查的内容包括牙和牙列、牙龈、口腔黏膜、舌及唾液腺导管口等。

（1）牙和牙列

1）颜色和透明度：牙齿硬组织疾病常表现为牙齿的颜色和透明度的改变，如龋病呈白垩或棕褐色，牙髓坏死呈暗灰色，四环素牙呈暗黄或棕灰色，氟牙症患牙有白垩色或黄褐色斑块，遗传性牙本质发育不全呈琥珀色。

2）形状：观察有无畸形中央尖、畸形舌侧窝、畸形舌侧沟、牙内陷、双生牙、结合牙、先天性梅毒牙等牙齿形态的异常，以及有无过大牙、过小牙和锥形牙等。

3）排列、接触和咬合关系：牙齿有无错位、倾斜、扭转、深覆𬌗、深覆盖、开𬌗、反𬌗等牙列紊乱等情况。

4）缺损或缺失：与探诊结合检查龋洞、楔状缺损和外伤性缺损等的大小、深度，观察牙列是否完整。

（2）牙龈：正常牙龈呈粉红色，表面有点彩。炎症时局部肿胀、点彩消失，因充血或淤血可表现鲜红色或暗红色，血液病可使牙龈出现苍白、渗血、水肿、糜烂等；观察牙龈是否存在窦道；有无萎缩或增生、坏死等。

（3）口腔黏膜：包括黏膜的颜色，如炎症时黏膜充血、发红，扁平苔藓时有糜烂和白色网状纹，白斑有各种类型的白色斑片；黏膜有无溃疡，溃疡的外形、有无分泌物、有无对应的局部刺激物等；还要注意黏膜有无肿胀和肿物。

（4）舌：注意舌背黏膜的颜色，有无裂纹，舌乳头的分布和变化，舌的运动情况，舌腹部静脉及舌系带等,舌苔的颜色和厚薄,结合探诊检查舌部的感觉。

(5)唾液腺导管口:检查唾液腺导管口黏膜有无红肿,有无唾液溢出及唾液是否呈脓性等。

3. 探诊　利用探测器械(探针)进行检查的方法称为探诊。检查内容包括牙、牙周和窦道等。

(1)牙:主要用于确定龋病的部位、范围、深浅、有无探痛等,避免遗漏邻面和龈下的探诊。还包括确定牙的敏感范围和敏感程度,充填体边缘是否密合,有无继发龋等。

(2)牙周:探测牙龈表面的质感是松软还是坚实,检测牙周袋的深度,牙龈和牙齿的附着关系等。

(3)窦道:多见于牙龈,偶见于皮肤。窦道的存在提示有慢性根尖周炎的患牙,但其位置不一定与患牙相对应,可将圆头探针插入窦道并缓慢推进以探明窦道来源。

4. 叩诊　叩诊是用平头金属器械的末端叩击牙齿,根据病人的反应和叩击声音确定患牙的方法。叩诊时注意事项如下。

(1)选择对象:健康的对侧同名牙和邻牙是最好的阴性对照。叩诊应从健康牙开始,逐渐过渡到可疑牙。牙齿对叩诊的反应一般分为5级,记录为:(−)(±)(+)(++)(+++),分别代表"无、可疑、轻度、中度、重度"叩痛。

(2)叩击方向:根据叩击方向不同分为两种,叩击的方向与牙体长轴方向一致时是垂直叩诊,检查根尖部有无炎症,如根尖周炎;叩击的方向与牙体长轴方向垂直时是水平叩诊,检查牙齿周围组织有无炎症,如𬌗创伤。

(3)力度适中:以健康的同名牙或邻牙叩诊不痛的最大力度为上限,对于急性根尖周炎的患牙叩诊力度要更小,以免增加病人的痛苦。

5. 触诊　触诊是用手指或器械在病变部位进行触摸或按压,凭检查者和被检查者的感觉对病变的硬度、范围、形状、活动度等进行判断的方法。

(1)牙周组织:检查者的手指放在牙颈和牙龈交界处,嘱病人做咬合动作,手感震动较大时提示存在𬌗创伤。

(2)根尖周组织:用手指指腹轻压根尖部黏膜,根据是否有压痛、波动感或脓性分泌物溢出等判定根尖周组织的炎症情况。

(3)肿物:通过触诊检查肿物的质地、大小范围以及活动情况、有无压痛等。

(4)牙松动度检查:用镊子夹住前牙切端或镊子闭合置于后牙𬌗面中央,进行唇舌向(颊舌向)、近远中及根向摇动检查牙是否松动。根据松动幅度和松动方向两种评价依据判断牙松动程度,均分为3级,具体如下(表3-1)。

表3-1　牙松动度检查的依据和分级

依据	Ⅰ度	Ⅱ度	Ⅲ度
松动幅度	<1mm	1~2mm	>2mm
松动方向	唇(颊)舌向	唇(颊)舌向 近、远中向	唇(颊)舌向 近、远中向 根向

6. 嗅诊　嗅诊是通过对气味的鉴别进行诊断的方法,一般在问诊过程中已同步完成。凡口腔卫生很差,有暴露的坏死牙髓、坏死性龈口炎等,可有明显的口臭甚至腐败性恶臭。系统性疾病也能引起口腔异味,如幽门梗阻、晚期胃癌常出现臭鸭蛋性口臭,糖尿病酮症酸中毒病人可呼出烂苹果气味,尿毒症病人呼出丙酮味气体。

7. 咬诊　咬诊是检查牙有无咬合痛和有无早接触点的诊断方法。通过空咬或咬棉签、棉球等实物时是否出现疼痛的情况判断有无根尖周病、牙周病、牙隐裂和牙齿感觉过敏等。将咬合纸或蜡片置于拟检查牙,嘱其做各种咬合动作,根据留在牙面上色迹的深浅或蜡片上牙印的厚薄,确定早接触点。还可用特殊的咬诊检查器对出现咬合痛的部位进行定位。

二、颌面部常规检查

颌面部的常规检查主要是问诊、望诊、扪（触）诊、听诊。主要检查的内容包括以下方面。

（一）面容与表情检查

面容（facial feature）是指面部呈现的状态，表情（expression）是在面部或姿态上思想感情的表现。颌面部面容和表情变化不仅是某些口腔颌面部疾病的表征，也可以是某些全身疾病和全身功能状态的反映。

临床上常见的典型面容有肝病面容、肾病面容、甲状腺功能亢进面容、黏液性水肿面容、二尖瓣面容、肢端肥大症面容、伤寒面容、苦笑面容、满月面容、面具面容等。

急性病容表现为面色潮红、兴奋不安、鼻翼扇动、表情痛苦，主要见于急性牙髓炎、流行性腮腺炎和口腔颌面部多间隙感染等；慢性病容表现为憔悴、面色晦暗或苍白无华、目光黯淡和表情忧虑等，这些症状主要见于口腔颌面部的恶性肿瘤、完全性关节强直等。

（二）意识神态检查

意识（consciousness）是指人对环境和自身状态的认知与觉察能力，是大脑高级神经中枢功能活动的综合表现。凡能影响大脑功能活动的疾病均可引起程度不等的意识改变，称为意识障碍。根据意识障碍的程度，可分为嗜睡、意识模糊、昏睡、谵妄以及昏迷。

判断病人意识状态多采用问诊，通过交谈了解病人的思维、反应、情感、计算及定向力等方面的情况。对较为严重者，还应进行痛觉试验、瞳孔反射等检查，以确定病人意识障碍的程度。临床上，颌面骨折病人应注意病人意识神态变化，明确是否伴有颅脑损伤。口腔肿瘤晚期病人意识变化，需要排查是否伴有脑转移、合并脑血管疾病或多器官功能衰竭并发症。口腔颌面部感染并发海绵窦血栓性静脉炎病人，发病突然，全身性脓毒症明显，治疗不及时，很快就会出现昏迷。在诊治感染的病人时，要注意病灶的部位、范围、诊治流程并采取正确的处理措施。另外，意识状态也是术前评估的重要内容。

（三）颌面部外形和色泽的检查

观察颌面部外形，比较左右是否对称，比例是否协调，有无突出和凹陷。检查颌面部皮肤色泽、质地和弹性变化对某些疾病的诊断具有重要意义。这些疾病有的是全身的，有的是局部的。

1. 全身因素 口唇、耳廓、面颊皮肤发绀（cyanosis），可见于还原型血红蛋白增多或异常血红蛋白血症；前额及鼻部皮肤、巩膜发黄，可见于黄疸、胡萝卜素增高、长期服用含有黄色素的药物等；面部皮肤色泽加深常见于慢性肾上腺皮质功能减退，肝病等；妇女妊娠期间，面部、额部可出现棕褐色对称性色素斑，称为妊娠斑；老年人也可出现面部或全身的散在色素斑，称为老年斑；面部色素脱失，如色素脱失斑片、皮肤和毛发色素脱失，可见于白癜风、白斑及白化病；皮肤小动脉末端分支性扩张所形成的血管痣，形似蜘蛛，称为蜘蛛痣，常见于急、慢性肝炎或肝硬化；患过天花者，在其面部或其他部位有多数大小类似的瘢痕。

2. 局部因素 口腔颌面部感染可导致受累部位的红、肿、热、痛等炎症表现；骨髓炎病人皮肤除上述炎症表现外，还可能形成瘘孔，死骨外露；颌面部骨折时常常导致周围软组织内出血水肿，导致颌面部皮肤淤血瘀斑、球结膜出血等；微静脉畸形表现为不高起于皮肤的葡萄酒色斑；表浅静脉畸形的皮肤呈隆起及紫褐色表现；色素痣表现为褐色或黑色斑痣；典型黑色瘤呈现"ABCDE"五象征，即形态不对称（asymmetry，A）、边缘不整齐（border irregularity，B）、颜色不均一（color variation，C）、直径大于0.6cm（diameter larger than 0.6cm，D）、突出于皮肤表面（elevated surface，E）等表现；鳃裂瘘在耳屏前至颈根部的皮肤形成瘘管等；梅毒树胶样肿波及鼻中隔、鼻骨、上颌骨，可在颜面部表现为鼻梁塌陷的鞍状鼻，波及颧骨时，可在眶下部形成内陷畸形等。

（四）面部器官检查

眼、耳、鼻等面部器官与某些颌面部疾病及颅脑损伤关系密切，应同时检查。

1. 眼 对颌面部外伤，特别要注意瞳孔的改变，如瞳孔大小、对光反射等。瞳孔变化是颅脑损伤的一个重要体征。对于与眼部相关的肿瘤病人,应注意眼球的位置和运动情况、视力以及有无复视等。上颌骨骨折累及眶骨时,也可有眼球运动和视力改变,而眼畸形病人则应检查眼睑动度和睑裂大小。

2. 耳　颌面部外伤如有外耳道流血或渗液,应注意有无颅中窝骨折。耳部邻近部位如颞下颌关节及腮腺区的炎症和肿瘤,应检查听力和耳道。

3. 鼻　对颌面部外伤,要注意有无脑脊液鼻漏,这是颅前窝骨折的体征之一。上颌窦癌病人的早期症状之一是患侧鼻泪管阻塞或鼻腔内有血性分泌物。对鼻畸形病人应特别注意缺损部位(鼻翼、鼻尖或其他)及大小。此外,还应注意检查病人的嗅觉。

由于眼、耳、鼻的检查具有很强的专业性,必要时应邀请有关专科会诊,协助检查,以期获得正确结论,为临床诊治提供更可靠的依据。

(五) 病变部位和性质检查

对已发现的病变,应进一步检查,明确病变的确切部位,查清病变所在解剖部位及涉及的组织层面;同时明确其形态、范围、大小以及有无活动、触痛、波动感、捻发音等。如病变部位不明确,可通过两侧对比加以确定。对于颌面部畸形和两侧不对称病人,应注意区别是一侧肿大、膨隆,还是另一侧萎缩、缺损。

病变性质检查主要为分辨炎症性、肿瘤性、畸形类病变。可通过扪诊有无压痛、病变软硬程度、是否与周围组织粘连、能否移动、扪之是否光滑、有无结节等体征进行初步判断。一些特殊征象对明确病变性质则有直接提示作用,如脓肿出现波动感,动脉瘤畸形触摸时可有搏动感,颌骨囊肿触压时可有乒乓球样感或波动感,静脉畸形体位移动试验阳性等。对于口腔颌面部瘘管、窦道,可用探针进行探诊,必要时可注入染色剂或行造影检查,以了解其走向和深度。

(六) 颌面部骨骼检查

颌面部骨骼的检查包括眼眶、颧骨、颧弓、上颌骨、鼻骨、下颌支、下颌角及下颌体的检查。骨折病人重点检查骨骼是否对称,骨连续性有无中断,有无台阶或凹陷缺损,有无压痛、骨擦音或异常活动;肿瘤病人主要检查骨质是否膨隆,有无乒乓球样感或波动感等。

(七) 语音及听诊检查

语音及听诊检查对某些疾病的诊断具有重要意义。腭裂病人具有很重的鼻音,临床上称为"腭裂语音";舌根部肿块可有"含橄榄语音";舌系带短时牵拉舌尖,严重者影响吸吮、语音清晰度和学语,俗称为"大舌头";动静脉畸形局部听诊可闻及明显的吹风样杂音;颞下颌关节紊乱病病人可在关节区进行听诊,根据关节弹响发生的时间和性质,协助确诊和分型。

(八) 颈部检查

1. 一般检查　观察颈部外形、色泽、轮廓、活动度是否异常,有无肿胀、畸形、斜颈、溃疡及瘘管。如有肿块,应进一步确定其性质以及与颈部重要神经、血管的关系(必要时可行血管造影等特殊检查)。颈部姿势与运动的异常可能涉及除颌面部外的其他全身疾病,如头不能抬起可见于严重的消耗性疾病晚期,颈部强直可见于脑膜刺激征。颈前正中肿块或瘘管常与发育畸形有关,应做吞咽动作检查,如甲状舌管囊肿可随吞咽动作而上下移动。对于可疑是发育畸形所致的颈侧肿块、瘘管,可行探诊检查,了解走行方向和深浅层次,从而为临床诊治提供依据。

2. 淋巴结检查　淋巴结检查对口腔颌面部炎症和肿瘤病人的诊断与治疗具有重要意义。头颈部淋巴结根据口腔、颌面、颈部淋巴结所在部位和排列方向,可划分为环形组和纵形组两大淋巴结群(表 3-2 和表 3-3;图 3-2、图 3-3 和图 3-4)。

检查时病人取坐位,检查者立于病人的前方或后方,病人头稍低,略偏向检查侧,以使皮肤、肌群松弛,便于触诊。检查者手指紧贴检查部位,按一定顺序,由浅入深滑动触诊。一般顺序为:枕部、耳后、耳前、腮腺、颊部、下颌下及颏;顺胸锁乳突肌前后缘、颈前后三角直至锁骨上窝,仔细检查颈深、浅淋巴结。触诊检查淋巴结时,应注意肿大淋巴结所在的部位、大小、数目、硬度、活动度、有无压痛、波动感以及与皮肤或基底部有无粘连等情况。应特别注意健侧和患侧的对比检查。

表 3-2　面部颈淋巴结——环形组淋巴结群

淋巴结	所在部位	淋巴液来源	淋巴引流方向
枕淋巴结	斜方肌在枕骨的起点处、头夹肌深面	枕区、项部上方皮肤及颈部深层肌肉	颈深淋巴结上群
耳后淋巴结	耳廓后方,胸锁乳突肌止点前缘	顶区、颞区、乳突区、外耳道后壁	腮腺淋巴结、颈深淋巴结上群
腮腺淋巴结	腮腺浅面及腮腺咬肌筋膜浅面、腮腺内、腮腺与咽侧壁之间	颞区、额区、耳廓、外耳道、上下睑外侧、鼻根部;腮腺及其相应的面部皮肤,眼睑外侧的结膜、外耳道、咽鼓管、鼓室黏膜	颈深上淋巴结、颈浅淋巴结、锁骨上淋巴结
面淋巴结	咬肌前缘、面动脉附近、颊肌表面、眶下孔附近、眼外眦下方	眼睑内侧、眶内侧、鼻、上唇、颊部、颧部内侧	下颌下淋巴结
下颌下淋巴结	下颌下三角内	下颌下腺、舌下腺、上唇、下唇外侧、颊部、鼻、牙龈、上下颌牙(下颌切牙除外)、眼睑内侧部、软腭、舌前 2/3、颏下淋巴结、面淋巴结的输出管	颈深上淋巴结、颈深下淋巴结
颏下淋巴结	颏下三角内	下唇中部、颏部、口底前部、下颌切牙及舌尖	同侧或对侧下颌下淋巴结、颈深下淋巴结
颈前淋巴结群	颈中线或靠近中线的舌骨下区	颈部皮肤、颈部诸器官(喉、甲状腺、气管)	颈淋巴干或胸导管
颈浅淋巴结群	胸锁乳突肌浅面,沿颈外静脉排列	腮腺部、耳廓部和耳下区	颈深淋巴结

表 3-3　面部颈淋巴结——纵形组淋巴结群

淋巴结	所在部位	淋巴液来源	淋巴引流方向
咽后淋巴结	咽后间隙、椎前筋膜的前方,主要集中于咽上部的后方	鼻腔后部、蝶窦、后筛窦、硬腭、软腭、中耳、咽鼓管、鼻咽部、咽后壁、颈部椎前区、食管颈段	颈深下淋巴结
颈前淋巴结	颈前静脉周围、胸骨舌骨肌、胸骨甲状肌浅面	颈前部皮肤及肌肉	颈深下淋巴结或锁骨上淋巴结
内脏旁淋巴结	喉前方、气管前方中线两侧、气管两侧、喉返神经周围	会厌、梨状隐窝、杓会厌皱襞、甲状腺、甲状旁腺、气管和食管颈段	颈深淋巴结或颈淋巴干、右淋巴导管或胸导管
颈浅淋巴结	胸锁乳突肌浅面,颈外静脉周围	腮腺及耳后部,枕淋巴结输出管	颈深淋巴结
颈深上淋巴结	肩胛舌骨肌下腹与颈内静脉交叉的上方,沿颈内静脉排列	枕淋巴结、耳后淋巴结、腮腺淋巴结、下颌下淋巴结的输出管	颈深下淋巴结或颈淋巴干
颈深下淋巴结	肩胛舌骨肌下腹与颈内静脉交叉以下,沿颈内静脉排列	颈深上淋巴结的输出管或颈前、锁骨上、副神经淋巴结的输出管以及下颌下、颏下、腮腺、耳后、枕和咽后淋巴结的输出管	颈淋巴干

NOTES

续表

淋巴结	所在部位	淋巴液来源	淋巴引流方向
副神经淋巴结	沿副神经排列	枕淋巴结、耳后淋巴结、肩胛上淋巴结的输出管,还收纳颈外侧部淋巴	颈深下淋巴结,右淋巴导管或胸导管
锁骨上淋巴结	沿颈横血管排列	副神经淋巴结、锁骨下淋巴结的输出管	颈深下淋巴结

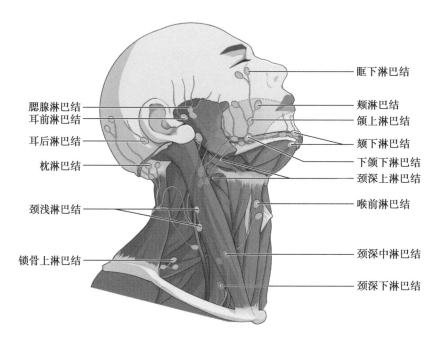

图 3-2　头颈部淋巴结分布

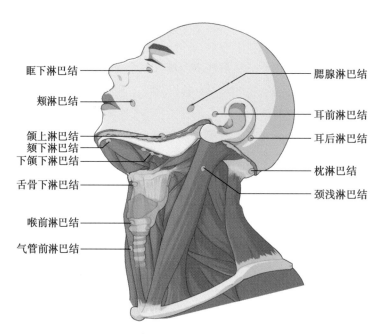

图 3-3　头颈环形链淋巴结群表面标志

NOTES

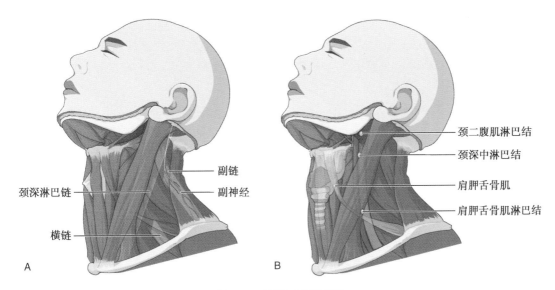

图 3-4　颈淋巴结垂直链
A. 颈淋巴结垂直链及其分链的表面标志；B. 颈淋巴结垂直链各组的表面标志。

　　淋巴结肿大按其分布可分为局限性和全身性，在颈部淋巴结检查时，要注意局部与整体的关系。从病因角度，颈部淋巴结肿大可分为肿瘤性、感染性或免疫相关性，如结缔组织疾病，临床检查结合病因、病源的排查很重要。

（九）颞下颌关节检查

　　1. 面型及关节动度检查　颞下颌关节与颌骨，特别是与下颌骨关系密切。因此在颞下颌关节检查时，应注意观察面部左右是否对称，关节区、下颌角、下颌支和下颌体的大小与长度是否正常，两侧是否对称，颏点是否居中，面下 1/3 是否协调等。

　　髁突动度检查有两种方法：以双手示指或中指分别置于两侧耳屏前方，髁突外侧，让病人做开闭口运动，感触髁突活动度；或将两手小指伸入外耳道内，贴外耳道前壁进行触诊，了解髁突活动度和冲击感。检查时注意两侧对比，以协助关节疾病的诊断（图 3-5）。

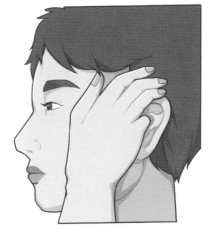

图 3-5　外耳道指诊法

　　2. 咀嚼肌检查　检查颞肌、咬肌等咀嚼肌群的收缩力，触压是否有疼痛，观察两侧是否对称、协调。在口内可按咀嚼肌的解剖部位扪触颞肌前份（下颌支前缘向上）、翼外肌下头（上颌结节上）和翼内肌下部（下颌磨牙舌侧后下方和下颌支内侧面），进行左右对比，检查有无压痛等异常。

　　3. 下颌运动检查　通过病人的开闭口运动、前伸运动和侧方运动，检查关节功能是否正常，有无疼痛、弹响或杂音；观察弹响发生的时间、性质、次数和响度；两侧关节动度是否一致，有无偏斜，开口度和开口型是否正常，以及在开闭口运动时是否出现关节绞锁等异常现象（表 3-4）。

表 3-4　张口受限程度的检查方法和临床意义

张口受限程度	能放入的手指数	临床意义
正常	3	张口不受限（张口度正常）
I度受限	2	轻度张口受限
II度受限	1	中度张口受限
III度受限	1 以下	重度张口受限

4. 咬合关系检查　咬合异常是颞下颌关节病的病因之一。咬合关系检查时,首先应检查咬合关系是否正常、有无紊乱;覆𬌗、覆盖情况及纵𬌗曲线、补偿曲线是否正常;牙磨耗是否均匀一致、程度如何。此外,还应检查有无龋病、牙周病、牙列缺失和牙倾斜等,为颞下颌关节疾病的诊断和治疗提供客观依据。

（十）唾液腺的一般检查

唾液腺的检查重点是三对大唾液腺的检查,但是对某些疾病而言,亦不能忽视小唾液腺的检查。唾液腺检查应采用两侧对比,对两侧都有病变的病人,应与正常解剖形态、大小相比较。此外,还应注意导管口和分泌物的情况;必要时,可按摩推压腺体,增加分泌,以便更好地观察分泌情况。检查中应特别注意分泌物的颜色、流量和性质,必要时可进行实验室检查。

腮腺和下颌下腺的触诊应包括腺体和导管。腮腺触诊一般以示指、中指、无名指三指平触为宜,切忌用手指提拉触摸,以免将腺叶误认为腮腺肿块。下颌下腺和舌下腺的触诊则常采用双手双合诊法检查。唾液腺导管的触诊除注意有无结石外,还应注意导管的粗细和质地。对有狭窄的唾液腺导管检查可采用探诊方法。探针应钝而细,且应在排除有结石存在可能后方可进行,以免将结石推向深部。在行唾液腺造影、冲洗、注药等检查和治疗时,动作应轻柔、准确,避免刺伤导管、乳头或将药物注射到导管外的软组织中。

第二节　口腔颌面部特殊检查

要点:

1. 牙周探诊是牙周病诊断中最重要的检查方法之一,评价指标包括探诊深度、牙周附着水平、探诊出血和出血指数等。

2. 牙髓活力测试是检查和判断牙髓活力状态的方法,包括牙髓温度测验法和牙髓电活力测法。

除口腔和颌面部常规检查外,还需要借助特殊器械进行口腔颌面部特殊检查从而辅助诊断,如牙周探诊、牙髓电活力测试、唾液腺分泌功能检查等。

一、牙周探诊目的、方法与评价指标

（一）牙周探诊目的

了解整个牙列所有牙每个牙面牙周支持组织的丧失状况,包括有无牙周袋的形成、牙周袋的深度及牙龈与牙的附着关系。还应包括检查有无根分叉病变,以及探诊后有无出血等。

（二）牙周探诊方法

在牙的唇（颊）、舌（腭）面的远中、中央、近中测量,每个牙记录 6 个位点（图 3-6）。牙周探诊时,探针尖始终紧贴牙面,避免损伤周围软组织,探针应与牙体长轴平行;在邻面时,由于邻面接触区的阻挡,探针可紧靠接触点并向邻面中央略倾斜,从而探得邻面袋的最深处。探诊时对袋底的压力一般掌握在 20~25g 为好,支点要稳。探针在袋内提拉行走幅度为 1~2mm,且保持探针末端始终位于龈下。在牙周探针取出 15~30 秒后观察记录探诊出血情况。

（三）牙周探诊评价指标

1. 探诊深度（probing depth,PD）　龈缘至袋

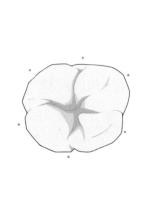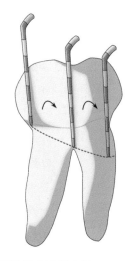

图 3-6　牙周袋探测部位及方法示意图

底的距离,与龈下牙菌斑生物膜和炎症状况密切相关,是决定是否进行牙周治疗的重要依据。

2. 牙周附着水平(attachment level,AL)　龈沟底或牙周袋底至釉牙骨质界的距离,是反映牙周组织是否完整以及破坏程度的重要指标。

3. 探诊出血(bleeding on probing,BOP)　根据探诊后有无出血,记为 BOP 阳性或阴性,是评估龈下炎症的重要指标。

4. 出血指数(bleeding index,BI)　探诊后根据有无出血及出血程度,以 0~5 级计分。0= 牙龈健康,无炎症及出血;1= 牙龈颜色有炎症性改变,探诊不出血;2= 探诊后有点状出血;3= 探诊出血沿龈缘扩散;4= 探诊出血流满并溢出龈沟;5= 自动出血。BI 较 BOP 对出血程度的描述更为具体,便于了解牙周袋的炎症程度。

二、牙髓活力测试

正常的牙髓对温度和电流的刺激有一定的耐受阈。当牙髓存在病变时,耐受阈会发生变化。临床上的牙髓活力测试常用牙髓对温度或电流的不同反应来协助判断牙髓的活力状态,牙髓活力状态对牙髓病和根尖周病的诊断非常重要。但牙髓活力测验也存在局限性,必须结合临床其他检查才能作出正确的诊断。

(一)牙髓温度测验法

牙髓温度测验是根据患牙对冷或热刺激的反应来判断牙髓活力状态的一种方法,也称为冷热诊。其原理是突然、明显的温度变化可以诱发牙髓一定程度的反应和疼痛。正常牙髓对 20~50℃的水无明显不适反应,10~20℃的冷水和 50~60℃的热水也很少引起疼痛感。故以低于 10℃为冷刺激,高于60℃为热刺激。当牙髓存在病变时,其温度耐受阈发生变化,牙髓出现炎症时疼痛阈值降低,感觉敏感;牙髓变性时疼痛阈值提高,感觉迟钝;牙髓坏死时无感觉。在测验可疑患牙前,应先测验对照牙。选择对照牙的顺序为:首选对侧正常同名牙,其次为对颌同名牙,最后为与可疑患牙处在同一象限的健康邻牙。

1. 冷诊法　是根据病人对牙齿遇冷刺激的反应来判断牙髓活力状态的方法。冷刺激源有冷水、冰棒、干冰、化学制冷剂如四氟乙烷等,测试时将冷刺激源置于被测牙齿的唇(颊)或舌(腭)侧完整牙釉质的中 1/3 处。简易的冷水法为直接向牙冠表面喷射冷水,应注意按先下颌牙后上颌牙,先后牙再前牙的顺序测验,尽可能避免因水的流动而出现的假阳性反应,冷水法可靠性较差。

2. 热诊法　是根据病人对牙齿遇热刺激的反应来判断牙髓活力状态的方法。临床上最常用的热刺激源是加热的牙胶棒,操作步骤为:将牙胶棒一端于酒精灯上烤软但不冒烟(温度为 65~70℃),置于被检测牙的唇(颊)或舌(腭)面的中 1/3 处,观察病人的反应。对已做金属全冠的患牙,可采用橡皮轮打磨生热做牙髓活力测验。热水、电子加热器也可用作热刺激源,无论哪种热刺激源,在牙面上停留的时间都不应超过 5 秒,以免造成牙髓损伤。

3. 牙髓温度测验结果的表示方法和临床意义　根据病人对患牙和正常对照牙的反应不同,牙髓温度测验的结果具体表示方法及临床意义如下。

(1)正常:被测牙与对照牙的反应程度相同,表示牙髓正常。

(2)敏感:被测牙与正常对照牙相比,出现一过性疼痛反应,但刺激去除后疼痛立即消失,称为一过性敏感,见于可复性牙髓炎。温度刺激引发明显疼痛,刺激去除后仍持续一段时间,见于不可复性牙髓炎。温度刺激引起剧烈疼痛,甚至出现放散性疼痛,见于急性牙髓炎。如果被测牙对热刺激极敏感,而冷刺激反而缓解疼痛,提示牙髓炎症可能处于急性化脓期。

(3)迟钝:被测牙以同样程度的温度刺激,反应比正常对照牙要慢且轻微,这种现象称为牙髓反应迟钝。牙髓有慢性炎症、牙髓变性或牙髓有部分坏死时可表现为牙髓反应迟钝。被测牙在温度刺激去除片刻后出现较重的疼痛反应,并持续一段时间,称为迟缓性疼痛,表示被测牙牙髓可能为慢性炎症或牙髓大部分坏死。

（4）无反应：被测牙对温度刺激不产生反应，表示牙髓可能坏死或牙髓变性；但应排除引起假阴性反应的情况，如牙髓过度钙化、根尖未完全形成、近期受过外伤的患牙、病人在检查前使用了止痛药或麻醉剂等。

（二）牙髓电活力测验法

牙髓电活力测验法是通过观察牙齿对不同强度电流的耐受程度对牙髓状态进行判断的方法，主要判断牙髓"有"或"无"活力的状态。其原理与冷热诊相似，不同的是刺激源。牙髓电活力测验仪可干扰心脏起搏器的工作，所以牙髓电活力测验禁用于心脏安装有起搏器的病人。

1. 操作步骤　牙髓电活力测验仪种类较多，使用前仔细阅读说明书，熟悉仪器的性能及其具体操作方法。

（1）测验前应先向病人说明测验的目的，以消除病人不必要的紧张，并取得病人的合作；同时嘱咐病人当出现"麻刺感"时抬手示意。

（2）在测验患牙之前，需要先测验正常对照牙，以求得相对正常反应值作为对照。

（3）隔湿待测牙，放置吸唾器，吹干牙面，去除牙颈部结石。

（4）将牙髓电活力测验仪的测验探头上涂一层导电剂（如牙膏）作为导体。

（5）将探头放在牙面的适当位置，如牙唇（颊）面中 1/3 处，不能接触牙龈，以免出现假阳性结果。

（6）打开测验仪，电流强度从"0"开始，缓慢增大，直到病人有反应时移开探头，并记录引起反应的数值。一般重复 2 次，取平均值。若 2 次所得值相差较大，则须测第 3 次，然后取其中 2 次相近值的均数。

2. 临床意义　牙髓电活力测验的反应值必须与正常对照牙进行对比后才有诊断价值。若被测牙牙髓存在反应，表示牙髓有活力；若被测牙无反应，说明牙髓已坏死。牙髓电活力测验主要用于判断牙髓是有活力还是无活力，但存在假阳性或假阴性反应的可能，不能作为诊断的唯一依据。

3. 引起假阳性反应的原因

（1）探头或电极接触了大面积的金属修复体或牙龈，使电流流向了牙周组织。

（2）未充分隔湿或干燥被测牙，电流泄漏至牙周组织。

（3）液化性坏死的牙髓有可能传导电流至根尖周组织，当电流调节到最大刻度时，病人可能会有轻微反应。

（4）病人过度紧张和焦虑，以致在探头接触牙面或被问及感受时即示意有反应。

4. 引起假阴性反应的原因

（1）病人事先用过镇痛剂、麻醉剂或酒精饮料等，使之不能正常地感知电刺激。

（2）探头或电极未能有效地接触牙面，妨碍了电流传导至牙髓。

（3）根尖尚未发育完全的新萌出牙通常对电刺激无反应。

（4）根管内过度钙化的牙对电刺激通常无反应，常见于一些老年人的患牙。

（5）刚受过外伤的患牙可对电刺激无反应。

三、唾液腺分泌功能检查

90% 的唾液（saliva）是由腮腺和下颌下腺分泌，而舌下腺仅占 3%~5%，小唾液腺更少。唾液腺分泌功能检查（salivary gland secretory function test）包括定性检查、定量检查及唾液成分分析检验。

（一）定性检查

给病人以酸性物质（临床上常以 1%~2% 柠檬酸或维生素 C 置于舌背或舌缘），使腺体分泌反射性增加；根据腺体本身变化和分泌情况，判断腺体的分泌功能和导管的通畅程度。

（二）定量检查

正常成人每日唾液分泌量为 1 000~1 500mL，唾液流量是测定 15 分钟内唾液分泌量，计算出单位时间的唾液分泌量，刺激唾液分泌常用 1%~2% 柠檬酸。混合性唾液采集时先用清水漱口，静息 5~10

分钟,弃去最初分泌的唾液,将继续分泌的唾液吐于小杯内。也可于舌下放一小块洗净、灭菌、干燥的脱脂纱布吸收唾液,到时间点取出纱布挤出唾液。医生可采用导管法或吸盘法单独收集腮腺唾液,吸盘法单独采集下颌下腺唾液较难,常混入舌下腺唾液。

唾液流量受多种因素影响,个体间的差异也较大,水的摄入量、情绪变化、药物等都影响唾液的分泌。唾液分泌增多常见于流涎症、癔症、胃和十二指肠溃疡及药物反应(毛果芸香碱)。唾液分泌减少常见于唾液腺炎、涎石病、舍格伦综合征及药物反应(颠茄、阿托品、甲基多巴等)等。

（三）唾液成分分析检验

唾液内不仅含有内源性物质,还可含有一些外源性物质,如微生物、药物和毒物,唾液成分中水占99%以上。

唾液标本收集后应立即送检。正常唾液无色透明,可含泡沫,略带黏性,隐血试验阴性,电解质、蛋白质、尿酸、酶和免疫球蛋白等有正常值范围。病理条件下会发生变化,有助于疾病诊断。

第三节　口腔颌面部影像学检查

要点:

1. 医学影像学检查为临床提供疾病诊断的资料,指导治疗方案的制订,对病变的定位、定量、定性发挥着重要作用,是一种非常可靠和广泛应用的诊断与治疗手段。

2. 医学影像学检查技术包括 X 线、CT、磁共振、超声、核医学等,口腔颌面部还有多种口腔专用 X 线机,口腔医生需了解不同检查技术对于疾病诊断和治疗的作用,正确选择这些方法来解决临床诊断需求。

Otto Walkhoff 等学者将 X 线用于拍摄牙科 X 线片,邹兆菊教授创建了我国的口腔放射学科,主编了我国第一部《口腔颌面 X 线诊断学》教科书,是我国口腔颌面放射学奠基人、口腔颌面医学影像学科的创始人。

一、X 线平片检查

（一）根尖片

根尖片(periapical film)是口腔临床最常用的 X 线检查方法。根尖片投照技术包括分角线投照技术和平行投照技术两种。分角线投照技术的原理是 X 线中心线垂直角度与被检查牙的长轴和胶片之间的分角线垂直,X 线中心线水平角度应与被检查牙的邻面平行,以避免牙邻面影像互相重叠。X 线中心线的体表位置在上颌位于外耳道上缘与鼻尖之间的连线上,下颌位于下颌骨下缘上方 1cm 的连线上。根尖片平行投照技术是通过使用特殊的持片和固位指示装置,要求胶片与牙长轴平行放置,X 线中心线与牙长轴和胶片均垂直。分角线投照技术操作简单,临床应用最广泛,但是牙图像往往失真变形;平行投照技术牙变形最小,但是操作费时费力。

成人根尖片大小为 3cm×4cm,儿童为 2cm×3cm,一张根尖片通常能拍摄 3~4 个牙齿,可显示牙釉质、牙本质、牙髓腔、牙周膜、骨硬板和牙槽骨的影像,图像细节显示清晰。有时因投照技术问题而造成牙颈部近中或远中呈低密度影像,位于牙釉质和牙槽嵴顶之间,称为牙颈部 Burnout 征象(cervical burnout),需与根面龋鉴别。上颌根尖片上所见颌骨正常解剖结构有切牙孔、腭中缝、鼻腔、喙突、颧骨、上颌窦及上颌结节,下颌根尖片上所见颌骨正常解剖结构有颏棘、营养管、颏孔、外斜线、下颌管。这些正常解剖结构有助于区别上、下颌根尖片。

传统牙科胶片感光面上有凸点,数字化牙片 IP 板(image plate)感光面上有符号,凸点和符号投照时均紧贴被照牙舌(腭)侧面,医生可使用凸点和符号区分左、右根尖片。目前市面上的数字化牙片 IP 板有缺陷,背面投照也能显示牙齿影像,此时左右相反,容易误诊误治,只有投照时 IP 板感光面贴被照牙舌(腭)侧面时才能正确区分左右牙片。医生阅片时首先应核对病人口内情况,必要时结合CBCT 等多种影像学检查方法对比确认,认真在操作部位标记后才能进行不可逆操作,例如开髓、拔牙等,避免医疗事故。

　　根尖片主要用于观察牙及牙周组织病变,如龋病、牙周炎、根尖周病、牙发育异常、牙外伤、牙根折裂、牙髓钙化、牙内吸收等(图 3-7)。

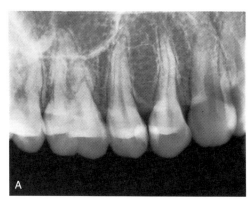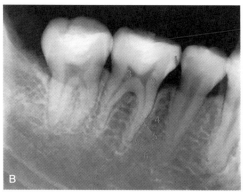

图 3-7　右上颌根尖片和右下颌根尖片
1. 牙釉质;2. 牙本质;3. 牙髓腔;4. 牙槽骨;5. 牙周膜;6. 骨硬板。

(二)𬌗翼片

　　𬌗翼片(bitewing radiograph)由根尖片改制而成,在胶片中央设计一个垂直翼片,使 X 线与牙齿和牙槽嵴顶垂直。𬌗翼片可清晰显示牙槽嵴顶和上下颌多个牙的牙冠,有助于发现牙邻面的龋损、邻面龋是否穿通牙髓腔和穿通深度,以及充填物的密合情况,确定牙槽嵴顶是否有破坏,主要用于前磨牙和磨牙区检查。在儿童尚可观察滞留乳牙牙根的部位及位置,如下所示(图 3-8)。

(三)𬌗片

　　𬌗片(occlusal radiograph)大小为 6cm×8cm,适用于检查根尖片不能包括的范围较大的病变。包括上颌前部𬌗片、上颌后部𬌗片、下颌前部𬌗片、下颌横断𬌗片,分别常用于观察上颌前部骨质情况、被检测上颌后部骨质情况、颏部骨折及下颌下腺管阳性结石等,如下所示(图 3-9)。

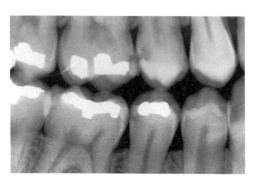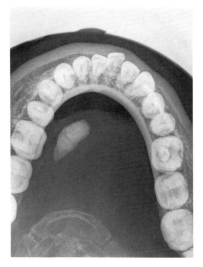

图 3-8　𬌗翼片
显示牙槽嵴顶和上下颌多个牙的牙冠。

图 3-9　下颌横断𬌗片
显示右下颌下腺管阳性结石。

（四）X 线头影测量片

X 线头影测量片（cephalometric roentgenogram）是利用头颅定位仪拍摄病人的头颅定位侧位、正位 X 线片，然后对面部软硬组织进行定点，描绘出一定的线、面、角进行测量分析，了解牙、颌、面软硬组织的结构情况，畸形发生的部位、性质和机制，区别牙性和骨性畸形等。X 线头影测量是口腔正畸、正颌外科研究颅面生长发育和畸形的重要手段，如图 3-10 所示。

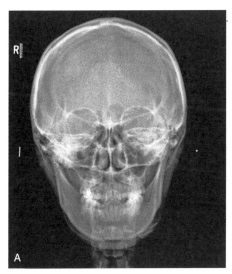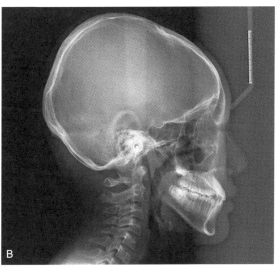

图 3-10　X 线头影测量正位（A）和侧位片（B）

二、曲面体层摄影检查

曲面体层摄影（pantomography）是利用体层摄影及狭缝摄影原理，一次曝光将全口牙，双侧上、下颌骨，鼻腔，上颌窦及颞下颌关节等解剖结构的影像同时投照在一张胶片上。它显示范围广，适用于范围较大的颌骨病变、颌骨多发病变、双侧颌骨的对比、上下颌骨肿瘤、外伤、炎症、畸形等病变及观察病变与周围组织的关系等（图 3-11）。

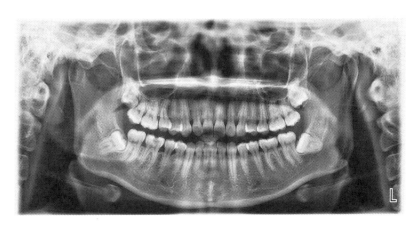

图 3-11　曲面体层摄影片

曲面体层摄影片的优点是操作简单、检查范围广、辐射剂量低；缺点是图像清晰度差、影像放大变形失真、颈椎影重叠、伪影等，尤其前牙区曲面体层成像区域（focal trough）相对较窄，使前牙区往往图像模糊，埋伏多生牙容易漏诊；因此观察细节时往往需要影像清晰的根尖片、𬌗片甚至 CBCT 等进一步检查。

意大利人 Vellebonna 于 1930 年发明了体层摄影机,芬兰人 Peatero 于 1954 年研制了三轴旋转曲面体层机。目前直接数字化曲面体层摄影机(DR)已经逐步取代了传统 X 线胶片曲面体层摄影机,避免了暗室化学处理,实现了操作明室化;辐射剂量低、对比度与分辨率高、成像质量好、成像速度快、缩短了病人就诊时间;图像可进行线距、角度等测量,对比度、亮度调节,边缘增强,黑白反转,复制、传输及存盘等。

三、造影检查

造影检查是将造影剂注入要检查的部位,产生组织密度差异后拍摄 X 线片,达到诊断目的。口腔颌面部常用的普通造影检查包括唾液腺造影(sialography,一般只限于腮腺及下颌下腺)、颞下颌关节造影(arthrography of temporomandibular joint)以及窦腔、窦道、瘘管造影(fistula radiography)等(图 3-12)。最常用的造影剂有碘的水溶剂(如 60% 泛影葡胺等)和 40% 碘化油,对碘过敏者为禁忌证。除上述普通造影检查外,数字减影血管造影(digital subtraction angiography,DSA)检查可用于口腔颌面部动静脉畸形的诊断。

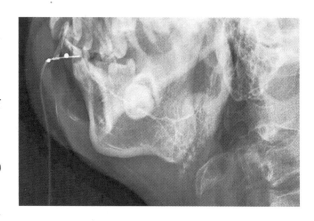

图 3-12　正常腮腺造影侧位片

四、CT 检查

CT 是指计算机断层扫描(computed tomography,CT),可以生成人体被检查部位的断面或立体的图像,影像无重叠、密度分辨力高,可直接显示肌肉等软组织,图像可调节到适合观察某种组织或病变的密度或灰度,清晰呈现体内任何部位的细小病变。一般包括平扫 CT、增强 CT 和造影 CT。目前 CT 已广泛应用于口腔颌面部病变的检查,例如炎症、复杂的颌面骨多发骨折及怀疑有颌面深部肿瘤等,观察病变周围侵犯情况,与上颌窦、鼻腔、下颌管、颈鞘血管等组织关系,寻找和测量颈部增大的淋巴结等(图 3-13)。

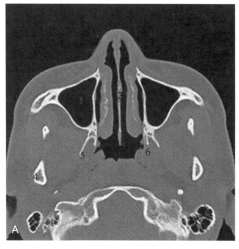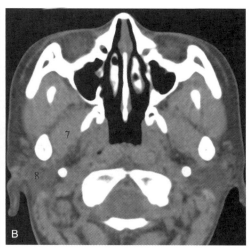

图 3-13　CT 图像
1. 上颌窦;2. 鼻中隔;3. 鼻咽;4. 髁突;5. 翼外板;6. 翼内板;7. 翼外肌;8. 腮腺。

五、锥形束 CT 检查

口腔颌面锥形束 CT（cone beam computed tomography，CBCT）是 20 世纪 90 年代初开始出现的一种口腔领域专用的放射影像设备。其原理是 X 线发生器围绕投照体做环形 DR 多次投照，将所获得的数据在计算机中重组后生成三维图像。它完全不同于传统全身 CT 通过扇形 X 线束获得图像的图像采集方式。

CBCT 具有空间分辨率高、硬组织结构三维图像清晰、扫描时间短、辐射剂量低、设备占用空间较小等优点。但它也有局限性，包括金属及运动伪影，软组织的显示能力差且不能测量 CT 值等。

CBCT 从三维任意角度（例如水平位、冠状位和矢状位）对正常组织结构和病变组织进行显示，可以发现平片不能发现的，或者更细微的病变。这不仅避免了二维成像技术固有的影像重叠、失真等缺点，还解决了传统全身 CT（设备昂贵、重量体积大、辐射剂量高，主要用于全身重大疾病如肿瘤外伤等检查）不适用于口腔颌面部的问题，在口腔临床中得到广泛应用；尤其是口腔种植学、正畸学等领域，观察种植牙位点骨量、埋伏阻生牙、复杂疑难的根管系统等。

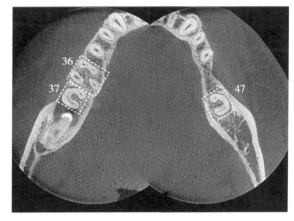

图 3-14　CBCT 图像
显示 37 和 47 "C" 形根管，36 有 4 个根管。

CBCT 给口腔颌面放射学和口腔临床的诊断与治疗都带来了革命性的进步，但是 CBCT 不能作为常规检查重复进行，只有在低辐射剂量的根尖片、曲面体层摄影片等检查不足以解决问题时才可以进行 CBCT 检查（图 3-14）。

六、超声检查

超声检查（ultrasonography）是利用超声波技术对人体病变进行观察的方法，优点是无创、无痛、软组织分辨率高、操作简便、费用低廉等，缺点是难以穿透含气器官及骨组织。

超声检查对组织的分辨率与超声波频率成正比，口腔颌面部疾病的超声检查宜采用高频率探头（≥7.5MHz，多为 10~15MHz），其细微结构分辨力较好。

超声检查在口腔颌面部的应用主要包括软组织急慢性炎症的辅助诊断、三对大唾液腺疾病的辅助诊断、淋巴结大小的测量、囊肿和肿瘤内部回声和血流特点、作为骨组织病变 X 线检查的补充等。

七、磁共振成像检查

磁共振成像（magnetic resonance imaging，MRI）是利用磁共振原理，通过外加梯度磁场检测所发射出的电磁波，绘制成物体内部的结构图像。在磁共振图像上，密质骨呈黑色无信号影像，脂肪组织呈现白色高信号影像，腮腺和下颌下腺信号强度高于肌肉组织。

口腔颌面部常规 MRI 一般用头线圈进行横断面、冠状面及矢状面检查，关节检查应使用颞下颌关节专用表面线圈进行斜矢状面连续扫描。最常用的成像序列是自旋回波（SE）序列，常规做 T_1 和 T_2 加权像，也可做质子密度加权像（PD）。对于信号表现和脂肪组织相似的病变，可以采用脂肪抑制技术。SE 序列检查有平扫和增强扫描之分。

MRI 对软组织有很好的分辨率，无电离辐射损伤，可多参数、多平面成像，在口腔颌面部已得到了较广泛的应用，包括颌面软组织囊性病变、间隙感染、肿瘤性病变、血管性病变及颞下颌关节紊乱病等检查（图 3-15）。其不足之处是空间分辨率不及 CT，扫描时间相对长，对钙化和骨骼的显示不如 CT 敏感，运动和金属易产生伪影等。

八、放射性核素显像

放射性核素显像（radionuclide imaging，RI）是将放射性核素作为显像剂引入体内后，以器官或正常组织与病变之间聚集放射性核素的量差异为基础，利用放射性显像设备获得器官或病变的影像。还可以提供器官的多种功能参数，如时间-放射性曲线等，反映该器官或组织的解剖形态、功能和代谢状况。

常用的显像设备包括 γ 照相机（γ camera）和发射计算机断层显像（emission computed tomography，ECT），后者又分为正电子发射计算机断层显像（positron emission tomography，PET）和单光子发射计算机断层显像（singlephoton emission computed tomography，SPECT）。PET-CT 系统是将 PET 和 CT 有机整合在一起，可以同时获得 PET 功能代谢图像和 CT 解剖图像。由 PET 提供功能与代谢变化等信息，CT 提供精准解剖定位，能早期发现病灶和准确判断疾病，缺点是费用比较高。

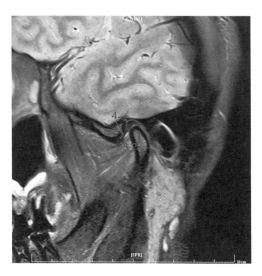

图 3-15　颞下颌关节闭口矢状位正常磁共振图像
1. 髁突髓质骨；2. 髁突密质骨；3. 关节盘本体部；4. 翼外肌。

口腔颌面部常用的放射性核素显像剂有高锝酸阴离子（$^{99m}TcO_4$）和 ^{99m}Tc 标记的磷（膦）酸盐，前者主要适用于放射性核素唾液腺动态显像、唾液腺功能测定，后者主要适用于颌面骨肿瘤显像等。目前最常用的 PET 显像剂是 ^{18}F 标记的氟代脱氧葡萄糖（$^{18}F\text{-}FDG$），为葡萄糖的类似物。

由于多数疾病引起器官的功能和代谢变化往往发生在形态结构变化之前，因此放射性核素显像常常能比 X 线平片、CT、MRI、超声等更早地发现和诊断疾病。但它的空间分辨率不如这些形态影像检查方法，图像清晰度较差，应根据需要合理选用或联合使用。

第四节　其他检查方法

要点：

1. 对于触诊有波动感或非实性含液体的病变，可进行穿刺检查辅助诊断。

2. 临床上怀疑颈动脉体瘤或动静脉畸形时禁忌穿刺；怀疑结核性病变时，进针时要注意避免因穿刺形成经久不愈的窦道。

3. 切取活组织检查时应尽可能保持组织原有形态，必要时可在不同病变部位进行多处取材。

4. 吸取活组织检查主要包括粗针和细针吸取活组织检查两种。

一、穿刺及细胞学涂片

对触诊有波动感或非实性含液体的病变，可用注射针作穿刺检查，了解内容物的性质，从而进一步协助疾病的诊断。例如：血管瘤可有血液抽出；舌下腺囊肿有蛋清样黏液抽出；脓肿可抽出脓液等。

穿刺应在严格消毒的条件下进行，注意选用适宜的针头。临床上血管性病变一般用 7 号针头，感染或囊肿一般选用 8 号或 9 号针头。穿刺时应注意进针深度、方向，一旦抽出液体应停止抽吸，避免将病变内液体吸尽。残留液体有助于切开引流时找到脓腔，或囊肿摘除时便于定位。除肉眼观察外，还可将抽吸出的内容物进行涂片检查，从而观察、确定内容物的性质；对抽出的脓液应常规进行细胞培养和药敏试验，以指导临床针对性选择抗生素。临床上怀疑颈动脉体瘤或动静脉畸形时禁忌穿刺；怀疑结核性病变时，进针时要注意避免因穿刺形成经久不愈的窦道。

二、活体组织检查

活体组织检查是从病变部位取一小块组织制成切片,通过苏木精-伊红染色(hematoxylin-eosin staining)后,在显微镜下观察细胞的形态和结构,以确定病变性质、肿瘤类型及分化程度。这是目前比较准确可靠的,也是结论性的诊断方法。但也非绝对,必须结合临床和其他检查综合分析,才能更正确地作出诊断。另一方面,活体组织检查必须正确掌握方法,因为不恰当的活体组织检查不但会增加病人的痛苦,而且可能促进肿瘤转移,影响治疗效果。从原则上讲,应争取诊断和治疗一期完成。必须先行活检明确诊断者,活检时间和治疗时间应尽可能接近。常用的活体组织检查方法介绍如下:

(一)切取活组织检查

指在病变部位切取一部分组织制作切片,镜下观察。适用于表浅或有溃疡的肿瘤。可以不用麻醉或在局部阻滞麻醉下进行,浸润麻醉不宜采用。用 11 号手术刀,最好在肿瘤边缘与正常组织交界处切取 1 块 0.5~1cm 楔状组织,立即放入 4% 甲醛溶液中固定,以备病理检查。局部压迫止血,不必严密缝合。黏膜病变标本取材不应小于 0.2cm×0.6cm。对舌根部及口咽部肿瘤的钳取组织活检,因一般只能钳取到表面组织,其诊断结论有时不甚可靠,必须结合临床。切取活检时,应尽量减少机械损伤,亦不宜使用染料类消毒剂,以免肿瘤细胞变形或着色而影响判断。因电刀可引起细胞内蛋白质变性,切取标本时也不应采用。还应注意切取组织宜深,不要在坏死部位切取,以免取到坏死组织,妨碍作出正确诊断。对于有多处、多种损害的病变,可在不同病变部位进行多处取材。

需要指出的是,血管性肿瘤或血管畸形、恶性黑色素瘤一般不做活体组织检查,以免造成大出血或肿瘤快速转移。

(二)切除活组织检查

指将病变完整取出后制作切片,镜下观察。适用于皮肤、黏膜完整,位于深部的可切除的小型肿瘤或淋巴结。例如左侧锁骨上区出现的肿大淋巴结,可能为淋巴瘤、口腔颌面颈部恶性肿瘤转移或胃癌的转移灶等,可选择切除活检,判定肿物性质。其优点是不打开肿瘤,不会造成肿瘤的种植或转移;整块瘤体送检,诊断信息量更多。切除活组织检查时,边界应包括病变周围一定的正常组织。

(三)冷冻活组织检查

指将组织标本快速冷冻切片、染色之后在镜下观察的检查方法,是一种能迅速确诊的病理检查方法。常可协助迅速明确肿瘤的性质,从而确定切除的范围。对已决定手术治疗的病变,应争取冷冻活组织检查与手术一起完成。但冷冻活检也有缺点,由于切片较厚,有时对肿瘤的性质及类型不易完全确定。目前,冷冻活检的准确率在 95% 以上。冷冻切片不同于石蜡切片对组织标本的要求,冷冻活检需要新鲜标本,送检前不应进行固定。

(四)吸取活组织检查

针吸细胞学是用细针穿刺病灶,吸取少许细胞成分作涂片,观察病灶部位肿瘤或非肿瘤性组织细胞形态改变的一种诊断细胞学,目前已成为医学上一种重要的诊断手段。近年来,在超声及 CT 等引导下进行穿刺吸取可以准确获得局部病变器官的标本。位于深部的肿瘤或者是表面完整的较大肿瘤、颈部大的淋巴结等均可行吸取活组织检查。针吸细胞学是国际上发展较快的新学科,是癌症早期诊断的有效手段,深受医生和病人的欢迎,可作为临床行之有效的口腔颌面颈部肿瘤活检方法。但有时会因为吸取组织过少,使诊断发生困难,也可能引起内出血或癌细胞的扩散。

吸取活组织检查主要包括粗针和细针吸取活组织检查两种。

1. 粗针吸取活组织检查(core needle biopsy,CNB) 口腔颌面部检查常用 14G 或 16G 空心穿刺针(G 为伯明翰 BWG 线规格,"G"越大越细,20G 针管外径为 0.90mm)。

其优点包括:①吸取活检组织可以做病理切片检查;②明显减少了手术活检数量,降低了诊断费用;③快速、准确、微创,对组织结构改变小甚至无改变等。其缺点在于检查一般需要获得 3~5 条满意的组织条,需要反复多次进针,增加了病人痛苦。

2. 细针吸取活组织检查   目前,临床上多用22G的细针头穿刺作细针抽吸活检(fine-needle aspiration biopsy,FNAB)。FNAB与传统的CNB相比,具有简便易行、损伤小、定性诊断准确率高达97.5%、报告迅速及经济花费低等特点,因而深受临床医生及病人的欢迎。但其仍具有以下局限性:①由于吸取物小,仍有一定的假阴性比例;②对于组织结构异常的恶性肿瘤的诊断准确率不高;③虽然可鉴别肿瘤的良恶性,但对某些肿瘤的分型有困难,甚至不能分型。因此,针吸前必须详细了解病史、肿物的确切情况及各项辅助检查结果,甚至针刺的感觉和吸出物的性状也要详细记载。

三、实验室检查

实验室检查是全面认识疾病的重要辅助手段,对疾病的诊断、治疗和对全身情况的检测均有参考价值。检查内容主要包括临床检验、生化检验、免疫学检验、血液学检验、微生物检验和肿瘤标志物检验等。例如发现病人出现牙龈线形红斑、坏死性牙周炎和口炎、舌缘毛状白斑等情况时,应及时作血清学检查,以确定是否患有艾滋病;出现口腔黏膜上白色可擦假膜或婴儿鹅口疮等情况,应做真菌培养、涂片检查等,以确定是否出现白念珠菌感染;出现硬下疳、玫瑰疹等情况,应做快速血浆反应素环状卡片试验(rapid plasma reagin circle card test,RPR),以确定是否感染梅毒等。

第五节   口腔科病历记录与书写规范

要点:

1. 口腔门诊病历书写包括主诉、现病史、既往史、家族史、专科检查、初步诊断、治疗计划、处置等。
2. 病历书写要求完整、准确、简明、扼要。

病历是检查、诊断和治疗工作的全面记录。病历书写要求完整、准确、有科学性和逻辑性,但又应简明、扼要,重点突出,字迹清晰。

一、病历记录内容

口腔科门诊病历除常规资料(姓名、性别、年龄、职业、民族、婚姻、籍贯、出生地、住址、就诊日期等)外,还应包括主诉、现病史、既往史、家族史(必要时记录)、检查情况、初步诊断、治疗计划、治疗(处置)记录及医师签名等项目。口腔住院病历按普通住院病历格式书写,但应特别详细描述口腔颌面部专科检查情况。

病历记录和书写需要记录病人的一般个人信息和病史资料,除了病人的病情、病程等医疗信息之外,还包括病人在就诊过程中只向医师公开的个人信息、家庭信息等以及其他缺陷或者隐情,属于病人的病历隐私范畴,所以医疗机构及其医务人员应当对病人的隐私和个人信息保密。泄露病人的隐私和个人信息,或者未经病人同意公开其病历资料的,应当承担侵权责任。保护病人的隐私安全,是每一名医护人员必须履行的法定义务,也是职业道德对医学生的基本要求。

二、病历书写规范

(一)口腔门诊病历

1. 主诉   病人感受最主要的痛苦或最明显的症状或体征,包括部位、症状和患病时间三要素。

2. 现病史   病人患病后的发生、发展、演变和诊治经过,具体包括发病时的时间和情况、主要的症状和特点、诱因、病情的发展过程以及伴随的局部或全身症状以及诊治的经过和治疗效果等。

3. 既往史   指就医时医生向病人询问既往的健康状况和过去曾患的疾病,既往所患某些疾病可能与现患病有密切关系,成为现患病的诱因,包括过敏史、手术史和服药史等。

4. 家族史   记录家族中类似病人的疾病。

5. **专科检查**　口腔专科检查主要包括口腔内检查、颌面部检查、颈部检查、颞下颌关节检查和唾液腺检查。具体方法详阅本章第一节和第二节。

6. **初步诊断**　把主诉疾病的诊断写在前面,次要疾病的诊断写在后面,若诊断不明确可记录"待诊"。

7. **治疗计划**　根据病人整体情况区分轻重缓急,作出全面的治疗计划。

8. **处置**　包括治疗情况、配合使用的药物及医嘱等。

（二）口腔门诊病历举例

姓名:张×× 性别:男　年龄:28 岁　职业:程序员　民族:汉　婚姻:未婚　籍贯:×× 省 ×× 市　出生地:×× 市　住址:×× 市 ×× 路 ×× 号　就诊日期:2018 年 × 月 × 日

主诉:右下后牙区疼痛 1 周,伴右面部肿胀张口受限 3 天。

现病史:1 周前右下后牙区突发疼痛,未行诊治。3 天前右面部开始出现肿胀、张口受限,自行服"阿莫西林"(用法、用量不详),无明显疗效。今日症状加重,故来就诊。

既往史:平素身体健康,无药物过敏史,无不良嗜好。

检查:全身一般状况尚可,体温 37.7℃。右面下部轻度肿胀、压痛,表面皮肤不红,可扪及右下颌下淋巴结肿大,压痛明显。张口度约 1 指,48 牙冠部分萌出,远中磨牙后区软组织红肿,触痛明显,龈缘溢脓。

辅助检查:曲面体层示 48 近中阻生。

诊断:48 智齿冠周炎,48 阻生牙。

治疗计划:

1. 48 盲袋内冲洗上药。

2. 口服消炎药 3 天。

3. 建议炎症完全控制后拔除 48。

处置:

1. 48 盲袋内 3% 过氧化氢溶液、生理盐水交替冲洗。

2. 建议口服阿莫西林,0.5g/次,3 次/d。

医师签名　王 ×

（三）口腔住院病历

口腔住院病历按普通住院病历格式书写,但应特别详细描述口腔颌面部专科检查情况。具体内容在此不再赘述。

思考题

1. 针对因"牙齿疼痛"就诊的病人的检查包括哪些方法和内容?
2. 简述口腔颌面部淋巴结检查的部位及顺序。
3. 试述引起牙髓电活力测试假阴性和假阳性结果的原因。
4. 活组织检查的分类包括哪些?
5. 切取活组织检查的注意事项包括哪些?

（孙宏晨）

第四章
口腔卫生保健

口腔健康是全身健康的重要组成部分,包括龋病、牙周炎在内的口腔疾病是常见病、多发病,不仅影响口腔的咀嚼、发音等生理功能,还与脑卒中、心脏病、糖尿病、消化系统疾病等全身系统性疾病密切相关。根据第四次全国口腔健康流行病学调查报告,居民对口腔保健知识持积极态度的为84.9%,但是口腔健康知识知晓率只有60.1%,成人每天两次刷牙占比仅为36.1%,说明居民对口腔健康的重视程度和保健意识仍有待提高,口腔健康行为养成尚需时日。

健康口腔作为健康中国建设的重要内容,需要坚持预防为主、防治结合,坚持政府主导、部门协作、社会动员、全民参与,才能切实维护人民群众的口腔健康和全身健康。为此,本章将对目前国内外最先进的口腔卫生保健知识进行概要介绍,从口腔健康知识普及和健康行为促进两方面入手,为科学、广泛的口腔健康教育打下基础,助力维护好口腔健康,为实现"健康中国"战略目标作出积极贡献。

第一节　口　腔　卫　生

要点:

1. 口腔卫生的保持主要依靠漱口、刷牙、牙间隙清洁、刷舌和龈上洁治等方式。
2. 口腔卫生的具体方式需根据每个人的具体情况选择不同刷牙方式、牙间隙清洁方式等组合。

口腔卫生(oral hygiene)是维持口腔健康的关键,其重点在于控制菌斑、消除软垢和食物残渣,增强生理刺激。为了达到更好的预防龋齿和牙周病的目的,建议使用含氟牙膏,具体的剂量见普通人群的口腔保健部分内容。口腔卫生建议每天在吃过早饭后和晚上睡前各进行一次。具体清洁流程推荐先进行舌部和牙间隙的清理,然后刷牙。刷牙之后可以采用以下几种方式保持口腔内的氟含量:①吐干净牙膏泡沫后不要漱口;②使用溶解有部分含氟牙膏的水漱口;③用含氟漱口水漱口。下面将分别介绍常用的口腔卫生清洁技术。

一、漱口

漱口是通过液体含漱清洁口腔的方法,但是不应该作为常规刷牙和使用牙线的替代方法。漱口水无法渗透进入牙菌斑,一般无法进入牙龈下方和牙齿之间的缝隙。不建议日常随意使用漱口水,其一般需要遵照口腔医生对特定的口腔问题推荐使用。需要注意的是,许多漱口水中含有高浓度的乙醇。因此,口干症病人、孕妇和儿童不应使用含乙醇的漱口水。

常用的漱口水包括盐水、含氟漱口水、抗菌漱口水、精油漱口水和药用漱口水。其特点如下。

1. 盐水　是最常用的漱口水,一般用于减轻溃疡、轻微喉咙刺激等不适,并促进愈合。如果刺激或疼痛超过1周未愈合时,需要停止使用,并尽快咨询口腔医生。

2. 含氟漱口水　可用于控制和预防龋齿,使用频次与含氟浓度有关。可使用0.022%氟化钠溶液每天漱口2次,或0.05%氟化钠溶液每天漱口1次,或0.2%氟化钠溶液每周漱口1次。禁止6岁以下儿童使用含氟漱口水,以防吞食。

3. 抗菌漱口水　有助于控制牙龈炎和轻微的喉咙感染。最常见的是复方氯己定含漱液,需要注意其长期使用可能改变味觉感知,导致牙齿和舌的着色并增加牙石(牙垢或水垢)的形成,一般需要遵医嘱使用。此外,临床上诊疗前常规使用 3% 过氧化氢溶液含漱用于消毒杀菌。

4. 精油漱口水　一般用于减少口臭。

5. 药用漱口水　一般针对不同的治疗需求采用,需要遵医嘱使用。

二、刷牙

刷牙(tooth brushing)是应用最广泛、最有效的保持牙齿清洁的方法,它主要通过牙刷和牙膏机械性地清除附着在牙面和牙龈区域的食物残渣、牙菌斑、软垢等。选择合适的牙刷、牙膏、刷牙方法,保持良好的刷牙频率是维护口腔健康的关键。不适当的刷牙可能会产生不良后果,如牙龈萎缩和牙颈部的楔状缺损等。

牙刷的选择一般建议选择软毛、小头的牙刷,避免选择刷头过大的牙刷,小头的牙刷有利于刷牙过程中灵活清洁牙齿的各个角落。

牙膏一般呈凝胶状,通常需要抹在牙刷上,借助牙刷的机械摩擦作用清洁牙齿表面及周边,使口腔净化清爽。目前,市面上牙膏的选择多种多样。牙膏的基本成分有摩擦剂、洁净剂、润湿剂、胶黏剂、防腐剂、芳香剂和水。很多牙膏在此基础上又添加了一些功能性成分以实现防龋、抗过敏、美白、防止牙龈出血等不同的功能。建议日常使用含氟牙膏防龋,6 岁以下儿童应用氟含量 0.1% 的含氟牙膏,严格限定使用量,从牙齿初步萌出到 2 岁的幼儿建议每日使用大米粒大小牙膏 2 次,2~6 岁的儿童使用黄豆粒大小牙膏 2 次;6 岁以上儿童和成人可用氟含量 0.1%~0.15% 的含氟牙膏 2 次,用量可增加到覆盖牙刷毛的量。可选用抗过敏牙膏预防牙齿的冷热敏感,如牙齿敏感持续不减轻,应尽快就医检查。防止牙龈出血的牙膏可短期使用缓解症状,由于牙龈出血是牙龈组织发炎的重要标志,单纯使用防止牙龈出血的牙膏只能缓解症状而并不能祛除病因,反而可能耽误诊治加重疾病进展,因此不建议长期使用。牙龈出血时应尽快就医诊治,在牙龈恢复健康后出血会自行缓解或停止。

刷牙方法多种多样,根据使用牙刷的不同可分为手动和电动刷牙法两种。无论何种刷牙方法,刷牙的重点区域均为牙和牙龈交界处及牙齿咬合面的窝沟点隙。对于成人最推荐的手动刷牙方法是改良 Bass 刷牙法;对于老年人牙龈退缩、根面暴露的区域建议辅助使用改良 Stillman 刷牙法;对于正畸病人和牙周术后初步愈合等情况建议辅助使用 Charter 刷牙法;对于儿童最推荐的刷牙方法是 Fones 刷牙法。需要注意的是,随着科技发展和生活水平的提高,电动牙刷的引入使得刷牙更为简便快捷。以下分别对几种刷牙方法进行详细介绍。

(一)改良 Bass 刷牙法(modified Bass brushing technique)

又叫龈沟清扫法或水平颤动法,是最有效的清除牙菌斑的刷牙方法,适用于所有健康人群,是最常向病人推荐的手动刷牙方法。刷牙时间 3 分钟以上,且至少每天早晚各刷牙一次。

选择软毛牙刷,刷牙时要将刷头放在牙齿和牙龈交界的位置,刷毛朝向牙龈并和牙面呈 45° 角(图 4-1A),上颌牙向上,下颌牙向下,轻轻加压,使刷毛一部分进入龈沟内,并尽可能伸入邻间隙内,然后轻轻作前后方向 1~2mm 的短距离水平颤动 4~5 次。颤动时牙刷移动仅约 1mm,每次刷 2~3 颗牙。之后将刷毛向咬合面方向拂动,以清理干净牙龈沟。再将牙刷移到下一组牙,移动时注意要和上一组牙之间有重叠。对于上下前牙的舌面,应该将刷毛竖起来,使刷毛的前端接触龈缘处的牙面,做上下的颤动。此外对于后牙的咬合面,应该轻轻加压使刷毛抵住咬合面来回颤动。

刷牙时为避免遗漏,可以按照一定的顺序进行,如先刷上牙,再刷下牙。刷上牙的时候,可以按照"右边开始、右边结束"的原则。比如先从右上后牙颊侧开始,从右向左依次刷到左上后牙颊侧;然后刷左上后牙咬合面,再从左上后牙舌侧回到右上后牙舌侧,最后是右上后牙的咬合面。刷完上牙后,再用同样的原则与方法刷下牙。

（二）Charter 刷牙法（Charter toothbrushing method）

这种刷牙方法是改良 Bass 刷牙法的补充，适用于正畸病人托槽周围区域、固定义齿修复病人义齿周围区域以及牙周手术术后伤口区域的临时清洁。其关键在于要让刷毛放置在牙龈边缘处朝向咬合面或者牙冠的方向，保持其与牙体长轴呈 45°角（图 4-1B），然后通过 1~2mm 的短距离前后颤动15~20 次，来清洁该区域。

（三）改良 Stillman 刷牙法（modified Stillman toothbrushing method）

改良 Stillman 刷牙法适用于牙龈退缩、根面暴露的病人，可用于按摩牙龈并去除牙龈和暴露根面上的牙菌斑，其优势在于减少了对暴露根面的摩擦，从而减轻牙根敏感。

其操作要点为将牙刷放置于龈缘根方，刷毛朝向牙根与牙长轴接近平行（图 4-1C），轻轻向牙齿及牙龈加压，小范围横刷颤动，同时配合自龈缘向殆面的拂刷。牙刷在口腔内依次移动，保证刷到每个牙面，具体刷牙顺序请参照改良 Bass 刷牙法。

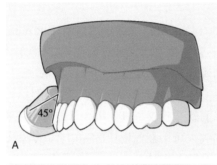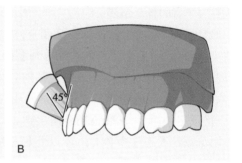
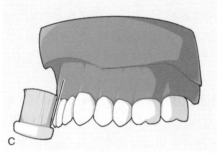

图 4-1　成人常用手动刷牙法刷牙角度
A. 改良 Bass 刷牙法；B. Charter 刷牙法；
C. 改良 Stillman 刷牙法。

（四）Fones 刷牙法（Fones toothbrushing method）

又叫圆弧刷牙法，适用于儿童，可以由家长帮助儿童进行，也可由儿童自行完成。

选择软毛小头牙刷，刷牙时为了避免遗漏牙位，可先刷牙齿的颊面，再刷舌面。从左上后牙颊侧面开始，上下牙咬上后，将牙刷轻轻放在左上后牙颊侧面，从牙齿与牙龈的交界处开始，向下画圈，至左下后牙牙齿与牙龈交界处。这样从后向前依次画圈进行刷牙（图 4-2）。右侧后牙颊侧面重复相同动作。刷到前牙时，下颌稍向前伸至上下前牙切端相对的位置，继续圆弧画圈刷完前牙。

刷牙齿的舌侧面时，同样可以先从左上后牙开始，大张口，刷柄平行于牙齿边缘，刷毛放置在左上后牙舌侧面，前后往复短距离震颤，幅度一般 1~2mm。依次前行到尖牙，同样的方法刷所有后牙的舌侧面。刷上前牙舌侧面时，应将刷柄竖起，从左侧尖牙开始上下往复震颤数次，从左向右至右侧尖牙，同样的方法刷下前牙。

对于咬合面，应大张口，将刷毛垂直放于咬合面，稍用力前后短距离刷。儿童的乳牙因钙化程度低，特别容易龋坏，应特别注意加强咬合面的清洁。

刷牙时比较容易忽略的位置有下颌后牙舌面、上颌后牙颊面以及上下颌最后一颗牙齿的远中面。因此，在刷下颌后牙时，应引导儿童大张口，将刷头竖起，沿着最后一颗牙的牙龈缘从牙齿的最里面转到最外面，刷上牙时，应半张口，从最后一颗牙的后面沿着牙龈缘刷到牙齿外面。

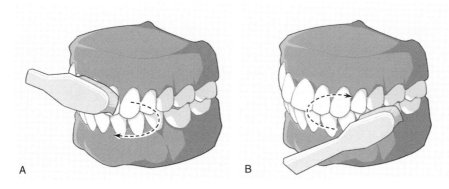

图 4-2 Fones 刷牙法技术要点示意图

（五）电动牙刷的正确使用方法

电动牙刷（electric toothbrush）提高了刷牙的速度和效果。使用电动牙刷之前，要确认刷头紧紧套入到牙刷轴中，避免刷头刷柄松动。刷牙的动作要点是将刷毛倾斜45°角朝向牙龈方向接触牙龈和牙齿交界处，启动电动牙刷，沿着龈缘每2~3秒移动一个牙面。清洁牙齿咬合面时，将牙刷头垂直咬合面放置。注意加强清洁牙列的最远端和舌腭侧。清洁时要注意刷牙顺序，可参考改良Bass刷牙法的刷牙顺序。刷牙时间2分钟。

为了加强刷牙效果，可以通过菌斑染色观察刷牙的盲区，帮助病人了解口内菌斑分布情况及刷牙方法是否有效。菌斑染色在诊室和家庭均可进行。诊室内常用菌斑染色剂为1%~2%品红溶液，使用前先让病人漱口，随后将棉签或小棉球用该溶液浸透后，放置在病人的两颗牙之间位置，稍按压，使该溶液浸渍牙面，避免擦拭的动作。在口腔内停置1分钟后漱口，即可检查病人口内牙菌斑分布情况。家庭用菌斑染色片的使用方法为将染色片咀嚼后用舌舔拭全口牙的唇颊及舌腭面，停置1分钟后漱口，即可观察口内牙菌斑分布情况。

三、牙间隙清洁

牙间隙是牙齿周围食物残渣容易聚集的地方，一般的刷牙方法只能清洁牙齿的颊舌面及咬合面，无法有效清洁牙间隙。如不及时清理牙间隙的残留物，口腔细菌的发酵会使其成为口臭的主要原因之一。牙间隙的清洁工具主要有牙线、牙签、牙间隙刷和冲牙器。牙线主要适用于牙龈乳头未见明显退缩的情况（图4-3A），牙间隙刷可清理牙龈乳头退缩产生的牙间隙（图4-3B），冲牙器可以用于各种牙齿的清洁，相比于牙线和牙间隙刷，其速度快但是清洁效率低。以下分别介绍其使用方法。

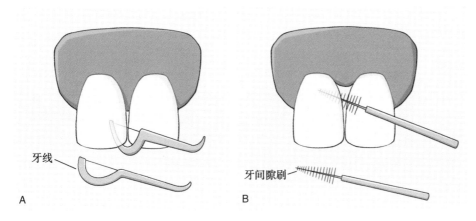

图 4-3 牙间隙清理工具
A. 牙线适用于牙龈乳头未见明显退缩时；B. 牙间隙刷适用于牙龈乳头退缩牙间隙较大时。

（一）牙线的使用方法

牙线（dental floss）一般分为两种，一种是卷轴牙线，一种是牙线棒。

卷轴牙线的使用方法为取一段 20~30cm 的牙线，可以自己前臂长度作为参照。将牙线的两端绕到两手的中指（第二指关节）上，中间留出约 10cm 的距离，使用过程中可通过一只中指松线，另一只中指缠线以更换干净的牙线。然后，用双手的示指或拇指绷紧其中一段牙线，两指之间相距 1~1.5cm，用这一段牙线来清洁牙齿的邻间隙。此外，还可将牙线两端并拢打结，形成一个线圈进行使用。动作要点为，将牙线拉锯式通过接触点，到达牙龈最低位置，将牙线紧贴邻间隙的一侧牙面，呈 C 形包绕牙面，自龈沟向冠方反复移动 3~4 次，以刮除菌斑，随后以同样的方法进行另一牙面的清洁，结束后以水平拉锯式慢慢取出牙线。

牙线棒的使用更为便捷，儿童或老年人可学习牙线棒的使用。其使用方法与卷轴牙线类似。

需要注意以下几点：①牙线的使用需不断练习，并注意使用方法，避免造成牙龈损伤；②牙线的使用应按照一定顺序，避免遗漏，包括最后一颗磨牙的远中面；③每清除完一个区域的菌斑后，应以清水漱口；④在早晚刷牙的基础上，至少保证每晚清洁一次牙间隙，可有效控制菌斑。

（二）牙间隙刷的使用

当出现较大牙缝时，牙线常难以有效清除邻面菌斑及牙间隙内嵌塞的食物，此时可选用合适大小的牙间隙刷（interdental brush）来辅助清洁，对于正畸病人也可用牙间隙刷辅助清洁托槽周围牙面。对于初次使用者，可购买不同型号混合装牙间隙刷以选择适合的型号，其直径以略大于牙间隙为宜。前牙一般使用直型牙间隙刷，后牙一般使用 "L" 型牙间隙刷。

动作要点为将牙间隙刷刷头轻轻放入牙间隙，注意朝向牙冠方向滑入，之后贴合相邻牙面内外拉锯式移动 3~4 次，注意只使用间隙刷的刷毛部分，避免损伤牙龈。使用过程中按照一定顺序依次进行，避免遗漏。需要注意的是牙间隙刷要选择合适的大小，避免过大，不应勉强进入，以免损伤牙龈；当牙间隙较大时，应该注意重点清洁间隙两侧相邻的牙齿表面，在从唇颊侧清理后还可将间隙刷从舌腭侧放入进行双侧清洁。牙间隙刷可重复利用，使用后清水冲洗刷头后放在干燥处，但当间隙刷刷毛出现变形时应及时更换；对于口内排列紧密、牙间隙刷难以放入的部位，还应辅助应用牙线进行邻面清洁。

（三）冲牙器（water flosser）的使用方法

牙齿邻面、种植体周边、矫治器表面和周边的牙菌斑较难清理，电动冲牙器可以有效辅助清洁这些区域。建议每次刷牙前使用冲牙器清洁牙间隙。

首先，应该选择合适的喷嘴，插入安装孔，安装好水箱，并往水箱中加入适量的清水。其次，要选择合适的清洁模式，手持冲牙器将喷嘴伸入口腔内，垂直对准牙缝或牙龈，冲洗两颗牙齿的邻面时，每个牙缝冲洗 2~3 秒，沿着龈缘移动过每颗牙齿的邻间隙，同时稍微张开嘴巴，以使清洁口腔后的水能顺畅流出。清洁完毕后，将水箱里的水倒出，并长按工作键，使喷嘴内的水排空。之后向上拔出喷嘴，置于干燥通风处或放置于收纳盒即可。

四、刷舌

舌体表面的舌苔潜藏了大量细菌和食物残渣，是造成口腔异味的重要原因之一。建议每天对舌苔进行清洁 1~2 次，有助于清新口气。一般刷舌要使用专用的刮舌器或者软毛刷。刮舌器的正确使用方法为：张大嘴，充分暴露舌体；把刮舌器或舌刷放置在舌根部。轻轻向前拉刮到舌尖处，重复多次以达到更好的清洁效果。注意刷舌时用力要轻，不可过猛，避免损伤舌乳头。使用完后用漱口水或清水漱口，并清洗刮舌器，刷头朝上，放置在通风干燥处。刮舌器可重复使用。

五、龈上洁治术、龈下刮治术、喷砂和抛光

牙菌斑、牙石等局部刺激因素是诱发牙周病的主要原因。在临床上，用机械性方法清除菌斑、牙

石是预防和治疗牙周疾病的重要手段,这些方法主要包括龈上洁治(supragingival scaling)、龈下刮治(subgingival scaling)、根面平整和喷砂抛光等。

龈上洁治是指用洁治器械去除龈上牙石、菌斑和色素,并磨光牙面,以延迟菌斑和牙石再沉积。临床上主要利用超声波/声波工作尖进行,也可以用手工洁治器进行。龈上洁治并非为了美观,更多的是为了牙齿健康。因此,一定要到正规医疗机构,经医生检查后再根据情况进行处理。

龈下刮治和根面平整用于去除位置比较深、被牙龈覆盖区域的龈下牙石。龈下刮治是指用比较精细的刮治器,去除位于牙周袋内根面上的龈下牙石和菌斑。根面平整则指进一步去除嵌入牙骨质中的牙石和内毒素等污染物,使牙根面变得光滑平整。其既可用超声器械进行,也可由手工器械完成。种植体的龈下刮治需要采用特殊类型刮治器。

喷砂抛光是把空气、水和砂粉混合后,以一定压力喷至牙面,从而去除牙面上的菌斑和色素。喷砂抛光舒适度相对较好,既适用于烟斑、色素多的牙齿,也适用于炎症较轻牙齿的菌斑去除。注意伴有呼吸系统疾病、传染病的病人需要慎重使用喷砂抛光。

口腔健康是全身健康的基础。对于牙龈炎病人,一般采用龈上洁治结合喷砂抛光即可帮助其恢复牙周健康。而对于牙周炎病人,往往需要在龈上洁治和喷砂抛光的基础上,进行龈下刮治、根面平整来彻底去除局部刺激物。恢复健康是牙周治疗的第一步,而健康的维持则有赖于通过刷牙、牙缝刷、牙线和冲牙器等工具保持局部的清洁,但即使非常努力地去维护口腔卫生,依然会有菌斑牙石残留下来。因此,需要定期就诊,医生会通过洁治、刮治或者喷砂抛光等手段去除病人自身不能去除的牙面沉积物,并且会根据每个病人自身情况制订个性化的维护周期。

第二节　口腔保健

要点:

1. 口腔保健关键在于定期进行口腔健康检查、纠正不良习惯、消除口腔卫生的不利因素、适当应用氟化物预防龋齿、合理营养和注意防护环境中的危害物质。

2. 妊娠期妇女应注意加强口腔卫生保健。

3. 婴幼儿和儿童应注意使用氟防龋,青春期青少年应注意及时就医诊治牙龈炎。

4. 老年人、糖尿病病人、心血管疾病病人等应该加强口腔卫生,及时诊疗既有口腔疾病。

2016 年 9 月,世界牙科联盟推出新的“口腔健康(oral health)”定义,口腔健康是多方面的,包括但不限于能够讲话、微笑、闻味、品尝、接触、咀嚼、吞咽和通过面部表情自信地表达情绪,而且应该没有任何痛苦和不适感,没有颅面复合体疾病。口腔健康是人体健康和身心安康的基本组成部分,受个人和群体的价值观与态度所影响,反映对生活品质至关重要的生理、社会和心理特征,受个人体验、观念和预期变化以及环境适应能力的影响。新的口腔健康理念强调口腔健康不是孤立存在的,而是应纳入更加广泛的综合健康框架中。口腔健康与人民的生活质量息息相关。本节主要介绍口腔保健的相关知识。

一、健康人群的口腔保健

为实现口腔健康,必须坚持预防为主的思想,创造有利于口腔预防保健的条件,纠正不良的口腔卫生习惯,清除可能的致病因素。在疾病发生之前或发现有发病趋势时,立即给予适当防护,以预防和控制口腔疾病的发生。

(一)定期口腔健康检查

定期口腔检查,了解受检查者口腔卫生状况及口腔常见病流行情况,达到“有病早治,无病预防”的目的。建议每 6~12 个月检查口腔情况,及时预防并治疗相关的疾病。

（二）纠正不良习惯

口腔不良习惯，如吐舌、口呼吸、吮唇等，会影响牙齿的正常排列和颌骨的正常发育。生理状态下，舌向外的推力和唇颊向内的力形成平衡，这是保障正常发育的基础。如果存在不良习惯且改变了这一平衡，口颌系统发育可能会出现异常。下列不良习惯应该予以早期纠正。

第一，偏侧喂奶。长期偏一侧喂奶，可能造成婴儿颌骨发育不均衡。

第二，单侧咀嚼。长期只用一侧咀嚼，会导致双侧生理刺激不均衡，造成非咀嚼侧组织衰退，发育不良，且缺乏自洁作用导致牙石堆积，产生牙周疾病。需要注意，单侧咀嚼可能是由于存在牙齿疾病，为了规避疼痛不适导致的，建议就医检查，祛除病因后一般可纠正。

第三，口呼吸。长期口呼吸会造成上牙弓狭窄、上腭高拱、上前牙前突、唇肌松弛、上下唇不能闭合，形成开唇露齿，导致口腔黏膜干燥和牙龈增生。口呼吸可能与鼻呼吸道阻塞有关，建议进行相关检查，祛除病因。

第四，吮唇、咬舌、咬颊。常吮下唇可形成前牙深覆𬌗，吮上唇可形成反𬌗，咬舌可形成开𬌗，咬颊可影响后牙牙位及上下颌颌间距离。其可能与儿童的心理压力等有关，需要加强关注儿童的心理需求。

第五，咬笔杆、咬筷子、吮手指。这些习惯可能导致上前牙唇侧移位，下前牙舌侧移位，造成牙位不正。

第六，吸烟。吸烟会影响局部的血液循环，抑制免疫细胞的防御功能，是牙周病的重要危险因素。因此，戒烟是牙周病治疗和预防的重要组成部分。

第七，其他。如长期一侧睡眠、硬物作枕、睡前吃糖果甜食均会造成不良后果，应及时纠正。

（三）消除口腔卫生的不利因素

牙面的窝沟点隙是龋病的好发部位，应该及时涂布窝沟封闭剂，预防龋病发生。多生牙、阻生牙和错位牙等，可造成口腔错𬌗畸形及其他病变，应根据情况及时拔除或矫治。乳牙过早脱落的间隙，需要视情况制作间隙保持器，以防引起邻牙移位或对颌牙过度伸长。缺失牙要及时修复，无保留价值的残冠、残根要及时拔除。

（四）适当应用氟化物（fluoride）预防龋齿

目前，氟的应用形式主要有 3 种，即社区应用（如氟水、氟盐和氟奶）、专业医生应用（如氟凝胶、氟化涂料）和自主应用（牙膏和漱口水）。不同方法结合应用可实现最好效果，如氟水和含氟牙膏的配合使用。但需要注意的是，氟的全身应用方式仅限使用氟水、氟盐、氟奶、氟片等中的一种，应该避免重复使用全身应用的氟方案。

含氟牙膏是目前最经济、有效的氟应用方式，具体用法用量请参考本章第一节刷牙中的牙膏选择部分。氟凝胶或氟化涂料需要专业医生辅助进行，对于 3 岁以上的儿童和青少年以及龋病高危的成年人可以通过定期就诊，以涂布氟凝胶或氟化涂料的方式预防龋齿。氟漱口水也是常用的防龋措施，但是 6 岁前的儿童禁止使用，6 岁以上儿童需要在成人监管下使用，以避免吞咽漱口水。

（五）合理营养

合理的营养有助于保障口腔健康，预防口腔疾病的发生。第一，建议在胎儿期、婴幼儿期、少儿期要特别注意钙、磷、维生素和微量元素氟的供应。第二，建议注意食物的物理性质，注意多吃较粗糙和有一定硬度的食物，增加口腔自洁作用和对牙龈的按摩，同时强化通过咀嚼产生的生理性刺激，以增强牙周组织的抗病能力。第三，适当控制吃糖和精制的碳水化合物，教育儿童在两餐之间应少吃或不吃糖果、糕点，特别是睡前应禁吃甜食。

（六）改善劳动环境

对于接触酸雾、铅、汞等有害物质的人群，必须注意改善劳动环境，如增添密封设备，定向通风，穿防毒隔离衣，戴防护面罩和手套等，以隔绝或减少有害物质与人体的接触，维护口腔和全身健康。

二、特定人群的口腔保健

从社会人群的流行病学状况考虑,不同人群有其各自的特点,对口腔保健需要也有其特殊性。例如,妊娠期女性容易患龈炎,幼儿模仿能力强,但是动手能力差,学龄前儿童、青少年易患龋,青春期牙周健康问题较普遍等。因此,本部分针对几个特定人群的口腔保健给出一些建议。

(一)妊娠期女性的口腔保健

妊娠期女性的口腔保健需要关注母亲激素水平等生理变化导致的疾病易感性改变和提供充足的营养保证胎儿的正常生长发育。妊娠准备期建议进行口腔的全面健康检查,早期发现口腔疾病并适时处理,建议进行牙周疾病的治疗并恢复健康的牙周,以预防妊娠期龈炎的发生、牙周炎的快速进展和牙龈瘤的发生。

妊娠期初期(1~3个月)应当摄取优质蛋白质、足够的钙磷和维生素 A 等,加强预防风疹等病毒感染,不使用安眠、镇静类药物,一般仅限于处理急症。

妊娠中期(4~6个月)应加强对无机盐、维生素 A 和 D 的摄取指导。该时期是治疗口腔疾病的适宜时期,注意拍摄 X 线片时做好盆腔和腹部的防护。

妊娠后期(8~9个月)应避免全身麻醉以防止造成早产。

(二)婴幼儿和儿童的口腔保健

婴儿自 6 个月左右第一颗牙齿萌出,应该在 6~12 个月做第一次口腔检查,以发现、中止或改变不利于口腔健康的做法,积极进行预防措施,如氟化物、喂养方法和菌斑的去除。2 岁以前的儿童建议父母采用纱布和大米粒大小的含氟牙膏帮助其维护口腔卫生。2~6 岁儿童可采用黄豆粒大小的含氟牙膏在父母的监督下刷牙。6~13 岁由于牙齿的更替可能会出现疼痛、牙龈水肿、乳牙滞留等情况,需及时就医检查。该时期注意防止饮食过于精细导致乳牙滞留,不能自行脱落。儿童刷牙方法可采用前述的 Fones 刷牙法。乳磨牙、第一恒磨牙和第二恒磨牙的萌出后易患龋病,建议于 3 岁、6 岁和 13 岁及时进行窝沟封闭。

(三)青少年的口腔保健

青春期青少年由于体内激素水平的变化会导致其容易产生牙龈炎等疾病,建议定期就医进行龈上洁治,并采用正确的刷牙方法进行口腔卫生的维护。另外,该时期也是龋病的好发时期,如有牙齿疼痛不适,建议及时就医,早发现、早诊断、早治疗,以取得最好的效果。青少年处于生长发育的高峰期,组织重塑活跃,是错𬌗畸形的良好矫治时期。

(四)难以进行口腔卫生维护人群的口腔保健

高龄老人、残疾人等丧失了部分或全部的自我口腔保健能力的人群,应该加强辅助其进行口腔卫生。有研究表明,对于吞咽困难的脑卒中人群,刷牙和漱口有助于病人的康复,建议其自身或陪护人员辅助采用电动牙刷和冲牙器维持其口腔卫生。

(五)糖尿病病人的口腔保健

糖尿病已被公认为与牙周炎具有密切的双向相关关系。控制不好牙周炎也难以控制好血糖,反之控制好牙周炎有利于血糖的控制。糖尿病病人龈沟的高糖状态是细菌增殖的温床,其临床症状上具有炎症反应重、难以控制、深牙周袋多、进展快,且容易产生牙周脓肿的特点。如果存在以上症状,建议尽快到口腔科就诊处理。需要提醒新确诊的糖尿病病人,牙周炎的检查是糖尿病治疗中的一部分。糖尿病病人应加强牙周的检查和治疗,每 3~6 个月需要进行一次牙周检查维护。

(六)心血管疾病、凝血机制异常、传染性疾病病人、肿瘤病人等

这些系统性疾病病人在发生口腔疾病时,其疾病的诊疗需要更加谨慎且风险相对较高。应该提醒心血管疾病病人,牙周炎可能对心血管疾病有负面影响,可能增加心血管疾病事件的风险,有效的牙周治疗可能对心血管健康有积极影响。医生应该询问病人是否曾患牙周炎及是否进行了适当的治疗和维护。如果存在牙龈出血、牙齿松动、牙齿间距变大移位、口腔异味、牙龈脓肿或牙龈化脓等阳性

征兆,应建议他们立即进行牙周评估。对于已康复病人,建议每年进行口腔检查。

 思考题

1. 儿童应该如何维护口腔卫生?
2. 健康人群可以通过哪些措施做好口腔卫生保健?
3. 特定人群的口腔卫生保健需要注意什么?

(葛少华)

第五章

牙体牙髓病

牙体牙髓病学是研究牙体硬组织、牙髓和根尖周组织疾病的病因、发病机制、生理病理、临床表现、诊断、治疗及转归的一门学科。牙体牙髓病主要包括龋病、牙体硬组织非龋性疾病、牙髓根尖周病等,是人类最常见的口腔疾病之一。

第一节 龋 病

要点:

1. 龋病是一种牙体硬组织的慢性细菌性疾病。从早期的白垩斑,逐渐发展到浅龋、中龋、深龋,龋病发展是一个连续的过程。

2. 易感的宿主、口腔细菌、产酸的食物和足够的时间是龋病的四个重要因素,即龋病病因的四联因素学说。

3. 为了终止病变发展,保护牙髓,恢复牙齿形态和功能,针对龋损的具体情况,采用复合树脂粘接修复术、再矿化治疗等不同的治疗方法。

龋病(dental caries or tooth decay)是在以细菌为主的多种因素影响下,牙体硬组织发生慢性进行性破坏的一种疾病。

龋病是人类常见、多发的口腔疾病,在各种口腔疾病的发病率中,龋病位居前列。但由于其病程长、进展缓慢,一般情况下不危及生命,因此不易受到人们重视。实际上,龋病病变向牙体深部发展后,可引起牙髓病、根尖周病、颌骨炎症等一系列并发症,以致严重影响全身健康。随着牙体硬组织的不断破坏,可逐渐造成牙冠缺损,成为残根,最终导致牙缺失,破坏咀嚼器官的完整性,不仅影响消化功能,而且在童年时期可影响牙颌系统的生长发育,使人体健康素质下降。此外,龋病及其继发病作为一个牙源性病灶,可引起相邻器官或远隔脏器疾病。

一、病因

(一)龋病四联因素学说

龋病是一种由多因素引起的口腔细菌性疾病,易感的宿主、口腔细菌、产酸的食物和足够的时间是龋病的四个重要因素,四个因素相互作用,缺一不可,即龋病病因的四联因素学说(图 5-1)。只有四种因素同时存在,龋病才会发生。

1. 宿主因素 宿主因素是指个体对龋病的易感程度,包括全身状况、牙的形态、牙列结构、唾液成分和流速流量等。

2. 细菌因素 细菌是龋病发生的主要因素,没有细菌不会发生龋病。未萌出的牙齿不会发生龋病,只

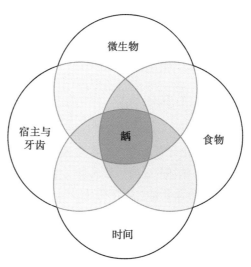

图 5-1 龋病的四联因素

有当牙齿暴露到口腔微生态环境中才会发生龋病。

龋病是多种微生物在特殊的微生态环境下共同作用的结果,细菌被定义为致龋菌,必须符合以下基本条件:①具有强的表面黏附力;②产酸力强;③耐酸力强,在酸性环境中能够生存和代谢;④能合成胞内多糖、胞外多糖。目前认为致龋菌主要有链球菌属、乳杆菌属、放线菌属等。

3. 食物因素　随着人类进化,食物逐渐精细,碳水化合物的摄入量增加,也增加了龋病的发病机会。碳水化合物类食物,尤其是蔗糖在龋病发病中具有重要地位,糖的致龋作用与其种类、摄入量和摄入频率有关。粗制食物不易黏附在牙面,具有良好的清洁作用,有一定的抗龋力。

4. 时间因素　龋病发病的每个过程都需要时间。从清洁的牙面上形成获得性膜到细菌黏附形成牙菌斑生物膜,从细菌代谢碳水化合物产酸到造成牙釉质脱矿等均需要一定时间。时间因素还包括牙萌出之后的时间、碳水化合物滞留于牙面上的时间等。

(二)龋病微生态学说

龋病微生态学说(图 5-2)认为定植在人口腔的细菌多为口腔常驻菌,在生长发育过程中与人形成了良好的生态关系。健康状态下,牙菌斑生物膜中的产酸、耐酸菌,如变异链球菌,与其他产碱共生菌,如血链球菌、唾液链球菌等维持着生理动态平衡,牙菌斑生物膜内细菌产酸代谢与产碱代谢平衡时,不发生龋病。当局部、全身、环境等因素改变,如全身系统性疾病、口腔卫生差、长期频繁进食甜食、口腔产酸耐酸菌过度生长、牙菌斑生物膜内酸性代谢产物堆积,竞争性抑制牙菌斑生物膜内不耐酸的产碱共生菌生长,可导致口腔微生态失衡,口腔内 pH 持续降低至临界 pH(5.5)以下,牙体硬组织脱矿再矿化的平衡破坏,可最终导致牙体硬组织持续脱矿,形成肉眼可见的龋洞。

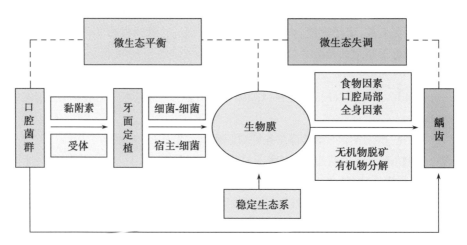

图 5-2　龋病病因微生态学说

龋病微生态学说科学地解释了为什么同样存在牙菌斑生物膜、口腔微生物和碳水化合物,而只有部分人患龋病的现象。

二、临床表现

龋病(图 5-3)的临床特征为患牙硬组织发生色、形、质的渐进性变化,患牙逐渐出现感觉异常。

病变由牙釉质侵入牙本质,组织不断被破坏、崩解而逐渐形成龋洞。龋损破坏程度不同,临床表现不一。龋坏的牙齿一般无自发性疼痛,但对冷、热或酸、甜刺激敏感,有时会有难忍的酸疼。

1. 色泽变化　龋坏的牙表面色泽改变是临床上最早出现的变化,病变的早期呈现白垩色,病损区着色则会呈棕黄色或黑褐色。病损进一步发展,在窝沟处表现为浸墨样改变,提示龋损深度达到了牙本质层,实际的病损区范围甚至超过呈现色泽改变的区域。

2. 外形改变　病变不断进展,牙体硬组织不断被破坏、崩解而逐渐形成龋洞,这是龋病最显著的临床特征。

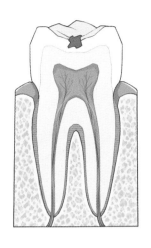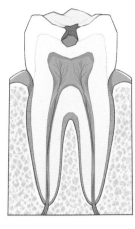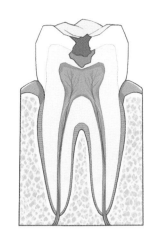

图 5-3　龋病

3. 质地改变　由于硬组织遭到破坏,龋洞中充满感染脱矿组织和食物残渣。脱矿的牙体硬组织质地松软,探诊时容易与正常牙体组织区别。

4. 感觉变化　仅波及牙釉质的早期龋损,患牙没有疼痛和不适的症状。当龋坏进展到牙本质层形成龋洞时,患牙会出现对冷热刺激敏感,饮食时食物嵌塞或食物嵌入龋洞时疼痛等症状,但均为一过性表现,刺激消失,症状随之消失。

三、分类

(一) 按龋损深度分类

根据病变侵入深度可分为浅龋、中龋和深龋。这一分类方法在临床上最为适用。

1. 浅龋(superficial caries)　是指局限于牙釉质或牙骨质的龋,一般无自觉症状,仅在检查时发现局部有颜色改变。

2. 中龋(intermediate caries)　是指发生于牙本质浅层的龋,除了颜色变化外,大多有冷、热、酸、甜敏感症状。

3. 深龋(deep caries)　是指龋损已发展到牙本质深层,此时刺激症状明显,检查时常可见较深的龋洞。

(二) 按发病情况和进展速度分类

这种分类方法有利于对病人的整体情况综合考虑,有利于及时采取有针对性的治疗和干预措施。

1. 慢性龋(chronic caries)　进展慢,龋坏组织染色深,呈黑褐色,病变组织较干硬,又称干性龋。一般龋病都属此种类型。

龋病发展到某一阶段时,由于病变环境发生变化,隐蔽部位变得开放,原有致病条件发生了改变,龋病不再继续进行,损害保持原状,这种特殊龋损称为静止龋(arrested caries),静止龋也属于一种慢性龋。

2. 急性龋(acute caries)　多见于儿童或青年人。病变进展较快,病变组织颜色较浅,呈浅棕色,质地较软且湿润,很容易用挖器剔除,又称湿性龋。

猖獗龋(rampant caries)是急性龋的一种类型,病程进展很快,多数牙在短期内同时患龋,常见于颌面及颈部接受放射治疗的病人,又称放射性龋(图 5-4)。舍格伦综合征病人及一些

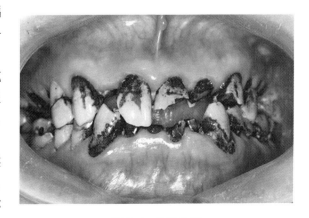

图 5-4　放射性龋

有严重全身性疾病的病人,由于唾液分泌量减少或未注意口腔卫生,亦可能发生猖獗龋。

3. 继发龋(secondary caries)　龋病治疗后,由于充填物边缘或窝洞周围牙体组织破裂,形成菌斑滞留区,或修复材料与牙体组织不密合,留有小的缝隙,也可因治疗时未将病变组织除净再发展而成。继发龋比较隐蔽,单纯临床检查有时不易查出,需借助 X 线检查。

（三）按龋病损害的解剖部位分类

龋病好发于窝沟、邻面、牙颈部等难以自洁的部位。根据牙齿解剖部位对龋病敏感性分类也是最常见和最简单的分类方法。

1. 窝沟龋和平滑面龋　窝沟龋限指磨牙和前磨牙咬合面、磨牙颊面沟和上颌前牙舌面的龋损。窝沟龋损呈锥形,底部朝牙本质,尖向牙釉质表面,龋病早期,牙釉质表面无明显破坏,具有这类临床特征的龋损又称潜行性龋。

除窝沟外的牙面发生的龋病损害称为平滑面龋。平滑面龋可进一步分为两个亚类:发生于近远中接触点处的损害称为邻面龋;发生于牙颊或舌面,靠近釉牙骨质界处的损害为颈部龋。牙釉质平滑面龋损呈三角形,其底朝牙釉质表面,尖向牙本质。

2. 根面龋　在根部牙骨质发生的龋病损害,称为根面龋,常发生于牙根的颊面和舌面。这种类型的龋病损害主要发生于牙龈退缩、根面外露的牙,常见于老年人。

四、防治原则

龋病的治疗目的是终止病变发展,保护牙髓,恢复牙齿的形态和功能,维持与邻近解剖结构的正常关系。因此,针对不同的龋损可以采取不同的治疗方法,包括非手术治疗和修复性治疗。

非手术治疗是采用药物或再矿化等技术终止或消除龋病的治疗方法。非手术治疗主要适用于早期龋或静止龋,包括采用氟化物、硝酸银等终止或消除病变的化学药物治疗,或者采用人工方法使脱矿的牙釉质或牙骨质再次矿化,恢复其硬度的再矿化治疗(remineralizative therapy),以及一种阻止早期龋发展的新技术——渗透树脂治疗(resin infiltration)。修复性治疗是通过牙体手术清除已经病变的牙体组织或失去支持的牙体组织以及细菌,将牙体制备成具有一定形状的窝洞,使充填体能够长期保持而不松动脱落。为了使牙体组织和充填体能够承受一定的咀嚼压力,需选用适当的材料,采用充填治疗,或选择嵌体、冠修复方式以恢复牙齿的形态与功能。

龋病是进行性发展的疾病,龋病的治疗应针对病因采取积极有效的控制牙菌斑措施,阻止龋病的发展和蔓延,还应充分了解病人整体口腔情况,对病人进行口腔卫生宣教,指出病人口腔卫生行为中存在的问题,并给予积极的指导。同时还需要定期随访、防止复发。

第二节　牙体硬组织非龋性疾病

要点:

1. 牙体硬组织非龋性疾病包括牙发育异常、着色牙、牙外伤、牙慢性损伤和牙本质敏感症。

2. 氟牙症是内源性着色牙的一种,为慢性氟中毒早期最常见且突出的症状,表现为同一时期萌出牙的牙釉质上有白垩色到褐色的斑块。

3. 楔状缺损是一种非龋性牙颈部慢性损伤。典型的缺损呈楔形,往往发生在同一病人的多颗牙上。

4. 牙外伤是指在突然的机械外力作用下,牙体硬组织、牙髓或牙周组织发生急性损伤的一种疾病,包括不同程度的冠折、根折或冠根联合折。

牙体硬组织非龋性疾病是除了龋病以外的牙体硬组织疾病的总称。

一、氟牙症

氟牙症（dental fluorosis）（图 5-5）又称氟斑牙或斑釉牙（mottled enamel），具有地区性分布特点，为慢性氟中毒早期最常见且突出的症状。我国氟牙症流行区很多，如黑龙江、内蒙古、宁夏、陕西、山西、甘肃、河北、山东、贵州、福建等地都有慢性氟中毒区。氟中毒除了影响牙齿外，严重者可同时患氟骨症。

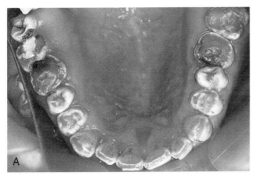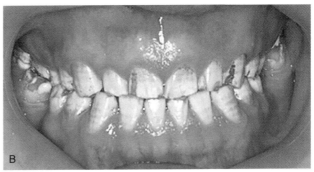

图 5-5　氟牙症

（一）病因

水中氟含量过高是本病的病因。一般认为水中含氟量以 0.000 1% 为宜，该浓度既能有效防龋，又不致发生氟牙症。饮用水是摄入氟的一个最大来源。水氟的最适浓度主要取决于当地的年平均最高气温，美国为 0.000 07%~0.000 12%，广州约为 0.000 07%。我国地域辽阔，南北气温相差甚大，因此不能只有一个适宜浓度，故我国现行水质标准氟浓度为 0.000 05%~0.000 1%。

食物中氟化物的吸收，取决于食物中无机氟化物的溶解度以及钙的含量。如加入钙的化合物，则氟的吸收就显著减少。

另外，能否发生氟牙症还取决于过多氟进入人体的时机。氟主要损害牙釉质发育期牙胚的成釉细胞。因此，过多的氟只有在牙发育矿化期（6~7 岁之前）进入机体，才能发生氟牙症。

（二）临床表现

1. 氟牙症临床表现的特点是在同一时期萌出牙的牙釉质上有白垩色到褐色的斑块，严重者还并发牙釉质的实质缺损。临床上常按其程度分为白垩型（轻度）、着色型（中度）和缺损型（重度）3 种类型。

2. 氟牙症多见于恒牙，发生在乳牙者甚少，程度亦较轻。这是由于乳牙的发育分别在胚胎期和婴儿期，而胎盘对氟有一定的屏障作用。

3. 氟牙症患牙对摩擦的耐受性差，但对酸蚀的抵抗力强。

4. 严重的慢性氟中毒病人，可有骨骼的增殖性变化，骨膜、韧带等均可钙化，从而产生腰、腿和全身关节症状。急性中毒症状为恶心、呕吐、腹泻等。

（三）防治原则

预防氟牙症的基本原则是在牙发育矿化期限制摄入过量的氟，最理想的预防方法是选择含氟量适宜的水源。

对于无实质性缺损的氟牙症，前牙可采用脱色法，后牙可不予处理；对于有实质性缺损的氟牙症，可采用复合树脂粘接修复，重者也可采用贴面、全冠修复等方法处理。

二、四环素牙

四环素类药物引起牙着色称为四环素牙（tetracycline pigmentation teeth）（图 5-6）。目前，随着四环素类药物使用的减少,这类疾病的发病已逐渐少见。

（一）病因

在牙的发育矿化期,服用的四环素类药物可被结合到牙组织内,使牙着色。牙初呈黄色,在阳光照射下则呈明亮的黄色荧光,以后逐渐由黄色变成棕褐色或深灰色。四环素还可在母体通过胎盘引起乳牙着色,前牙比后牙着色明显,乳牙比恒牙着色明显。

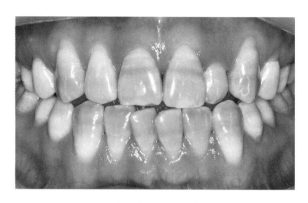

图 5-6　四环素牙

四环素对牙着色和牙釉质发育不全的影响与下列因素有关:①四环素类药物本身的颜色,如地美环素呈镉黄色,土霉素呈柠檬黄色;②降解而呈现的色泽,四环素对光敏感,可以在紫外线或日光下变色;③四环素在牙本质内,因结合部位的深浅而使牙本质着色的程度有所不同,当着色带越靠近釉牙本质界时,越易着色;④与牙釉质本身的结构有关,在严重牙釉质发育不全、牙釉质完全丧失时,牙本质着色明显;如果轻度牙釉质发育不全,牙釉质呈白垩色时,可遮盖着色的牙本质,反而使牙色接近正常。

（二）临床表现

四环素对牙的影响主要是着色,有时也合并牙釉质发育不全。根据四环素牙着色程度和范围,四环素牙可分为以下 4 种类型。

1. 轻度四环素着色　整个牙面呈现黄色或灰色,且分布均匀,没有带状着色。

2. 中度四环素着色　着色牙由棕黄色至黑灰色。

3. 重度四环素着色　牙表面可见到明显的带状着色,颜色呈黄-灰色或黑色。

4. 极重度四环素着色　牙表面着色深,严重者可呈灰褐色,任何漂白治疗均无效。

（三）防治原则

为防止四环素牙的发生,妊娠和哺乳期妇女以及 8 岁以下儿童不宜使用四环素类药物。着色牙可通过光固化复合树脂修复、瓷冠修复、贴面或漂白等方法进行治疗。

三、楔状缺损

楔状缺损（wedge-shaped defect）（图 5-7）是指发生在牙齿唇、颊面颈部的慢性硬组织缺损。典型的缺损由两个夹面组成,口大底小,呈楔形。楔状缺损往往发生在同一病人的多颗牙上。

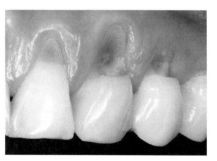

图 5-7　楔状缺损

（一）病因

楔状缺损是由牙颈部解剖结构薄弱、应力疲劳、横刷牙磨损和酸蚀等综合作用在牙颈部形成的楔形缺损。其病因包括内、外两方面。

1. 内因　当釉牙骨质界表现为牙釉质和牙骨质端端相接或不相连时,牙本质极易受到物理和化学因素的破坏。加之牙齿受力时,应力集中于牙颈部。长期应力集中会导致牙齿硬组织疲劳。颈部的牙釉质薄,甚至缺如,加之被龈沟包绕,龈沟内有酸性渗出物,这些因素使牙颈部硬组织的破坏更易发生。

2. 外因　刷牙不当与楔状缺损有密切关系:①不刷牙的人较少发生楔状缺损,横向刷牙者,常有严重的楔状缺损;②楔状缺损不发生在牙齿的舌面;③唇向错位的牙楔状缺损常比较严重;④楔状缺损的牙常伴有牙龈退缩,牙根暴露。

（二）临床表现

楔状缺损与年龄相关,即年龄越大,缺损越重。病人多有横刷牙习惯。常以口角附近的牙齿(尖牙、前磨牙)为重。按其缺损深度,可分为浅、中、深三类。

1. 浅　损害局限在釉牙本质界或牙本质浅层内,可有轻度敏感症状。

2. 中　损害深度在牙本质中层或深层。遇到冷、热、酸、甜等刺激时,可有敏感症状。临床检查可见典型的表现:缺损大致由两个夹面组成,口大底小,缺损处质地坚硬,表面光滑,边缘整齐,无染色。

3. 深　可导致牙髓腔暴露甚至牙齿的横向折断,出现牙髓病、根尖周病的相应症状。

（三）防治原则

1. 治疗

（1）缺损不深、症状不明显者可以不做处理。

（2）有过敏症状可做脱敏治疗。

（3）缺损较深者可行充填修复。

（4）缺损达到牙髓腔,有牙髓感染或根尖周病时,应做相应的牙髓根尖周病的治疗。

（5）已经或几乎导致牙齿横折者,可在根管治疗术完成后行桩核冠。根管治疗术(root canal therapy,RCT)是通过专用器械和方法对根管进行清理、成型,采用有效药物对根管进行消毒灭菌,最后严密充填封闭根管,并行冠方修复,以达到控制感染,防止再感染,促进根尖周病变愈合,保留患牙的一种治疗方法。RCT 是目前治疗牙髓病和根尖周病的最有效、最常用的方法。

2. 预防

（1）正确刷牙:正确地选用牙膏、牙刷,采用正确的刷牙方法。

（2）戒除不良习惯:避免咬异物、硬物等不良习惯。

（3）调整咬合:消除高耸牙尖、锐利边缘。必要时通过正畸、修复等方法恢复咬合关系。

四、牙外伤

牙外伤(dental trauma)是指在突然的机械外力作用下,牙体硬组织、牙髓或牙周组织发生急性损伤的一种疾病。

（一）牙震荡

牙震荡(concussion of the teeth)指牙周膜的轻度损伤,通常不伴牙体组织的缺损。

1. 病因　较轻外力,如在进食时骤然咀嚼硬物或较轻的外力撞击等所致。

2. 临床表现　伤后患牙有伸长不适感,轻微松动和叩痛,龈缘还可有少量出血。若做牙髓活力测验,其反应不一。通常受伤后无反应,而在数周或数个月后反应开始恢复。

3. 治疗原则　1~2 周内应使患牙休息。必要时降低咬合以减轻𬌗力负担。松动的患牙应固定。受伤后 1 个月、3 个月、6 个月、12 个月应定期复查。

（二）牙脱位

牙受外力作用而脱离牙槽窝者称为牙脱位(dislocation of the teeth)。由于所受外力的大小和方向不同,牙脱位可表现为部分脱位和完全脱位。部分脱位又可分为脱出性脱位、侧向脱位和嵌入性脱位。

1. 病因　外力作用。

2. 临床表现　可表现为部分脱位和完全脱位,部分脱位包括①脱出性脱位:牙齿沿其长轴向切端部分脱出,有伸长,常有疼痛、松动及龈沟内出血,X 线片示患牙根尖区牙周膜间隙明显增宽;②侧向脱位:牙齿偏离其长轴向侧向移位,由于牙齿与牙槽窝的锁结关系,牙齿常不松动,叩痛明显,X 线片示患牙近中、远中两侧牙周膜间隙不对称;③嵌入性脱位:牙齿沿其长轴向牙槽骨深部嵌入,患牙临床牙冠变短,牙齿常不松动,X 线片示牙周膜间隙变小或消失。

完全脱位指牙齿完全脱出牙槽窝,探查牙槽窝内空虚,可伴牙槽窝骨壁骨折,常见牙龈撕裂、出血。

3. 治疗原则　保存患牙是治疗牙脱位应遵循的原则。

(1)部分脱位牙:应在局麻下复位,结扎固定4周。术后3个月、6个月和12个月进行复查,若牙髓坏死,应及时行根管治疗。如为嵌入性的牙脱位,应在复位后2周行根管治疗,对于发生嵌入性脱位的年轻恒牙,不可强行拉出复位,任其自然萌出是最可取的处理方法,一般在半年内患牙可萌出到原来的位置。

(2)完全脱位牙:如能在30分钟内再植,多可避免牙根吸收。因此,牙脱位后应立即将牙放入原位,如牙已落地污染,应就地用生理盐水或无菌水冲洗,然后放入原位。如果不能即刻复位,可放在盛有牛奶、生理盐水或自来水的杯子内。如无条件可将患牙置于病人的舌下或口腔前庭处。切忌干藏,并尽快到医院就诊。对完全脱位牙,还应根据病人年龄、离体时间作出具体的处理方案。

1)根尖发育完成的脱位牙:若就诊迅速或复位及时,应在术后3~4周再行根管治疗术。一般牙再植后3~4周,松动度减少,而炎症性吸收又正好于此时开始。所以再植后3~4周行根管治疗是最佳时期。

如果脱位在2小时以后再就诊者,牙髓和牙周膜内细胞已坏死,只能在体外完成根管治疗术,并经根面和牙槽窝刮治后,将患牙植入固定。

2)年轻恒牙完全脱位:若就诊迅速或自行复位及时者,牙髓常能继续生存,不要贸然拔髓。若就诊不及时或拖延复位时间,则只能在体外完成根管治疗术,搔刮根面和牙槽窝后再植,预后欠佳。

(三)牙折

1. 病因　外力直接撞击,是牙折的常见原因。

2. 临床表现　按牙的解剖部位可分为冠折、根折和冠根联合折3型。就其损伤与牙髓的关系而言,牙折又可分为露髓和未露髓两大类。

(1)冠折(crown fracture)(图5-8):前牙可分为横折和斜折;后牙可分为斜折和纵折。

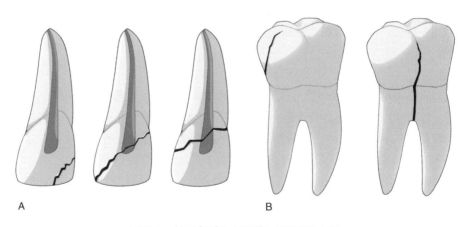

图5-8　前牙(A)和后牙(B)冠折示意图

(2)根折(root fracture)(图5-9):外伤性根折多见于牙根完全形成的成熟恒牙,因为年轻恒牙的支持组织不如牙根完全形成后牢固,在外伤时常被撕脱或脱位,一般不致引起根折。根折按其部位可分为颈侧1/3、根中1/3和根尖1/3。

(3)冠根联合折:以斜行冠根折多见,牙髓常暴露。

3. 治疗原则

(1)冠折:缺损少,牙本质未暴露的冠折,可将锐缘磨光。牙本质已暴露并有轻度敏感者,可行脱敏治疗。敏感较重者,用临时材料粘固,待有足够修复性牙本质形成后(6~8周),再用复合树脂修复牙冠形态。

（2）根折：根折的治疗首先应是促进其自然愈合，即使牙没有明显的松动，也应尽早用夹板固定，以防活动。根中 1/3 折断一般为拔牙适应证，而根尖 1/3 折断可经治疗后观察。一般认为根折越靠近根尖，预后越好。

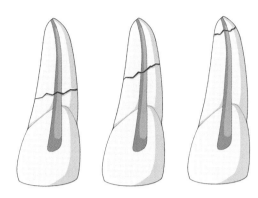

图 5-9　根折示意图

1）对根尖 1/3 折断，在许多情况下只行夹板固定，无须牙髓治疗，但当牙髓有坏死时，则应迅速进行根管治疗术。

2）对根中 1/3 折断可用夹板固定，如牙冠端有错位时，在固定前应复位。每个月应复查 1 次，检查夹板是否松脱，必要时可更换夹板。复查时，若牙髓有炎症或坏死趋势，则应行根管治疗术。根中 1/3 折断通常预后不佳，也可考虑拔除。

3）颈侧 1/3 折断并与龈沟相交通时，将不会出现自行修复。如折断线在龈下 1~4mm，断根不短于同名牙的冠长，牙周情况良好者可选用：①切龈术，使埋藏于软组织内的牙根相对延长；②正畸牵引术；③牙槽内牙根移位术。

（3）冠根联合折：凡可行根管治疗，又具备桩核冠修复适应证的后牙冠根折，均应尽可能保留。不具有保留价值的牙应考虑拔除。

五、酸蚀症

酸蚀症（dental erosion）（图 5-10）是因长期接触酸或酸酐造成牙体硬组织丧失的疾病。其脱矿过程与酸的关系明确，与细菌无关。如果酸来自外环境，一般破坏前牙的唇面；如果酸来自胃部，会破坏牙齿的腭、舌面。

（一）病因

酸或酸酐是直接的病因。根据来源，可将酸分为外源性和内源性两类。

1. 外源性酸　制酸、汽车电池、电镀材料、化肥、酿酒行业有关人员是酸蚀症的高危人群。长期、大量饮用酸性饮料也可导致酸蚀症，酸性饮料包括可乐、果汁、醋、酒等。

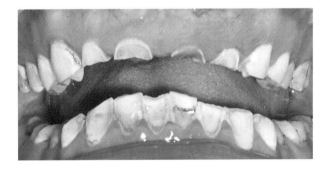

图 5-10　酸蚀症

2. 内源性酸　主要见于各种原因导致的胃液反流。其特点是酸蚀部位发生在牙齿的内侧，即腭、舌面。

（二）临床表现

牙体硬组织出现渐进性、均匀的实质缺损，可伴有牙齿敏感症。由盐酸所致者表现为自切缘向唇面形成刀削状的光滑斜面，硬而无变色；由硝酸所致者，多发生在牙颈部，表现为白垩状、染色黄褐或灰色的脱矿斑块，质地松软；由硫酸所致者，因二氧化硫气体溶于水后所形成的亚硫酸是弱酸，对牙齿的腐蚀破坏不明显，仅有酸涩感。

（三）防治原则

1. 治疗

（1）牙体硬组织的治疗可采取复合树脂直接粘接修复或间接修复体修复。

（2）仅有牙本质敏感症的患牙，可进行脱敏处理。

（3）牙髓有病变的患牙，应先行牙髓病治疗，再行牙冠修复。

（4）定期复查，对高危人群和已治疗者要定期复查，发现异常，及时处理。

2. 预防

（1）控制饮食,减少酸性饮食的摄入。

（2）积极治疗消化系统的相关疾病。

（3）劳动保护,消除和减少劳动环境中的酸雾,是预防酸蚀症的根本方法。戴防酸口罩,定时用弱碱性溶液如 2% 碳酸氢钠溶液含漱,避免用口呼吸等是个人防护的有效措施。

六、釉质发育不全

釉质发育不全(enamel hypoplasia)(图 5-11),指在牙发育期间,由于全身疾患、营养障碍或严重的乳牙根尖周感染导致牙釉质结构异常。根据致病的性质不同,有牙釉质形成不全和釉质矿化不全(enamel hypocalcification)两种表现形式:前者系牙釉质基质形成障碍所致,临床上常有实质缺损;后者则为基质形成正常而矿化不良所致,临床上一般无实质缺损。

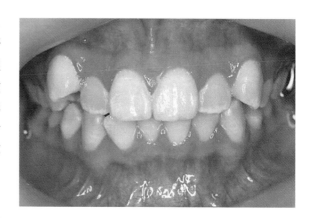

图 5-11　釉质发育不全

（一）病因

1. 严重营养障碍　维生素 A、C、D 以及钙、磷的缺乏,均可影响成釉细胞分泌牙釉质基质和矿化。

2. 内分泌失调　甲状旁腺与钙磷代谢有密切关系。甲状旁腺功能降低时,血清中钙含量降低,血磷正常或偏高,牙齿也可能出现发育缺陷。

3. 婴儿与母体的疾病　小儿的一些疾病,如水痘、猩红热等均可使成釉细胞发育障碍。孕妇患风疹、毒血症等也可能使胎儿在此期间形成的牙釉质发育不全。

4. 局部因素　常见于乳牙根尖周严重感染,导致继承恒牙牙釉质发育不全。这种情况往往见于个别牙,以前磨牙居多,又称特纳牙(Turner tooth)。

（二）临床表现

根据牙釉质发育不全的程度,可将其分为轻症和重症。

1. 轻症　即牙釉质矿化不全,牙釉质形态基本完整,仅有色泽和透明度的改变,形成白垩色牙釉质,一般无自觉症状。

2. 重症　即牙釉质形成不全,牙面有实质性缺损,在牙釉质表面出现带状或窝状的棕色凹陷。

（三）防治原则

1. 预防原则　牙釉质发育不全是牙在颌骨内发育矿化期间所留下的缺陷,对这类患牙再补充维生素和矿物质是毫无意义的。牙釉质发育不全的重点预防群体是孕妇及 7~8 岁前的儿童,应注意营养全面,避免维生素以及钙、磷的缺乏。此外,应尽早治疗乳牙龋病、根尖周炎等,避免对恒牙胚发育的影响。

2. 治疗原则　由于这类牙发育矿化较差,往往容易磨耗。可采取的措施主要有:①口腔卫生宣教,定期维护口腔卫生,应用氟化物和抗敏感药物减轻牙敏感症状,预防龋病和牙周病;②早期诊断并进行预防性治疗,防止磨耗及继发病损;③根据牙齿着色、缺陷的程度制订口腔多学科联合治疗计划,恢复美观与功能;④在颌面部发育完全稳定后考虑永久性固定修复。

七、遗传性牙本质障碍

遗传性牙本质障碍(hereditary dentine disorders)(图 5-12)可分为遗传性牙本质发育不全(dentinogenesis imperfecta,DGI)和遗传性牙本质发育不良(dentine dysplasia,DD)。

1. **牙本质发育不全**　主要分为以下三型。

（1）牙本质发育不全Ⅰ型（DGI-Ⅰ）：伴有成骨不全症。乳恒牙通常均呈琥珀色、半透明、显著磨损。影像学表现为牙根又细又短，牙本质肥厚，从而导致萌出前或刚萌出的牙齿牙髓腔闭锁。

（2）牙本质发育不全Ⅱ型（DGI-Ⅱ）：与DGI-Ⅰ型牙齿特征相似，但完全通透且无成骨不全症。其显著特征为牙颈部明显缩窄形成一个球根状的牙冠。

（3）牙本质发育不全Ⅲ型（DGI-Ⅲ）：临床表现各异，除了牙齿大小和色泽与DGI-Ⅱ型相似外，该型病人乳牙髓腔增大。影像学上表现为牙齿由于牙本质萎缩而中空，因而被称为"壳状牙"。

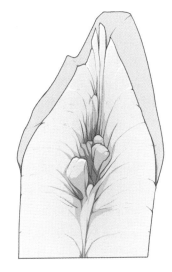

图 5-12　遗传性牙本质障碍

2. **牙本质发育不良**　主要分为以下两型。

（1）牙本质发育不良Ⅰ型（DD-Ⅰ）：DD-Ⅰ型的牙齿临床表现并不明显，色泽、形状、外观均正常。但影像学表现为牙根尖锐，呈圆锥形，根尖缩窄。

（2）牙本质发育不良Ⅱ型（DD-Ⅱ）：该型乳牙表现与DGI-Ⅱ型相似。但恒牙可能不受影响或仅在影像学上轻微异常。

（一）病因

遗传性牙本质发育不全和发育不良是一种常染色体遗传疾病，多为显性遗传。

（二）临床表现

1. **受累牙列**　一般DGI-Ⅰ型乳牙受累较恒牙更严重，而DGI-Ⅱ型乳恒牙受累程度均等，DGI-Ⅲ型常见于乳牙列。DD-Ⅰ型乳恒牙均可发生，DD-Ⅱ型主要累及乳牙列。

2. **牙齿表现**　萌出时牙冠呈琥珀色，逐渐变半透明，最后呈黄棕色或灰色。牙釉质结构正常，但牙釉质易从牙本质表面分离脱落使牙本质暴露，从而发生严重的咀嚼磨损。

3. **X线表现**　牙根细而短，牙本质肥厚。牙萌出后不久，髓室和根管部分或完全闭锁。乳牙也可表现为牙本质萎缩、髓腔增宽，但牙骨质、牙周膜和牙槽骨表现正常。

（三）治疗原则

由于乳牙列常有严重咀嚼磨损，故需用覆盖𬌗面和切缘的𬌗垫预防和处理。在恒牙列，为防止过度磨损，可用全冠，也可用𬌗垫进行修复。

八、先天性梅毒牙

先天性梅毒牙（congenital syphilitic teeth）（图5-13）包括半月形切牙和桑葚状磨牙等。主要见于恒牙，乳牙极少受累。10%~30%的先天性梅毒病人有牙表征。

（一）病因

在牙胚形态发生期，因感染梅毒螺旋体，致使成釉细胞受损，部分牙釉质的沉积停止。又由于牙本质的矿化障碍，造成牙本质塌陷，形成半月形损害。

梅毒牙多见于恒牙，少见于乳牙列。可能与下列因素有关：①梅毒螺旋体对组织损害最严重的时期，是在胚胎末期及出生后第1个月；②如果梅毒螺旋体在胚胎早期即严重侵犯组织，则可导致胎儿流产，不会遗留畸形牙；③梅毒螺旋体不易经过胎

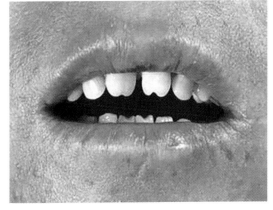

图 5-13　**先天性梅毒牙**

NOTES

盘而直接作用于胎儿。

（二）临床表现

1. 半月形切牙　亦称哈钦森牙（Hutchinson teeth）。Hutchinson 发现先天性梅毒病人有 3 项特征：①间质性角膜炎；②中耳炎或耳聋；③半月形切牙。这种切牙的切缘比牙颈部狭窄，切缘中央有半月形缺陷，切牙之间有较大空隙。

2. 桑葚状磨牙（mulberry molar）　第一恒磨牙的牙尖皱缩，表面粗糙，牙釉质呈多个不规则的小结节和坑窝凹陷，散在于近殆面处，呈桑葚状。

3. 蕾状磨牙（bud molar）　第一恒磨牙较正常牙小，圆顶状；近中面观，牙尖聚拢，但冠部无沟隙或缺损环绕；除了外形畸形外，牙齿表面光滑。

（三）防治原则

在妊娠早期治疗梅毒，是预防先天性梅毒牙的有效方法。青霉素是治疗梅毒最有效的药物。若在妊娠早期开始规范使用抗生素行抗梅毒治疗，95% 的婴儿可免得先天性梅毒。若已出现先天性梅毒牙，以冠修复或树脂修复恢复牙体美观与功能为主。

第三节　牙　髓　病

要点：

1. 根据临床表现和治疗预后，牙髓病可分为以下 5 种：可复性牙髓炎、不可复性牙髓炎、牙髓坏死、牙内吸收、牙髓钙化。

2. 引起牙髓病的原因主要有细菌感染、物理和化学刺激以及免疫反应等，其中细菌感染是导致牙髓病的主要因素。

3. 牙髓病的治疗原则是保存具有正常生理功能的牙髓以及保存患牙。

牙髓病是多因素交互作用所致的、病理机制非常复杂的病损，其发病机制尚不完全清楚，其中许多学说需要进一步的研究证实。

一、病因

目前认为，引起牙髓病和根尖周病的原因主要有细菌感染、物理和化学刺激以及免疫反应等，其中细菌感染是导致牙髓病和根尖周病的主要因素。

（一）细菌感染

细菌可产生多种有害物质，主要包括荚膜、纤毛、胞外小泡、内毒素、酶和代谢产物，它们可直接毒害组织细胞，或通过引发非特异性的炎症反应和特异性的免疫反应间接导致组织损伤。当龋病、磨损、创伤或医源性因素等破坏牙釉质、牙骨质或牙周组织的完整性时，细菌可通过暴露的牙本质小管、牙髓、牙周袋途径侵入牙髓和根尖周组织而引起牙髓感染，也可由血源感染引起。

（二）物理因素

除了微生物因素，物理因素也是常见的致病因素，主要包括创伤、温度、电流及激光等因素。

1. 创伤　创伤包括如交通事故、运动竞技、暴力斗殴或咀嚼时突然咬到硬物的急性创伤和磨牙症、窝洞充填物或冠等修复体过高导致的慢性创伤，慢性创伤可影响牙髓的血供，导致牙髓变性或坏死。

2. 温度　一定范围内温度的逐渐上升不会引起牙髓的病变，但过高的温度刺激或温度骤然改变，如饮热茶、热汤后立即进食过冷食品，临床上牙体预备时未使用冷却剂，用银汞合金材料充填深洞时若未采取垫底及隔离措施，对金属材质的修复体进行高压、高速、长时间、无冷却的抛光，可能刺激牙髓，引起牙髓充血，甚至转化为牙髓炎。

3. **电流**　在日常生活中,电流刺激牙髓极少见。临床上牙髓活力电测、进行离子导入治疗牙本质敏感症时操作不当、行电外科手术时使用过大的电流、相邻或对颌牙上两种不同的金属修复体接触产生电流,都可能刺激牙髓,引起牙髓病变。

4. **激光**　不同种类的激光,对牙髓组织可造成不同程度的损伤,选择适当的能量和照射时间及配合使用水汽喷雾有助于减少激光对牙髓的破坏。

（三）化学因素

在牙体牙髓病的日常诊治过程中使用的各类充填材料、酸蚀剂、粘接剂及各类消毒药物等,均有可能引起牙髓病变,最终导致牙髓病及根尖周病。

（四）免疫反应

在牙髓和根尖周组织中,存在识别外来抗原的细胞。进入牙髓和根尖周的抗原物质可诱发机体的特异性免疫反应,导致牙髓和根尖周的损伤。牙髓和感染根管内的细菌及其产物以及许多根管治疗药物具有抗原特性,在体内可与组织中的蛋白质结合成为全抗原,从而引起变态反应。

二、分类

根据临床表现和治疗预后,牙髓病分为可复性牙髓炎、不可复性牙髓炎、牙髓坏死、牙髓钙化和牙内吸收。

（一）可复性牙髓炎

可复性牙髓炎（reversible pulpitis）是牙髓组织以血管扩张、充血为主要病理变化的初期炎症表现。在临床实际工作中,若能彻底去除作用于患牙上的病原刺激因素,同时给予适当的治疗,牙髓是可以恢复到原有状态的。

1. **症状**　当患牙受到冷、热温度刺激或甜、酸化学刺激时,立即出现瞬间的疼痛反应,尤其对冷刺激更敏感,刺激一去除,疼痛随即消失。没有自发性疼痛。

2. 患牙常见有接近髓腔的牙体硬组织病损,如深龋、深楔状缺损;或可查及患牙有深牙周袋;也可受累于咬合创伤或过大的正畸外力。

3. 患牙对牙髓活力温度测验,尤其对冷测表现为一过性敏感,且反应迅速。当去除刺激后症状仅持续数秒即缓解。

4. 叩诊反应同正常对照牙,即叩痛（－）。

（二）不可复性牙髓炎

不可复性牙髓炎（irreversible pulpitis）是一类病变较为严重的牙髓炎症,病变组织已发生了程度不同的化脓或坏死,牙髓组织几乎没有恢复正常的可能,病理变化自然发展的终点均为全部牙髓坏死。此时,临床治疗只有摘除牙髓以去除病变。因此,这类牙髓炎症被统称为不可复性牙髓炎。按其临床发病的特点和病程的经过,又可分为急性牙髓炎（包括慢性牙髓炎急性发作）、慢性牙髓炎、残髓炎和逆行性牙髓炎。

1. **急性牙髓炎（acute pulpitis）**　临床特点是发病急,疼痛剧烈。临床上有急性症状的绝大多数病例属于慢性牙髓炎急性发作,龋源性者尤为显著。无慢性过程的急性牙髓炎多出现在牙髓受到急性的物理损伤、化学刺激以及感染等情况下,如手术切割牙体组织等导致的过度产热、充填材料的化学刺激等。具体临床表现如下。

（1）急性牙髓炎（包括慢性牙髓炎急性发作）的主要症状是剧烈疼痛。疼痛的性质具有下列特点:自发性、阵发性痛、夜间痛、温度刺激加剧疼痛、疼痛不能自行定位。

（2）患牙可查及接近髓腔的深龋或其他牙体硬组织疾患,也可见牙冠有充填体存在,或可查到有深牙周袋。

（3）探诊常可引起剧烈疼痛。有时可探及微小穿髓孔,并可见有少许脓血自穿髓孔流出。

（4）牙髓活力温度测验时,患牙的反应极其敏感或表现为激发痛。刺激去除后,疼痛症状要持续一段时间。当患牙对热测更为敏感时，表明牙髓已出现化脓或部分坏死。

（5）牙髓的炎症处于早期阶段时，患牙对叩诊无不适反应（－）；而处于晚期炎症的患牙，因牙髓炎症的外围区已波及根尖部的牙周膜，可出现垂直方向的叩诊不适（±）。

2. 慢性牙髓炎（chronic pulpitis）　是临床上最为常见的一种牙髓炎，有时临床症状很不典型，容易误诊而延误治疗。临床上分为慢性闭锁性牙髓炎、慢性溃疡性牙髓炎和慢性增生性牙髓炎，这三种慢性牙髓炎除了具有慢性牙髓炎共同的表现之外，病人主诉症状和临床检查的体征又各有特点。临床表现分述如下：

（1）慢性闭锁性牙髓炎（chronic closed pulpitis）

1）无明显的自发痛。但是曾有过急性发作的病例或由急性牙髓炎转化而来的病例则可诉有过剧烈自发痛的病史，也有无自发痛症状者。几乎所有病人都有长期的冷、热刺激痛病史。

2）查及深龋洞、冠部充填体或其他近髓的牙体硬组织疾患。

3）洞内探诊患牙感觉较为迟钝，去净腐质后无肉眼可见的露髓孔。

4）患牙对温度测验的反应可为敏感，也可为冷热测引起迟缓性痛。

5）多有轻度叩痛（＋）或叩诊不适感（±）。

（2）慢性溃疡性牙髓炎（chronic ulcerative pulpitis）

1）多无自发痛，但病人常诉有食物嵌入患牙洞内即出现剧烈的疼痛。另一典型症状是当冷、热刺激激惹患牙时，会产生剧痛。

2）查及深龋洞或其他近髓的牙体损害。病人由于怕痛而长期废用患牙，以致患牙处可见有大量软垢、牙石堆积，洞内食物残渣嵌入较多。

3）去除腐质，可见有穿髓孔。用尖锐探针探查穿髓孔时，浅探不痛，深探剧痛，且见有少量暗色血液渗出。

4）牙髓活力温度测验表现为敏感。

5）一般没有叩痛（－），或仅有极轻微的叩诊不适（±）。

（3）慢性增生性牙髓炎（chronic hyperplastic pulpitis）：此型牙髓炎的发生条件有两个，即患牙根尖孔粗大，血供丰富，以及穿髓孔较大，足以允许炎症牙髓增生呈息肉状，并自髓腔突出。因此，慢性增生性牙髓炎多见于青少年病人。

1）一般无自发痛，有时可有病人诉说每进食时患牙感疼痛或有进食出血现象。因此，长期不敢用患侧咀嚼食物。

2）患牙大而深的龋洞中有红色、"蘑菇"形状的肉芽组织，又称"牙髓息肉"（pulp polyp），它可充满整个洞内并达咬合面，探之无痛但极易出血。由于长期的废用，常可见患牙及其邻牙有牙石堆积。

3. 残髓炎（residual pulpitis）　发生在经牙髓治疗后的患牙，由于残留了少量炎症根髓或多根牙遗漏了有炎症牙髓的根管，故而命名为残髓炎。临床表现为：

（1）与慢性牙髓炎的疼痛特点相似，常表现为自发性钝痛、放散性痛、温度刺激痛。因炎症是发生于近根尖孔处的根髓组织，所以患牙多有咬合不适感或轻微咬合痛。患牙均有牙髓治疗的病史。

（2）患牙牙冠可见有做过牙髓治疗的充填体或暂封材料。

（3）对患牙施以强冷或强热刺激进行温度测验，患者反应为迟缓性痛或仅诉有所感觉。

（4）叩诊轻度疼痛（＋）或不适感（±）。

（5）去除患牙充填物，用根管器械探查病患根管至深部时有感觉或疼痛。

4. 逆行性牙髓炎（retrograde pulpitis）　感染来源于患牙牙周炎所致的深牙周袋，偶尔也可因患牙牙根被邻牙或相邻结构的炎症波及导致。袋内的细菌及毒素通过根尖孔或侧、副根管逆行进入牙髓，引起根部牙髓的慢性炎症，也可由局限的慢性牙髓炎急性发作。因为此型牙髓炎的感染走向与通常由冠部牙髓开始，逐渐向根部牙髓进展的牙髓炎方向相反，故名为逆行性牙髓炎。临床表现为：

（1）患牙可表现为自发痛、阵发痛、冷热刺激痛、放散痛、夜间痛等典型的急性牙髓炎症状。也可呈现为慢性牙髓炎的表现，即冷、热刺激敏感或激发痛，以及不典型的自发钝痛或胀痛。患牙均有长时间的牙周炎病史，可诉有口臭、牙松动、咬合无力或咬合疼痛等不适症状。

（2）患牙有深达根尖区的牙周袋或较为严重的根分叉病变。牙龈水肿、充血、牙周袋溢脓。牙有不同程度的松动。

（3）无引发牙髓炎的深龋或其他牙体硬组织疾病。

（4）对多根患牙的牙冠不同部位进行牙髓活力温度测验，其反应可为激发痛、迟钝或无反应。这是由于同一牙不同根管内的牙髓病理状态不同所致。

（5）患牙对叩诊的反应为轻度疼痛（+）至中度疼痛（++），叩诊呈浊音。

（6）X 线片显示患牙有广泛的牙周组织破坏或根分叉病变。

（三）牙髓坏死

牙髓坏死（pulp necrosis）常由各型牙髓炎发展而来，也可因外伤打击、修复治疗进行牙体预备时的过度手术切割产热，以及使用某些修复材料（如硅酸盐粘接剂、复合树脂）所致的化学刺激或微渗漏引起。当牙髓组织发生严重的营养不良及退行性变时，由于血液供应的严重不足，最终可发展为牙髓坏死，又称渐进性坏死，多见于老年人。临床表现为：

1. 患牙一般没有自觉症状，也可见有以牙冠变色为主诉前来就诊者。变色的原因是牙髓组织坏死后红细胞破裂致使血红蛋白分解产物进入牙本质小管。还常可追问出自发痛史、外伤史、正畸治疗史或充填、修复史等。

2. 牙冠可存在深龋洞或其他牙体硬组织疾患，或是有充填体、深牙周袋等。也可见有完整牙冠者。

3. 牙冠变色，呈暗红色或灰黄色，失去光泽。

4. 牙髓活力电测验无反应。

5. 叩诊同正常对照牙（−）或不适感（±）。

6. 牙龈无根尖来源的窦道或瘘管。

7. X 线片显示患牙根尖周影像无明显异常。

（四）牙髓钙化（pulp calcification）

当牙髓的血液循环发生障碍时，会造成牙髓组织营养不良，出现细胞变性、钙盐沉积，形成微小或大块的钙化物质。牙髓钙化有两种形式：一种是结节性钙化，又称髓石（pulp stone），或游离于牙髓组织中，或附着在髓腔壁上；另一种是弥漫性钙化，甚至可造成整个髓腔闭锁。后者多发生在外伤后的牙，也可见于经氢氧化钙盖髓治疗或活髓切断术后的病例。临床表现为：

1. 髓石一般并不引起临床症状。个别情况出现与体位有关的自发痛，也可沿三叉神经分布区域放散，一般与温度刺激无关。

2. 患牙对牙髓温度测验的反应可异常，表现为迟钝或敏感。

3. X 线片显示髓腔内有阻射的钙化物（髓石）或呈弥漫性阻射影像而致使原髓腔处的透射区消失。

（五）牙内吸收

牙内吸收（internal resorption）是指正常的牙髓组织肉芽性变，分化出破牙本质细胞从髓腔内部吸收牙体硬组织，致髓腔壁变薄，严重者可造成病理性牙折。临床上牙内吸收多发生于乳牙，恒牙偶有发生，见于受过外伤的牙、再植牙及做过活髓切断术或盖髓术的牙。临床表现为：

1. 一般无自觉症状，多于 X 线片检查时偶然发现。少数病例可出现自发性阵发痛、放散痛和温度刺激痛等牙髓炎症状。

2. 牙内吸收发生在髓室时，肉芽组织的颜色可透过已被吸收成很薄的牙体硬组织层而使牙冠呈现为粉红色，有时见有牙冠出现小范围的暗黑色区域。牙内吸收发生在根管内时，牙冠的颜色没有改变。

3. 患牙对牙髓测验的反应可正常，也可表现为敏感或迟钝。

4. 叩诊检查同正常对照牙（－）或出现不适感（±）。

5. X 线片显示髓腔内有局限性不规则的膨大透影区域，严重者可见内吸收处的髓室壁被穿通，甚至出现牙根折断线。

三、治疗原则

牙髓病治疗主要依据临床表现和临床诊断选择不同的处理方法：①牙髓病变是局限或可逆的，选择以保存活髓为目的的治疗方法；②牙髓病变范围大或不可逆，选择以去除牙髓、保存患牙为目的的治疗方法。

活髓保存治疗的方法主要包括间接盖髓术、直接盖髓术和牙髓切断术。保存患牙的治疗方法除根管治疗术外，对于牙根未完全形成之前而发生牙髓严重病变或根尖周炎症的年轻恒牙，可选择根尖诱导成形术、根尖屏障术和再生性牙髓治疗术等进行治疗。

第四节　根　尖　周　病

要点：

1. 根据临床表现和病理过程，可将根尖周炎分为急性根尖周炎和慢性根尖周炎。

2. 病原刺激物的毒力大小和机体抵抗力强弱的不同，可使根尖周病出现不同的临床表现。

3. 根尖周病的治疗应去除病变牙髓组织，保存患牙，尽可能维持牙列完整，恢复咀嚼功能。

根尖周病（periapical lesions）（图 5-14）是指发生于根尖周围组织的炎症性疾病，又称根尖周炎，多为牙髓病的继发病，主要由根管内的感染通过根尖孔作用于根尖周组织引发。

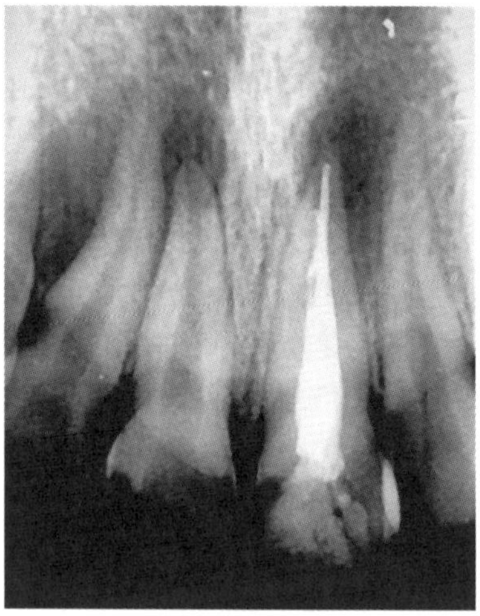

一、病因

根尖周病与牙髓病的病因相似。牙髓组织和根尖周组织通过根尖孔密切相连，牙髓组织中的病变产物、细菌及其毒素等可通过根尖孔扩散到根尖周组织，引起根尖周病。绝大部分根尖周病由牙髓病发展而来。

二、分类

根尖周病的临床表现和病理过程有以下几种形式。

1. 急性根尖周炎　急性浆液性根尖周炎、急性化脓性根尖周炎。

图 5-14　根尖周病

2. 慢性根尖周炎　根尖周肉芽肿、慢性根尖周脓肿、根尖周囊肿、根尖周致密性骨炎。

（一）急性根尖周炎

急性根尖周炎（acute periapical periodontitis，APP）是从根尖部牙周膜出现浆液性炎症到根尖周组织形成化脓性炎症的一系列反应过程，是一个病变程度由轻到重、病变范围由小到大的连续过程，由浆液期逐步发展为化脓期中的根尖周脓肿、骨膜下脓肿及黏膜下脓肿。

1. 急性浆液性根尖周炎（acute serous periapical periodontitis）　又称急性根尖周炎的浆液期，是根尖周炎发生的初期。临床表现为：

（1）主要为患牙咬合痛。这是因为根尖周膜充血、水肿而表现出来的症状。

（2）患牙可见龋损、充填体或其他牙体硬组织疾患，或可查到深牙周袋。

（3）牙冠变色。牙髓活力测验无反应，但乳牙或年轻恒牙对活力测验可有反应，甚至出现疼痛。

（4）叩痛（+）~（++），扣压患牙根尖部位出现不适或疼痛。牙龈尚无明显异常。

（5）患牙可有Ⅰ度松动。

（6）X线检查根尖周组织影像无明显异常表现。

2. 急性化脓性根尖周炎（acute suppurative periapical periodontitis） 又称急性根尖周炎的化脓期，多是由急性浆液期发展而来，也可由慢性根尖周炎转化而来。此阶段通常称作急性牙槽脓肿（acute alveolar abscess）或急性根尖周脓肿（acute periapical abscess，APA）。

在急性化脓性根尖周炎的病理变化过程中，根据脓液相对集聚区域的不同，临床上亦可分为各具特征性表现的三个阶段，即根尖周脓肿、骨膜下脓肿及黏膜下脓肿。临床表现为：

（1）根尖周脓肿

1）症状：患牙出现自发性、剧烈持续的跳痛，伸长感加重，以致咬合时首先接触患牙并引起剧痛，病人因而不敢咬合。

2）检查：①患牙叩痛（++）~（+++），松动Ⅱ~Ⅲ度；②根尖部牙龈潮红，但尚无明显肿胀，扪诊感轻微疼痛；③相应的下颌下淋巴结或颏下淋巴结可有肿大及压痛。

（2）骨膜下脓肿

1）患牙的持续性、搏动性跳痛更加剧烈，因骨膜坚韧、致密，脓液集聚于骨膜下所产生的压力很大，病程至此，疼痛达到最高峰，病期多已三五日，病人感到极端痛苦。

2）病人有痛苦面容，精神疲惫。体温可有升高，约38℃。末梢血象白细胞增多，计数多在（10~12）×10⁹/L。患牙所属区域的淋巴结可出现肿大和扪痛。

3）患牙叩痛（+++），松动Ⅲ度，牙龈红肿，移行沟变平，有明显的压痛，扪诊深部有波动感。

4）严重的病例可在相应的颌面部出现蜂窝织炎，表现为软组织肿胀、压痛，致使面容改变。

（3）黏膜下脓肿

1）由于黏膜下组织较疏松，脓液到达黏膜下时压力已明显减低，自发性胀痛及咬合痛感也随之减轻。全身症状缓解。

2）患牙叩痛（+）~（++），松动Ⅰ度。

3）根尖区黏膜的肿胀已局限，呈半球形隆起，扪诊时，波动感明显，脓肿较表浅而易破溃。

（二）慢性根尖周炎

慢性根尖周炎（chronic periapical periodontitis，CPP）是指因根管内长期存在感染及病原刺激物而导致的根尖周围组织慢性炎症反应，表现为炎症性肉芽组织的形成和牙槽骨的破坏。病变类型可有根尖周肉芽肿、慢性根尖周脓肿、根尖周囊肿和根尖周致密性骨炎。临床表现为：

1. 一般无明显的自觉症状，有的患牙可在咀嚼时有不适感。也有因主诉牙龈起脓包而就诊者。

2. 患牙可查及深龋洞或充填体，以及其他牙体硬组织疾患。

3. 牙冠变色，失去光泽。深洞内探诊无反应，牙髓活力测验无反应。

4. 患牙对叩诊的反应无明显异常或仅有不适感，一般不松动。

5. 有窦型慢性根尖周炎者可查及窦道开口。

6. 根尖周囊肿的大小不定，可由豌豆大到鸡蛋大。

7. X线检查显示出患牙根尖区骨质变化的影像。不同的X线影像有时可提示慢性根尖周炎的类型：①根尖部圆形透射影，范围较小，直径<1cm，边界清晰，周围骨质正常或稍显致密，多考虑为根尖周肉芽肿；②根尖区透射影边界不清楚，形状也不规则，周围骨质较疏松呈云雾状，慢性根尖周脓肿的可能性大；③较小的根尖周囊肿在根尖片上显示的透射影像与根尖周肉芽肿难以区别，大的根尖周囊肿可见有较大的圆形透影区，边界很清楚，并有一圈由致密骨组成的阻射白线围绕；④根尖周致密性骨炎表现为根尖部骨质呈局限性的致密阻射影像，无透射区，多在下颌后牙发现。

三、治疗原则

根尖周病的患牙应去除病变牙髓组织,保存患牙,以维持牙列完整,恢复咀嚼功能。失去活髓的患牙,牙体硬组织变脆并容易折裂。因此,应考虑患牙缺损大小、受力等因素,视情况行冠部修复以保护牙体硬组织。

第五节　牙体牙髓病诊疗的全身因素考量

要点:

1. 非牙源性牙痛可能来自远隔器官疾病来源的牵涉痛、神经性疼痛、血管神经性痛、非典型性面痛、做作性障碍等。

2. 根尖透射影像在诊断时需要考虑颌骨囊肿和肿瘤、血液系统病变、颌骨转移性癌等情况。

3. 牙体牙髓病可能会影响心脑血管疾病、头颈癌等疾病的发生和发展,而糖尿病、骨质疏松、甲状腺疾病、肾脏疾病、克罗恩病等全身系统性疾病可引起患龋风险增加,影响牙髓根尖周病的愈合。

关于牙体牙髓病和系统性疾病的相互关系,临床医生需要意识到以下三方面:全身性疾病可能引起类似牙髓来源的疼痛或根尖透射影像;全身性疾病可能促进或加重牙体牙髓病变,或影响其治疗结果;牙体牙髓病感染状态可能引起或加重远隔器官感染的情况。

一、牙体牙髓病诊断中的全身因素考量

(一)非牙源性牙痛的鉴别诊断

牙痛是口腔疾病最常见的症状之一,给病人造成极大的痛苦。牙髓炎的典型临床表现就是自发性疼痛、不能定位的牵涉痛等症状,可能与系统其他疾病引起的疼痛,特别是其他疾病引发的牙痛相混淆,进而导致误诊误治。除了考虑牙髓炎,口腔颌面部的其他疾病,如龈乳头炎、干槽症、上颌窦炎、颞下颌关节疾病及唾液腺疾病也可引起牙痛。因此,临床工作中需要注意的是,面对牙痛的病人首先要判断疼痛的来源,弄清楚是牙源性牙痛还是非牙源性牙痛。

1. **远隔器官疾病来源的牵涉痛**　能引起颌面部牵涉痛的远隔脏器疾病报道较多的有心绞痛、甲状腺炎、颈椎疾病等。其中,最令人关注的是心源性牙痛,病人可能因牙痛而就诊。据报道有 18% 的心绞痛病人疼痛牵涉至左侧下颌或牙,出现左侧后牙区牙髓炎样的疼痛。如果不能及时明确病因,很可能耽误其心脏疾病的治疗。

2. **神经性疼痛**　是由周围神经组织结构病变或异常导致的疾病。头颈部神经痛的特征性表现是单侧剧烈的烧灼痛、撕裂痛或电击痛。根据疼痛的发作模式,分为发作性神经痛和持续性神经痛两类。发作性神经痛中最为常见的疾病是三叉神经痛;持续性神经痛主要有疱疹后神经痛和创伤后神经痛。

3. **血管神经性痛**　通常为非器质性病变的一组疼痛性疾病,可能与颅内外血流变化或缺氧有关。疼痛较深在,呈搏动样、重击样或烧灼样,偶有尖锐痛,多为单侧发作,有缓解期。其中常见的可引起牙痛症状的血管神经性痛为丛集性头痛和偏头痛。

4. **非典型性面痛**　当病人颌面部出现超过 6 个月的持续性疼痛,且定位差,症状表述不清,解剖分布不明确,又查不出器质性病变,各种治疗无效,临床上不能确诊时,可能被冠以非典型性面痛的诊断。此类疼痛性质不明,又被视作原发性疼痛。发生于口腔的非典型性面痛主要有非典型性牙痛和灼口综合征两种。

5. **做作性障碍**　又称明希豪森综合征(Münchhausen syndrome),是一种心理疾病,病人总是期盼接受不必要的医药措施,部分病人有药物依赖的倾向。他们曾详细学习过医学教科书,就诊时模拟一

知半解的疾病表现,以寻求尽可能多的医药治疗。

对于非牙源性痛,若在临床上盲目开始不可逆的侵入性牙科治疗,会给病人造成新的损害和更大的痛苦,由此带来的症状还可能进一步混淆原发疾病的表现,给诊断造成更大的干扰和困难。因此,一定要明确病因,注意鉴别诊断。

(二)根尖透射影像

颌骨囊肿、肿瘤、血液系统病变、颌骨转移性癌以及颌骨相关的解剖结构都可以出现类似慢性根尖周炎的影像。若其出现在牙髓坏死或者曾行根管治疗的患牙根尖周区,很可能导致误诊及采取无效的治疗方案,即使通过根管再治疗或根尖外科手术也不能解决问题,甚至耽误病情。

1. 颌骨肿瘤 牙源性肿瘤性病变如牙源性角化囊肿、成釉细胞瘤、牙源性腺样瘤等累及根尖周,病变比较局限时也可出现类似根尖周炎的低密度改变,需注意鉴别。

（1）成釉细胞瘤（ameloblastoma）:发生在下颌磨牙区及下颌升支,影像学表现有多房型、单房型、蜂窝型及局部恶性征型。CBCT上可观察到颌骨颊舌侧膨胀,骨密质变薄或不连续。单囊性成釉细胞瘤可能牵涉到牙齿根尖区域,牙根多呈截根样吸收。

（2）牙源性腺样瘤（adenomatoid odontogenic tumor）:好发于颌骨前部。上颌骨多见,其与下颌发生之比约为2∶1。病人多以乳牙滞留或颌面部无痛性肿胀就诊。牙源性腺样瘤多呈类圆形,边界清晰,多有骨密质线围绕。X线和CBCT上,牙源性腺样瘤以单囊低密度或混合低密度表现为主,瘤内有钙化(可见数量不等粟粒状大小的钙化点),亦可含牙(多为尖牙)。

（3）颌骨其他肿瘤:骨内神经鞘瘤、淋巴管瘤、血管瘤等良性肿瘤出现在根尖区产生的透射影有时难以鉴别,需靠组织病理活检鉴别。鳞状细胞癌、间叶性软骨肉瘤、腺样囊性癌、造血系统肿瘤以及颌骨转移性癌也可能产生类似根尖周炎的影像。当某些非典型的特征存在时,要警觉恶性肿瘤的可能性:牙齿有活力,少有龋坏,牙根不规则吸收(浮齿征),透射影的轮廓不规则,无牙周病却有牙齿松动,区域性的神经麻木以及高质量的根管治疗无疗效,病变穿透皮质骨层浸润到软组织,骨膜反应呈日光放射状,可提示为侵袭性病变。了解病人的全身系统病史,积极寻找肿瘤原发灶,可避免延误病情。

2. 颌骨囊肿

（1）牙源性角化囊肿（odontogenic keratocyst,OKC）:有浸润性生长和复发倾向,有10~29岁和50岁两个发病高峰。好发于下颌骨的磨牙和磨牙后区。病变沿颌骨长轴方向生长,颌骨膨隆不明显。影像表现特点多呈边界清楚、边缘光滑、锐利的囊性病变区。相邻牙多为活髓,根尖少有吸收,多呈斜面形。

（2）根侧牙周囊肿（lateral periodontal cyst）:通常在常规检查时发现,最常见于下颌尖牙与前磨牙的牙根之间,其次是上颌切牙和尖牙区,相邻牙为活髓牙,牙周探查并不与病变相通。

（3）含牙囊肿（dentigerous cyst）:是牙齿发育过程中形成的囊肿,其囊壁包绕未萌出的牙冠并附着于牙颈部。可发生在颌骨任何部位,常见于第三磨牙和多生牙。

（4）颊分叉囊肿（buccal bifurcation cyst,BBC）:具有位置和年龄特异性,通常和儿童局部萌出的恒磨牙有关;受累牙为活髓,牙冠颊倾,牙根向舌侧骨皮质移位,这是该囊肿的典型特征,可通过简单的外科刮治术治疗,不必拔除受累牙。

（5）鼻腭管囊肿（nasopalatine duct cyst）:位于上颌中线和中切牙牙根之间或后方,多呈心形或圆形低密度改变,边界清晰,有骨质包绕。相邻牙多为活髓。CBCT可见囊肿与切牙管的紧密联系以及皮质骨破坏的情况,大多数情况下不影响到邻牙牙根。

3. 颌骨相关的病变

（1）中心性巨细胞病变:是一种局限性、良性但有时具有侵袭性的骨破坏性疾病,内含纤维组织,伴有破骨样巨细胞和反应性成骨。好发于25岁以下的青年女性,下颌磨牙区及前磨牙区更易受累,也可发生在上颌尖牙区。X线片上表现为单个卵圆形骨密度减低区,边界清晰,内有致密细小的网格分隔,呈 90°向透射中心扩展。

（2）骨结构不良（osseous dysplasia,OD）:是发生于颌骨根尖周区域的特发性病变,主要以纤维组织取代正常骨组织为特征。OD 的影像在骨质溶解破坏期表现为低密度透射影,边缘不整齐,牙周膜间隙和硬骨板消失,在牙骨质小体生成期病变内可见高密度点状或团块状钙化影,而在钙化成熟期根尖区以大块的钙化影为特征。早期局限性 OD 的 X 线表现与根尖肉芽肿和根尖周囊肿相似。一般情况下,局限性 OD 无须采取治疗措施,当继发感染或者影响外形时可采用抗感染治疗或手术治疗。

依据 X 线检查结果对慢性根尖周炎进行诊断时,必须结合临床表现,与非牙髓源性的根尖区病损相鉴别。

二、牙体牙髓病治疗中的全身因素考量

1. 牙体牙髓病对全身疾病的影响   牙体牙髓疾病与全身疾病密切相关。龋病作为细菌感染性疾病,与全身多系统疾病相关。龋病可影响心血管疾病的发生和发展,相关证据表明致龋微生物,包括乳杆菌、甲型溶血性链球菌、格氏链球菌、血链球菌等与感染性心内膜炎发病密切相关;口源性变异链球菌在心瓣膜和动脉粥样硬化斑块中检出率较高;心血管疾病病人的非血清型 C 型变异链球菌检出率较高;先天性心脏病与龋病相关。此外,有研究显示龋病可能与头颈癌相关,有益微生物流失、病原微生物扩展和微生物多样性的普遍丧失,加之其他危险因素,都有可能导致头颈癌的发生。因此,早期积极地治疗龋病可预防性减少与之关联的全身系统性疾病。

牙髓根尖周疾病多由牙体的感染性疾病发展而来,也可以引起全身系统性疾病。未经及时治疗的龋齿、创伤或牙髓疾病可能会导致细菌定植于根管内,当这些细菌及其有毒产物通过根尖孔侵入根尖周围组织并诱导急性炎症和脓液形成时,就会发生根尖周脓肿。根尖周脓肿通常局限于受累牙,但较严重时可扩散至周围组织,导致蜂窝织炎及颌骨骨髓炎。也可通过血液播散至全身,导致败血症。

所以,"小口腔"牵扯着"大健康",对于牙体牙髓疾病应给予高度重视,及时正确地干预、治疗。

2. 全身系统性疾病对牙体牙髓病的影响   全身系统性疾病也与牙体牙髓疾病密切相关。研究表明,糖尿病、哮喘、精神疾病等均可引起患龋风险增加。

（1）糖尿病:糖尿病病人更易患龋,主要由于糖尿病病人唾液流率降低,唾液 pH 降低,因此唾液本身的清洁和缓冲能力降低,加之唾液中碳水化合物的增加,以及口腔酵母菌、变形链球菌和乳酸杆菌的水平增加,均会导致龋齿的发生率增加。

（2）哮喘:哮喘儿童龋病发生率较正常儿童高,可能原因是哮喘病人异常的口呼吸习惯及 β_2 激动剂的应用可致唾液流率降低、口腔干燥;哮喘病人腮腺中产生的唾液淀粉酶、过氧化物酶、氨基己糖、溶菌酶、分泌型 IgA 减少,导致唾液抗菌能力降低,乳杆菌、变异链球菌等致龋菌数目增加;哮喘药物的吸入及吞服需配合更多的含糖物质。

（3）精神疾病:精神疾病病人由于精神压力升高导致其生活行为发生了变化,且长期服用抗精神病药物对唾液流率和 pH 产生一定的影响,造成其患龋率较高。

与龋病相关的全身系统性疾病还包括甲状腺疾病、肾脏疾病、阿尔茨海默病、佝偻病、骨质疏松、结核等。甲状腺疾病病人患龋率高于健康人群,可能与这类病人口腔内唾液分泌减少有关;肾脏疾病病人的口腔致龋菌检出率增高,可能与肾脏疾病引起的口腔唾液流率降低、机械除菌作用减弱相关;有研究表明 X 连锁低磷血症佝偻病与牙齿硬组织的结构改变及牙源性脓肿有关;阿尔茨海默病病人龋发生率较高,可能原因是疾病导致记忆衰退、认知功能障碍、生活行为改变、唾液流率降低,同时口腔微生物导致机体促炎因子水平上升,可进一步加剧阿尔茨海默病的进展;结核病人患龋率较高,可能与其免疫功能异常导致口腔微生态失调有关;克罗恩病病人患龋率增高,可能由于其口腔内变异链球菌、乳杆菌等致龋菌数量增加,菌斑增多,唾液分泌减少导致口腔黏膜干燥,且对含糖饮料的摄入量明显高于正常人群等原因;类风湿关节炎病人口腔内变异链球菌等致龋菌数目增加,且常伴有舍格伦综合征导致的唾液减少,同时因关节变形影响其日常口腔清洁行为,导致其龋易感性增加。此外,妊

娠期女性由于出现呕吐、反酸等妊娠反应,饮食习惯变化和激素水平改变,导致口腔微生态 pH 下降,龋病风险增加;同时,有研究表明羊水中可检出福赛斯坦纳菌、齿垢密螺旋体等口腔细菌,提示口腔细菌定植于胎盘,可能影响胚胎发育。

全身系统性疾病可影响牙髓根尖周病的愈合。许多系统疾病干扰牙髓结缔组织的修复过程,其中包括肝病、糖尿病、血液病等。系统性疾病可能危害病人的免疫应答能力,进而对根管治疗结果产生不利影响。以糖尿病为例,对于术前有根尖周病变的病例,控制了其他干扰因素后,糖尿病病人的根管治疗成功率显著低于非糖尿病病人;高血压可能是根尖周病变的危险因素,影响牙髓治疗后的伤口愈合。吸烟可能会减少根尖周组织的血液供应,可能会导致牙髓组织的早期坏死,加速骨丢失,干扰病变的组织修复。

全身系统性疾病可影响牙胚正常发育。严重营养障碍、内分泌失调以及一些婴儿和母体疾病可导致釉质发育不全;10%~30% 的先天性梅毒病人有牙表征,是梅毒螺旋体影响牙胚发育所致,临床可表现为半月形切牙(哈钦森牙)、桑葚状磨牙和蕾状磨牙;全口性过小牙的发生与遗传、内分泌有关,可发生于外胚层发育不良、唐氏综合征和先天性脑垂体功能减退病人;全口无牙畸形也与遗传有关,可发生于外胚层发育不良、锁骨颅骨发育不全和 X 线辐射病人。因此,积极地治疗全身疾病对牙体牙髓病的预防和治疗也有积极的作用。

思考题

1. 简述龋病发生发展的因素。
2. 简述与全身因素有关的牙体硬组织非龋性疾病及其诊断要点。
3. 简述牙痛可能的原因。
4. 简述牙髓、根尖周病的临床表现及治疗原则。
5. 简述与牙体牙髓病可能相关的全身疾病。

(叶　玲)

第六章

牙 周 疾 病

牙周疾病（periodontal disease）是发生于牙周组织（牙龈、牙周膜、牙槽骨和牙骨质）的各种疾病。按照累及组织的不同分为两大类，即牙龈病和牙周炎。

牙龈病（gingival disease）是指只发生在牙龈组织的疾病，其中最常见和多发的是龈炎。牙龈疾病还包括一些特殊微生物的感染或全身疾病在牙龈上的表征。

牙周炎（periodontitis）是菌斑微生物引起的牙周支持组织的慢性感染性、破坏性疾病，可导致牙龈炎症、牙周袋形成、附着丧失和牙槽骨吸收，最终引起牙齿松动、移位甚至脱落。

牙周炎是成人牙齿丧失的首要原因，其所造成的功能丧失、营养缺失及心理障碍，严重影响病人的全身健康和生活质量。

第一节 牙 龈 病

要点：

1. 牙龈在解剖学上主要分为游离龈、附着龈以及龈乳头三部分。

2. 牙龈病是一组发生于牙龈组织的疾病，包括牙龈炎症及全身疾病在牙龈的表现。

3. 常见的菌斑性牙龈炎主要有：慢性龈炎、青春期龈炎、妊娠期龈炎、急性龈乳头炎、药物性牙龈肥大等。

4. 常见的非菌斑性牙龈病主要包括：牙龈纤维瘤病、急性坏死性溃疡性龈炎、牙龈瘤、白血病的牙龈病损等。

一、牙龈组织的应用解剖及生理特点

（一）正常牙龈的临床解剖

牙龈（gingiva）（图 6-1）是指覆盖于牙槽突表面和牙颈部周围的口腔咀嚼黏膜，由上皮及其下方的结缔组织组成。牙龈覆盖在牙槽骨表面，同时与牙齿紧密接触，形成了连续的软组织封闭区，以维持牙齿在牙槽骨中的稳定。

牙龈与牙齿接触之处有一道环绕牙齿的浅沟，称为龈沟（gingival sulcus 或 gingival groove）（图 6-2）。牙齿完全萌出后，龈沟的底部位于牙齿牙釉质和牙骨质的交界，即釉牙骨质界处。龈沟的深度是一个重要的临床指标，临床健康

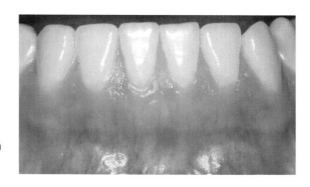

图 6-1 正常牙龈

的龈沟组织学深度平均是 1.8mm。当牙面上的细菌及其毒性产物刺激牙龈发生炎症病变时，龈沟会变深，更有利于细菌的生长繁殖。因此，龈沟是牙龈组织与致病微生物交战的"前沿阵地"，需要"重点防御"。

牙龈在解剖学上主要分为游离龈、附着龈以及龈乳头三部分（图 6-3）。

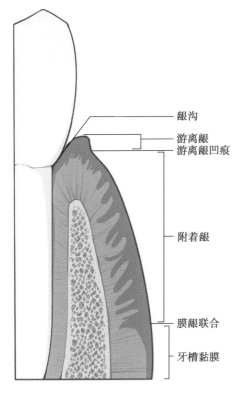

图 6-2　牙龈的表面解剖示意图

图 6-3　正常牙龈的表面解剖

1. **游离龈**　游离龈（free gingiva），又称边缘龈，呈领圈状包绕牙颈部，宽约 1mm，菲薄呈粉红色，其与牙面之间的间隙即为龈沟。

2. **附着龈**　附着龈（attached gingiva）为附着于牙槽骨表面的牙龈组织，其与骨面附着牢固，坚韧、不能移动，表面角化程度高，对局部刺激有较强的抵抗力。附着龈与游离龈相连续，两者均为角化上皮，其分界在牙龈表面显示为微向牙面凹陷的凹痕，称为游离龈沟（free gingival groove）（图 6-2）。

附着龈自游离龈沟向根方直至与牙槽黏膜（alveolar mucosa）相接，两者之间也有明显的界线，称膜龈联合（mucogingival junction）（图 6-2）。膜龈联合的位置基本是恒定不变的。从膜龈联合至正常龈沟底的距离称为附着龈的宽度，它也是一个重要的临床参数指标，正常附着龈的宽度因人、因牙位而异，范围为 1~9mm，其中前牙唇侧最宽（上颌 3.5~4.5mm，下颌 3.3~3.9mm），后牙区较窄。

附着龈缺乏黏膜下层，而由富含胶原纤维的固有层直接紧附于牙槽骨表面的骨膜上，血管较少，呈红色。40% 成人的附着龈表面有橘皮样的点状凹陷，称为点彩（stippling），在牙龈表面干燥时较明显。牙龈上皮角化的程度越高，点彩越明显。点彩还因年龄而变化，婴儿时期缺乏，5 岁左右开始在部分儿童中出现，至成人最多，但到了老年，点彩逐渐消失。点彩是功能强化或功能适应性改变的表现，它是健康牙龈的特征。

3. **龈乳头**　龈乳头（gingival papilla），也称牙间乳头（interdental papilla），呈锥形充满于相邻两牙接触区根方的楔状隙（embrasure）中。其侧缘和顶缘由相邻牙的游离龈延续而成，颊舌侧面的中央部分由附着龈构成。每个牙的颊、舌侧龈乳头在邻面的接触区下方汇合处略凹下，称为龈谷（gingival col）（图 6-4）。该处上皮无角化，为薄的非角化复层鳞状上皮覆盖，对局部刺激物的抵抗力较低，牙周病易始发于此。

龈乳头的形状取决于邻牙表面的外形以及相邻牙之间楔状隙的位置和外形。牙槽间隔近远中的骨厚度越薄，龈乳头就越窄。若相邻牙的邻面较突，接触区根方的楔状隙较大，牙槽间隔的近远中骨变宽，龈乳头的近远中方向也随之变宽。龈乳头的高度则根据邻牙接触区的位置而定，磨牙区龈乳头高度较前牙区低。

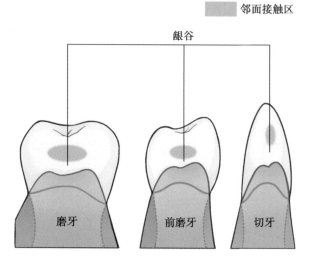

图 6-4　龈谷与牙形态的关系示意图

（二）正常牙龈的组织学

1. 牙龈上皮的结构与代谢特征　按照形态和功能划分,牙龈上皮分为三个区:口腔上皮、沟内上皮和结合上皮区域(图 6-5)。

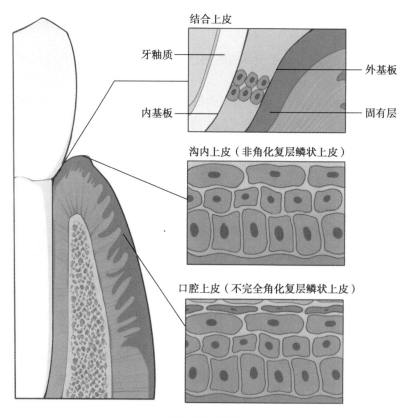

图 6-5　牙龈的组织学解剖示意图

（1）口腔上皮:口腔上皮(oral epithelium)覆盖于游离龈的顶端到外表面以及附着龈的表面,为角化或不全角化的复层鳞状上皮,其中以不全角化上皮多见。

（2）沟内上皮:沟内上皮(sulcular epithelium)亦称龈沟上皮,为牙龈沟的衬里上皮。沟内上皮从结合上皮的冠方延伸至游离龈的顶端,为薄的非角化复层鳞状上皮。

（3）结合上皮：结合上皮（junctional epithelium）是呈领圈状附着于牙冠或牙根的上皮，其位置可随着牙的主动或被动萌出而变化。当牙初萌时，结合上皮附着于牙冠；当牙完全萌出后，结合上皮附着于釉牙骨质界处，其冠端构成龈沟底；当牙龈发生退缩使牙根暴露或有牙周附着丧失时，结合上皮则位于牙根。

（4）生物学宽度：生物学宽度（biological width，BW）是指龈沟底与牙槽嵴顶之间约 2mm 的恒定距离。它包括结合上皮（宽约 0.97mm）及结合上皮的根方和牙槽嵴顶之间的纤维结缔组织（宽约 1.07mm）。临床上的很多治疗需要考虑生物学宽度这一因素。

（5）龈牙结合部：龈牙结合部（dentogingival junction）是指牙龈组织借结合上皮与牙面连接，良好地封闭了软硬组织交界处。结合上皮既无角化层，也无上皮钉突。与口腔龈上皮相比，结合上皮的细胞间隙较大，细胞之间的联系较松弛，上皮通透性高，因此较易被机械力所穿透或撕裂。

2. 牙龈上皮的更新与分化 牙龈上皮在不断更新，细胞有丝分裂无明显的性别差异，其周期为 24 小时，表现为早晨最高，傍晚最低。细胞更新时间分别为：牙龈上皮 10~12 天，腭、舌和颊部为 5~6 天，结合上皮 1~6 天。增殖的上皮细胞移向牙面，并沿着牙冠方向移到龈沟中脱落，同时使附着于或侵入结合上皮的细菌也随之脱落。

3. 临床牙龈健康 欧洲牙周病学联合会（European Federation of Periodontology，EFP）与美国牙周病学会（American Academy of Periodontology，AAP）于 2018 年 6 月形成了一份共识性报告（consensus report），首次明确了临床牙龈健康（clinical gingival health）的标准：完整或牙周组织减少者（非牙周炎病人，如牙龈退缩、牙冠延长后）的所有牙齿探诊出血位点 <10%，探诊深度≤3mm；经治疗后稳定的牙周炎（牙周组织减少）病人所有牙齿探诊出血位点 <10%，无探诊深度≥4mm 且 BOP（+）的位点。

二、菌斑性牙龈炎

牙龈病分为两大类，包括牙菌斑生物膜诱导的菌斑性牙龈炎（plaque-induced gingivitis）以及非菌斑性牙龈病（nonplaque-induced gingival disease）。菌斑性牙龈炎可伴或不伴有内分泌激素、药物、全身性系统疾病和营养不良等病变。

菌斑性牙龈炎在位点水平被定义为：牙菌斑生物膜和宿主的免疫炎症反应相互作用引起的炎症病损，局限于牙龈，并未延伸至牙周附着组织（包括牙骨质、牙周膜和牙槽骨）。长期研究证实，牙龈炎症较轻的位点不会进展到附着丧失，进展到附着丧失的位点往往有较重的持续性牙龈炎症。因此，牙龈炎是牙周炎主要的危险因素，是牙周炎发生的必要前提，控制牙龈炎是预防牙周炎发生及复发的关键策略。

菌斑引起的牙龈炎进一步分为 3 种情况：菌斑堆积作为单一因素；受其他潜在因素影响的菌斑性牙龈炎；药物性牙龈肥大。

临床上常见的菌斑性牙龈炎主要有以下几种。

（一）慢性龈炎

慢性龈炎（chronic gingivitis）是菌斑性牙龈炎中最常见的疾病，其属于"仅与牙菌斑有关的牙龈炎"，又称边缘性龈炎（marginal gingivitis）和单纯性龈炎（simple gingivitis），炎症主要局限于游离龈和龈乳头。慢性龈炎的发病率高，涉及人群广，是一种极为普遍的牙龈疾病，世界各地区、各种族、各年龄段的人都可以发生，几乎每个人在其一生中的某个时间段都可发生不同程度和不同范围的慢性龈炎。该病的诊断和治疗并不复杂，但其患病率高，治愈后仍可复发，且一部分慢性龈炎的病人可发展为牙周炎。

【流行情况】 人群中慢性龈炎的患病率为 60%~90%。儿童在 3~5 岁就可能患牙龈炎，随着年龄增长患病率和严重程度亦逐步增加，到青春期时达高峰；17 岁后患病率逐渐下降，至 35~44 岁年龄组达最低；而 35 岁以后，牙周炎的发病率及总体牙周病变的严重程度随年龄增长逐渐增高。

【病因】 龈缘附近牙面上堆积的牙菌斑是慢性龈炎的始动因子,其他如牙石、食物嵌塞、不良修复体等均可促使菌斑积聚,引发或加重牙龈炎症。

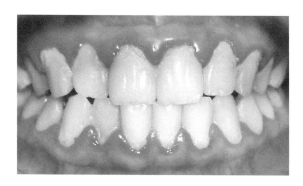

图 6-6 慢性龈炎

【临床表现】 病损部位局限于游离龈和龈乳头,严重者也可波及附着龈。牙龈的炎症一般以前牙区为主,尤其以下前牙区最为显著(图 6-6)。

1. 自觉症状 慢性龈炎病人常在刷牙或咬硬物时牙龈出血,但一般无自发性出血;部分病人可感到牙龈局部痒、胀、不适,有口臭等症状。

2. 牙龈色泽 牙龈变为鲜红色或者暗红色,炎性水肿明显者,牙龈表面光亮,炎性充血可波及附着龈。

3. 牙龈外形 龈缘变厚,不再紧贴牙面,龈乳头圆钝肥大,有时呈球状增生,甚至可覆盖部分牙面;点彩消失,表面光亮。

4. 牙龈质地 由于结缔组织水肿和胶原的破坏,牙龈松软脆弱,缺乏弹性;当牙龈以增生性反应为主时,龈缘和龈乳头呈实质性肥大,质地坚硬而有弹性。

5. 龈沟深度 龈沟可加深达 3mm 以上,形成假性牙周袋;而是否有附着丧失是区别牙龈炎和牙周炎的重要指征。

6. 龈沟探诊出血 患牙龈炎时,用钝头探针轻探龈沟即可引起出血,即 BOP(+),这对龈炎的早期诊断很重要。

7. 龈沟液量增多 牙龈有炎症时,龈沟液量增多,其中的炎症细胞也明显增多,部分病人出现龈沟溢脓的现象。

【诊断及鉴别诊断】 根据上述主要临床表现,结合局部刺激因素,龈缘附近牙面有明显的菌斑,牙石堆积以及存在其他菌斑滞留等,即可作出诊断。

鉴别诊断:

1. 早期牙周炎 部分长期存在的龈炎可逐步发展为牙周炎,出现附着丧失和牙槽骨的吸收。因此,对长时间较重的慢性龈炎病人,应仔细检查有无附着丧失和牙槽骨吸收。

2. 血液病引起的牙龈出血 对牙龈出血为主诉且有牙龈炎症的病人,应注意与血液系统疾病相鉴别,如白血病、血小板减少性紫癜、血友病、再生障碍性贫血等,血液学检查有助于排除上述疾病。

3. 坏死性溃疡性龈炎 坏死性溃疡性龈炎除了有牙龈自发性出血外,还有特征性损害——龈缘和龈乳头的坏死,且疼痛症状明显。

4. HIV 相关性龈炎 HIV 相关性龈炎是 HIV 感染者较早出现的相关症状之一,临床见游离龈缘呈明显的火红色线状充血带——线形牙龈红斑(linear gingival erythema,LGE),在祛除局部刺激因素后,牙龈充血仍不消退。

5. 浆细胞性龈炎 以牙龈增生为主要表现的慢性龈炎病人,需要与药物性牙龈肥大、牙龈纤维瘤病、白血病引起的牙龈肥大以及浆细胞龈炎(plasma cell gingivitis)相鉴别。该病较少见,病因不明,主要发生于牙龈,唇、舌侧牙龈均可累及,病损可累及附着龈。临床表现为多个牙或全口牙的牙龈鲜红、肿大,松软而脆弱,表面呈结节状或分叶状,上皮菲薄,呈半透明状,极易出血。牙齿可有松动、移位,一般不发生附着丧失。病理变化主要特点是上皮不全角化,结缔组织内密集浸润的形态正常的浆细胞呈片状集聚。

【治疗】

1. 祛除病因 可通过洁治术彻底清除牙石和菌斑,并去除不良修复体等刺激因素。可用 1%~3% 过氧化氢溶液冲洗龈沟,必要时可用氯己定漱口液含漱。

2. 手术治疗 对少数牙龈纤维增生明显,炎症消退后牙龈形态仍不能恢复正常的病人,可施行

NOTES

牙龈成形术,以恢复牙龈的生理外形。

3. 防止复发　积极开展椅旁口腔卫生宣教工作,指导病人菌斑控制的方法,并定期(每6~12个月一次)进行复查和维护,防止复发。

（二）青春期龈炎

青春期龈炎(puberty gingivitis)是指发生于青春期少年的慢性、非特异性牙龈炎,男女均可患病,但女性稍多。

【病因】　牙龈是性激素的靶组织,青春期内分泌特别是性激素的改变,可使牙龈组织对微量局部刺激产生明显的炎症反应。菌斑仍是青春期龈炎的主要病因,青春期少年由于乳恒牙的更替、牙列不齐、口呼吸以及佩戴矫治器等,加上不良的口腔卫生习惯,易发生牙龈炎。

【临床表现】　好发于前牙唇侧的龈乳头和龈缘,唇侧龈缘明显肿胀,龈乳头呈球形突起,颜色暗红或鲜红光亮,有龈袋形成,探诊易出血,舌侧龈缘较少发生。龈沟可加深形成假性牙周袋,无附着丧失,主诉偶有刷牙或咬硬物时出血或口臭等(图6-7)。

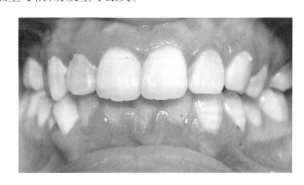

图 6-7　青春期龈炎

【诊断】　病人年龄处于青春期,牙龈炎症反应超过了局部刺激所能引起的程度,即倾向于在菌斑量相对较少时出现明显的牙龈炎症表现,且病人处于青春期是诊断的关键。

【治疗原则】　祛除局部刺激因素是青春期龈炎治疗的关键。通过洁治术去除菌斑、牙石,必要时配合局部药物治疗,如龈袋冲洗及袋内上药,含漱剂清洁口腔。个别病程长且牙龈过度肥大增生的病人,必要时可采用牙龈切除术。对于准备接受正畸治疗的青少年,尤其需要注意,应先治疗原有的牙龈炎,口腔卫生宣教,定期牙周检查及预防性洁治。

（三）妊娠期龈炎

妊娠期龈炎(pregnancy gingivitis)是指妇女在妊娠期间,原有的牙龈慢性炎症加重,牙龈肿胀或形成龈瘤样的改变;一般在分娩后,病损可自行减轻或消退。

【病因】　菌斑仍是妊娠期龈炎的直接病因,妊娠期妇女不注意维护口腔卫生,致使牙菌斑、牙石在龈缘附近堆积,引起牙龈炎症;而妊娠期雌激素水平升高可加重原有的病变。

【临床表现】　妊娠前即有龈缘炎表现,从妊娠2~3个月后出现明显症状,分娩后约2个月龈炎可恢复至妊娠前水平。可发生于少数牙或全口牙龈,以前牙区为重。龈缘和龈乳头呈鲜红或暗红色,松软光亮,有龈袋形成,轻探易出血。妊娠期龈瘤发生于个别牙列不齐或有创伤殆的龈乳头区。一般发生于妊娠第4~6个月,瘤体常呈扁圆形,可有蒂,直径一般不超过2cm。分娩后,妊娠期龈瘤能逐渐自行缩小,但必须去除局部刺激物才能消失(图6-8)。

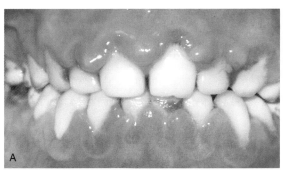
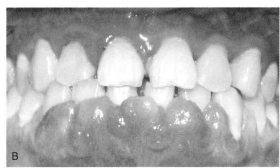

图 6-8　妊娠期龈炎

【诊断及鉴别诊断】 育龄妇女的牙龈出现鲜红色、高度水肿、肥大、极易出血等症状,或有妊娠期龈瘤特征者,应询问月经情况,若已怀孕便可诊断。部分长期服用激素类避孕药的妇女也可能有类似的临床表现。

鉴别诊断:

化脓性肉芽肿 化脓性肉芽肿(granuloma pyogenicum)可发生于非妊娠妇女,表现为个别牙龈乳头的无痛性肿胀、突起的瘤样物,颜色暗红或鲜红,质地松软,极易出血。多数病变表面有溃疡和脓性渗出物,一般可找到局部刺激因素。病理变化为血管瘤样的肉芽性病变,血管内皮细胞和毛细血管细胞大量增殖,且有炎症细胞浸润,表面常有溃疡和渗出。

【治疗】 祛除局部刺激因素,严格控制菌斑。牙龈炎症明显、龈袋有溢脓时,可用 1% 过氧化氢溶液和生理盐水冲洗,含漱剂清洁口腔。

体积较大的妊娠龈瘤可手术切除。手术时机应选择在妊娠期第 4~6 个月内,以免引起流产或早产。

(四)急性龈乳头炎

急性龈乳头炎是指病损局限于个别龈乳头的急性非特异性炎症,是一种较为常见的牙龈急性病损。

【病因】 牙龈乳头受到机械或化学的刺激,是引起龈乳头炎的直接原因。龈乳头处食物嵌塞;邻面龋尖锐边缘的刺激、不恰当地使用牙签或其他器具剔牙;充填体的悬突、不良修复体边缘等,均可引起龈乳头的急性炎症(图 6-9)。

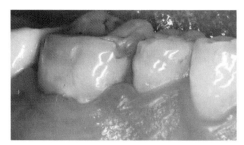

图 6-9 急性龈乳头炎

【临床表现】 龈乳头发红肿胀,探触和吸吮时易出血;有自发性胀痛和明显的探触痛,亦可表现为自发痛和冷热刺激痛;检查可见龈乳头鲜红肿胀,探触痛明显,易出血,可查到局部刺激物,牙可有轻度叩痛。

【诊断】 根据上述典型临床症状即可诊断。

【治疗】 祛除局部刺激因素,如嵌塞的食物,充填体悬突等。以 1%~3% 过氧化氢溶液冲洗。急性炎症消退后,充填邻面龋和修改不良修复体等。

(五)药物性牙龈肥大

药物性牙龈肥大(drug-induced gingival enlargement)是指服用某些药物而引起的牙龈纤维性增生和体积增大。

【病因】 与药物性牙龈肥大相关的三类常用药物如下。

1. 钙通道阻滞剂(钙拮抗剂) 钙通道阻滞剂是常用的降压药,主要包括硝苯地平(心痛定,nifedipine)、维拉帕米、地尔硫䓬、氨氯地平、非洛地平等。临床上钙拮抗剂诱导的牙龈增生已居药物性牙龈肥大的首位。

2. 抗癫痫药 癫痫病人长期服用苯妥英钠,使得原来已有炎症的牙龈组织发生纤维性增生。

3. 免疫抑制剂 环孢素为免疫抑制剂,常用于器官移植或某些自身免疫性疾病病人,有30%~50% 服用环孢素者发生牙龈纤维增生。

【临床表现】 药物性牙龈肥大一般发生于服药后 1~6 个月,增生起始于唇颊侧或舌腭侧龈乳头,可呈球状、结节状或桑葚状突起于牙龈表面,向边缘扩展,覆盖部分牙面,严重者波及附着龈,增生的牙龈基底与正常牙龈组织之间可有明显的沟状界限。牙龈增生严重者可覆盖大部或全部牙冠,严重妨碍进食,同时影响美观和口腔卫生。增生的牙龈还可将牙齿挤压移位,多见于上前牙。

药物性牙龈肥大的牙龈质地坚韧,略有弹性,呈淡粉红色,一般不易出血,无自觉症状,无疼痛。但合并不同程度的牙龈炎症时,牙龈呈深红或紫红色,质地较松软,牙龈边缘部易出血。牙龈增生

NOTES

只发生于有牙区,拔牙后,增生的牙龈组织可自行消退(图6-10)。

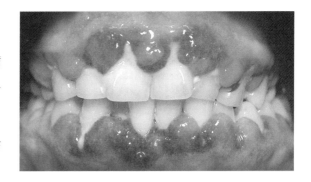

图6-10　药物性牙龈肥大

【诊断及鉴别诊断】 应仔细询问全身疾病史,根据牙龈实质性增生的特点及长期服用上述药物的病史可作诊断。

鉴别诊断:

1. 遗传性牙龈纤维瘤病 此病无长期服药史,但可有家族史,牙龈增生范围广泛、程度重。

2. 以牙龈增生为主的慢性龈炎 一般炎症较明显,好发于前牙的唇侧和牙龈乳头,增生程度较轻,覆盖牙冠一般不超过 1/3,有明显的局部刺激因素,无长期服药史。

【治疗】

1. 祛除局部刺激因素 通过洁治、刮治以去除菌斑、牙石,并消除其他一切导致菌斑滞留的因素。

2. 局部药物治疗 3% 过氧化氢溶液清洗龈袋,在袋内放入抗菌消炎的药物,并给予抗菌含漱剂。

3. 停药或换药 以往认为停止或者更换药物是最根本的治疗,但许多临床治疗显示,不停药或换药,经牙周基础治疗可获得牙龈肥大消失的效果;但对牙周治疗后牙龈肥大状况改善不明显的病人,还是应考虑在内科医师的指导下停止使用或更换药物。

4. 手术治疗 对于牙龈增生明显者,经上述治疗后,增生的牙龈仍不能完全消退者,在全身病情稳定时可进行手术切除并修整牙龈外形。但术后若不停药和保持口腔卫生,仍易复发。

5. 口腔卫生宣教 指导病人严格控制菌斑,减少复发。

三、非菌斑性牙龈病

非菌斑诱发的牙龈状态和病损分为 8 组,具体如下。

1. **基因/发育障碍**(genetic/developmental disorders)

2. **特异性感染**(specific infections)

3. **炎症/免疫状况**(inflammatory and immune conditions)

4. **反应性病变**(reactive processes)

5. **肿瘤**(neoplasms)

6. **内分泌、营养和代谢类疾病**(endocrine,nutritional & metabolic diseases)

7. **创伤性病损**(traumatic lesions)

8. **牙龈色素沉着**(gingival pigmentation)

临床上常见的非菌斑性牙龈病主要有以下几种。

(一) 遗传性牙龈纤维瘤病

遗传性牙龈纤维瘤病(hereditary gingival fibromatosis)又称家族性(familial)或特发性(idiopathic)牙龈纤维瘤病,为牙龈组织的弥漫性纤维增生,是一种较为罕见的疾病。

【病因】 病因不明,有家族史者可能为常染色体显性或隐性遗传,但也有的病人并无家族史。

【临床表现】 一般开始于恒牙萌出后,牙龈广泛增生,可累及全口的龈缘、龈乳头和附着龈,达膜龈联合处,以上颌磨牙腭侧最为严重。增生的牙龈覆盖部分或整个牙冠,可妨碍咀嚼,且牙常发生移位。增生的牙龈颜色正常,组织坚韧,不易出血(图6-11)。

【诊断及鉴别诊断】 根据典型的临床表现或者家族史可作出诊断,无家族史者并不能排除本病。

鉴别诊断:

1. 药物性牙龈肥大 该病有服药史而无家族史,牙龈增生主要累及龈缘和龈乳头,一般不累及

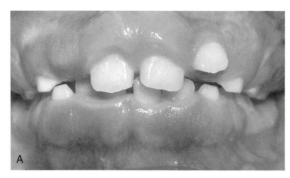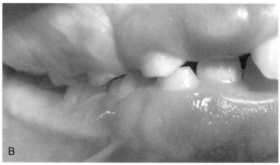

图 6-11   牙龈纤维瘤病
A. 牙龈正面观;B. 牙龈侧面观。

附着龈;而遗传性牙龈纤维瘤病可同时波及龈乳头、游离龈和附着龈。药物性牙龈肥大程度相对较轻,增生牙龈一般覆盖牙冠 1/3 左右;而牙龈纤维瘤病常覆盖牙冠的 2/3 以上。

2. 以增生为主要表现的慢性龈炎   该病主要侵犯前牙的牙龈乳头和龈缘,增生程度相对较轻,覆盖牙冠一般不超过 1/3,多数伴有炎症,局部刺激因素明显,无长期服药史及家族史。

【治疗】   行牙龈成形术,切除增生的牙龈并修整外形。本病术后易复发,为良性增生,复发后仍可再次手术治疗。一部分病人在青春期后可缓解,故手术最好在青春期后进行。

(二)急性坏死性溃疡性龈炎

急性坏死性溃疡性龈炎(acute necrotizing ulcerative gingivitis, ANUG)是指发生于龈缘和龈乳头的急性炎症与坏死。因在本病病人的患处发现大量梭形杆菌和螺旋体,故又称“梭杆菌螺旋体性龈炎”。ANUG 常发于青壮年,以男性吸烟者多见,在不发达国家或贫困地区亦可发生于极度营养不良或患麻疹、黑热病等急性传染病的儿童。

【病因】

1. 微生物作用   目前普遍的看法是,螺旋体、梭形杆菌和中间普氏菌是该病的主要致病菌。ANUG 是一种由多种微生物引起的机会性感染,但是要求有局部抵抗力降低的组织和宿主,才能使这些微生物的毒力造成 ANUG 病损。

2. 炎症   已存在的慢性龈炎或者牙周炎是本病发生的重要条件。

3. 吸烟的影响   绝大多数 ANUG 病人有大量吸烟史,吸烟造成牙龈小血管收缩,白细胞趋化功能和吞噬功能减弱,龈沟液中肿瘤坏死因子-α、前列腺素 E_2 水平提高,上述因素均会加重牙龈的病变。

4. 身心因素   病人常诉说有精神紧张、睡眠不足、过度疲劳、工作繁忙等情况。

5. 使机体免疫功能降低的某些因素   如营养不良的儿童,维生素 C 缺乏,以及某些全身消耗性疾病(恶性肿瘤、血液病、艾滋病等)易诱发本病。

【临床表现】   本病起病急,病程较短,常为数天至 1~2 周。以龈乳头和龈缘坏死为特征性病损,尤以下前牙多见,初起时龈乳头充血水肿,个别牙龈乳头顶端发生坏死性溃疡,上覆有灰白色污秽的坏死物,去除坏死物后可见牙龈乳头的颊、舌侧尚存,而中间凹下如火山口状。病变迅速沿牙龈边缘向邻牙扩展,使龈缘如火蚀状,坏死区出现灰褐色假膜,易于擦去,去除坏死组织后,其下为出血创面。龈乳头被龈缘破坏后成一直线,如刀切状(图 6-12)。

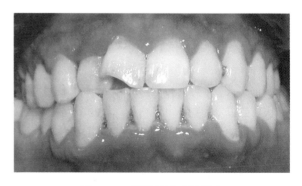

图 6-12   **坏死性溃疡性龈炎**

NOTES

疼痛感明显,或有牙齿撑开感或肿胀感。由于组织的坏死,病人常有特殊的腐败性口臭。轻症 ANUG 病人一般无明显的全身症状,重症病人可有低热、疲乏等全身症状,部分病人下颌下淋巴结可肿大,有压痛。急性期如未及时治疗且病人抵抗力低时,坏死还可波及与牙龈病损相对应的唇、颊侧黏膜,而称为坏死性龈口炎(necrotizing gingivostomatitis)。在机体抵抗力极度低下者还可合并感染产气荚膜杆菌,使面颊部组织迅速坏死,甚至穿孔,称为"走马牙疳(noma)"。

ANUG 若在急性期治疗不彻底或反复发作,可转为慢性坏死性龈炎。病损延及深层牙周组织,引起牙周袋形成、牙槽骨吸收和牙齿松动,称为坏死性溃疡性牙周炎(necrotizing ulcerative periodontitis,NUP)。

【诊断及鉴别诊断】 根据上述临床表现,包括起病急、牙龈疼痛、自发性出血、腐败性口臭以及龈乳头和龈缘的坏死等特征,ANUG 的诊断并不困难。病变区的细菌学涂片检查可见大量梭形杆菌和螺旋体与坏死组织及其他细菌混杂,这有助于本病的诊断。慢性期的诊断主要根据反复发作的牙龈坏死、疼痛和出血、牙龈乳头消失、口臭等,细菌涂片检查无特殊细菌。

鉴别诊断:

1. **慢性龈炎** 该病病程长,为慢性过程,无自发痛。虽可有牙龈乳头和龈缘的红肿,探诊易出血以及轻度口臭等,但一般无自发性出血,牙龈无坏死,无特殊的腐败性口臭。

2. **疱疹性龈炎** 为单纯疱疹病毒感染所致,好发于 6 岁以下儿童。起病急,开始有 1~2 天发热的前驱期。牙龈充血水肿波及全部牙龈而不局限于龈缘和龈乳头。主要表现为牙龈和口腔黏膜发生的簇状小水疱,破溃后形成多个小溃疡或溃疡相互融合。假膜不易擦去,无组织坏死,无腐败性口臭。

3. **急性白血病** 牙龈组织中有大量不成熟血细胞浸润,牙龈大范围肿胀、疼痛并伴有坏死。同时有自发性出血和口臭,全身有贫血和衰竭现象。该病诊断重要依据:血象检查白细胞计数明显升高并有幼稚血细胞。

4. **获得性免疫缺陷综合征(艾滋病)** 艾滋病病人常因细胞免疫和体液免疫功能低下,细菌、真菌、病毒等引发机会性感染,常合并 ANUG。

【治疗】

1. **去除局部坏死组织** 急性期应先轻轻去除牙龈乳头和龈缘的坏死组织,并初步去除大块龈上结石。

2. **局部使用氧化剂** 3% 过氧化氢溶液局部擦拭、冲洗以及反复含漱。

3. **全身药物治疗** 全身维生素 C、蛋白质支持疗法。重症者口服甲硝唑或替硝唑等抗厌氧菌药物 2~3 天,有助于控制疾病。

4. **指导病人建立良好的口腔卫生习惯,以防复发。**

5. **对全身性因素进行治疗。**

6. **急性期过后的治疗** 急性期后,对原已存在的慢性牙龈炎或牙周炎及时进行治疗,去除菌斑、牙石等刺激因素,重塑正常牙龈外形,防止复发。

(三)牙龈瘤

牙龈瘤(epulis)是一种炎症反应性龈瘤样增生物,多发生于牙龈乳头。它来源于牙周膜及牙龈的结缔组织,因其无肿瘤的生物学特征和结构,故非真性肿瘤,但切除后易复发。

【病因】

1. **局部刺激因素** 菌斑、牙石、食物嵌塞或不良修复体等引起局部长期的慢性炎症,致使牙龈结缔组织形成反应性增生物。

2. **内分泌改变** 妇女怀孕期间内分泌改变容易发生牙龈瘤,分娩后则缩小或停止生长。

【临床表现】 女性较多发,中年及青年较为常见。多发生于唇、颊侧牙龈乳头处,一般为单牙。肿块呈圆形或椭圆形,大小不一,一般直径由几毫米至 1~2cm,可有蒂如息肉状,也可无蒂,基底宽。一般生长较慢,较大的肿块可被咬破而感染。还可以发生牙槽骨壁的破坏,X 线片可见骨质吸收、牙周膜间隙增宽现象。牙齿可能松动、移位(图 6-13)。

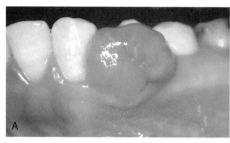
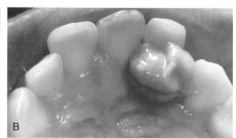

图 6-13　牙龈瘤
A. 下颌唇侧；B. 上颌腭侧。

【诊断及鉴别诊断】　根据上述临床表现诊断并不困难，病理检查有助于确诊牙龈瘤的类型。

鉴别诊断：本病应与发生于牙龈的恶性肿瘤相鉴别。若增生物表面呈菜花状溃疡，易出血，发生坏死，则应与牙龈癌鉴别。瘤体切除后应作组织病理学检查以确诊。

【治疗】　手术切除。将瘤体连同骨膜完全切除，裸露骨面，并磨削表层骨皮质，刮除相应部位的牙周膜组织，以防止复发。

（四）白血病的牙龈病损

白血病可累及身体各器官和组织，包括牙龈。有研究报道约有 3.6% 的白血病病人出现牙龈肿胀，病人常因牙龈肿胀和出血而首先就诊于口腔科。发生牙龈肿大者，最常见的是急性单核细胞白血病和急性粒细胞白血病，也可见于急性淋巴细胞白血病。

【病因和病理】　白血病病人末梢血中的幼稚血细胞，在牙龈组织内大量浸润积聚，致使牙龈肿大，这是白血病的牙龈病损的原因，而并非牙龈结缔组织本身的增生。由于牙龈肿胀、出血，口内自洁作用差，使菌斑大量堆积，加重了牙龈的炎症。

病理变化为牙龈上皮和结缔组织内充满密集的幼稚血细胞，偶见正常的淋巴细胞、中性粒细胞和浆细胞的炎性浸润。结缔组织高度水肿变性，胶原纤维被幼稚血细胞所替代。毛细血管扩张，血管腔可见血细胞形成栓塞，并可见组织坏死。

【临床表现】　白血病牙龈病损可波及龈乳头、龈缘和附着龈。主要表现为：①牙龈肿大，颜色暗红发绀或苍白，组织松软脆弱或中等硬度，表面光亮。牙龈肿胀常为全口性，且可部分覆盖牙面。由于牙龈肿胀、菌斑堆积，牙龈一般有明显的炎症。②由于牙龈中有大量幼稚血细胞浸润积聚，可造成末梢血管栓塞，局部组织对感染的抵抗力降低，使龈缘处组织坏死、溃疡和假膜形成，状如坏死性溃疡性龈炎，严重者坏死范围广泛，有口臭。③牙龈有明显的出血倾向，龈缘常有渗血且不易止住，牙龈和口腔黏膜上可见出血点或瘀斑。病人常因牙龈肿胀、出血不止或坏死性疼痛而首先到口腔科就诊，及时检查血象有助于诊断。④严重的病人还可出现口腔黏膜的坏死或剧烈的牙痛（牙髓腔内有大量幼稚血细胞浸润引起）、发热、局部淋巴结肿大以及疲乏、贫血等症状（图 6-14）。

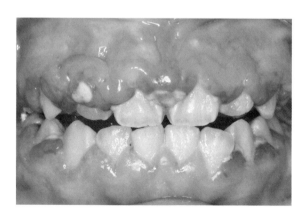

图 6-14　白血病的牙龈病损

【诊断】　根据上述典型的临床表现，及时作血常规及血涂片检查，发现血细胞数目及形态的异常，即可作出诊断。

【治疗】　在可疑或已确诊为白血病时，应及时与内科医生配合进行治疗。牙周的治疗以保守为主，切忌进行手术或活组织检查，以免发生出血不止或感染、坏死。遇到出血不止时，可采用局部压迫方法或药物止血,必要时可放牙周塞治剂观察数天,切实止血后再拆除塞治剂。对急性白血病病人一般不做洁治,若全身情况允许,必要时可进行简单的洁治术。对病人进行口腔卫生指导,加强口腔护理,防止菌斑堆积,减少炎症。

第二节　牙　周　炎

要点:

1. 牙周炎是多因素疾病,牙菌斑生物膜是其发病的始动因子。牙周炎的全身促进因素包括遗传因素、系统性疾病和状况、吸烟、精神压力等。

2. 牙周炎的主要临床症状包括牙龈炎症、牙周袋形成、牙槽骨吸收、牙松动和移位。

3. 牙周炎诊断的必要条件包括:附着丧失(排除非牙周炎引起的附着丧失)、真性牙周袋和牙龈炎症。

4. 牙周治疗包括基础治疗、手术治疗、修复治疗和支持治疗四阶段,控制菌斑和消除炎症,是防治牙周炎最根本有效的手段。

牙周炎(periodontitis)是菌斑微生物引起的牙周支持组织的慢性感染性疾病,导致牙龈炎症、牙周袋形成、附着丧失和牙槽骨吸收,最终可能引起牙齿松动和脱落,是导致成人牙齿丧失的两大口腔疾病之一。它不仅与修复、种植、正畸等多种口腔治疗的疗效相关,也与心脑血管疾病、糖尿病、不良妊娠结局、类风湿关节炎、呼吸系统疾病、肠道肿瘤、阿尔茨海默病等多种全身疾病相关。

我国是牙周炎患病大国,第四次全国口腔健康流行病学调查显示,35~44岁年龄组口内牙石检出率高达96.7%,牙周探诊出血率为87.4%。随着年龄增长,牙周炎的患病率和严重程度不断增加,已成为一个亟待解决的公共卫生问题。

一、病因及病原菌

(一)主要牙周致病菌

牙周炎是多因素疾病,牙菌斑生物膜是其发病的始动因素。牙菌斑生物膜是口腔中不能被中等程度水压冲洗去除的细菌斑块,是由基质包裹的互相黏附或黏附于口腔硬组织表面未矿化的细菌团块,是口腔微生物生存、代谢和致病的基础。以龈缘为界,牙菌斑生物膜可分为龈上和龈下菌斑生物膜,后者又分为附着性和非附着性龈下菌斑生物膜。其中,非附着龈下菌斑生物膜直接与龈袋/牙周袋内上皮接触,是牙周炎的"进展前沿"。与牙周炎的发生发展密切相关,具有显著的毒力或致病性,能通过多种机制干扰宿主防御能力,引发牙周破坏的细菌被称为牙周致病菌,包括牙龈卟啉单胞菌(*Porphyromonas gingivalis*,*P. gingivalis*)、伴放线聚集杆菌(*Aggregatibacter actinomycetemcomitans*,*A. actinomycetemcomitans*)、福赛斯坦纳菌(*Tannerella forsythia*,*T. forsythia*)、具核梭杆菌(*Fusobacterium nucleatum*,*F. nucleatum*)等。牙周破坏是致病微生物与局部刺激因素引起的直接损伤和宿主对持续存在的菌斑微生物的免疫应答所引起的间接损伤共同作用的结果。

(二)局部与全身促进因素

牙石、牙体和牙周组织发育异常或解剖缺陷、错𬌗畸形(图6-15)、医源性因素,包括不良充填体和修复体(图6-16)、不恰当的正畸治疗等、𬌗创伤、食物嵌塞等局部因素均可促进菌斑堆积,损伤牙周组织,使之容易受菌斑微生物感

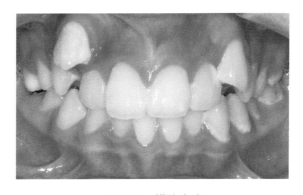

图6-15　错𬌗畸形

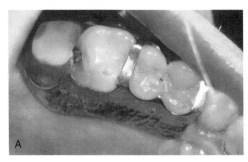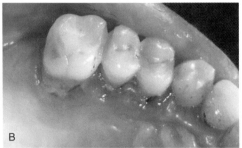

图 6-16　不良修复体
A. 17 不良修复体；B. 拆除不良修复体后可见牙龈红肿。

染，或加速已有的牙周病变，被称为牙周炎的局部促进因素。

某些先天的、后天的、受环境影响的易感因素或危险因素可能导致不同个体对牙周致病菌的免疫反应存在差异，进而影响牙周炎的发生、发展和疗效，被称为牙周炎的全身促进因素，包括以下方面。

1. 遗传因素　遗传易感性和环境因素共同决定了个体对入侵致病微生物的免疫反应，以及对治疗的反应。目前已知的可能增加牙周炎易感性的遗传性疾病包括白细胞异常色素减退综合征（Chediak-Higashi syndrome）、低磷酸酯酶症、家族性和周期性中性粒细胞减少症、掌跖角化牙周病综合征等。

2. 系统性疾病和状况

（1）内分泌紊乱和激素改变：糖尿病与牙周炎间存在密切的双向联系。牙周炎被认为是糖尿病的第六大并发症，糖尿病病人发生牙周炎的风险比无糖尿病者高 2.8~3.4 倍。糖尿病病人的牙周炎症通常更重，表现为反复牙周脓肿和牙槽骨快速丧失，其原因可能与高血糖导致的白细胞趋化和吞噬功能障碍、胶原蛋白的结构和功能受损、胶原代谢改变、晚期糖基化终末产物（advanced glycation end product，AGE）及晚期糖基化终末产物受体（receptor for advanced glycation end product，RAGE）作用增强，使免疫防御功能下调和对感染的易感性增高有关。糖尿病病人若患牙周炎，其并发症和死亡率比非牙周炎者高 3 倍，彻底有效的牙周治疗有利于血糖控制，并减少胰岛素使用量。因此，对于伴有牙周炎的糖尿病病人，既要采取措施有效控制血糖，也不能忽视对牙周炎的积极治疗。

代谢综合征是指合并存在高血压、血脂异常和高血糖中的两种或两种以上代谢紊乱症状的腹部肥胖综合征。肥胖及与肥胖相关的代谢综合征是牙周炎的危险因素，可能与全身系统性氧化应激和免疫炎症反应增强有关。

青春期和妊娠期性激素水平的改变使牙龈组织对牙菌斑生物膜、牙结石等局部刺激的反应性增强，促进以血管改变为主的非特异性炎症反应，表现为明显的出血倾向，甚至瘤样改变。

（2）血液系统疾病：中性粒细胞是防御牙周感染的第一道防线，多种影响中性粒细胞数量或功能的疾病都可能导致牙周组织的严重破坏，包括中性粒细胞减少症、粒细胞缺乏症等。此类病人应首先控制原发疾病，在全身状况允许的情况下进行必要的牙周检查及治疗，并积极维护口腔卫生，控制菌斑。

（3）艾滋病：艾滋病病人免疫系统受损，抗感染能力降低，容易发生机会性感染。艾滋病病人的口腔及牙周病变常见，约 30% 病人首先出现口腔症状。与 HIV 有关的牙周病损包括线形牙龈红斑、坏死性溃疡性牙龈炎和坏死性溃疡性牙周炎等。艾滋病病人的牙周破坏进展更快、中重度牙周炎比例更高。牙周炎也可能通过多种途径使潜伏期 HIV 重新活跃，影响艾滋病的病程及治疗。艾滋病病人进行牙周治疗时应尽量避免全身使用抗生素，防止发生机会性感染，需要评估 CD4$^+$T 细胞数量和病毒载量等指标，以明确免疫状态，口腔医生应与临床医生共同确定治疗方案。

（4）骨质疏松症：牙周炎与骨质疏松的关系尚不完全明确，二者有一些共同的危险因素，包括老龄、吸烟、药物影响等。骨质疏松并不会引发牙周炎，但骨量减少可能加快牙周炎的进程。

（5）药物的影响：双膦酸盐类药物能抑制破骨细胞，低剂量局部或全身使用时有助于预防牙周炎导致的牙槽骨丧失,甚至可能实现骨再生。高剂量或长期用药则无法对牙槽骨丧失发挥保护作用。皮质类固醇类药物与牙周炎的相关性尚不完全明确。研究发现,局部菌斑数量相近时,使用该类药物的肾移植病人牙周炎症明显减轻,但这类药物的全身使用也容易造成骨质疏松、牙周组织充血水肿、胶原减少和变性。

3. 吸烟　吸烟是肺气肿、支气管炎、心脑血管疾病、肺癌、胃癌等多种全身性疾病的危险因素,也是牙周炎重要的危险因素。吸烟者牙周炎患病率大致是不吸烟者的 4 倍,罹患严重牙周炎的概率约是不吸烟者的 3 倍。吸烟病人牙周治疗的效果更差,治疗后更容易复发,其牙齿脱落风险是不吸烟者的 3.8 倍,且种植修复的失败率约是不吸烟者的 2 倍。上述改变与吸烟病人口腔卫生较差,牙周致病菌的种类改变、数量和毒力增加,以及宿主免疫防御功能的改变有关。临床医生应高度重视戒烟的宣教工作,告知病人吸烟对牙周状况和全身健康的不利影响。

4. 精神压力　长期不易控制的压力,如失去至亲、感情失败、经济困难等,使人产生无助感,通过压力状态下个体行为的变化和神经、内分泌、免疫系统间的相互作用,增加了牙周炎的易感性和严重程度。精神压力还容易导致个体日常习惯的改变,如口腔卫生变差、吸烟增多、紧咬牙、磨牙等,这些变化都增加了牙周炎的易感性。临床医生应引导病人积极应对和排解压力,减少精神压力对牙周组织的不利影响。

二、临床表现

由于龈下菌群组成、局部和全身易感因素的差异,不同个体对菌斑微生物的入侵可呈现不同形式、不同程度的反应,导致牙周组织的破坏不尽相同,表现出不同的临床症状。

(一)年龄和性别

牙周炎可发生于任何年龄,成年人多见,男女无明显差异,35 岁后患病率增高。随着年龄增长,患病率和严重程度增加,可能是多年疾病的累积效应。

(二)牙周袋的炎症和附着丧失

1. 牙龈炎症　病人刷牙或进食时牙龈出血,牙龈颜色鲜红或暗红色,水肿、光亮、质地松软,可有不同程度肿大,甚至增生。

2. 牙周袋形成和牙槽骨吸收

(1)牙周袋形成,探诊深度(probing depth,PD)>3mm,探诊出血,甚至溢脓。

(2)严重的炎症导致牙龈结缔组织胶原纤维降解、牙槽骨吸收、附着丧失(图 6-17),严重的附着

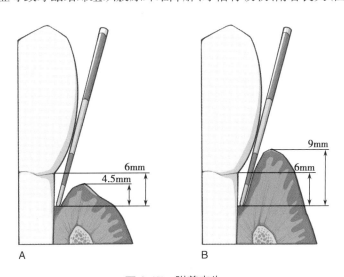

图 6-17　附着丧失

A. 牙龈退缩,探诊深度 4.5mm,附着丧失(釉牙骨质界至袋底) 6mm;B. 探诊深度 9mm,附着丧失 6mm。

丧失会导致牙齿松动,发生病理性移位。

(三) 分期与分级

2018 年,美国牙周病学会(AAP)和欧洲牙周病联合会(EFP)共同制定了牙周病和种植体周病国际新分类,构建了牙周炎的分期、分级体系,进一步描述了个体水平牙周炎的不同表型。随着时间推移、治疗进展及新证据的出现,分期和分级可进行动态调整。

"分期"是指根据牙周炎的严重程度、预期的治疗复杂程度,将其分成Ⅰ、Ⅱ、Ⅲ、Ⅳ期,主要依据临床附着丧失、影像学所呈现的骨吸收量和百分比、因牙周炎缺牙数、探诊深度、垂直骨吸收及根分叉病变等多个变量(表 6-1)。其中,Ⅰ期为初始状态的牙周炎,早诊断、早治疗可很好地控制疾病进展;Ⅱ期为中度牙周炎,此阶段病人通过规范的牙周序列治疗仍可有效控制炎症、阻止疾病进一步进展;Ⅲ期为可能存在牙齿丧失的重度牙周炎,该阶段病人存在深部的牙周病变,使治疗变得更为复杂,若得不到规范治疗,牙齿脱落将无法避免;Ⅳ期为存在牙列缺失可能的重度牙周炎,此阶段有更多牙齿缺失,出现咀嚼功能下降,治疗复杂性增加,预后较差,若炎症无法有效控制,甚至有可能引起牙列缺失。在分期基础上,还可根据病损范围和分布牙位,将牙周炎分为局限型(累及牙位 <30%)、广泛型和切牙-磨牙型。

表 6-1   牙周炎的分期标准*

	分期	Ⅰ期	Ⅱ期	Ⅲ期	Ⅳ期
严重程度	邻面 CAL(最重位点)	1~2mm	3~4mm	≥5mm	≥5mm
	影像学骨吸收	冠 1/3(<15%)	冠 1/3(15%~33%)	根长 1/2~2/3	根长 1/2~2/3
	因牙周炎缺牙数	无	无	≤4 颗	≥5 颗
复杂程度	局部情况	最大 PD≤4mm;水平型骨吸收为主	最大 PD≤5mm;水平型骨吸收为主	在Ⅱ期基础上,PD≥6mm,垂直型骨吸收≥3mm,Ⅱ度或Ⅲ度根分叉病变,中度牙槽骨缺损	在Ⅲ期基础上,需要更复杂的治疗:出现咀嚼功能障碍,继发性咬合创伤(牙齿松动超过Ⅱ度);重度缺牙区牙槽骨缺损,咬合紊乱,牙齿倾斜,扇形移位,余留牙小于 20 颗(10 对)
范围与分布	作为分期的追加描述	分为局限型(累及牙 <30%)、广泛型或切牙-磨牙型			

* 依照 2018 年牙周病和种植体周病国际新分类。

注:CAL,临床附着丧失,clinical attachment loss;PD,探诊深度,probing depth。

"分级"是根据疾病进展速度,评估危险因素,进行预后判断,将牙周炎分成 A、B、C 级,分别代表了进展速度慢、中、快三个不同级别的牙周炎,分级依据除了牙周炎进展的直接和间接证据,还将吸烟、糖尿病等危险因素列为分级的调整因素(表 6-2)。

依据 2018 年牙周病和种植体周病国际新分类中的牙周炎分期分级系统进行诊断相对复杂,EFP 为此提出了有针对性的临床决策树(图 6-18),帮助临床医生进行理解和临床应用。首先,根据牙周炎的临床诊断标准,同时排除非牙周原因引起的附着丧失,若这两个条件都满足,牙周炎的诊断即可确立。随后进行全口牙周检查、拍摄 X 线片、回顾牙周及全身病史,分析局部及全身危险因素,若 PD≤4mm,且 BOP(+)率 <10%,则诊断为有附着丧失的牙周健康;若 PD≤4mm,且 BOP(+)检出率 >10%,或 PD>4mm,影像学上存在骨丧失,则进行进一步的分期分级。应依据病人症状较为严重牙位的检查结果确定和调整分期分级。

表 6-2 牙周炎的分级标准*

	分级		A 级:慢速进展	B 级:中速进展	C 级:快速进展
首要标准	直接证据	影像学可见骨丧失或 CAL	5 年内无丧失	5 年内丧失 <2mm	5 年内丧失 ≥2mm
	间接证据	骨吸收(%)/年龄	<0.25	0.25~1	>1.0
		疾病表型	大量牙菌斑生物膜对应较小牙周破坏	牙菌斑生物膜量与牙周破坏程度相符	牙周破坏程度超过牙菌斑生物膜沉积量,表现为特殊的临床表型,可能为疾病的快速进展期和/或早发型疾病(如切牙-磨牙型,对常规菌斑控制治疗的反应性不如预期)
分级调整因素	危险因素	吸烟	不吸烟	吸烟 <10 支/d	吸烟≥10 支/d
		糖尿病	血糖正常/未诊断为糖尿病	糖尿病病人,HbA1c<7.0%	糖尿病病人,HbA1c≥7.0%

* 依照 2018 年牙周病和种植体周病国际新分类。

注:HbA1c 代表糖化血红蛋白。

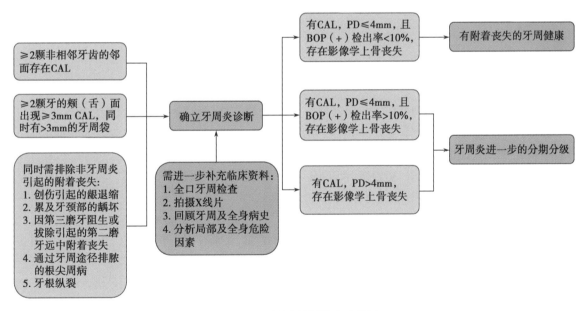

图 6-18 牙周炎诊断临床决策树

分期分级方案使医生在疾病诊断时即可充分考虑每位病人疾病的严重程度,以及所涉及的危险因素,进行预后判断,制订个性化的牙周系统治疗方案。

(四)其他伴发病变和症状

包括牙周-牙髓联合病变、根分叉病变、牙周脓肿、牙龈退缩、根面敏感、食物嵌塞、口腔异味等。

(五)病程进展

大多数病人病程缓慢,病变静止期与活动期交替出现,病程可延续十多年甚至几十年,症状持续加重,最终失牙;也有少数病人病程进展较快,早期即可出现深牙周袋,4~5 年内牙周附着丧失达50%~70%,20 岁左右已需要拔牙或牙齿自行脱落(图 6-19)。

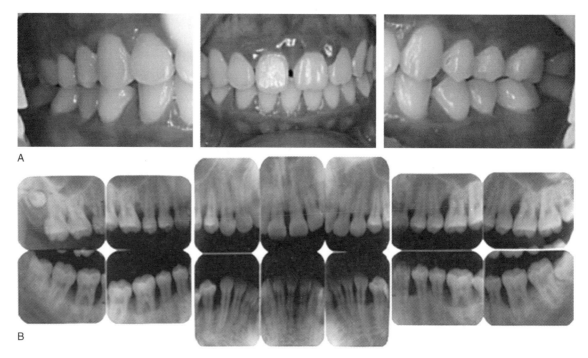

图 6-19　牙周炎Ⅲ期 C 级

A. 患者女,18 岁,刷牙出血 3 年。牙龈红肿,邻面深袋 6~10mm,多个牙松动。上颌中切牙有间隙。父母均有重度牙周炎 B. 牙槽骨有不同程度的广泛吸收,以第一磨牙和切牙为重,除此之外的患牙超过 3 颗(北京大学口腔医学院周爽英医师提供)

三、诊断及鉴别诊断

(一)诊断

根据 2018 年牙周病和种植体周病国际新分类,符合以下 2 种情况之一,可诊断为牙周炎:存在 ≥2 颗非相邻牙齿的邻面有附着丧失;或有≥2 颗牙的颊(舌)面出现≥3mm 的附着丧失,同时有 >3mm 的牙周袋。需要注意的是,除了附着丧失,牙周袋和牙龈炎症也是诊断牙周炎的必要条件,诊断时应排除非牙周炎引起的附着丧失,如创伤引起的牙龈退缩、累及牙颈部的龋坏、因第三磨牙阻生或拔除引起的第二磨牙远中附着丧失、通过牙周途径排脓的根尖周病、牙根纵裂等。

(二)鉴别诊断

1. 牙龈炎与早期牙周炎　牙龈炎是局限于牙龈的炎症,可能存在假性牙周袋,但不侵犯牙周支持组织(无附着丧失和牙槽骨吸收),经过适当的牙周治疗后,牙周组织可完全恢复正常状态,是可逆性病变。但是,早期牙周炎有牙周支持组织的破坏(附着丧失、真性牙周袋形成和牙槽骨吸收),系统完善的牙周治疗可以控制炎症,使病变静止,但已破坏的牙周软、硬组织难以恢复到正常状态。所以牙周炎病人需要终身进行维护治疗,以防止疾病复发。

2. 牙周健康与牙周炎　2018 年牙周病和种植体周病国际新分类首次定义了"牙周健康"的概念。牙周健康包括牙周组织完整的牙周健康和牙周组织减少的牙周健康,前者即无附着丧失的牙周健康;后者是有附着丧失的牙周健康,包括治疗后病情稳定的牙周炎病人[全口 PD≤4mm,全口 BOP(+) 位点率 <10%]和非牙周炎病人。因此,牙周炎诊断的必要条件,除了附着丧失,还须包括真性牙周袋和牙龈炎症。

四、治疗与预防

(一)牙周炎的预后

预后是对病人的年龄、危险因素、依从性、临床检查结果、诊断等疾病相关因素(表 6-3)进行综合分析,进而对疾病未来的发生发展、治疗效果和转归作出的预测。牙周炎的预后分为以下几类。

表6-3　影响牙周炎预后的全身与局部因素

类别	影响因素
临床因素	年龄、疾病严重程度、菌斑控制水平、病人依从性
系统和环境因素	吸烟、全身性疾病、遗传因素、精神压力
局部因素	菌斑和牙石、龈下修复体
解剖因素	根分叉、根面凹、颈部釉突和釉珠、舌侧沟、牙根形态异常、冠根比失调
修复与充填因素	基牙的选择、龋齿、死髓牙、牙根外吸收

1. **预后良好**　附着丧失<25%,可伴有Ⅰ度根分叉病变,牙周健康容易维护,病人依从性好。

2. **预后中等**　25%~50%的附着丧失,Ⅱ度根分叉病变,牙周健康维护尚可,但有一定困难。

3. **预后可疑**　附着丧失>50%,牙齿松动超过Ⅱ度,Ⅱ~Ⅲ度根分叉病变,冠根比不协调,牙根外形不良,根间距窄,菌斑控制困难。

4. **预后差**　没有充足的牙周支持组织,不能维持健康和功能。

上述分类中,预后良好和预后中等容易准确判断,预后可疑和预后差受多种因素影响,各因素间亦可相互影响,并具有很大的不可预测性,进而影响牙周炎预后判断的准确性。

牙周炎病损受全身性疾病及环境因素影响。因此,牙列整体和个别患牙的预后应分别判断。确定牙列整体预后是为了明确各阶段牙周治疗,尤其是修复治疗的时机,以及牙周治疗的整体效果。影响牙列整体预后的因素包括:年龄、牙周炎的严重程度、余留牙数量、系统性疾病与状态、菌斑、牙石和其他局部促进因素、病人依从性、修复可能性等。

个别牙的预后受牙列整体预后的影响,并与患牙的解剖形态和病损严重程度(探诊深度、附着丧失、骨吸收的程度与类型、松动度)密切相关。

伴全身疾病的牙周炎的预后取决于全身疾病的控制情况和牙周治疗的效果。

（二）牙周治疗的目标与程序

牙周健康关系到全身健康。牙周治疗的最终目标是创造一个在健康牙周组织条件下,能行使良好功能的牙列。该目标的实现有助于减少心血管疾病、糖尿病、类风湿关节炎、早产/低出生体重儿、骨质疏松症、慢性阻塞性肺疾病等全身性疾病的发生风险。具体内容包括:①祛除病因,消除炎症,以及出血、疼痛等临床症状;②促进牙周组织再生;③恢复牙周软、硬组织的生理外形;④重建具备长期稳定功能的牙列;⑤满足美观需求。

上述目标的实现有赖于系统、完善的牙周治疗,并涉及牙体牙髓病学、口腔修复学、口腔种植学、口腔正畸学等多学科。伴有糖尿病、心血管疾病等全身疾病的病人,亦应与相关临床医师合作,共同制订治疗计划,实现全身疾病与牙周疾病的共同治疗。

牙周治疗的程序分为四个阶段。

第一阶段为基础治疗,其目的是控制菌斑,消除致病因素,进而控制牙周炎症。内容包括:①急症(如牙周牙髓联合病变、急性牙周脓肿、急性坏死性溃疡性龈炎等)的处理;②通过口腔卫生宣教,培养病人正确的牙周健康意识和自我菌斑控制的方法;③纠正吸烟、夜磨牙、紧咬牙等不良习惯;④控制全身系统性疾病;⑤去除不良修复体、充填体悬突等局部刺激因素;⑥龈上洁治、龈下刮治和根面平整;⑦拔除无保留希望的牙;⑧在控制炎症基础上,进行松牙固定和咬合调整;⑨全身和/或局部药物辅助治疗等。基础治疗后4~12周需进行复查,评估菌斑和牙石控制情况、牙周袋深度、牙槽骨形态、牙齿松动度等,根据检查情况决定后续治疗方案。

第二阶段为牙周手术治疗,PD>5mm,探诊出血,或牙周软硬组织形态不良、膜龈关系异常时,需进行手术治疗,包括牙龈切除及牙龈成形术、改良Widman翻瓣术、磨牙远中楔形瓣切除术、切除性骨手术、引导性组织再生术、植骨术、截根术、分根术、牙半切除术、牙冠延长术和膜龈手术（游离龈移植术、侧向转位瓣术、冠向复位瓣术、上皮下结缔组织移植术和系带修整术）等。此阶段治疗的目的是通过手术方法彻底清创，控制炎症，并恢复牙周软硬组织的生理外形。

第三阶段为修复治疗阶段，通常在手术治疗后2~3个月，牙周炎症控制后，进行缺失牙的修复。此阶段也可进行必要的正畸治疗，对促进牙周炎发生发展的牙列不齐或其他错𬌗畸形，以及炎症导致的牙齿扇形移位等进行矫治，建立稳定的平衡𬌗。

第四阶段为牙周支持治疗，病人需定期复查，内容包括菌斑控制情况、牙石的量、牙龈状况、PD、附着丧失、牙槽骨高度、牙齿松动度等。治疗刚结束时一般1~2个月后复查。病情稳定后，可酌情延长复查周期。后者的确定，一般根据牙周炎的分期与分级、病人依从性、全身健康状况等综合判定。一般每3~6个月复查一次，根据复查结果，有针对性地进行口腔卫生指导，以及牙周维护治疗。该阶段的治疗旨在监测牙周状况，及时调整治疗方案，减少再感染和复发，以维持长期稳定的治疗效果。

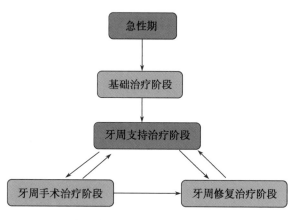

图6-20　牙周炎的治疗流程

上述四个治疗阶段，第一和第四阶段是每位牙周炎病人都必须接受的治疗，第二和第三阶段则依据病人的需要而定（图6-20）。

（三）预防

牙周炎的预防非常重要，其预防措施包括：①一级预防，即对大众进行口腔健康教育，培养正确的牙周健康意识，建立良好的口腔卫生习惯，掌握正确的刷牙方法，以及必要的牙线、牙缝刷等邻面清洁工具的使用方法，提高宿主免疫防御能力。②二级预防，即在一级预防基础上，每半年或一年进行牙周专科检查，并根据检查结果制订个性化治疗方案，包括彻底的龈上洁治和龈下刮治，消除菌斑滞留因素等。③三级预防，在二级预防基础上对症治疗，进行必要的牙周手术，控制炎症，修复缺失牙，定期牙周维护，并治疗包括糖尿病在内的相关全身疾病。

总之，牙周炎的预防需考虑菌斑控制、消除局部与全身促进因素，调节宿主反应等诸多因素。其中，控制菌斑和消除炎症是牙周炎最根本且行之有效的防治手段。对于已患牙周炎者，更应强调早诊断、早治疗，尤其是系统、完善的综合治疗，以阻止病损的加重和发展，并维持长期稳定的疗效。

第三节　种植体周组织疾病

要点：

1. 种植体周组织疾病的始动因素是菌斑生物膜，并与牙周炎、全身健康状况、吸烟、酗酒等多种局部和全身因素有关。

2. 种植体周组织疾病包括仅累及种植体周围软组织的可逆性的种植体周黏膜炎和造成支持种植体的牙槽骨不可逆吸收的种植体周围炎。

种植体周组织疾病（peri-implant disease）是种植体周围软、硬组织的炎症病变，包括仅累及种植体周围软组织的可逆性的种植体周黏膜炎（peri-implant mucositis），以及造成支持种植体的牙槽骨不可逆吸收的种植体周围炎（peri-implantitis）。

种植体周围的黏膜附着于种植体，形成了穿黏膜附着，后者构成了种植体的生物学屏障，包括结合上皮和结缔组织附着区两部分。与天然牙相比，种植体周围结合上皮的细胞层数较少，排列疏松，结缔组织胶原纤维更多,血管更少,削弱了种植体周组织的防御功能,导致细菌更容易入侵。种植体与周围骨组织直接接触,形成骨结合,两者之间缺少天然牙牙周组织的重要结构——牙周膜,导致种植体缺乏对殆力的缓冲。

与牙周炎类似,种植体周围炎也是慢性感染性疾病,细菌入侵种植体周组织后,引发机体的免疫应答反应,后者一方面清除细菌及其毒力因子、毒性代谢产物;另一方面,持续存在的免疫应答也可能进一步加重种植体周组织的免疫破坏。

一、病因及病原菌

1. 种植体周菌斑微生物 目前普遍认为,种植体周组织疾病和牙周炎的始动因素都是菌斑生物膜。与天然牙类似,健康种植体周围组织的龈下菌斑以革兰氏阳性球菌和杆菌为主,炎症位点则以 *P. gingivalis*、中间普氏菌(*Prevotella intermedia*,*P. intermedia*)、*F. nucleatum* 等革兰氏阴性厌氧菌和螺旋体为主。种植体、基台和上部修复结构的形态、化学组成、表面自由能和粗糙度等,都会影响种植体周菌斑生物膜的形成。

2. 殆力因素 种植体负载的早期殆力已被证实会影响骨结合,骨结合形成后,过大殆力对种植体周围骨丧失的影响则存在争议。根据骨生理学理论,种植体周围骨组织改建是对一定阈值下机械应力的生物学反应,超过阈值的机械力可能是造成少量骨吸收的原因。但是也有研究发现,即使承受了较大殆力,种植体周骨密度和骨结合的完整性并没有受到破坏。

3. 危险因素 牙周炎是种植体周组织疾病重要的危险因素。与牙周健康者相比,牙周炎病人发生种植体周感染的风险较高。全身健康状况也是影响种植体健康的重要因素。糖尿病被认为是发生种植体周围组织感染和种植体脱落的潜在危险因素。大量研究发现,吸烟与种植体周边缘骨丧失相关,导致种植体周炎的发病风险明显增加。细胞因子的基因多态性可能参与了机体对细菌的免疫调控,进而影响种植体周围炎的易感性。白细胞介素-1(interleukin-1,IL-1)的基因型和种植体周围炎关系的研究相对较多,但其关联性仍存在争议。此外,口腔卫生不良、酗酒、长期服用双膦酸盐、种植手术技术和术后处理、上部结构粘结时残留的粘结剂、种植术后缺乏定期维护等,均与种植体周组织疾病的发生有关。

二、分类与临床表现

种植体周健康是指种植体周围组织与正常牙周组织无肉眼可见的差别,无红肿、溢脓等炎症表现,无探诊出血,PD 与基线相比基本不变,骨改建完成后,不再有进一步的骨槽嵴顶吸收。需要注意的是:评价种植体周健康状况时,PD 并不能说明种植体周围是否存在炎症,它可因种植体周围软组织的高度不同而存在差异,只有当 PD 变深时才有参考价值。

根据炎症累及范围,可将种植体周组织疾病分为种植体周黏膜炎和种植体周围炎。

1. 种植体周黏膜炎 种植体周黏膜炎局限于种植体周围软组织,与牙龈炎症类似,是一个可逆的炎症过程。其临床表现为:探诊出血,黏膜红肿和/或溢脓。由于炎症水肿,以及探诊时阻力减小,PD 较基线时增加,种植体周围无骨丧失(图 6-21)。

2. 种植体周围炎 种植体周围炎是种植体周黏膜炎持续进展的结果,种植体周围骨组织进一步丧失,表现为种植体周黏膜明显的炎症,轻探出血和/或溢脓,PD 较基线时增加和/或黏膜边缘退缩,影像学检查显示骨丧失。不同病人骨吸收的速度不同,骨吸收程度与 PD 相关(图 6-22)。

三、治疗与预防

1. 治疗 种植体周组织疾病的治疗旨在彻底清创,消除炎症,控制感染,促进种植体周软硬组织的重建。病人完善的自我菌斑控制和维护是治疗成功的前提。Lang 等学者提出了针对种植体周组织疾病的预防和治疗方案"累加阻断性支持治疗"(cumulative interceptive supportive therapy,CIST),

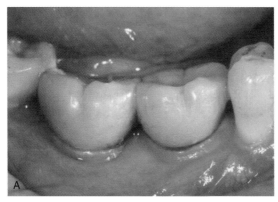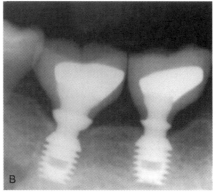

图 6-21　种植体周黏膜炎

A. 种植体周黏膜在轻探诊后线状出血;B. X 线片示种植体周骨未见吸收。

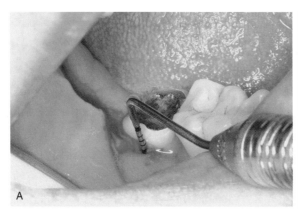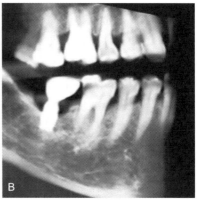

图 6-22　种植体周围炎

A. 种植体周黏膜探诊出血;B. X 线检查示种植体周骨吸收。

包括四个治疗方案:A 为机械清创,B 为氯己定的使用,C 为抗生素治疗,D 为手术治疗(表 6-4)。完善的检查与正确的诊断是治疗方案选择的关键,主要包括以下指标的评估:有无探诊出血、PD、骨丧失的影像学证据等。

表 6-4　种植体周组织疾病治疗方案的选择*

治疗方案	种植体周检查	治疗内容
A	有菌斑的种植体,PD<3mm,BOP(+)	口腔卫生宣教,机械清创,抛光
A+B	PD 4~5mm,BOP(+)	口腔卫生宣教,机械清创,抛光,氯己定的使用
A+B+C	PD>5mm,BOP(+),影像学显示骨丧失≤2mm	口腔卫生宣教,机械清创,抛光,氯己定与抗生素的使用
A+B+C+D	PD>5mm,BOP(+),影像学显示骨丧失 >2mm	口腔卫生宣教,机械清创,抛光,氯己定与抗生素的使用,切除性或再生性手术

注:*方案参考 LANG NP,BERGLUNDH T,HEITZ-MAYFIELD LJ,et al. Consensus statements and recommended clinical procedures regarding implant survival and complications. Int J Oral Maxillofac Implants. 2004,19 Suppl:150-154.

　　2. 预防　　与牙周炎相比,种植体周组织疾病的预防更为复杂和重要,种植治疗的全过程均应注意口腔卫生的维护和全身性疾病的控制,选择恰当的种植适应证及种植时机。牙周炎病人的种植治疗必须在系统、完善的牙周治疗后进行,并坚持定期复查和维护,方能减少种植体周组织疾病的发生。

思考题

1. 临床上常见导致药物性牙龈肥大的药物有哪些?
2. 白血病的牙龈病损的临床表现有哪些?
3. 为什么部分人口腔中存在大量牙菌斑和结石,却不患牙周炎?
4. 如何鉴别牙龈炎与牙周炎?
5. 种植体周组织疾病的病因有哪些?

(李 昂 徐 艳)

第七章

口腔黏膜常见疾病

第一节 概　　述

要点：

1. 口腔黏膜的定义。

2. 口腔黏膜病的定义及分类。

3. 口腔黏膜病学的定义及中国黏膜病学发展史。

一、口腔黏膜

口腔黏膜（oral mucosa）是指口腔内的湿润衬里，由上皮和结缔组织组成，呈粉红色，表面光滑湿润，除皮脂腺外不具备其他皮肤附件。口腔黏膜在口腔内根据其分布部位和功能的不同可分为咀嚼黏膜、被覆黏膜和特殊黏膜，上皮更新时间4~14天，具有屏障功能、感觉功能、温度调节及分泌功能等，有增龄性变化（如黏膜变薄、弹性降低、唾液分泌减少、组织通透性增加、免疫力下降等）。

二、口腔黏膜病

口腔黏膜病（oral mucosal diseases）是主要累及口腔黏膜组织的类型各异、种类众多的疾病总称。常分为感染性疾病、变态反应性疾病、溃疡类疾病、大疱类疾病、斑纹类疾病、肉芽肿疾病、唇舌疾病、性传播疾病、系统疾病的口腔表征以及口腔黏膜色素异常。本章着重介绍以下几类口腔黏膜常见疾病：感染性疾病、非特异性溃疡、免疫相关疾病、潜在恶性疾患、变态反应性疾病、感觉异常疾病、放化疗损伤。

三、口腔黏膜病学

（一）定义

口腔黏膜病学（diseases of oral mucosa）是口腔医学的重要组成部分，是系统研究口腔黏膜病的基础理论和临床诊治及预防的一门独立临床学科。其范围涉及疾病的病因、病理、发病机制、流行病学特征、诊断及疾病管理等范畴。由于它研究的对象种类繁多，且与机体的全身状态关系密切，口腔黏膜病学也是一门口腔医学与其他学科交叉的桥梁学科。

国际上大多数国家口腔黏膜病学的内容归属于 oral medicine，直译为"口腔内科学"或者"口腔医学"，是一个口腔临床医学的亚专业，探讨与口腔疾病有关的内科学原则以及采用药物进行口腔疾病治疗的规律。主要包括口腔黏膜的感染性及非感染性疾病、口腔癌前损害、系统性疾病的口腔表征、面痛症等神经疾患、唾液腺疾病及颞下颌关节疾病等。

根据我国的具体情况，若采用"口腔内科学"一词容易引起歧义，而且神经疾患、唾液腺疾病及颞下颌关节疾病等也已发展成为独立的专科，所以沿用"口腔黏膜病学"更切合我国实际。

（二）中国口腔黏膜病学发展史

中国口腔黏膜病学的研究可追溯到远古时期。《黄帝内经·素问》《伤寒论》《口齿类要》等名著都包括有关口腔黏膜病的内容。

1978 年是中国当代口腔黏膜病学的起始年,从此口腔黏膜病学的发展经历了学科起始、确立、全新发展和协同创新四个阶段,推动中国口腔黏膜病学进入整体提升时期。

起始阶段:口腔黏膜病学的起始以 1978 年 5 月"口腔白斑、扁平苔藓及其癌变防治研究协作组"(简称"两病"协作组)的成立为标志。随着"两病"协作在全国范围内开展,形成了一批专门从事口腔黏膜病学医、教、研工作的独立科室,同时在全国主要院校形成了口腔黏膜病专科。

确立阶段:1988 年 4 月,中华医学会口腔科学会口腔黏膜病学组成立,标志着口腔黏膜病学进入确立阶段。学组在召开全国口腔黏膜病学术会议以讨论黏膜专科问题的同时,前瞻性地邀请其他学科与领域的著名专家进行学术交流,促进了学科的自身发展与交叉发展。

全新发展阶段:1998 年 10 月,首届中华口腔医学会口腔黏膜病专业委员会成立,标志着口腔黏膜病学进入全新发展阶段。委员会牵头全国多所院校进行项目合作,并着手制定了几个口腔黏膜病的临床诊疗规范和标准,为推动具有中国特色的口腔黏膜病学的建设作出了重要贡献。

协同创新阶段:2008 年 10 月,随着第一届中华口腔医学会口腔中西医结合专业委员会成立,中国口腔黏膜病学学科进入协同创新阶段。口腔黏膜病专业委员会与口腔中西医结合专业委员会协同开展工作,共同提升中国特色的口腔黏膜病学学科水平。

迄今,我国已成功制定了复发性阿弗他溃疡、口腔扁平苔藓、口腔念珠菌病、单纯疱疹等口腔黏膜常见疾病的规范诊疗指南和临床路径,并着手制定了包括口腔白斑病在内的一系列口腔黏膜疾病的临床实践循证指南。同时,建设了一批国家口腔黏膜病学临床重点专科,进一步提高了我国口腔黏膜病临床服务能力。

第二节　口腔黏膜感染性疾病

要点:

1. 原发性疱疹性龈口炎多发生在幼儿或儿童,可发生在口腔黏膜任何部位,病损特点为成簇聚集的小水疱,可伴有口周皮肤病损。

2. 手足口病发病常为发热伴手、足、口、臀部皮疹,夏秋季节多流行,婴幼儿和儿童普遍易感。

3. 口腔念珠菌病主要依靠病史、临床特点并结合实验室检查以明确诊断。

4. 获得性梅毒的不同阶段可出现特征性口腔损害,包括硬下疳、黏膜斑和树胶肿。

一、口腔单纯疱疹

单纯疱疹(herpes simplex)是由单纯疱疹病毒(herpes simplex virus,HSV)所致的皮肤黏膜病。临床上以出现簇集性小水疱为特征,有自限性,易复发。在人群中感染率高,可导致龈口炎、角膜结膜炎、脑炎、生殖道感染等多种疾病。

【病因及发病机制】 HSV 有两种血清型:HSV-1 和 HSV-2。引起口腔损害的主要为 HSV-1。人初次感染 HSV 后大多无明显临床症状,病人及无症状的病毒携带者为传染源。HSV-1 主要通过飞沫、唾液及疱疹液直接接触传播,也可以间接传播。HSV 原发感染痊愈后,少部分病毒长期潜伏在神经节内,当机体遇到诱发因素时,可使体内潜伏的病毒活化,疱疹复发。

【临床表现】

1. 原发性疱疹性龈口炎(primary herpetic gingivostomatitis) 感染以幼儿和儿童多见。发病前有接触单纯疱疹病人史,潜伏期为 4~7 天,出现发热、头痛等急性症状,下颌下和颈上淋巴结肿大、触痛。患儿流涎、拒食、烦躁不安。经过 1~3 天后,口腔黏膜广泛充血水肿,累及附着龈和龈缘。口腔黏膜任何部位均可发生成簇小水疱,似针头大小。水疱疱壁薄、透明,易溃破形成糜烂面(图 7-1),继发感染可形成溃疡。病人疼痛明显,影响进食与说话。除口腔病损外,唇和口周皮肤也有类似病损,疱破溃后结痂。病程 7~10 天。

2. 复发性疱疹性口炎（recurrent herpetic stomatitis） 原发性疱疹感染愈合以后，有30%~50% 的病例可能会因劳累、发热、紫外线等诱发因素而发生复发性损害。一般复发感染的部位在口唇或接近口唇处，故又称复发性唇疱疹（recurrent herpes labialis），少数影响到牙龈和硬腭。复发的口唇损害总是以起疱开始，常为多个成簇的疱，总是在原先发作过或邻近位置复发，病损区有灼痛、痒等症状。

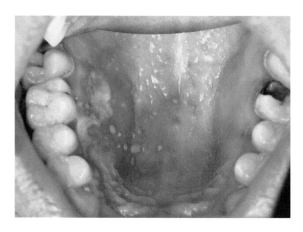

图 7-1　原发性疱疹性龈口炎
上腭见成簇水疱及不规则糜烂面。

【诊断及鉴别诊断】 大多数病例，根据病史和临床表现即可作出诊断。实验室检查应用于最终确诊，常用方法有病毒分离和鉴定、直接检测病毒、血清学检查、免疫学检查等。

诊断时需与疱疹型复发性阿弗他溃疡、三叉神经带状疱疹、疱疹性咽峡炎等进行鉴别。

【治疗】 原发性疱疹性龈口炎的治疗包括全身治疗及局部治疗，复发性疱疹性口炎的治疗以局部治疗为主。

1. 全身抗病毒治疗 主要使用核苷类抗病毒药物，如阿昔洛韦、伐昔洛韦、泛昔洛韦等。若就诊时病程已超过 5 天，不建议使用抗病毒药物。以阿昔洛韦用法为例：患儿<2 岁，每次 100mg，5 次/d，5天一疗程；≥2 岁，口服，每次 200mg，5 次/d，5 天一疗程。因该病具有自限性且病程不长，若患儿病情轻微，不建议服用阿昔洛韦。成人剂量为口服，每日 200mg，5 次/d；或每次 400mg，3 次/d，10 天一疗程。复发性感染成人每次 200mg，5 次/d，5 天一疗程。具体用药根据病人具体情况而定。

2. 口腔局部治疗

（1）口腔黏膜局部用药：可消炎止痛，促进愈合，常用制剂有溶液、糊剂、散剂、含片等，如0.1%~0.2% 氯己定溶液、3% 阿昔洛韦软膏、锡类散、西吡氯铵含片等。疼痛剧烈者可局部用利多卡因、苯佐卡因等止痛。

（2）物理疗法：可采用低能量激光治疗复发性唇疱疹。

3. 支持疗法 病情严重者应卧床休息，进食困难者可适当补充营养液、维生素等。

4. 中医中药治疗 针对疾病的不同阶段，采用清热解毒，消炎止痛，益气养血，收湿敛疱等方剂辨证施治。

【预防和预后】

1. 预防 本病病人应避免接触其他儿童与幼婴。目前尚无理想的预防复发的方法，主要应消除导致复发的刺激因素。

2. 预后 HSV-1 引起的原发性疱疹性龈口炎预后一般良好。但有极少数播散性感染的病人可引起中枢神经系统和内脏的感染。

二、手足口病

手足口病（hand-foot-mouth disease，HFMD）是由肠道病毒感染引起的一种儿童常见传染病，以手、足和口腔黏膜疱疹或破溃后形成溃疡为主要临床特征，5 岁以下儿童多发。

【病因及流行病学】 引起手足口病的病原微生物最常见的是柯萨奇病毒（Coxsackie virus，CV）A16 和肠道病毒（enterovirus，EV）71 型（EV-A71），属于小 RNA 病毒科、肠道病毒属，虽通过肠道引起机体感染，却能引起肠道以外的器官感染，90% 以上主要为隐性感染，少数出现临床症状。

手足口病是一种全球性疾病，我国各地全年均有发生，但夏秋季节最为流行。托幼单位是本病的主要流行场所，婴幼儿和儿童普遍易感。其传染源为病人和隐性感染者，经粪-口途径和/或呼吸道飞

NOTES

沫传播,亦可经接触病人皮肤、黏膜疱疹液而感染。

【临床表现】 潜伏期多为2~10天,平均3~5天。典型临床症状主要表现为发热,手、足、臀部等出疹,皮疹周围有炎性红晕,疱疹内液体较少,不疼不痒,皮疹恢复时不结痂、不留瘢痕(图7-2)。

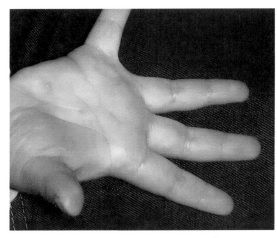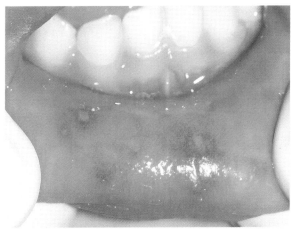

图 7-2 手足口病
手掌皮肤有散在的红色斑丘疹,下唇内侧黏膜出现不规则形状溃疡,黏膜充血。

大多数患儿预后良好,一般在1周内痊愈,无后遗症。少数患儿发病后迅速累及神经系统,表现为脑干脑炎、脑脊髓炎、脑脊髓膜炎等,发展为循环衰竭、神经源性肺水肿的患儿病死率高。

【诊断及鉴别诊断】

1. 流行病学史 在流行季节发病,常见于学龄前儿童,婴幼儿多见。发病前与手足口病患儿有直接或间接接触史。

2. 发热伴手、足、口、臀部皮疹,部分病例可无发热。极少数重症病例皮疹不典型,临床诊断困难,需结合病原学或血清学检查作出诊断。

本病需与其他出疹性疾病如水痘、原发性疱疹性龈口炎及疱疹性咽峡炎、其他病毒所致的脑炎及脑膜炎等鉴别。

【治疗】

1. 一般治疗 针对普通病例,注意隔离,避免交叉感染,清淡饮食;做好口腔和皮肤护理,积极控制高热,可采用物理降温(温水擦浴、使用退热贴等)或药物治疗。

2. 病因治疗 目前尚无特效抗肠病毒药物。

3. 针对重症病人可能出现的脑水肿、肺水肿、心力衰竭等症状,采取液体疗法、糖皮质激素、机械通气等对症疗法。

4. 恢复期治疗 针对患儿恢复期症状进行康复治疗和护理。

5. 局部用药 主要用于口腔病损,消炎止痛、促进愈合。0.1%~0.2%氯己定含漱;利多卡因、苯佐卡因等局部止痛;中药可选用双料喉风散、冰硼散等。

【预防】

1. 一般预防措施 保持良好的个人卫生习惯是预防手足口病的关键。

2. 接种疫苗 EV-A71型灭活疫苗可用于6月龄~5岁儿童预防EV-A71感染所致的手足口病。

3. 加强医院感染控制

三、口腔念珠菌病

口腔念珠菌病(oral candidiasis)是由念珠菌属感染引起的口腔黏膜急性、亚急性及慢性疾病。近年来,随着抗生素、糖皮质激素及免疫抑制剂等药物的广泛应用,放射治疗、器官移植等治疗方法的开展,糖尿病、艾滋病发病率的不断上升,口腔念珠菌病发病率大幅上升,现已成为口腔黏膜病临床最常见疾病之一。

【病因及发病机制】　念珠菌(Candida)在由于某些局部或全身刺激因素导致宿主防御功能降低时转化为致病菌,引起机会性感染。口腔念珠菌病中分离的致病菌 80% 为白念珠菌(*Candida albicans*)。

【临床表现】　临床症状主要为口干、发黏、口腔黏膜烧灼感、疼痛、味觉减退等,主要体征为舌背乳头萎缩、口腔黏膜任何部位的白色凝乳状斑膜、口腔黏膜发红、口角湿白潮红、白色不规则增厚、斑块及结节状增生等。糜烂较少见,仅见于口角及极少数唇红部,在红斑的基础上发生皲裂及糜烂。发病的部位主要是舌背、口角,约占 80%。

口腔念珠菌病可根据病损累及部位分为念珠菌性口炎、念珠菌性口角炎、念珠菌性唇炎和慢性黏膜皮肤念珠菌病。其中念珠菌性口炎最常见,包括以下类型。

1. 急性假膜型念珠菌性口炎　可发生于任何年龄,多见于长期使用激素、HIV 感染、免疫缺陷者、婴幼儿及衰弱者,在婴幼儿最多见,又称为鹅口疮或雪口病。其病损特点为口腔黏膜表面融合的白色或黄白色、柔软的无痛性斑块或斑点(图 7-3),稍用力可擦掉,暴露红的黏膜糜烂面及轻度出血。

2. 急性红斑型(萎缩型)念珠菌性口炎又称抗生素口炎,常发于广谱使用抗生素或糖皮质激素吸入治疗后。其病损为疼痛性弥散性红斑,舌背多见,其次为双颊、上腭及口角。

3. 慢性红斑型(萎缩型)念珠菌病　又称义齿性口炎,损害部位常在上颌义齿腭侧接触

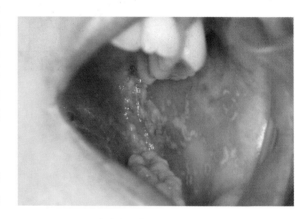

图 7-3　急性假膜型念珠菌性口炎(成人)
左颊黏膜充血,大片黄白色假膜覆盖。

的腭、龈黏膜,主要表现为红斑样病损,有时可伴腭部黏膜的乳头样增生。

4. 慢性增殖型念珠菌病　又称慢性肥厚型念珠菌性口炎、念珠菌性白斑。多见于舌背、颊部或腭部。表现为增厚的白色斑块,且不易拭去。病变有癌变潜能。

【诊断及鉴别诊断】　主要依靠病史、临床特点并结合实验室检查以明确诊断。实验室检查为包括涂片法、分离培养法、组织病理学检查等。

应与另一种以假膜病损为特征的球菌性口炎(膜性口炎)鉴别。后者黏膜充血水肿明显,有成片的灰黄色假膜,表面光滑致密,且易被拭去,遗留糜烂面而有渗血,区域淋巴结肿大,可伴有全身反应。念珠菌性白斑还需要与口腔白斑病相鉴别。

【治疗】　治疗原则为去除诱发因素,积极治疗基础病,必要时辅以支持治疗。

去除诱发因素,如停止滥用抗生素和激素、清洗义齿、保持口腔卫生等。

局部药物治疗包括 2%~4% 碳酸氢钠(小苏打)溶液漱口、0.12%~0.2% 氯己定溶液或 1% 凝胶局部涂布,以及西地碘、制霉菌素、咪康唑局部制剂等。

全身治疗首选氟康唑,推荐剂量为首次 200mg,顿服,以后 100mg/d,连续 7~14 天。其他药物可选择伊曲康唑或酮康唑等,具体情况根据病人病情而定。对于身体衰弱、有免疫缺陷或与之有关的全身性疾病病人,应给予加强营养、增强机体免疫力等支持治疗。治疗效果不明显或中度以上上皮异常增生的念珠菌白斑,应考虑手术切除病损组织。

四、梅毒的口腔损害

梅毒(syphilis)是由梅毒螺旋体(*Microspironema pallidum*)引起的慢性、系统性的性传播疾病。

梅毒螺旋体可侵犯人体多系统,临床表现复杂多样。外阴、阴道、肛门、直肠和口腔均可出现梅毒损害。《中华人民共和国传染病防治法》中,将梅毒列为乙类防治管理病种。

【病因】　梅毒病人是梅毒的唯一传染源。性接触、胎盘传播是梅毒的主要传染途径。

【临床表现】　根据传染途径的不同,梅毒可分为获得性(后天)梅毒和胎传(先天)梅毒。获得性梅毒的口腔损害主要表现在口腔黏膜,胎传梅毒的口腔损害主要影响发育中的牙胚。本节主要介绍获得性梅毒的口腔黏膜表征。

1. 一期梅毒的口腔黏膜损害　根据病程长短,可分为 3 个典型时期。一期梅毒发生在感染后 2~4 周,典型损害为在感染接触部位出现硬下疳(chancre)。口腔硬下疳常见于唇、舌、咽部,多由口交引起,为圆形或椭圆形的单个浅在溃疡,直径 1~2cm,界限清楚,边缘略隆起,触诊质韧,无明显疼痛,经 3~8 周可不治自愈。

2. 二期梅毒的口腔黏膜损害　一期梅毒若不采取恰当的治疗,感染进入二期,主要表现为皮肤和黏膜损害,常在硬下疳消退后 3~4 周出现。口腔黏膜斑(mucous patch)是二期梅毒最常见的损害,可发生在口腔黏膜任何部位,呈灰白色、凝乳状斑块,圆形或椭圆形,边界清楚(图 7-4)。病损一般无自觉症状,但含有大量梅毒螺旋体,传染性强。二期梅毒也可以不经治疗自行消退,但疾病会因未经治疗或治疗不充分而发展成可持续多年的三期梅毒。

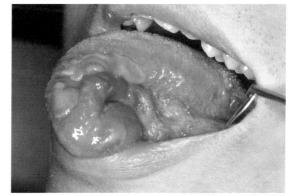

图 7-4　口腔黏膜斑

3. 三期梅毒的口腔黏膜损害　三期梅毒是最具破坏性的梅毒形式,可累及心血管及中枢神经系统等重要器官,危及生命。口腔黏膜主要损害为树胶样肿(gumma)、舌炎和舌白斑。树胶肿主要发生在硬腭、软硬腭交界处或腭舌弓附近。病损部位重复交替出现肿胀、破溃,引起组织破坏及缺损,最终可造成腭穿孔,形成口鼻瘘。梅毒性舌炎主要呈萎缩性舌炎的表现。梅毒性白斑常发生于舌背,容易恶变为鳞癌。

【诊断及鉴别诊断】　根据详细而确切的病史、梅毒血清学检查结果可作出诊断。

发生在唇舌部的硬下疳应与重型阿弗他溃疡、口腔鳞癌相鉴别,二期口腔梅毒斑需与念珠菌病、口腔白斑病、白色角化症、口腔扁平苔藓等疾病相鉴别,三期梅毒腭部树胶肿需与牙源性脓肿、恶性肉芽肿相鉴别。可通过病史、梅毒血清学检查、抗生素治疗效果和活体组织检查等方面进行区分。

【治疗】　梅毒需坚持及时、足量、规范的治疗,同时还需对其性伴侣同时进行检查和治疗。苄星青霉素为首选药物,对青霉素过敏的病人可选用头孢曲松作为替代药物。

第三节　口腔黏膜非特异性溃疡

要点:

1. 口腔黏膜非特异性溃疡以复发性阿弗他溃疡和白塞病为典型代表。

2. 复发性阿弗他溃疡是最常见的口腔黏膜溃疡类疾病,具有周期性、复发性、自限性特征,具有"黄、红、凹、痛"的临床特征。

3. 白塞病是以口、眼、生殖器、皮肤病损为主要临床表现的慢性血管炎症性系统性疾病,临床表现多样性特点。

一、复发性阿弗他溃疡

复发性阿弗他溃疡(recurrent aphthous ulcer,RAU)又称复发性口腔溃疡(recurrent oral ulcer,

ROU），是最常见的口腔黏膜溃疡类疾病。流行病学调查发现人群中患病率10%~25%，女性的患病率一般高于男性，好发于10~30岁。

【病因】　RAU病因尚不明确，与免疫、遗传、系统性疾病、感染、环境等多种因素有关，但同时存在明显的个体差异。

【临床表现】　一般表现为反复发作的圆形或椭圆形溃疡，具有"黄、红、凹、痛"的临床特征，即溃疡表面覆盖黄色假膜、周围有红晕带、中央凹陷、疼痛明显。溃疡的发作周期长短不一，且具有不治自愈的自限性。根据临床特征，RAU可分为3种类型。

1. 轻型RAU（minor recurrent aphthous ulcer，MiRAU）　病人初发时多数为此型。溃疡好发于唇、舌、颊、软腭等无角化或角化较差的黏膜，附着龈及硬腭等角化黏膜很少发病。病损呈圆形或椭圆形，直径<10mm。溃疡数一般3~5个，最多不超过10个。通常在14天内溃疡愈合完全，不留瘢痕。

2. 重型RAU（major recurrent aphthous ulcer，MaRAU）　溃疡大而深，愈合后可形成瘢痕或组织缺损，故也称复发性瘢痕性口疮（recurrent scarring aphthae）。此型好发于青春期，病损大而深，似"弹坑"，可深达黏膜下层腺体及腺周组织，直径>10mm，周围组织红肿微隆起，基底微硬，表面有灰黄色假膜或灰白色坏死组织。溃疡期持续时间较长，可达1~2个月或更长。

3. 疱疹样型RAU（herpetiform recurrent aphthous ulcer，HU）　亦称口炎型口疮。多发于成年女性，好发部位及病程与轻型相似。但溃疡直径较小，约2mm，不超过5mm。溃疡数目多，可达十个以上甚至几十个，散在分布如"满天星"。相邻的溃疡可融合成片，黏膜充血发红，疼痛加剧，唾液分泌增加。

【诊断】　由于RAU没有特异性的实验室检测指标，因此其诊断主要以病史特点及临床特征为依据，一般不需要作特别的实验室检查以及活检。但对于大而深、病程长的溃疡，应警惕癌性溃疡的可能，必要时可以活检明确诊断。

【鉴别诊断】　重型复发性阿弗他溃疡应与创伤性溃疡、癌性溃疡、结核性溃疡、坏死性唾液腺化生鉴别。疱疹样型复发性阿弗他溃疡应与急性疱疹性龈口炎鉴别。

【治疗】　RAU的治疗以对症治疗为主，以减轻疼痛、促进溃疡愈合、延长复发间隔期为治疗目的。

1. 药物治疗　对于溃疡复发次数少，疼痛可耐受的轻度RAU病人，不需要药物治疗，或者以局部药物治疗为主；对于溃疡复发次数较多，疼痛明显的中度RAU病人仍以局部治疗为主；对于较顽固的重度RAU病例，除局部治疗外可全身短期应用糖皮质激素和免疫调节剂。

2. 物理治疗　可用Ga、Al、As、He-Ne等激光疗法，超声波雾化疗法，微波疗法，毫米波疗法，紫外线疗法，达松伐电疗法，冷冻疗法。

3. 心理治疗　由于RAU的病人多数有恐癌等心理问题，所以适当的心理治疗十分必要。

【预防】　祛除口腔局部刺激因素，保持口腔卫生和良好饮食习惯，保持充足睡眠和良好愉悦的精神状态。

二、白塞病

白塞病又称贝赫切特综合征（Behcet syndrome），中医称为"狐惑病"。几乎所有病例都会出现口腔黏膜溃疡以及眼、生殖器病损，因而也被称为"口-眼-生殖器三联征"。发病高峰年龄为16~40岁，我国以女性居多。

【病因】　尚不明确，可能与遗传因素、免疫因素、感染因素、精神因素、内分泌因素相关。

【临床表现】　本病全身各系统均可受累，但多种临床表现较少同时出现，有时须经历数年甚至更长的时间才相继出现。

1. 口腔溃疡　症状和发作规律与复发性阿弗他溃疡类似。多表现为轻型或疱疹样型，亦可出现重型。一般为白塞病的首发症状。

2. 生殖器溃疡　约75%的病人出现生殖器溃疡,病变与口腔溃疡基本相似。但溃疡少而深,疼痛剧烈、愈合缓慢。

3. 皮肤病变　皮损发病率高,可达80%,表现多种多样,其中具有诊断价值的体征是结节红斑样皮损和对微小创伤(针刺)后的炎症反应。①结节红斑:发生率约65%。多发生在四肢尤其是下肢。通常多发,直径1~2cm,中等硬度,有触痛,约有30%的新发病损周围有1cm宽的鲜红色晕围绕。②针刺反应:约占65%。临床上可用20G无菌针头在前臂屈面中部垂直刺入0.5cm,沿纵向稍作捻转后退出,24~48小时后局部出现直径>2mm的毛囊炎样小红点或脓疱疹样改变即为针刺反应阳性。此外,皮肤病损还可表现为痤疮样皮疹、多形红斑样损害、Sweet病样皮损、坏死性结核疹样皮疹、浅表性游走性血栓性静脉炎等损害。

4. 眼炎　约50%的病人受累,是本病致残的主要原因。

5. 关节损害　25%~60%的病人有关节症状。主要累及膝关节和其他大关节。

6. 神经系统损害　发病率为5%~50%。中枢神经受累较多见,周围神经受累较少见,神经系统受累者多数预后不佳。

7. 消化道损害　发病率为10%~50%。从口腔到肛门的全消化道均可受累,溃疡可为单发或多发,深浅不一,严重者可有溃疡穿孔,甚至可因大出血等并发症而死亡。

8. 血管损害　本病的基本病变为血管炎,全身大小血管均可累及,10%~20%的病人合并大中血管炎,是致死致残的主要原因。

9. 肺部损害　肺部损害发生率较低,为5%~10%,但大多病情严重。

【诊断】　本病无特异性血清学及病理学特点,诊断主要根据临床症状,故应注意详尽的病史采集及典型的临床表现。

【鉴别诊断】　本病以某一系统症状为突出表现者易误诊为其他疾病。应注意完善病史采集,必要时进行实验室检查。

【治疗】　白塞病尚无公认的有效根治方法,以控制现有症状,防治重要脏器损害,延缓疾病发展为治疗目的。若病人出现系统性表现,应立即转诊相关科室进行治疗。

1. 一般治疗　急性活动期应卧床休息,发作间歇应预防复发。

2. 局部治疗　口腔溃疡可局部用糖皮质激素膏、冰硼散、锡类散等;生殖器溃疡用1:5000高锰酸钾清洗后加用抗生素软膏;眼部病损转至专科治疗。

3. 全身治疗　可根据病人系统性损害特点选用全身药物治疗,包括非甾体抗炎药、秋水仙碱、沙利度胺、肾上腺皮质激素,其他免疫抑制剂如苯丁酸氮芥、硫唑嘌呤、甲氨蝶呤、环磷酰胺、环孢素等。治疗过程应注意肝肾损害、致畸等药物不良反应。

4. 中医辨证施治　根据中医对本病的认识,以证定法,可分别施以清肝利湿法、清胃泻火法、补肾养阴法或温补脾肾法。

5. 手术治疗　重症肠白塞病或眼损害可行手术治疗,但有较高复发风险。

【预防】　关键在于及时发现、及时治疗可能引起严重后果的多系统多脏器病损。

第四节　口腔黏膜免疫相关疾病

要点:

1. 天疱疮是一类严重的自身免疫性疾病,可发生在口腔黏膜和皮肤的任何位置。其病损特点为尼科利斯基征阳性的水疱和糜烂。

2. 口腔扁平苔藓是一种免疫因素相关的、可累及口腔黏膜和皮肤的慢性炎症性疾病,口腔黏膜病损表现为珠光白色丘疹、网纹或斑块,可伴充血、糜烂或小疱;皮肤损害特点为紫红色扁平多角形丘疹。

3. 盘状红斑狼疮是一种累及皮肤-黏膜的慢性结缔组织疾病。典型病损为持久性盘状红斑,伴周围放射状细短白纹。

一、口腔天疱疮

天疱疮(pemphigus)是一类严重的、慢性的皮肤黏膜自身免疫大疱性疾病。天疱疮的主要抗原是桥粒黏蛋白(desmoglein,Dsg)。该类疾病可产生针对 Dsg 的 IgG 自身抗体,导致棘层松解(角质形成细胞间黏附丧失),形成上皮内疱。该 IgG 自身抗体可沉积于上皮细胞间,也可在病人的血清中检测到。天疱疮的发病率为 1/100 万~5/100 万,多见于 40~60 岁的人群。一般为慢性疾病。天疱疮的病因尚未完全阐明。

【临床表现】

1. 寻常型天疱疮 该型为最常见和严重的类型。该型预后差,使用糖皮质激素治疗后死亡率降至 5%~10%。死亡原因多为继发感染等并发症及多器官衰竭。

(1)口腔黏膜:约有 70% 的病人口腔黏膜最早受累,约有 90% 的病人在病程中出现口腔黏膜损害。口腔黏膜损害可以发生在口腔的任何部位。水疱壁薄,易破溃,遗留的糜烂面难以愈合,陈旧性的糜烂面表面可有假膜覆盖。病人有疼痛、非特异性口臭、唾液增加等,可伴有淋巴结肿大。

天疱疮病损的特征如下。①尼科利斯基征阳性:用棉签揉搓外观正常的口腔黏膜表面可出现水疱或血疱,或使外观正常的黏膜表层脱落。②揭皮试验阳性:水疱破裂后,可将疱壁连同邻近外观正常的黏膜一并无痛性撕去。③探针试验阳性:探针可无痛性深入糜烂面边缘的黏膜下方。后两者是口腔黏膜上变异形式的尼科利斯基征阳性表现。

(2)皮肤:水疱常出现在前胸等易受摩擦处。水疱破溃后的糜烂面可结痂、愈合并遗留色素沉着。尼科利斯基征阳性常出现于活跃期的寻常型天疱疮,具有诊断提示意义。皮肤损害若反复发作不能有效控制病情,病人可因感染而死亡。

(3)其他部位:鼻腔、眼、生殖器、肛门等处黏膜均可发生与口腔黏膜类似的损害,且多不易愈合。

2. 增殖型天疱疮 少见,被认为是寻常型天疱疮的亚型。增殖型天疱疮预后较好。口腔黏膜糜烂面上出现明显的乳头状增生。皮损为薄壁水疱,破裂形成的糜烂面上有乳头状肉芽组织增生,并伴有角化性表现。其他部位鼻腔、阴唇、龟头等处黏膜也可发生类似损害。

3. 落叶型天疱疮和红斑型天疱疮 口腔黏膜损害较少见。皮肤损害有糜烂、水疱、结痂等。落叶型天疱疮在红斑基础上发生松弛水疱,疱破后浅表糜烂面上附有黄褐色油腻性痂和鳞屑,如落叶状。红斑型天疱疮在红斑基础上发生鳞屑性损害,伴有角化过度。红斑型天疱疮被认为是落叶型天疱疮的亚型。

【组织病理学和免疫病理学】 天疱疮的基本病理变化为棘层松解、上皮内疱(或裂隙)。疱内见松解的单个棘细胞或呈团状分布的棘细胞,称为 Tzanck 细胞、天疱疮细胞或棘层松解细胞。取病人黏膜或皮肤进行直接免疫荧光检查,可见棘细胞间有 IgG(或伴有 C3)沉积呈网状分布。具有重要的诊断价值。取病人血清进行间接免疫荧光检查,抗体与底物(底物可为猴食管上皮或人的正常皮肤等)结合的位置与直接免疫荧光显示一致。

【辅助检查】 通过酶联免疫吸附测定法检测病人血清中存在的特异性抗 Dsg3 抗体和抗 Dsg1 抗体,可为诊断提供依据。

【诊断】 根据临床损害特征、病理、组织病理和免疫病理特征、血清特异性抗体检测结果进行诊断。

【鉴别诊断】

1. 黏膜类天疱疮 好发于牙龈,皮肤损害少见。可见红斑、水疱、糜烂等,尼科利斯基征阴性。组织病理学见上皮下疱,无棘层松解。

2. 多形红斑 为急性炎症性疾病,口腔黏膜可出现水疱,疱破裂后为大面积糜烂面,覆有黄白色假膜,渗出多,充血明显。皮损表现为特征性的靶形红斑。多见于四肢,尼科利斯基征阴性。

【疾病管理】　天疱疮的治疗原则:早诊断,早治疗;制订个体化治疗方案。

天疱疮口腔损害的治疗目的:控制新发病损;促进旧病损愈合;防止继发感染;防止各种并发症。天疱疮治疗措施包括以下几方面。

1. 支持疗法　补充营养、水电解质等;防止感冒和继发感染。

2. 局部治疗　目的是达到局部消炎,止痛,促进愈合。可使用各类含漱液、软膏、糊剂、凝胶等。

3. 全身药物治疗

(1)糖皮质激素:糖皮质激素是治疗天疱疮的首选药物。使用中应遵循"早期应用,足量控制,合理减量,适量维持"的原则。泼尼松起始量为 0.5~1.5mg/(kg·d),治疗 1~2 周后新损害不再出现和旧损害开始愈合,否则需要激素加量或配合其他免疫抑制剂。每 1~2 周泼尼松减少上一剂量的 10%,当剂量低于 30mg/d,减量应放缓。维持剂量为泼尼松 10mg/d 或更低剂量。病情严重的天疱疮病人可选用糖皮质激素冲击疗法。

(2)免疫抑制剂:对糖皮质激素疗效不佳,或者是同时患有系统性疾病的病人,可联合应用免疫抑制剂。一线药物包括硫唑嘌呤和吗替麦考酚酯。

(3)生物制剂:利妥昔单抗(rituximab)一般用于顽固且严重的天疱疮病人。

(4)其他药物:如氨苯砜、四环素、羟氯喹、沙利度胺等。

(5)其他疗法:多用于常规治疗无效的顽固性天疱疮,或出现糖皮质激素或免疫抑制剂禁忌证的病人。如静脉注射免疫球蛋白疗法、血浆置换和免疫吸附法。

(6)中医治疗。

二、口腔扁平苔藓

【定义】　口腔扁平苔藓(oral lichen planus,OLP)是一种可累及口腔黏膜和皮肤的慢性炎症性疾病。

【流行病学】　患病率约为 1.5%,好发于 30~60 岁的中老年女性。OLP 属于口腔潜在恶性病变,2019 年最新研究显示其恶变率为 0.8%~1.5%。

【病因和发病机制】　OLP 病因及发病机制尚不明确,可能与多种因素相关,如免疫因素、精神因素、内分泌因素、感染因素、微循环障碍、遗传因素、系统性疾病以及口腔局部刺激因素等。其中,细胞介导的局部免疫应答紊乱在 OLP 的发生发展中具有重要作用。

【临床表现】　扁平苔藓可在皮肤及黏膜单独或同时发病,约 15% 的 OLP 病人伴有皮肤病损。

1. 口腔黏膜病损　OLP 口腔症状多为进食辛辣、热、酸、咸食物刺激痛,也可表现为粗糙、木涩、烧灼感。口腔黏膜病损为白色小丘疹、网纹或斑块,可伴充血、糜烂、萎缩和水疱等。多呈左右对称分布,可发生在颊、舌、牙龈、前庭、唇、腭、口底等任何部位,颊部最多见。口腔黏膜常多种病损共存,且随病情变化呈现更迭性,即不同病损可相互转变。病损消退后,可有色素沉积。

根据病损形态特征,分为以下 6 种类型。

(1)丘疹型(papular form):密集分布的灰白色或珠光色针尖大小的丘疹,多见于颊黏膜,常对称分布,通常无自觉症状。

(2)网纹型(reticular type):灰白色花纹交织成网状,多见于双颊、前庭沟、咽旁等部位。

(3)斑块型(plaque-like type):灰白色丘疹融合成斑块状,圆形或椭圆形,多发于舌背,伴舌乳头萎缩或消失,病人多无自觉症状。

(4)萎缩型(atrophic type):灰白色网纹周围黏膜萎缩变薄,有充血性红斑,多发生于颊、舌背及牙龈,病人常有烧灼感或刺激痛。

(5)糜烂型(erosive type):不规则糜烂面上覆盖黄色假膜,边缘充血,周围围绕白色网纹,可发生于口腔黏膜任何部位。病人常有刺激痛和自发痛。

（6）水疱型（bullous type）：透明或半透明小水疱，周围伴有斑纹或丘疹，破溃后形成糜烂面，可发生于颊、唇、前庭沟、翼下颌韧带处。

根据病损类型，临床上将 OLP 分为非糜烂型（丘疹型、网纹型、斑块型）和萎缩/糜烂型（萎缩型、糜烂型）。

目前临床常根据病损有无糜烂面，分为糜烂型和非糜烂型两种。非糜烂型多无症状，或偶有刺激痛；糜烂型病损，病人有刺激痛、自发痛。

2. 皮肤病损　皮肤扁平苔藓症状为瘙痒。典型皮肤病损为扁平的紫红色多角形丘疹，表面有细薄鳞屑，具有蜡样光泽，0.5~2cm 大小，稍高于皮肤表面，边界清楚。有的小丘疹可见浅的网状白色条纹，即 Wickham 纹。病损多左右对称分布，常见于四肢伸侧。发生于头皮可致脱发，也可累及生殖器皮肤黏膜。

3. 指（趾）甲病损　常对称分布，甲体变薄无光泽，可出现细鳞纵沟、点隙。继发感染可引起疼痛，严重时甲体脱落。

【组织病理学和免疫病理学】

1. 组织病理学标准　基底细胞液化变性，基底膜下方固有层中大量淋巴细胞带状浸润，无上皮异常增生或疣状增生。

2. 免疫病理学特点　直接免疫荧光表现为基底膜区蓬松的纤维蛋白原沉积。间接免疫荧光通常为阴性。

【诊断】　根据病史、典型口腔黏膜损害即可作出诊断，确诊需行组织病理学检查，必要时辅以免疫病理学检查以明确诊断。

【鉴别诊断】　OLP 应与口腔苔藓样损害、移植物抗宿主病、盘状红斑狼疮、口腔白斑病、口腔红斑病等相鉴别。

【治疗】

1. 治疗原则　本病无特效治疗手段，临床上针对病人临床体征和症状、病损类型及严重程度等制订合适的治疗方案。无症状非糜烂型 OLP 可不治疗，但需追踪随访；萎缩/糜烂型的治疗原则为消除症状，促进病损愈合，降低恶性转化风险。

2. 一线治疗　局部使用强效或超强效类固醇是治疗 OLP 局部病损的主要方法，如 0.05% 丙酸氯倍他索、曲安奈德、倍他米松等。局部注射糖皮质激素（曲安西龙、氢化可的松、地塞米松、甲泼尼龙）可用于难治性糜烂型病损。弥漫性、顽固性、糜烂型或多部位病变者，全身使用糖皮质激素短期冲击治疗，如泼尼松（30mg/d）。全身或局部使用维 A 酸或其他形式的维生素 A 衍生物可消除白色病灶，但停药后可复发。

3. 二线治疗　局部糖皮质激素效果不佳者，可使用钙调磷酸酶抑制剂，如他克莫司和吡美莫司。其他二线药物包括：硫酸羟氯喹、甲氨蝶呤、吗替麦考酚酯。

4. 三线治疗　沙利度胺、左旋咪唑、秋水仙碱、环磷酰胺等。

5. 其他　中医中药、低剂量弱激光疗法及光动力疗法也可用于 OLP 治疗。

【随访及预后】　OLP 有潜在恶变风险，须根据病情严重程度，每年复查 2~4 次，有糜烂或增生时及时就诊。

三、盘状红斑狼疮

盘状红斑狼疮（discoid lupus erythematosus，DLE）是一种累及皮肤-黏膜的慢性结缔组织疾病，以持久性盘状红斑为特征，是各型红斑狼疮中最轻的一种。

【病因及发病机制】

1. 病因　DLE 病因不明，目前认为是多种因素诱发的一种自身免疫性疾病。常见的刺激因素包括紫外线照射、药物使用（氯丙嗪、异烟肼、青霉胺等）及微生物感染等。其中，紫外线是诱发和加重

DLE 病情较为明确的因素,其主要通过直接损伤角质形成细胞,激发抗原释放或形成。

2. 发病机制 DLE 的发病机制可能是具有相关遗传背景的人,在上述诱因作用下激发机体异常免疫反应。有人认为,DLE 是一种迟发型超敏反应。一方面 T 细胞介导的自身免疫反应导致细胞损伤,另一方面体液免疫反应异常导致基底膜免疫复合物沉积。

【临床表现】

1. 黏膜损害 下唇唇红是 DLE 的好发部位,也可累及颊、舌背、舌腹等。典型病损为圆形或椭圆形红斑,中央凹下似盘状,边缘稍隆,周围有放射状细短白纹(图 7-5)。

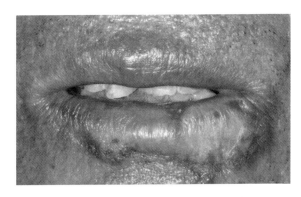

图 7-5 盘状红斑狼疮的下唇唇红病损

2. 皮肤损害 好发于头面部等暴露部位。病损初始为持久性红色斑块,缓慢发展为中心部逐渐萎缩呈盘状,伴色素减退,而周围色素沉着。表面覆盖附着鳞屑,去除鳞屑可见扩张的毛囊孔,即"角质栓"。典型病损可见颧面部"蝴蝶斑"。

3. 全身症状 DLE 局部常无明显自觉症状,可伴瘙痒、刺痛或灼热等。部分 DLE 病人可伴有肠道症状、不规则发热、关节酸痛或关节炎、淋巴结肿大、脏器病变等全身症状。该类病人应进一步排除系统性红斑狼疮(systemic lupus erythematosus,SLE)的可能。

【组织病理学和免疫病理学】 上皮过度角化或不全角化,有时可见角质栓,棘层萎缩变薄,基底细胞液化变性。固有层毛细血管扩张,血管内见玻璃样血栓。血管周围有密集淋巴细胞浸润。结缔组织内胶原纤维玻璃样变、水肿、断裂。直接免疫荧光检查可见上皮基底膜区翠绿色"狼疮带",为免疫球蛋白 IgG、IgM 和补体 C3。

【诊断及鉴别诊断】 DLE 一般根据典型的黏膜-皮肤病损特点及组织病理学检查诊断。主要应与系统性红斑狼疮、慢性唇炎、良性淋巴组织增生性唇炎、扁平苔藓、多形红斑等鉴别。

【治疗】 DLE 目前尚无法根治,应强调早期诊断和早期治疗。

1. 针对诱因 尽量避免或减少日光照射,避免寒冷刺激。

2. 局部治疗 局部应用糖皮质激素。

3. 全身治疗

(1)羟氯喹:是治疗 DLE 的一线药物,治疗推荐剂量为 100~200mg,每日 2 次。

(2)糖皮质激素:在使用羟氯喹治疗效果不明显时,可联合使用糖皮质激素,如泼尼松。

(3)沙利度胺:可用于常规治疗效果欠佳的难治性或病情严重的 DLE。

(4)其他:雷公藤多苷、昆明山海棠、环磷酰胺、硫唑嘌呤、甲氨蝶呤等,可作为常规治疗效果不佳时的选用药物。

【预后】 DLE 的预后较好,全身系统受累较少见。慢性病程,未治疗的 DLE 皮损倾向于持续存在。约 6.5% 的 DLE 可转型为 SLE,如出现弥漫性脱发、淋巴结泛发性增大、甲周红斑、血管炎等体征时,提示 DLE 可能已进展为 SLE。DLE 癌变率为 0.5%~4.83%,多发生于下唇唇缘,可能与持续性日照刺激等有关。怀疑癌变时,应尽早活检,早期手术。

第五节 口腔黏膜潜在恶性疾患

要点:

1. 口腔白斑病是口腔潜在恶性疾患的一种,具有癌变风险,需长期随访。

2. 口腔白斑病好发于中老年男性,与烟、酒、槟榔等刺激因素密切相关。

3. 口腔红斑病是一种癌变率较高的口腔潜在恶性疾患。临床常表现为口腔黏膜上孤立的鲜红色天鹅绒样斑块,无法定义为其他疾病。

4. 咀嚼槟榔是口腔黏膜下纤维性变目前公认的、确定的病因。

5. 口腔黏膜下纤维性变具有癌变倾向,应积极治疗,密切随访,必要时进行手术。

一、口腔白斑病

口腔白斑(oral leukoplakia,OLK)是发生于口腔黏膜上以白色为主的损害,不能擦去,也不能以临床和组织病理学的方法诊断为其他可定义的损害,属于癌前病变或潜在恶性疾患(potentially malignant disorder,PMD)范畴,不包括吸烟、局部摩擦等局部因素去除后可以消退的单纯性过角化病。

【流行病学与病因】　OLK 的患病率为 0.5%~3.46%。好发于 40 岁以上中老年男性。OLK 的发病与烟、酒、槟榔的长期刺激,念珠菌感染,HPV 感染以及某些全身因素有关。目前仍有相当数量的白斑未能查及明显的病因。

【临床表现】　OLK 可发生在口腔的任何部位,颊部最常见。病人可无症状或自觉局部粗糙。伴有溃疡或癌变时可出现刺激痛或自发痛。

OLK 可分为均质型与非均质型两大类;前者有斑块状、皱纹纸状,后者有颗粒状、疣状或溃疡状等。

1. **斑块状**　病损呈白色斑块,表面可有皲裂,稍高出黏膜表面,病人多无症状或有粗糙感。

2. **皱纹纸状**　病损呈白色斑块,表面粗糙,触之柔软,周围黏膜正常。病人可有粗糙感和刺激痛(图 7-6)。

3. **颗粒状**　发红的黏膜面上有细小颗粒状白色角化病损,高出黏膜,表面不平似绒毛样。多有刺激痛。本型多数可查到白念珠菌感染。

4. **疣状**　损害呈灰白色,表面粗糙呈刺状或绒毛状突起,质稍硬。增殖性疣状白斑(proliferative verrucous leukoplakia,PVL)是疣状白斑的亚型,易复发,癌变风险高。

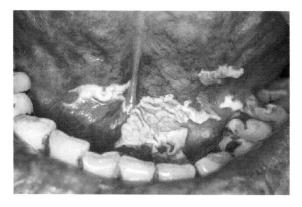

图 7-6　皱纹纸型口腔白斑
口底、舌腹灰白色,边界清楚,表面粗糙,但触之柔软,周围黏膜正常。

5. **溃疡状**　在白色斑块上有溃疡形成,常有明显疼痛。

【诊断】　OLK 的诊断需根据临床表现及组织病理学特点综合判断。

【恶变风险评估】　OLK 具有恶变潜能,3%~5% 的病人会发生癌变。病理检查有无异常增生及异常增生程度对预测癌变最有价值,是目前预测白斑病癌变风险的重要指标。

OLK 病人伴有以下情况时癌变倾向较大:①伴有上皮异常增生者;②非均质型 OLK;③病损位于舌缘、舌腹、口底、口角;④伴有白念珠菌、HPV 感染者;⑤病程较长;⑥不吸烟病人;⑦面积>200mm^2;⑧女性。

【鉴别诊断】　OLK 应与白色角化病、毛状白斑和口腔扁平苔藓等疾病相鉴别。

【治疗】　目前尚无根治 OLK 的方法。卫生宣教、消除局部刺激因素、监测和预防恶变是 OLK 诊疗原则;去角化药物治疗、手术和定期随访是其主要手段。

1. **卫生宣教**　提倡健康的生活方式,如戒烟酒、停止咀嚼槟榔、少食刺激性食物,保持良好口腔卫生。

2. **药物治疗**　维生素 A、异维 A 酸等均有改善临床症状的作用。

3. **外科治疗**　有恶变倾向或发生于危险区者需手术切除。

4. 其他治疗方法 可使用激光、冷冻和光动力疗法。

5. 随访 建议终身随访。病理组织学检查明确已有上皮异常增生的 OLK 病人，1~3 个月复查一次；无上皮异常增生的 OLK 病人，3 个月复查一次。

二、口腔红斑病

口腔红斑病（oral erythroplakia）是指口腔黏膜上鲜红色天鹅绒样的斑块，在临床或病理上不能诊断为其他疾病者，也称为奎来特红斑（erythroplasia of Queyrat）、红色增殖性病变（erythroplastic lesion）等，属于口腔潜在恶性疾患范畴。

【流行病学】 口腔红斑病的患病率为 0.02%~0.2%。好发于 60~70 岁中老年人，无明显性别差异。癌变率较高，为 4.3%~66.7%，平均为 44.9%。

【病因及发病机制】 尚不明确。咀嚼烟草是口腔红斑病最主要的致病因素，饮酒、吸烟及咀嚼槟榔也是其高危致病因素。此外，其发生可能与念珠菌及 HPV 等感染相关。一般认为其发生机制可能为致病因素作用下，口腔黏膜细胞发生一系列遗传事件的改变，如 p53 突变、基因组异常等。

【临床表现】 口腔红斑病常发生在软腭、舌腹、口底及颊等黏膜，也可见于扁桃体、咽喉处。常表现为孤立的鲜红色天鹅绒样斑块，直径一般 <2cm。边界清晰，表面光滑或呈颗粒状、结节状。质地柔软或中等，癌变时质地变韧或硬。临床上可分为 3 型。①均质型：边界清晰的鲜红色天鹅绒样斑块，光滑柔软，病损区内有时可见散在外观正常的黏膜。②间杂型：红斑病损区内可见散在白色斑点，红白间杂。③颗粒型：临床多见，红斑病损区内可见白色或红色的颗粒状微小结节，状似桑葚或肉芽，此型恶变率较高，多为原位癌或早期浸润癌。口腔红斑病病人一般无自觉症状，部分病人可伴有烧灼感、疼痛感。

【组织病理学】 上皮萎缩，角化层变薄或缺如，而上皮钉突增长。可伴上皮异常增生，或原位癌、浸润癌表现。病损呈鲜红色可能是由于增长钉突间的乳头区棘细胞层变薄，结缔组织内毛细血管明显扩张导致，也可能是局部免疫反应所致。

【诊断及鉴别诊断】 口腔红斑病的规范诊断程序为首先祛除可疑致病因素，如尖锐牙尖、不良修复体等，观察 2~4 周以排除其他可定义的损害。若病损无明显改善则应进行活检，明确诊断并排除恶变。临床上需与糜烂型扁平苔藓、红斑型念珠菌病、颗粒型白斑等相鉴别。

【恶变风险评估】 红斑癌变风险与病损类型、发病部位、上皮异常增生程度以及病人烟酒摄入情况等密切相关。颗粒型红斑癌变率较高；发生于口腔黏膜危险区域，如口底-舌腹 U 形区域、口角内侧三角形区域、软腭复合体等区域的红斑病变应高度警惕；上皮异常增生程度越高，红斑癌变风险越高。

临床上可通过自体荧光检查技术、活体染色检查技术（如甲苯胺蓝染色法）、脱落细胞学检查等无（微）创早期癌变筛查技术，辅助评价红斑病损的恶性程度。

【治疗】 目前尚无根治口腔红斑病的方法，也未发现能有效治疗或阻遏口腔红斑病恶变的药物。

1. 祛除致病因素 戒除咀嚼烟草或槟榔、吸烟、饮酒等不良习惯，去除尖锐牙体、不良修复体等局部刺激。疑似伴真菌感染者，可局部涂抹制霉菌素及含漱 2%~4% 碳酸氢钠溶液。

2. 外科手术 一旦确诊，任何程度上皮异常增生的红斑病变都应尽早手术切除。

3. 其他疗法 如激光疗法和光动力疗法等。有学者采用 CO_2 激光、Nd:YAG 激光进行红斑切除，均能获得良好的疗效。研究报道，光动力治疗对部分红斑具有一定疗效，但术后复发率较高，其疗效有待进一步研究。

4. 随访 应长期随访。建议术后 1 年内每 2~3 个月复查一次。如 1 年后无复发，复查频率可降为每半年 1 次。

三、口腔黏膜下纤维性变

口腔黏膜下纤维性变（oral submucous fibrosis，OSF）是一种可累及口腔任何部位、具有癌变倾向的慢性进行性口腔黏膜疾病,属于口腔潜在恶性疾患范畴。该病的发生与咀嚼槟榔密切相关。

【流行病学与病因】　OSF 主要见于印度、巴基斯坦等东南亚国家,以及我国湖南、海南和台湾等槟榔流行的地区。在咀嚼槟榔人群中,其患病率为 0.1%~3.4%。该病可发生于任何年龄,最常见于青少年和 35 岁以下的成人。

OSF 病因不明,目前认为是多种因素共同作用,胶原形成增加、降解减少,导致组织中胶原纤维的沉积,进而引起口腔黏膜的纤维化。咀嚼槟榔是目前公认的、确定的 OSF 病因,槟榔提取物或槟榔碱在 OSF 的发病机制中起重要作用。其他因素还包括:刺激因素、营养因素、免疫因素、遗传因素等。

【临床表现】　最常见的症状为口腔黏膜灼痛感,不耐受辛辣,也可表现为口干、唇舌麻木、味觉减退等。疾病初期黏膜可出现水疱或溃疡,渐而黏膜逐渐变硬,病人觉进行性张口受限、吞咽困难、舌运动障碍等。临床检查可见口腔黏膜呈苍白色、不透明,黏膜质地变硬,颊部、软腭、唇部、翼下颌韧带等部位可扪及瘢痕样纤维条索,病损区黏膜可伴有水疱、溃疡等,张口度变小(图 7-7)。该病可与扁平苔藓、口腔白斑、良性黏膜过角化、癌性溃疡等并存。

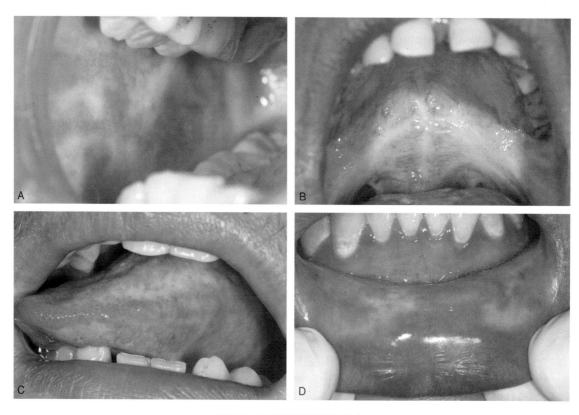

图 7-7　口腔黏膜下纤维性变
A. 颊部病损;B. 腭部病损;C. 舌部病损;D. 唇部病损。

【组织病理】　结缔组织胶原纤维堆积、变性,血管闭塞、减少。上皮萎缩或增生,上皮各层内出现细胞空泡变性,以棘细胞层较为密集。张口度严重受损的病人,可见大量肌纤维坏死。部分病人伴有上皮异常增生。

【诊断】　病人一般有咀嚼槟榔史,结合临床表现及组织病理检查可确诊。

【鉴别诊断】　须与口腔白斑病、口腔扁平苔藓等鉴别。

【疾病管理】

1. 卫生宣教　加强人们对咀嚼槟榔危害性的认识。

2. 祛除致病因素　戒除咀嚼槟榔习惯,戒烟、酒,避免辛辣食物刺激。

3. 药物治疗　OSF 的药物治疗原则主要包括抗炎、抗纤维化、改善缺血状态以及抗氧化等。临床上常用的药物主要有以下几大类：①糖皮质激素类，常用曲安奈德联合利多卡因行局部注射；②抗纤维化药物和蛋白水解酶，包括透明质酸酶等；③外周血管扩张剂，包括己酮可可碱等；④抗氧化剂及营养元素，包括番茄红素及维生素 A、B、C、D、E 等；⑤中药类，临床常用为丹参滴丸等。

4. 其他疗法　高压氧治疗改善血液循环；严重张口受限者可考虑手术治疗。

5. 嘱病人坚持张口训练；密切随访，防止恶变。

第六节　口腔黏膜变态反应性疾病

要点：

1. 口腔黏膜变态反应性疾病是由于机体受到某些抗原刺激后，出现生理功能紊乱或组织细胞损伤的异常适应性免疫应答。

2. 药物过敏性口炎由使用药物引起变态反应所致，重型药物过敏反应可发生全身广泛性大疱，累及全身多个孔窍黏膜甚至波及内脏。

3. 血管性水肿发病突然而迅速，好发于皮下结缔组织疏松处，病变消失迅速且不留痕迹。

4. 多形红斑发病急，具有自限性和复发性，口腔最常见病变为大面积糜烂，皮肤损害常表现为靶形红斑。

一、药物过敏性口炎

药物过敏性口炎（allergic medicamentosus stomatitis）是通过局部或全身用药等途径，药物进入机体内，使过敏体质者发生变态反应而引起的黏膜及皮肤的炎症反应性疾病，其病变可单发于口腔黏膜，也可伴有皮肤病损，严重者可累及机体其他系统。

【病因】　过敏体质者使用药物而引发，可由药物本身及其代谢产物所诱发。初次用药后一般不发病，当机体再次接触到相同抗原时则发生变态反应，常见的有解热镇痛药、安眠镇静药、磺胺类药、抗生素类药等，以青霉素过敏者较多。

【病理】　表现为急性炎症，上皮细胞内及细胞间水肿，或有水疱形成。结缔组织水肿，炎症细胞浸润，早期嗜酸性粒细胞增多，随后中性粒细胞增多，血管扩张。

【临床表现】　存在用药史，初次发作潜伏期 4~20 天，多次复发后潜伏期可缩短，可伴随头痛、低热、咽痛等前驱症状。病损可见于口腔任何部位，主要表现为充血、肿胀、水疱、糜烂、溃疡、结痂等，并根据发生部位不同而呈现出各自的病损特点，陈旧性损害可遗留黑褐色色素沉着。若伴有皮肤损害，则常见于手、足、四肢、口周等部位，表现为大小不等的红斑、丘疹、水疱等。

若由药物变态反应所致的皮肤黏膜病损，且在固定的部位以同一形式反复发生，则称为固定性药疹（fixed drug eruption）。其界限清楚，呈圆形或椭圆形的斑片、斑疹，颜色为暗紫色或鲜红色。以唇黏膜多见，常位于唇及口周皮肤交界处，腭、颊黏膜也可发生。约持续 1 周，消退后可留有黑褐色色素沉着。

重症药物过敏反应，又称莱氏综合征（Lyell syndrome），可发生全身广泛性大疱、水疱或糜烂脱落，伴有较重的系统症状，如发热、肌肉关节痛等，严重者可累及超过 30% 全身体表面积的皮肤，波及全身体腔、黏膜和内脏，或伴有电解质紊乱症状，称为中毒性表皮坏死松解症（toxic epidermal necrolysis）。病人常因继发感染，肝、肾功能障碍，电解质紊乱症状或内脏出血等并发症而死亡。

【诊断】　结合病史及临床表现，以及停用可疑致敏药物后病损很快愈合这一特点，可作出诊断。

【治疗】

1. 立即停用可疑致敏药物，局部治疗以对症处理、消炎止痛、预防继发感染为主，但应注意避免易致敏药物。

2. 全身可使用抗组胺药物,如氯雷他定、氯苯那敏等。

3. 糖皮质激素的应用视病情轻重而定,轻症者可口服泼尼松,重症者应考虑静脉给药,待病情改善后再改为口服。

4. 全身支持疗法。加强营养、维持水和电解质平衡。

5. 辅以中医辨证施治。

【预防】 药物治疗前咨询病人过敏史,掌握用药适应证。明确诊断者,避免再次接触致敏药物或结构相似药物。可使用变应原浸出液做小剂量且多次的脱敏治疗。

二、血管性水肿

血管性水肿(angioedema),或称血管神经性水肿(angioneurotic edema),又称巨型荨麻疹、奎英克水肿(Quincke edema),是一种急性局限性的皮肤黏膜水肿。其分为遗传性和获得性两种类型,遗传性血管性水肿是一种常染色体显性遗传病,不属于变态反应范畴。本节介绍获得性血管性水肿,其发病机制属Ⅰ型超敏反应,特点是突然发作局限性水肿,消退亦十分迅速。

【病因】 某些食物如鱼、虾、蟹、蛋类可能成为本病的变应原,使机体发生Ⅰ型超敏反应,导致毛细血管和小血管扩张、通透性增加,大量液体渗出,组织迅速肿胀。磺胺等药物、感染因素、精神因素、寒冷刺激等物理因素均可成为本病的诱发因素,但在临床上部分病人可能不易找出确切的变应原。

【病理】 深层结缔组织内可见毛细血管扩张充血,液体从血管渗入周围疏松结缔组织,有少量炎症细胞浸润。

【临床表现】 急性发病,症状持续数小时或数天后消失。急性局限性水肿,病变好发部位为头面部组织疏松处,外阴部、胃肠道黏膜也能被侵犯,有时也可发生于手、足部的背、侧面,呈弥漫性肿胀。

患处皮肤或黏膜最初出现瘙痒、灼热痛,随之即发生肿胀。当肿胀迅速发展时,患处皮肤黏膜紧张发亮,界限不明显,按之较韧而有弹性。唇部发病者可见唇肥厚,表面光亮如蜡。如肿胀发生在舌可致巨舌。肿胀可在数小时或1~2日内消退,不留痕迹,但可复发。一般无全身症状,少数病人有头晕及轻度发热等前驱症状。但当肿胀发生在会厌处则影响呼吸,甚至导致窒息,如不立即施行气管切开,可致死亡。

【诊断】 根据病史和临床表现可作出诊断,诊断要点包括:

1. 发病突然而急速。

2. 病变为局限性水肿,界限不清,按之韧而有弹性。

3. 好发部位为皮下或黏膜下的疏松结缔组织。

4. 病变消失迅速,且不留痕迹。

5. 可反复发作。

【鉴别诊断】 临床上获得性血管性水肿应注意与遗传性血管性水肿以及颌面部蜂窝织炎相鉴别。遗传性血管性水肿发病无明显诱因,家族中可有多个成员发病,发病年龄偏小。颌面部蜂窝织炎的病因多为牙源性细菌感染,伴有全身症状,发热,白细胞计数增高;肿胀发生缓慢,病区有红肿、发热、触痛,可有凹陷性水肿;若病变发展可形成脓液,并在晚期溢出脓液,抗生素治疗有效。

【治疗】

1. 明确并隔离变应原,可解除症状,防止复发。

2. 对于症状轻者,可不予药物治疗。对于症状严重者,可予以皮下注射肾上腺素以收缩血管,减少渗出。

3. 对伴有喉头水肿、呼吸困难的病例应密切观察病情发展,并结合病情给予糖皮质激素口服或静脉给药。如发生窒息则立即施行气管切开术以抢救生命。

4. 控制感染,除去病灶。

三、多形红斑

多形红斑（erythema multiforme）又称多形渗出性红斑，是黏膜皮肤的一种急性渗出性炎症性疾病。发病急，具有自限性和复发性。黏膜和皮肤可同时发病，或单独发病。病损表现为多种形式，如红斑、丘疹、疱疹、糜烂及结节等。

【病因】　临床上往往不能找出明确的变应原，与过敏体质有关。Ⅲ型及Ⅳ型超敏反应被认为在多形红斑中起重要作用。

【病理】　黏膜上皮及结缔组织具有细胞间及细胞内水肿，形成上皮下疱，且有炎症细胞浸润。早期嗜酸性粒细胞多，以后中性粒细胞增多，主要为淋巴细胞，有时可见渗出的红细胞。

【临床表现】　任何年龄均可发病，青壮年多见。起病急，病程 2~4 周，有自限性，可复发。病损范围大小各异，可局限，亦可泛发。临床表现可分为轻型、重型两种情况。

1. **轻型**　一般无全身症状，或有轻度乏力、发热、头痛、咽喉痛、鼻分泌物和咳嗽等。口腔黏膜损害好发于唇、颊、舌等，黏膜充血水肿，有时可见红斑及水疱，水疱很快破溃形成大面积糜烂。糜烂表面有大量渗出物形成厚的假膜，过多渗出物形成胶冻状团块而影响张闭口。病损易出血，在唇部常形成较厚的黑紫色血痂。病人唾液增多，口臭明显，可伴下颌下淋巴结肿大，压痛。

皮肤损害常对称散在分布，好发于颜面、头颈、手掌、足背、四肢伸侧，表现为红斑、丘疹、水疱。典型表现为虹膜状红斑（iris lesion），又称靶形红斑（target lesion）（图 7-8），是指直径为 2~20mm 的圆形红斑，中心有粟粒大小的水疱，多见于腕部、踝部及手背，开始时为淡红色，1~2 日后中央部位红色转暗，并发生水疱，边缘呈鲜红色环状。

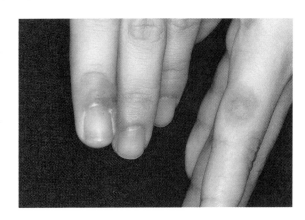

图 7-8　**多形红斑**
手指处皮肤靶形红斑。

2. **重型**　常有严重的症状，如高热、全身无力、肌肉痛、关节痛、头痛、咳嗽等。口腔黏膜病损广泛且严重，除口腔黏膜外，至少还伴有另一口腔黏膜外腔孔（眼、鼻、外耳道、阴道、尿道、直肠等部位）黏膜病损，如眼结膜或外阴糜烂及炎症。皮肤病损可见多种病损，多见于四肢，典型病损为虹膜状红斑。

多形红斑病程有自限性。轻型者一般 1~3 周痊愈；重型者或继发感染时，病期可延长至 4~6 周。治疗处理得当，一般预后良好。痊愈后可复发。

【诊断】

1. 急性炎症，春秋季常见。可有复发史。部分病人可发现致敏的诱发因素。

2. 口腔黏膜的广泛充血、发红、水肿、大面积糜烂、表面渗出多，形成厚的假膜。易出血，有剧烈疼痛。皮肤虹膜状红斑具有诊断意义。

3. 病程短，具自限性和复发性。

4. 除口腔黏膜及皮肤外，可伴有眼、生殖器等多腔孔损害。

【鉴别诊断】

1. **疱疹性龈口炎**　黏膜上成簇小水疱，可融合。除口周皮肤，一般不伴皮损。病理表现为上皮内疱，气球样细胞，核内见嗜酸性病毒包涵体。

2. **寻常型天疱疮**　慢性病程，以水疱、大疱损害为特征，探针试验阳性，尼科利斯基征阳性。病理可见上皮内疱及棘层松解现象。

【治疗】

1. 祛除病因　停用过敏物质,及时治疗口腔局部及全身系统性疾病。

2. 药物治疗　可给予糖皮质激素及抗组胺药口服,局部用药以对症治疗为主,保持局部清洁、消炎止痛、预防继发感染。

3. 支持治疗　应给予高蛋白、高维生素饮食。注意水、电解质与酸碱平衡。

4. 中医中药治疗

第七节　口腔黏膜感觉异常疾病

要点:

1. 灼口综合征是以舌部为主要发病部位,以烧灼样疼痛为主要表现的一组综合征,又称舌痛症、舌感觉异常、口腔黏膜感觉异常等。

2. 灼口综合征无临床体征、无病理学改变,主诉部位与检查部位分离。

3. 灼口综合征诊断属排他性诊断,排除其他口腔颌面部疼痛及引起口腔颌面部疼痛的疾病后,根据口腔疼痛等异常感觉及症状与体征明显不符的特点进行诊断。

灼口综合征(burning mouth syndrome,BMS)是以舌部为主要发病部位,以烧灼样疼痛为主要表现的一组综合征,又称舌痛症(glossodynia)、舌感觉异常、口腔黏膜感觉异常等。BMS通常不伴有明显的临床损害体征,也无特征性的组织病理改变,病因复杂,与精神心理因素密切相关。流行病学调查显示BMS的发生与年龄、性别密切相关,好发年龄38~78岁;在女性50~89岁绝经后发病率最高,平均发病年龄为56.9岁;在男性40岁后发病率逐渐升高,60~69岁发病年龄最高,平均发病年龄为59.1岁;女性发病率显著高于男性。

【病因】　病因复杂,其中最为重要的是精神心理因素,BMS病人最常见的心理问题是焦虑、抑郁、癌症恐惧症和疑病症,有心理问题的BMS病人味觉障碍的发生率和严重程度显著高于无心理问题的BMS病人。除此以外,BMS病因还包括口腔局部因素,如充填物过敏、大量吸烟刺激、过度伸舌自检的不良习惯等;系统因素如更年期综合征、糖尿病等系统性疾病、滥用抗生素等医源性因素、神经系统病变等。

【临床表现】　舌部烧灼感是BMS主要的症状,主诉常是舌部被热水烫伤或吃到辣椒的感觉,其他常见的症状还有刺痛、麻木、酸麻等。烧灼感、疼痛最好发于舌部,主要发生于舌尖、舌前2/3的区域,可累及前腭、牙龈、下唇及咽喉,通常单侧发病多见,也可累及双侧多部位。舌痛呈现晨轻暮重的节律性改变,在工作、进食等注意力分散时疼痛减轻,空闲静息时加重。病程长短不一,多数病程较长,达数个月至数年。

除了疼痛,病人还常伴有味觉障碍,表现为持续的金属味或苦味,咸味、甜味、苦味减轻或加重,以及表现为麻木感、粗涩感、沙粒感、瘙痒感、吸附感、爬行感及舌头增厚感等感觉异常。

临床检查无明显阳性体征,病人多伴有对镜自检和过度伸舌不良习惯,舌体运动自如,黏膜无病损,或轻度舌乳头炎,但症状与体征明显不符或主诉部位与检查部位分离。

除了局部症状,常伴有焦虑、抑郁等表现。绝经前后妇女常伴有失眠、头痛、疲乏、易怒、多汗等更年期表现。

【组织病理学】　口腔黏膜无明显异常改变。

【诊断】　灼口综合征诊断属排他性诊断,排除其他口腔颌面疼痛如三叉神经痛及引起口腔颌面疼痛的疾病如舌部溃疡、舌癌、舌淀粉样变等,根据口腔疼痛等异常感觉及症状与体征明显不符特征进行诊断。

【治疗】

1. **对因处理**　消除局部刺激因素,治疗更年期症状,戒除对镜自检和过度伸舌习惯。

2. **对症处理**　伴有抑郁等精神症状者可建议请精神科会诊;口干唾液黏稠者可口服盐酸溴己新片 8mg,每日 3 次。

3. **心理治疗**　详尽地解释和暗示治疗帮助病人解除恐癌症心理状态,必要时转诊精神科治疗。

第八节　放射性口腔黏膜炎

要点:

1. 口腔黏膜炎是肿瘤放射治疗和化学治疗的严重并发症之一。

2. 放射性口腔黏膜炎,以减轻症状、促进愈合、防治合并感染等对症支持治疗为主要原则。

恶性肿瘤病人接受放射治疗和化学治疗可引起一系列口腔并发症,累及口腔黏膜的损害包括口腔黏膜炎、口咽念珠菌病、口腔干燥症等,常常加重病人的病情,干扰肿瘤治疗进程,影响病人预后,增加治疗费用。其中,放射性口腔黏膜炎最为常见。

【病因】　放射线电离辐射对组织细胞和器官的直接损害是引起放射性口腔黏膜炎的主要原因。口腔黏膜损伤后,病损表面常被细菌等微生物定植,可放大炎症从而进一步加重组织损伤。

【临床表现】　根据口腔黏膜损害出现的时间,可分为急性放射性口腔黏膜炎和慢性放射性口腔黏膜炎。

急性放射性口腔黏膜炎病程通常为黏膜萎缩和红斑,后逐渐发展为溃疡,病损在放射治疗结束后愈合。口腔黏膜破坏程度与放疗的剂量、被辐射的黏膜面积及分割方式密切相关。早期的临床体征出现于头颈部累积辐射剂量约 10Gy(吸收剂量单位)后,黏膜发红、水肿,病人有口腔灼热感和进食刺激痛。当放射治疗累计辐射剂量达 30Gy 时,黏膜表面出现深大溃疡,并且其严重程度在随后几周的放射治疗中逐渐增加。口腔损害主要发生于颊黏膜、舌侧缘和舌腹、软腭、口底及唇部黏膜,常导致剧烈疼痛,同时伴有唾液腺萎缩,导致口干、口臭(图 7-9)。一般情况下,口腔病损在放疗结束后 2~4 周愈合。头颈部肿瘤放疗病人,严重溃疡性口腔黏膜炎可持续 5~7 周。

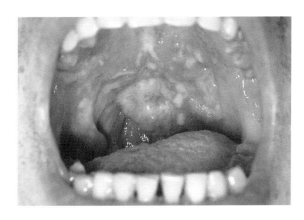

图 7-9　放射性口腔黏膜炎

慢性放射性口腔黏膜炎是在放疗后 2 年出现的口腔黏膜反应,其特征是唾液腺功能减退引起的继发性损害。主要症状包括口腔干燥、味觉异常,主要体征有口腔黏膜广泛萎缩、变薄、充血,使得口腔黏膜长期易遭受机械损伤和感染,特别是口腔念珠菌感染。

【诊断及鉴别诊断】　根据肿瘤放射治疗史和口腔黏膜损害出现的时间及部位可进行诊断。根据病史,可与药物过敏性口炎、多形红斑、急性疱疹性口炎、移植物抗宿主病等疾病相鉴别。

【治疗与预防】　遵照多国癌症支持治疗协会/国际口腔肿瘤学会(MASCC/ISOO)循证医学黏膜炎临床实践指南,本病治疗原则为减轻症状、促进愈合、防治合并感染等支持性治疗。基本口腔护理有利于所有肿瘤病人预防和降低口腔并发症的发生率和严重性。对于口腔损害,可采用抗炎、止痛、促进愈合作用的局部制剂,如角质形成细胞生长因子-1、重组表皮生长因子等细胞因子制剂、复方硼砂液、西吡氯铵含漱液等。黏膜疼痛的处理可采用局部麻醉漱口水,酌情应用非甾体抗炎药进行缓解。合并感染时,针对病原菌采取相应的抗生素治疗。

 思考题

1. 简述原发性疱疹性龈口炎的病损特点。
2. 手足口病的疾病管理措施有哪些?
3. 口腔念珠菌病感染的总体临床表现是什么?
4. 口腔白斑癌变倾向大的表现有哪些?
5. 口腔白斑的治疗原则是什么?
6. 简述血管性水肿的临床特点。
7. 多形红斑的皮肤、黏膜损害各有什么特征性表现?
8. 口腔黏膜变态反应性疾病的治疗原则和常用药物有哪些?
9. 灼口综合征的诊断原则是什么?

(程　斌)

第八章
口腔临床麻醉

口腔临床麻醉,根据麻醉方法、麻醉药物和麻醉部位的不同,可分为局部麻醉(local anesthesia)和全身麻醉(general anesthesia)。两种麻醉各具特点,在进行外科手术时,应根据病人的全身状况、疾病的性质、手术的部位、麻醉药物对机体的影响、麻醉的设备和技术水平等情况,选择安全、有效、方便、经济的麻醉方法。

第一节 局 部 麻 醉

要点:

1. 局部麻醉药物的种类很多,按其化学结构可分为酯类和酰胺类。

2. 临床应用通常将血管收缩剂加入局麻药溶液中,以达到延缓吸收,延长局麻时间,降低毒性反应,减少创伤部位出血等目的。

3. 口腔临床常用的局部麻醉方法,有黏膜表面麻醉、浸润麻醉和神经阻滞(传导)麻醉等。

4. 局部麻醉常见的并发症主要包括:晕厥、过敏、注射区疼痛、血肿及毒性反应等。

局部麻醉简称局麻,是指用局部麻醉药暂时阻断机体特定区域内神经末梢和神经纤维的感觉传导,从而使该区疼痛消失的一种麻醉方法。局麻一般适用于口腔颌面外科门诊手术、牙髓病的治疗及固定义齿修复的牙体预备等。局麻不需特殊设备,术者可独立操作,一般不需麻醉医生参与。术前无特殊准备,病人保持清醒,术后无须特别护理,安全性相对较大。局麻药中加入适量血管收缩剂,具有可减少术区出血,便于维持手术野清晰,利于手术操作等优点。但局麻方法慎用于注射部位感染和不合作的病人。

一、常用局麻药物

局麻药物的种类很多,按其化学结构可分为酯类和酰胺类。国内常用局麻药物有酯类的普鲁卡因(procaine)、丁卡因(tetracaine),酰胺类的利多卡因(lidocaine)、布比卡因(bupivacaine)、阿替卡因(articaine)和罗哌卡因(ropivacaine)。

1. 普鲁卡因 又名奴佛卡因(novocaine)。为白色结晶粉末,属短效酯类局麻药,亲脂性低,易溶于水,毒性较小,不良反应少,对黏膜的穿透力弱。一般不用于表面麻醉,常用于局部浸润麻醉和神经阻滞麻醉。注射给药后 1~3 分钟起效,可维持 30~45 分钟,加用肾上腺素后维持时间可延长 20%。有时可引起过敏反应,用药前应做皮肤过敏试验。对本药过敏者可用利多卡因代替。

2. 利多卡因 又名赛罗卡因(xylocaine)。其局麻作用较普鲁卡因强,维持 40~60 分钟,并有较强的组织穿透性和扩散性,临床上常以 2%~4% 利多卡因溶液用作表面麻醉,1%~2% 利多卡因溶液含 1:100 000 肾上腺素用于神经阻滞麻醉,0.25%~0.5% 利多卡因溶液用于浸润麻醉。

3. 布比卡因 又名麻卡因(marcaine),是一种长效的酰胺类局麻药,起效快,麻醉强度为利多卡因的 3~4 倍,麻醉持续时间约为利多卡因的 2 倍,一般可达 6 小时以上,常以 0.25%~0.50% 的布比卡因溶液含 1:200 000 肾上腺素用于临床麻醉,适合较长时间手术使用。

4. 丁卡因　又名潘托卡因(pantocaine),易溶于水,穿透力强。临床上主要用作表面麻醉。其麻醉效能和毒性较普鲁卡因大 10 倍。因毒性较大,一般不作浸润和神经阻滞麻醉。表面麻醉一次用量不超过 40~60mg。

5. 阿替卡因　为白色结晶性粉末,具有麻醉起效快,麻醉强度大,持续时间长,过敏和不良反应少等特点。因组织穿透性和扩散性较强,给药后 2~3 分钟出现麻醉效果。含 1∶100 000 肾上腺素的阿替卡因牙髓的麻醉时间 60~70 分钟,维持麻醉时间可达 3 小时以上。

6. 罗哌卡因　为一种新型长效酰胺类局麻药,起效时间约为 1 分钟,维持时间为 4~5 小时。其特点是对感觉神经的阻滞优于对运动神经,低浓度(0.2%)时产生感觉与运动神经分离阻滞,阻滞感觉神经产生有效的麻醉作用,对运动神经影响较小。其潜在毒性比布比卡因小,是一种较为安全的局麻药。

临床应用时常将血管收缩剂加入局麻药溶液中,以延缓吸收,降低毒性反应,延长局麻时间,以及减少出血,使术野清晰。局麻药中是否加入肾上腺素等血管收缩剂,应考虑几个因素:手术时间、术中止血及病人的机体状况。例如,不含肾上腺素的利多卡因牙髓麻醉时间 5~10 分钟,软组织麻醉时间 60~120 分钟;含 1∶100 000 肾上腺素的利多卡因可显著延长麻醉时间,牙髓麻醉时间 60 分钟,软组织麻醉时间约 6 小时。含 1∶50 000 肾上腺素(0.02mg/mL)的局麻药在注射部位有较好的止血效果。一般是肾上腺素以 1∶50 000~1∶200 000 的浓度加入局麻药溶液中,即含肾上腺素 5~20μg/mL 用作局部浸润麻醉和阻滞麻醉。由于肾上腺素可引起心悸、头痛、紧张、恐惧、颤抖、失眠,如用量过大或误入血管,血液内肾上腺素浓度上升时,可因血压骤升而发生脑血管意外等危急情况。或因心脏过度兴奋引起心律失常,甚至心室纤颤等严重不良事件。因此临床上应严格限制局麻药中的肾上腺素浓度并控制好一次注射量。对正常的健康人注射含 1∶100 000 肾上腺素的利多卡因每次最大剂量为 20mL(肾上腺素 0.2mg),有心血管疾病者 4mL(肾上腺素 0.04mg)。近年来有关的研究认为:局麻药中含微量肾上腺素不会引起血压的明显变化,对心血管病、甲状腺功能亢进的病人一般也不会导致不良反应。由于可取得良好的镇痛效果,反而是消除病人紧张和恐惧的有效措施之一,可避免因疼痛而诱发的血压、心率的波动。

下列情况下,局麻药液中不宜添加肾上腺素:①局部组织血液循环差,取皮或皮瓣不宜添加肾上腺素,以免引起局部组织坏死;②表面麻醉的局麻药中不宜添加肾上腺素,以免引起气管平滑肌扩张,或黏膜缺血;③高血压、甲状腺功能亢进、糖尿病、心律失常、器质性心脏病以及周围血管痉挛疾病的病人,局麻药不宜添加肾上腺素;④采用氟烷全身麻醉的病人辅用的局麻药中不宜添加肾上腺素,以免诱发严重心律失常。

二、口腔局部麻醉方法

口腔临床常用的局麻方法,有表面麻醉、浸润麻醉和阻滞(传导)麻醉等。

1. 表面麻醉(topical anesthesia)　表面麻醉是将麻醉剂涂布或喷射于手术区表面黏膜,药物吸收后麻醉末梢神经,使浅层组织的痛觉消失(图 8-1)。主要适应于表浅的黏膜下脓肿切开引流,拔除松动的乳牙或恒牙,以及行气管内插管前的黏膜表面麻醉,临床也常用于局部麻醉进针前预麻醉。2% 盐酸丁卡因麻醉效果较强,但毒性大,现临床使用较多的是 2% 利多卡因。此外,亦可采用 4% 的盐酸可卡因或盐酸达克罗宁行表面麻醉,作用均不及丁卡因。

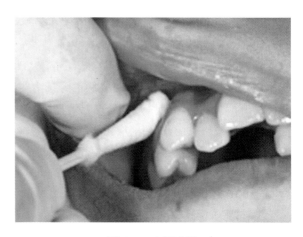

图 8-1　表面麻醉

2. **浸润麻醉（infiltration anesthesia）**　浸润麻醉是将局麻药液注入组织内,以作用于神经末梢,使之失去痛信息传导能力而产生麻醉效果(图 8-2)。

浸润麻醉时,药液用量大,故其浓度应相对较低,临床常用的局麻药液是 0.5%~1% 的普鲁卡因或 0.25%~0.5% 的利多卡因。

软组织浸润麻醉的方法是先注射少量局麻液于皮肤和黏膜内使成一小皮丘,或涂布少许表面麻醉药,再从此点沿手术切口线,由浅至深分层注射至手术区域的组织中,局麻液扩散、渗透至神经末梢,产生麻醉效果;同时借局麻液在组织内所产生的张力,使毛细血管渗血减少,手术野清晰,易于分离组织。

在牙及牙槽外科手术中,一般多在上颌牙槽突或下颌前牙区的牙槽突应用浸润麻醉,因为这些部位的牙槽骨质比较薄,并且疏松多孔,局麻药液容易渗透入众多小孔,进入颌骨中的神经末梢而产生麻醉作用。

3. **阻滞麻醉（block anesthesia）**　阻滞麻醉是将局麻药液注射到神经干或其主要分支附近,以阻滞神经末梢传入的刺激,使被阻滞的神经分布区域产生麻醉效果。实施阻滞麻醉时,必须熟悉口腔颌面局部解剖,掌握神经的行径和分布,以及注射标志与有关解剖结构的关系(图 8-3)。操作时,应严格遵守无菌原则,以防并发感染。当注射针头到达神经干附近,注射局麻药前必须先回抽无回血,方可注入局麻药;若见回血,应将注射针头后退少许,改变方向后再行刺入,直到回抽无血,再注射局麻药。

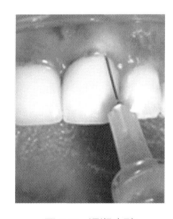 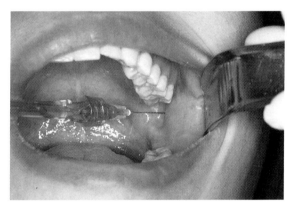

图 8-2　浸润麻醉　　　　　　　　图 8-3　阻滞麻醉

三、局部麻醉的并发症

1. **晕厥**　晕厥是一种突发性、暂时性意识丧失,通常是由于一过性中枢缺血所致。一般可因恐惧、饥饿、疲劳及全身健康较差、疼痛以及体位不良等因素引起。临床通常表现为头晕、胸闷、面色苍白、全身冷汗、四肢厥冷、无力、脉快而弱、恶心、呼吸困难等现象。处理不力可出现心率减慢,血压下降,短暂意识丧失。

防治原则:做好术前检查及思想工作,消除紧张情绪,避免空腹时手术。一旦发生晕厥,立即停止操作,放平椅位,取头低位,松解衣领,保持呼吸通畅,可用芳香氨乙醇或氨水刺激呼吸,及时吸氧,必要时开放静脉辅助使用急救药物等。

2. **过敏反应**　过敏反应可发生于酯类局麻药,但并不多见。可分为延迟反应和即刻反应,延迟反应常见为血管神经性水肿,偶见荨麻疹、药疹、哮喘和过敏性紫癜。即刻反应是用极少量药后,立即发生较为严重的类似中毒症状,病人突然惊厥、昏迷、呼吸与心搏骤停。

防治原则:术前详细询问有无酯类局麻药如普鲁卡因过敏史,对酯类局麻药过敏及过敏体质的病人,应选用酰胺类药物,如利多卡因,并预先作皮内过敏试验。对轻度过敏反应,可预先给予脱敏药如钙剂、异丙嗪、糖皮质激素和吸氧。严重的过敏反应需立即注射肾上腺素和给氧。若病人出现抽搐或惊厥时,应迅速静脉注射地西泮 10~20mg。如发生呼吸与心跳停止,则按心肺复苏方法迅速抢救。

3. 中毒　当单位时间内进入血液循环的局麻药量超过分解速度时,血内浓度升高,达到一定的浓度时就会出现中毒症状或过量反应。中毒反应的表现可分为兴奋型与抑制型两类:兴奋型表现为烦躁不安、多语、颤抖、恶心、呕吐、气急、多汗、血压上升,严重者出现全身抽搐、口唇发绀。抑制型上述症状不明显,但迅速出现脉搏细弱、血压下降、神志不清,随即呼吸、心跳停止。

防治原则:实施局麻前必须熟知药物一次最大用药量及毒性。口腔颌面和颈部的血管丰富,药物吸收较快,一般应使用含适量肾上腺素的局麻药。注药前必需回抽无血,再缓慢注射局麻药。老年、小儿、体质衰弱及患有较严重系统性疾病的病人对局麻药的耐受能力低,应适当减少用量。一旦发生中毒反应,立即停止操作。轻微中毒者,置病人于平卧位,松解衣领,保持呼吸畅通,待局麻药分解后症状可自行缓解。重者采取给氧、补液、抗惊厥、应用脂肪乳、激素及升压药等抢救措施。

4. 注射区疼痛　最常见的原因是麻醉药液变质或混入杂质或未配成等渗溶液,注射针头钝而弯曲,或有倒钩均容易损伤组织或神经。

防治原则:注射前认真检查麻醉剂和器械,注射过程中注意消毒隔离,并避免同一部位反复注射。如已发生疼痛、水肿、炎症时,可局部热敷理疗、封闭或给予消炎、止痛药物。

5. 血肿　注射针刺破血管所致的血肿,较常见于上牙槽后神经、眶下神经阻滞麻醉;特别在刺伤静脉丛后,可发生组织内出血,在黏膜下或皮下出现紫红色瘀斑或肿块。数日后,血肿处颜色逐渐变浅呈黄绿色,并缓慢吸收消失。

防治原则:注射针尖不能有倒钩。注射时不要反复穿刺,以免增加刺破血管的机会。若局部已出现血肿,可立即压迫止血并予冷敷,可酌情给予抗生素及止血药物。48 小时后局部热敷或理疗,可促使血肿吸收消散。

6. 感染　注射针被污染,局部消毒不严格,或注射针穿过感染灶,均可将感染带入深层组织,引起颞下颌间隙、翼下颌间隙、咽旁间隙等感染。一般在注射后 1~5 天局部红、肿、热、痛明显,甚至有张口受限或吞咽困难,偶尔引起全身症状。

防治原则:注射器械及注射区的消毒一定要严格;注射时防止注射针的污染和避免穿过或直接在炎症区注射。已发生感染者应按炎症的治疗原则处理。

7. 注射针折断　注射针的质量差、锈蚀、缺乏弹性等,均可发生断针。折断常位于针头连接处。当行上牙槽后神经、下牙槽神经阻滞麻醉时,常因进针较深,注射针刺入组织后骤然移动;或操作不当,使针过度弯曲而折断;或注射针刺入韧带、骨孔、骨管时用力不当,或病人躁动等均可使针折断。

防治原则:注射前一定要检查注射针的质量,勿用有问题的注射针。注射时,按照注射的深度选用适当长度的注射针,至少应有 1cm 长度保留在组织之外,不应使注射针全部刺入。注意操作技术,改变注射方向时不可过度弯曲注射针,在有阻力时不应强力推进。

如发生断针,立即嘱病人保持张口状态,不要作下颌骨运动,若有部分针体露在组织外,可用有齿钳或镊挟取之;若针已完全进入组织内,可将另一针在同一部位刺入作标志,作 X 线定位摄片,确定断针位置后再行手术取出。切勿盲目探查,以免使断针向深部移位,更加难以取出。

8. 暂时性面瘫　一般多见于下牙槽神经阻滞麻醉口内法注射时,由于注射针偏向内后不能触及骨面,或偏上越过下颌切迹,而致麻药注入腮腺内麻醉面神经而发生暂时性面瘫;偶见于咀嚼肌神经阻滞注射过浅。这种情况待麻醉药作用消失后,神经功能即可恢复,故无须特殊处理。

9. 神经损伤　注射针刺入神经,或注入混有乙醇的溶液,都能造成神经损伤,出现感觉异常、神经痛或麻木。临床上,多数神经损伤是暂时性、可逆性的病变,轻者数日后即可恢复,无须治疗;严重的神经损伤则恢复较慢,甚至不能完全恢复。由于对神经损伤程度的判断难以完全肯定,因此凡出现术后麻木症状未自行恢复者,应早期给予积极处理,促进神经功能的完全恢复。可以采用针刺、理疗、给予激素(损伤早期)、维生素 B_1 或 B_{12} 等治疗。

10. 暂时性牙关紧闭　牙关紧闭或张口受限可发生于下牙槽神经阻滞麻醉口内法注射后,但比较罕见。由于注射不准确,麻醉药注入翼内肌或咬肌内,使肌失去收缩与舒张的功能,并停滞于收缩状态,因而出现牙关紧闭。除感染所致之牙关紧闭外,一般都是暂时性的。大多在2~3小时内自行恢复。

11. 暂时性复视或失明　可见于下牙槽神经阻滞麻醉口内法注射后,由于注射针误入下牙槽动脉且未回抽,推注的局麻药可逆行,经脑膜中动脉、眼动脉或其主要分支入眶,引起眼肌、视神经麻痹而出现暂时性复视或失明。这种并发症待局麻药作用消失后,眼运动和视力即可恢复。推注局麻药前坚持回抽是预防这种并发症的有效方法。

第二节　全身麻醉

要点:

1. 全身麻醉是麻醉药物作用于机体,产生暂时可逆性痛觉和意识消失,同时伴有反射抑制和一定程度肌肉松弛的一种状态。

2. 口腔颌面外科全身麻醉的特点,主要包括麻醉与手术相互干扰,小儿和老年病人比例高,维持气道通畅较困难,手术失血量较多,麻醉恢复期呼吸系统并发症多等。

3. 根据给药途径的不同,口腔颌面外科手术的全麻方法可分为:吸入麻醉、静脉麻醉、基础麻醉、静脉吸入复合麻醉和全凭静脉复合麻醉。

4. 全麻手术结束之后,各种并发症的发生率仍然较高,尤其是呼吸系统并发症需要高度警惕。

全身麻醉(general anesthesia)简称全麻,是指麻醉药物进入人体后,产生可逆性全身痛觉和意识消失,同时存在反射抑制和一定程度肌肉松弛的一种状态。在全身麻醉下实施口腔颌面部手术有一定的特殊性,口腔颌面外科专业医生应了解全身麻醉相关知识,以便于术中和麻醉医生相互协作。

一、口腔颌面全麻的特点

1. 麻醉与手术相互干扰　口腔颌面外科手术直接在口腔颌面部操作,邻近呼吸道,与麻醉操作、观察和管理同一部位。因此,手术与麻醉可能相互干扰。一般情况下,麻醉的处理、气管内插管的径路、麻醉机管道、监护仪等装置的摆放,应尽可能方便手术操作,远离手术区域;手术中如病人出现生命体征异常等紧急情况时,手术应服从麻醉处理;某些特殊情况如口腔颌面严重出血伴有窒息或严重缺氧时,麻醉急救措施与手术止血同时进行,二者既相互影响,又缺一不可,故需要手术医生熟悉口腔颌面外科麻醉的基本原则和基本技能,在手术过程中应主动观察病情,与麻醉医生共同协作。

2. 维持气道通畅比较困难　影响气道通畅的因素有:①口腔颌面部炎性肿胀、瘢痕挛缩、口咽及颈部肿瘤、严重损伤、放射治疗后,以及病人体格肥胖、短颈、小下颌等,能引起上呼吸道狭窄、张口困难或头后仰受限,这类病理生理的改变最终能导致喉镜下声门显露不良,增加了麻醉诱导、气管内插管的难度,使麻醉中和麻醉苏醒期呼吸道发生危险的机会大大增加。②手术、麻醉、损伤、饱胃等综合原因,能促使血液、各种分泌物在口、咽腔或呼吸道的聚积和胃内容物反流,容易吸入呼吸道,导致呼吸阻塞、窒息、吸入性肺炎、肺不张等并发症。③在麻醉药物的作用下,病人意识丧失,全身肌肉松弛、舌根后坠、张口困难等,不能保持呼吸道通畅。除此之外,手术中错误拔除、损伤、扭转气管内导管,也能引起急性呼吸道问题。

当发生急性呼吸道问题如严重窒息,用面罩供给纯氧进行人工呼吸或气管插管失败、无法保证病人有效通气,出现发绀、脉搏氧饱和度低于90%时,称为困难气道(difficult airway)。为了避免发生气道困难,麻醉前应该认真检查和评估,对有可能发生者,应选择清醒或半清醒状态下,用纤维支气管镜进行气管内插管,之后再进行全身麻醉。在这种操作过程中,病人可以保持自主呼吸,一般能避免麻醉中发生呼吸道意外。

3. 小儿、老年病人比例高　小儿、老年病人在口腔颌面外科手术病人中的比例较高,围手术期各种并发症多。小儿的呼吸、循环、神经等系统在解剖、生理和药动学方面,与成人相比有较大差别。麻醉前必须认真检查,选择最佳的手术麻醉时机,手术前有问题者应充分估计麻醉中或麻醉后可能发生的各种并发症,例如呼吸道感染时麻醉状态下呼吸道张力和敏感度显著增加,容易出现喉及支气管痉挛;先天性心脏病患儿容易引起充血性心力衰竭、肺水肿。

老年人器官功能减退,可能合并心、脑血管疾病,口腔颌面手术又多为肿瘤根治性手术,麻醉手术时间较长,手术麻醉中有可能发生致命性并发症,故术前发现和妥善治疗这类疾病,对减少或控制麻醉手术并发症有重要意义。术前必须认真询问病史,通过相关检查进一步明确潜在的心、脑、肾等疾病的程度或受累器官的功能状态。对于严重的高血压、严重心律失常、糖尿病、缺血性心脏病以及近期发作的脑血管疾病病人,术前须充分权衡手术和麻醉的利弊关系,优化病人全身状况,确定最佳手术时机。

4. 手术失血较多　口腔颌面部血管丰富,手术过程中出血常较多,如血管瘤、神经纤维瘤、部分恶性肿瘤切除术以及正颌手术等。手术前要考虑是否需要输血,麻醉中应常规监测循环动力学指标,精确估计失血量并及时补充血容量。

5. 麻醉恢复期呼吸道并发症多　口底、下颌骨、喉会厌区以及颈部的严重损伤,肿瘤切除游离皮瓣移植术后,局部往往过度肿胀、分泌物滞留,影响正常呼吸;超过半侧的下颌骨缺损、术后颌间固定过早、气管套管脱落或移位、麻醉后体位和头位摆放不当、清醒不够等,也有碍于病人保持呼吸道通畅,且易被忽视,要引起重视。临床研究表明口腔颌面手术后死亡病例中,呼吸道并发症占据首位,麻醉后应常规进行脉搏血氧饱和度(SpO_2)、心电图(ECG)、无创血压(NIBP)、体温(T)、呼气末 CO_2 浓度($P_{ET}CO_2$)及麻醉深度等监测,并及时吸痰,尽早使病人清醒彻底,防止清醒后发生再度的意识丧失,调整好体位和头位,维持病人自主呼吸能力。如估计术后呼吸功能会受到明显影响,或可能发生完全性上呼吸阻塞者,应延迟拔除气管导管或进行预防性气管切开。

二、口腔颌面外科全麻的实施

根据给药途径的不同,口腔颌面外科手术的全麻方法可分为:吸入麻醉、静脉麻醉、基础麻醉、静脉吸入复合麻醉和全凭静脉复合麻醉。不同麻醉方法或麻醉药各有其优缺点、适应证和禁忌证,临床上应依据手术特点、病人性别、年龄、病人自身要求等进行选择。麻醉过程中常见的操作包括各种气管内插管术、气管拔管术、用于反映麻醉指标及生命体征的有创和无创监测技术。

1. 全麻的准备和诱导　麻醉前应准备好相关麻醉药品、急救药品、麻醉及监护设备如氧气源、气管导管、吸引器、牙垫、测血压袖带、心电图电极片等。全麻诱导前开放静脉通道,监测生命体征。目前全麻的诱导通常选择静脉诱导法,不合作小儿先行基础麻醉。静脉诱导的优点是起效迅速、病人舒适。先以面罩吸入纯氧2~3分钟,如无插管困难,开始静脉注射镇静药、镇痛药等,同时观察呼吸与循环指标的波动,麻醉深浅合适后再注射肌松药,待全身骨骼肌松弛、呼吸停止后,进行气管内插管,再连接麻醉机进行机械控制呼吸和麻醉中管理。麻醉诱导和气管内插管期间容易出现麻醉并发症,如严重心律失常、血压剧烈波动和严重缺氧等。

2. 气管内插管　气管内插管是口腔颌面手术全麻过程中呼吸管理的主要手段之一,插管方法多数是在喉镜下经口腔明视插管和经鼻腔明视插管。由于口腔颌面外科疾病特点,如口底肿瘤、小下颌畸形、肥胖、颞下颌关节强直等,气管插管困难的病例常见,临床上需要借助特殊方法来完成,如纤维支气管镜引导清醒插管以及气管切开。纤维支气管镜引导清醒插管一般选择在清醒、表面麻醉效果好的前提下进行,这种方法创伤小、成功率高;缺点是当表面麻醉效果差、目镜积雾、喉部分泌物或血液聚积时不易成功。

3. 麻醉维持　病人进入麻醉状态后,通常以几种方式或几种途径继续给药,即采用静吸复合麻醉或全凭静脉麻醉,使病人体内血药浓度在一段时间内维持恒定,以保持麻醉平稳,便于手术进行。麻醉维持期间需要有一定的麻醉深度,既要避免麻醉太浅,即有效抑制体内各种应激反应,又要防止麻醉过深。麻醉全过程要求连续进行各种麻醉和生命体征监测,准确判断麻醉深度,及时增加或减少麻醉药用量。

(1)静吸复合麻醉:指同时使用静脉麻醉和吸入麻醉两种方法,是现今临床麻醉中使用最多的技术。静吸复合麻醉的优点在于能避免某一种药物用量过大,清醒较快。时间较长的口腔颌面部手术,如口腔癌联合根治术、上下颌骨肿瘤切除、严重颌面畸形矫正术、微血管吻合术等,均采用这种麻醉方法。

(2)全凭静脉麻醉:适用于中小手术的诱导与维持。在药物的选择和配伍方面,要求综合考虑麻醉中具备镇痛、镇静、肌松和抑制不良神经反射等作用的药物。靶控输注(target-controlled infusion,TCI)麻醉是静脉麻醉的一种比较先进的给药方式,即由麻醉输注泵的给药程序来控制给药,操作者向该系统程序中输入病人年龄、性别、体重、要达到的某药血药浓度等指标后,输注泵将自动连续工作,向体内输注麻醉药物。目前常用于靶控输注的静脉麻醉药主要有异丙酚和瑞芬太尼。

4. 麻醉苏醒和气管拔管 手术完毕,停止麻醉,病人随之可进入麻醉苏醒期。手术过程中麻醉药的用量、病人的体质、手术时间的长短等因素,将决定麻醉恢复的所需时间。呼吸道反射恢复、神志基本清醒后方可拔除气管内导管。

三、口腔颌面外科手术全麻后处理

口腔颌面外科手术结束后的一段时间内,全麻用药虽已停止,但病人仍然处于麻醉药物的残余作用之下,各种并发症的发生率仍然较高,特别是呼吸系统并发症。为了保证病人安全,苏醒期必须注意以下几方面。

1. 维持气道通畅 全麻的病人应避免气管导管拔除过早,必须符合拔管条件,即吞咽、咳嗽反射恢复,清醒程度和肌张力恢复比较满意后拔管。对口底或咽旁软组织明显肿胀、苏醒延迟、肌张力及反射恢复较差的病人,须延长一段时间后拔管。口腔内各种异物,如唾液、血凝块、纱布块甚至脱落的牙等要及时清除,防止拔管后病人出现再度意识消失和反射迟钝时将异物误吸至气管内。小儿,特别是婴幼儿气管插管麻醉后,如不能及时拔管的,需继续进行呼吸机治疗,对苏醒不满意或反射较差者,麻醉苏醒期的观察和处理最好是在麻醉医生的管理下进行。拔管期间发生喉、支气管痉挛者,必须进行加压给氧和强制通气,以防缺氧。

2. 密切观察意识 麻醉苏醒所需时间和麻醉苏醒的质量常与麻醉药物的种类、药物剂量、病人体质、手术时间长短以及是否使用了麻醉催醒药等有关。停止麻醉后病人随即进入苏醒期,一般而言,随着麻醉结束后时间的延长,病人的意识与咳嗽反射会逐渐恢复,但也有极少数病人可能会再次出现意识消失和反射迟钝等再度麻醉的状态,其机制与麻醉药物从组织释放入血、脑组织被再分布有关,故苏醒期应密切观察意识状态。再度麻醉状态时可表现再发呼吸抑制,常见于病人体质较差、血容量不足、大量使用了麻醉性镇痛药如芬太尼、哌替啶以及肌松药等。麻醉结束后如无禁忌证,可使用阿片受体拮抗药和非特异性催醒药进行拮抗。

3. 处理其他不良反应 全麻后可能发生的其他不良反应包括苏醒期恶心呕吐、锥体外系反应以及高热等。

(1)苏醒期恶心与呕吐:可能与麻醉药物的不良反应和胃肠道受到不良刺激有关,麻醉清醒较差时如出现反复呕吐,可致误吸、窒息、呼吸暂停,可伴有缺氧,甚至诱发迷走神经反射性喉痉挛、心搏骤停。处理措施是静脉注射苏醒药和镇吐药、放置好头位、吸氧和及时吸除口咽部异物,但每次咽部吸引的时间不应超过 2 秒;监测 SpO_2、ECG、心率等变化。

(2)锥体外系反应:有些小儿,特别是婴幼儿使用氟哌啶、氯胺酮等麻醉药之后,苏醒期或苏醒后12~48 小时内可发生锥体外系反应,表现有躁动、哭闹、面肌痉挛或肢体僵直或抽搐等,可用小剂量地西泮进行处理。

（3）低温与高热：全麻和全麻恢复期发生体温降低一般与环境温度有关，小儿或老年人保暖不够时更容易发生；其次为血容量不足。预防和处理低体温的措施主要是加强保暖，注意有无失血过多。对高热者，特别是小儿，当体温在38.5~39℃或以上时，应及时冰敷或擦浴进行物理降温。

思考题

1. 口腔常用的局部麻醉药有哪几种？各有什么特点？
2. 局麻药液中添加肾上腺素的主要作用是什么？
3. 哪些情况下局麻药液中不宜添加肾上腺素？
4. 局部麻醉的主要并发症有哪些？如何防治？
5. 口腔颌面外科全身麻醉的主要特点有哪些？
6. 为什么口腔颌面外科手术病人困难气道的发生率高？
7. 为什么口腔颌面外科全身麻醉术后呼吸系统并发症多？

（徐礼鲜）

第九章
牙 拔 除 术

牙拔除术(exodontia)是将不宜保留的患牙拔出的手术方法,也是治疗一些牙源性疾病或祛除某些相关全身疾病潜在病因的外科措施。经过治疗而无法保留的牙,以及对局部或全身健康状况产生不良影响的病灶牙宜早拔除。临床医师应严格掌握牙拔除术的适应证和禁忌证,熟练掌握拔牙理论与技能,对可能出现的各种并发症及对病人全身伴发疾病的影响有深入的了解,方能成功完成拔牙手术。

第一节 拔牙的适应证和禁忌证

要点:
1. 有功能的天然牙要尽可能保留,拔牙的决定需慎重,要严格掌握拔牙的适应证。
2. 拔牙的禁忌证是相对的,全身健康状态不良的病人经过治疗后大多可耐受拔牙手术。

一、适应证

口腔医师的责任首先是保存有功能的天然牙,决定拔牙要十分慎重。牙拔除术的适应证是相对的,随着口腔医学新理论和新技术的发展,其内涵也在不断变化。

1. **牙体病损** 龋坏等导致牙体组织破坏严重、无法修复和利用者可拔除。

2. **根尖周病** 患有根尖周病变的牙齿在经过根管治疗、根尖手术等治疗无效后可考虑拔除。

3. **牙周病** 重度牙周病伴Ⅲ度松动或附着丧失至根尖水平可拔除,其他严重松动或骨吸收的情况在牙周治疗无效后可考虑拔除。

4. **牙折** 牙纵折或严重向根尖伸展的冠根折应予以拔除,根中 1/3 或颈 1/3 的根折治疗无效后可考虑拔除。

5. **错位牙** 影响功能、美观、造成邻近组织病变或邻牙龋坏,或无法通过正畸治疗恢复正常位置者均可考虑拔除。

6. **多生牙** 导致正常牙的萌出障碍或错位并造成错𬌗畸形、引起邻牙吸收或阻碍正畸治疗过程中牙移位者可拔除。

7. **第三磨牙** 引起邻牙牙槽骨吸收、牙根吸收、龋坏、冠周炎、咬合紊乱者均应拔除。可能影响正畸治疗疗效的可予以拔除。正位萌出达咬合平面,可与对颌牙建立正常咬合关系者应予保留。

8. **阻生牙** 阻生牙是指受邻牙、骨或软组织的阻碍,只能部分萌出或完全不能萌出,且以后也不能萌出的牙。常见的阻生牙为上、下颌第三磨牙,其次是上颌尖牙和下颌第二前磨牙。除阻生第三磨牙外的其他阻生恒牙应首先考虑正畸治疗恢复正常位置,无法实现者可考虑拔除。完全骨埋伏牙但不影响邻牙或颌骨健康者可予以保留。

9. **滞留乳牙** 影响恒牙正常萌出或正畸治疗方案的滞留乳牙应当拔除。

10. **减数牙** 因正畸或正颌治疗需要而拔除的正常萌出恒牙。

11. **颌骨囊性病变或良性肿瘤** 可能与颌骨囊肿或根尖囊肿的发生有关的病灶牙可拔除,含牙囊肿摘除时应将囊肿包绕的牙齿一并拔除。其他颌骨囊性病变或良性肿瘤等病灶累及的牙可视具体情况予以拔除。

12. 颌骨骨折　颌骨骨折线上的牙或牙槽突骨折所累及的牙由于严重松动或治疗需要可能需要拔除,但应根据牙本身的情况决定并尽可能保留。

13. 病灶牙　引起颌骨骨髓炎、牙源性上颌窦炎等局部病变的病灶牙需拔除。内科疾病的病灶感染学说认为在极少数情况下,口腔内患牙的局部病变可能会成为远处组织、器官疾病的致病因素,引发亚急性心内膜炎、某些肾炎、虹膜睫状体炎、视神经炎、视网膜炎等,可慎重考虑拔除。

除此之外,需要接受恶性肿瘤放疗、抗血管生成药物靶向治疗、骨代谢类疾病双膦酸盐或其他抗骨吸收类药物治疗的病人,由于治疗后拔牙的潜在颌骨坏死高风险,应与相关医师制订未来口腔保健计划,对 2~5 年内可能难以保留的患牙适当放宽拔牙适应证,予以预防性拔除。

二、禁忌证

对于大多数患有系统疾病的病人来说,牙拔除术是可以承受的。在对病情充分了解的前提下,减少不良刺激,减轻手术创伤,以及采取合适的围手术期处理,可使牙拔除术平稳地完成。

牙拔除术的禁忌证亦具有相对性。禁忌证受全身系统健康状况、口腔局部情况、病人精神心理状况、医师水平、设备药物条件等因素的综合影响。在一定程度上,拔牙的禁忌证是可以转化的,某些疾病经相关专业医师协作处理后,在一定的监控条件下可以实施拔牙手术。

1. 心脏病　一般而言,心脏病病人如心功能尚好,为Ⅰ或Ⅱ级,可以耐受拔牙及其他口腔小手术。但以下情况应视为心脏病病人拔牙禁忌证或暂缓拔牙:

(1)有近期心肌梗死病史者。因疼痛、恐惧、紧张等可诱使再次发生心肌梗死,极为危险。如必须拔牙,须经专科医师全面检查并密切合作。主张在经治疗好转 6 个月后,临床症状及心电图检查均已稳定后方可考虑拔牙。

(2)近期心绞痛频繁发作。

(3)心功能Ⅲ~Ⅳ级或有端坐呼吸、发绀、颈静脉怒张、下肢水肿等症状。

(4)心脏病合并高血压者,应先调控好血压后再拔牙。

(5)有三度或二度二型房室传导阻滞、双束支阻滞、阿-斯综合征病史者。

其他冠心病、高血压心脏病、肺源性心脏病、心律失常病人仍可因拔牙而诱发急性心肌梗死、房颤、室颤、心力衰竭等严重并发症,应在心电监护下进行拔牙手术,围手术期尽量消除病人的疼痛、恐惧和紧张,密切监测和及时应对严重并发症的发生。

另外,拔牙操作可能引起一过性的菌血症,对于风湿性心脏病和其他获得性瓣膜功能不全、多数先天性心脏畸形、人工心脏瓣膜置换术和瓣膜手术后的病人,菌血症可能会引发细菌性心内膜炎,因此拔牙前应预防性使用抗生素。

2. 高血压　如为单纯性高血压,在无心、脑、肾并发症的情况下,一般对拔牙有良好的耐受性。如血压高于 180/100mmHg,则应先控制后再择期拔牙。在注意血压值的同时,还应注意病人的自觉症状、既往血压最高值和近期血压的波动情况,若病人有头痛头晕症状、近来血压波动较大,即使当日血压未达前述值也应暂缓拔牙。高血压病人最好在心电监护下行牙拔除术。

3. 造血系统疾病(血液病)

(1)贫血:血红蛋白在 80g/L 并且血细胞比容在 30% 以上,一般可以拔牙。慢性贫血者因机体已有良好适应性和代偿功能,即使血红蛋白较低,也能耐受一般手术。但老年或动脉粥样硬化者,血红蛋白应先保持在 100g/L 左右,以防止术中术后出血。

(2)白血病:急性白血病为拔牙的禁忌证。慢性白血病病人经治疗而处于稳定期者,如必须拔牙,应与血液专科医师合作,并预防感染及出血。

(3)恶性淋巴瘤:恶性淋巴瘤低度恶性者经合理治疗,可在有关专科医师合作下拔牙;高度恶性者拔牙应慎重。

（4）出血性疾病：最好在血小板计数高于 $100 \times 10^9/L$ 时进行拔牙。血小板质和量的异常与手术出血的关系密切。血友病病人必须拔除患牙时,需与专科医师合作进行围手术期处理。

4. 糖尿病　作为内分泌代谢疾病,糖尿病病人手术后发生感染的可能性高于正常人,伤口的愈合也可能延迟。未控制的严重糖尿病病人应暂缓拔牙。拔牙时,空腹血糖应控制在 8.88mmol/L 以下,拔牙应预防性使用抗生素。

5. 甲状腺功能亢进　手术的精神刺激及感染可能引起甲状腺危象。通常择期手术应当在甲状腺功能正常的情况下进行。拔牙应在本病控制后,静息脉搏在 100 次/min 以下,基础代谢率在+20% 以下方可进行。注意减少对病人的精神刺激,力求使之不恐惧、不紧张。麻药中勿加肾上腺素。术前、术中、术后应监测脉搏和血压,并注意预防术后感染。

6. 肾脏疾病　各类急性肾病均应暂缓拔牙。对各种慢性肾病,应判定肾的损害程度。如处于肾功能代偿期,即内生肌酐清除率>50%,血肌酐<132.6μmol/L（1.5mg/dL）,临床无症状时可拔牙,也应注意预防感染。对于慢性肾衰竭接受透析治疗的病人,患牙作为病灶牙具有较大危害时,可在完成一次透析后进行手术,应避免使用可能加重肾负担的药物,如某些抗生素、非甾体抗炎止痛药等。

7. 肝脏疾病　急性肝炎期间应暂缓拔牙。慢性肝炎肝功能有明显损害者,病人可因凝血酶原及其他凝血因子的合成障碍,致拔牙后出血。处于肝功能代偿期的肝硬化病人,术前应作凝血功能检查,在正常范围内或仅有轻度异常者可考虑拔牙,明显异常者应请消化内科医师协作。

8. 妊娠　对于引起极大痛苦、必须拔除的牙,在妊娠期间均可进行。但对有流产、早产史者,或选择性拔牙手术则应全面衡量,在怀孕的第4~6个月进行拔牙较为安全。局麻药首选不加肾上腺素的利多卡因。

9. 局部急性感染期　在局部感染的急性期拔牙,应根据感染部位、波及范围、病程发展阶段、拔牙创伤的大小、病人的全身状况等因素综合考虑。如拔牙有利于去除病灶和引流,不会引发全身并发症,且易于拔除的牙,可在有效的抗生素控制下拔除。

10. 放疗　放射治疗前,位于照射部位的患牙,应在放射治疗前至少 7~10 天拔除或完成治疗。放射治疗后,对位于照射区内的患牙拔除,由于可能引起放射性颌骨骨髓炎及颌骨坏死,应持慎重态度。一般认为,在放疗后3~5年内不宜拔牙。必须拔牙时要力求减少创伤,术前术后给予抗菌药物预防感染。

11. 骨代谢药物使用者　由于使用抗血管生成的药物进行靶向治疗恶性肿瘤,或由于骨质疏松、Paget 病、恶性肿瘤的骨转移等使用双膦酸盐或其他抗骨吸收类药物治疗后可能发生药物相关性颌骨坏死,相关药物开始使用后应慎重拔牙。但与放射性颌骨坏死不同的是,越来越多的证据显示拔牙并非引起药物性颌骨坏死的原因,导致拔牙的局部感染才是真凶。此类病人拔牙的原则与放疗后类似,且目前认为通过磨除过高的牙槽骨、完全严密缝合,关闭创口后,可将颌骨坏死的风险降至最低。

12. 恶性肿瘤　患牙位于恶性肿瘤中、已被肿瘤累及或位于恶性肿瘤切除的安全边界内,单纯拔牙可能激惹肿瘤或引起肿瘤细胞播散种植,应视为拔牙禁忌,需连同肿瘤一并切除。

13. 血管畸形　患牙所在区域颌骨内血管畸形,拔牙可能导致危及生命的严重出血,门诊拔牙应视为禁忌,应在血管畸形治愈后或手术治疗的同时拔除。

第二节　拔牙前的准备

要点:

1. 拔牙术前要充分进行医患沟通,签署知情同意书。

2. 根据需拔牙齿的具体情况准备相应的器械。

一、术前准备

拔牙手术一般都是在门诊牙椅上局麻下完成。手术医师应当对病人的病情、患牙情况有全面细致的掌握,制订恰当的手术方案;应与病人做好良好的沟通,减轻病人的恐惧心理,对有严重牙科恐惧症的病人做好辅助镇静计划。

在术前谈话中应向病人或家属说明手术的必要性,局麻下可能出现的术中感受,如何配合医师,术中及术后可能出现的并发症,以及术后注意事项。使病人对手术有充分的了解和信心,并签署知情同意书。术前对于有全身系统性疾病的病人,应当在相关医师的参与下对所患疾病进行适当的调控,使全身状态能耐受手术。

二、病人体位

局麻下拔牙时病人取半坐位。拔除上颌牙时,病人头部应稍后仰,使张口时上颌牙的咬合平面与地面约成45°角,病人的上颌与术者的肩部约在同一水平,便于上臂发力。拔除下颌牙时,应使病人大张口,下颌牙的咬合平面与地面平行,下颌与术者的肘关节在同一高度或下颌略低。术者通常位于病人的右前方,而拔除下前牙以及用牙挺拔除右侧上下智齿时,术者位于病人的右后方。如果辅助镇静镇痛或者全麻下拔牙,则病人需要仰卧位。

三、手术区准备

牙结石明显的病人最好先完成牙周龈上洁治以改善口腔卫生状况,术前口腔冲洗或漱口水含漱,拔牙术区消毒,较为复杂的拔牙手术还应消毒口周和面部皮肤后用无菌孔巾遮盖面部。

四、器械准备

根据患牙在牙列中的位置、牙冠大小、牙根的数目和形态、牙体组织破坏程度、周围骨质状况等选择适用的拔牙器械,如牙龈分离器、牙钳、牙挺等。同时,根据手术步骤的需要准备相应的辅助器械,如手术刀、骨膜分离器、刮匙、牵引拉钩、持针器、手术剪、缝针缝线、外科手机及车针、超声骨刀等。

第三节　普通牙拔除术

要点:
1. 拔牙的基本步骤包括核对牙位、分离牙龈、挺松患牙、牙钳脱位、创口处理和注意事项交代。
2. 普通牙拔除时,应根据各类牙的牙体解剖形态和周围牙槽突的解剖特点灵活应用各种手法。

一、拔牙的基本步骤

牙根、牙周组织及牙槽骨牢固地连接在一起,牙拔除术就是通过外科手术将它们之间的连接完全分离,通过扩大牙槽窝或者分割牙体组织将患牙取出的过程。主诊医师应仔细确认牙位,选择适宜的麻醉方法进行麻醉;麻醉起效再次核对牙位后,按以下步骤进行。

1. 分离牙龈　分离牙龈的目的是避免拔牙操作连带造成牙龈撕裂。持笔式握持牙龈分离器,自牙的近中或远中,紧贴牙面插入龈沟,直达牙槽突顶,沿龈沟分离至牙的另一侧。先完成唇(颊)和舌(腭)侧,再分离邻面。

2. 挺松患牙　对于牢固的牙、死髓牙、牙冠有大的充填体、冠部破坏大的牙齿,用牙挺将牙挺松后,改用牙钳拔除。使用牙挺时不能用邻牙作支点,用力应适度,不要滑挺。

3. 安放牙钳　选择合适的牙钳,张开钳喙,沿牙面插入已被完全分离的龈沟间隙内,推进至牙颈部外形高点以下,尽量向根方推入,保持钳喙与牙长轴平行一致,夹紧患牙。对于某些多生牙、错位牙无法从唇(颊)和舌(腭)面夹持时,可从近、远中方向安放牙钳。

4. 患牙脱位　牙钳夹紧后,综合使用摇动、扭转和牵引3种施力方法,利用牙槽骨的弹性和韧性将牙槽窝逐步扩大,并撕断牙周膜。施加的拔牙力量是先向弹性大、阻力小、牙槽骨比较薄的一侧进行,而后向另一侧施力;在不使牙根折断的限度内,逐渐加大运动的幅度,直至感到牙根已完全松动,最终沿阻力最小路线进行牙的脱位。

5. 拔牙后的检查及拔牙创处理　牙拔除后,首先检查牙根是否完整、数目是否符合该牙的解剖规律,如发现有残缺,视情况进一步处理。检查牙龈有无撕裂,明显撕裂者应予缝合。清除拔牙窝内的异物(牙石、牙片、骨片)、炎性肉芽组织、根端小囊肿等。检查牙槽骨有无折断,折断骨片大部分有骨膜附着者应予复位,基本游离者则取出。修整过高牙槽中隔、骨嵴或牙槽骨壁。然后,在拔牙创表面,用消毒的棉纱卷置于两侧牙槽突,嘱病人咬紧30分钟后弃除,检查无活动性出血后方可离院。

6. 交代拔牙后注意事项　拔牙后24小时内不可刷牙或漱口。拔牙当日应进软食,食物不宜过热,避免患侧咀嚼,勿用舌舔创口,更不可反复吸吮。其目的是保护拔牙创的血凝块,以保证伤口愈合。

二、各类普通牙拔除术

在拔除不同部位的病牙时,除按照一般牙拔除术的基本方法和步骤外,还要结合各类牙的牙体解剖形态和周围牙槽突的解剖特点,灵活应用各种手法。

1. 上颌切牙　上颌中切牙牙根较直,近圆锥形单根,唇侧牙槽骨弹性较腭侧大且壁薄。拔除时应先作扭转动作,如较牢固应配合适度的摇动,一定程度的松动后作直线牵引即可拔出。上颌侧切牙牙根稍细,两侧面略扁平,根尖微弯向远中。拔除以摇动为主,扭转幅度要小于中切牙,牵引方向宜向下前并逐渐偏向远中。

2. 上颌尖牙　上颌尖牙牙根的横断面为椭圆形并略呈三角形,牙根粗大,唇侧骨板较薄。拔除时先向唇侧摇动,结合扭转但幅度要小,最后向唇侧向牵引拔出。

3. 上颌前磨牙　上颌前磨牙是扁根,断面呈颊腭径宽的哑铃状。上颌第一前磨牙常在根尖1/3或1/2处分为颊、腭两个较细易断的根;上颌第二前磨牙多为单根,颊侧骨壁较腭侧薄。拔除时先向颊侧小幅度摇动,感到阻力较大后转向腭侧,逐渐增大幅度,同时向颊侧远中牵引。

4. 上颌第一、第二磨牙　上颌第一磨牙比较坚固,有3根,根分叉大,腭侧根最大,圆锥形,近中颊根多为扁平,远中颊根多为较细圆形;第二磨牙多为3根,但较第一磨牙略细,也有颊侧两个根融合或三根完全融合者。上颌第一、第二磨牙周围骨质坚实,颊侧稍薄,但第一磨牙的颊侧有颧牙槽嵴的加强。拔除上颌第一、第二磨牙时,如比较牢固,可先用牙挺挺松,再用牙钳先向颊侧,后向腭侧缓慢摇动,待牙松动到一定程度,沿阻力小的方向,向下、远中、颊侧牵引拔出。

5. 上颌第三磨牙　上颌第三磨牙牙根变异较大,多数为单根或颊、腭两根,一般向远中弯曲,周围的骨质疏松,远中为上颌结节,拔除相对较易。可用牙挺向后、下、外方施力,多可拔除;用牙钳在摇动的基础上,向下、远中颊侧牵引。

6. 下颌切牙　下颌切牙牙冠小,牙根扁平而细短,近远中径小,多为直根。唇及舌侧骨板均薄。脱位运动先摇动后,向唇侧上方牵引。牵引时应注意保护对颌牙。

7. 下颌尖牙　下颌尖牙为单根牙,根较长略粗,横断面近似三角形,根尖有时向远中略弯,唇侧骨板较薄。拔除时,先向唇侧,后向舌侧反复摇动,可配合小幅度地扭转,最后向上、向唇侧牵引。

8. 下颌前磨牙　下颌第一、第二前磨牙解剖形态近似,均为锥形单根,有时根尖向远中略弯,横断面为颊舌径大的扁圆形,颊侧骨板较薄。拔牙动作主要为颊舌向摇动,辅以小幅度的扭转,最后向上、颊侧、远中方向牵引。

9. 下颌磨牙　下颌第一磨牙多为近中及远中两根,其颊舌径大,扁平粗壮,略弯远中。有时远中可分为颊、舌两根,远中颊根扁圆,与近中根相似,但稍小;远中舌根细而圆,略呈钩状弯曲,断面为圆形,术中易折断并遗留。第二磨牙多为两根,与第一磨牙相似,有时为一个融合的粗大牙根,颊、舌侧骨板坚厚,颊侧有外斜线加强。下颌第三磨牙因解剖因素变异大,阻生情况多发,将作专门论述。

拔下颌磨牙,用颊、舌向摇动力量扩大牙槽窝,松动后向颊侧上方牵引;有时舌侧骨板薄,术中应注意感知,此时可向舌侧加大力量,并向舌侧牵引脱位。下颌第一磨牙如冠部破坏大,一般下颌磨牙钳不易夹紧且易夹碎,此时可以选用牙科动力系统分牙后拔除。

10. 牙根拔除术　牙根拔除术是指将牙冠破坏后遗留于牙槽骨内的残根和牙拔除术中折断的断根取出的方法。造成术中断根的原因有牙体组织条件差、解剖因素,或者操作用力不当等。

牙根拔除前应仔细检查分析,判定牙根的数目、大小、部位、深浅、断端斜面情况、拔除时可能的阻力部位、与周围重要组织的相邻位置关系等。情况不明者必须拍摄 X 线片检查。根据全面的检查结果制订手术方案,选择合适的手术器械。顺利取出断根的前提是清晰辨别断面,特别是牙与骨的交界面。术中应避免急躁情绪,忌用暴力,防止出现断根的进一步移位。如断根短小(5mm 以下),根周组织无明显病变,继续取根可能创伤过大或引起神经损伤、上颌窦穿孔等并发症,可考虑不拔除。对于全身状况不良、耐受性差、手术复杂时间长者,可考虑暂缓拔除断根。

对高位的残根、断根可用根钳直接拔除。断面在牙颈部或更高时,可选用根钳或钳喙宽窄与之相适应的牙钳,将牙龈分离后,插入牙钳夹牢牙根,按拔除单根牙的手法多可拔除。当牙根断面低于牙槽突,无法钳夹时可配合使用牙挺或采取牙科动力系统辅助拔除。

第四节　阻生牙拔除术

要点:

1. 阻生牙拔除难度随年龄增长而明显增加,因此对符合拔牙适应证又无拔牙禁忌的阻生牙宜早期拔除。

2. 下颌阻生第三磨牙的拔除难易程度差别较大,往往需要结合翻瓣、去骨、分冠、分根、增隙等操作来完成,术中需要注意保护好重要的相邻解剖结构。

3. 埋伏阻生牙的手术入路要结合影像学资料准确设计。

阻生牙拔除难度随着年龄的增长而增加,如果延迟拔除,不但可能会导致阻生牙局部组织或邻牙发生病变,还会增加拔牙时损伤相邻重要解剖结构的风险。因此,在没有拔牙禁忌证的情况下,对符合拔牙适应证的阻生牙均宜早期拔除。

一、下颌阻生第三磨牙拔除

下颌阻生第三磨牙位于下颌骨体后部与下颌支交界处,由于阻生牙的阻生情况和形态不同,拔除难度也各不相同,但无论何种类型和形态的阻生牙,将其顺利拔除的关键是有效解除阻生牙的阻力。下颌阻生第三磨牙拔除阻力来自冠部、根部和邻牙三方面。冠部阻力,包括阻生牙上方覆盖的龈瓣软组织和包裹牙冠外形高点以上的骨组织阻力,软组织阻力通过切开、分离即可解除,骨阻力可通过分割牙冠或/和去骨的方法解除。根部阻力来自牙根周围的骨组织,是主要的拔牙阻力,去除该阻力的方法有分根、去骨、增隙。邻牙阻力是指第二磨牙产生的妨碍阻生牙拔除脱位的阻力,可通过分冠和去骨的方法解决。下颌阻生第三磨牙拔除术是口腔门诊一项较为复杂的手术,主要拔除步骤如下(图 9-1):

1. 麻醉　通常选择下牙槽神经、舌神经、颊长神经阻滞麻醉。为减少术中出血、保证术野的清晰,可在阻生牙颊侧及远中浸润注射含血管收缩剂(如肾上腺素)的局麻药。

2. 切口　高位阻生一般不需要切开,或仅在远中切开、分离牙龈即可;中低位阻生最好选用袋形瓣切口、远中三角瓣切口,也可选用传统三角瓣切口。

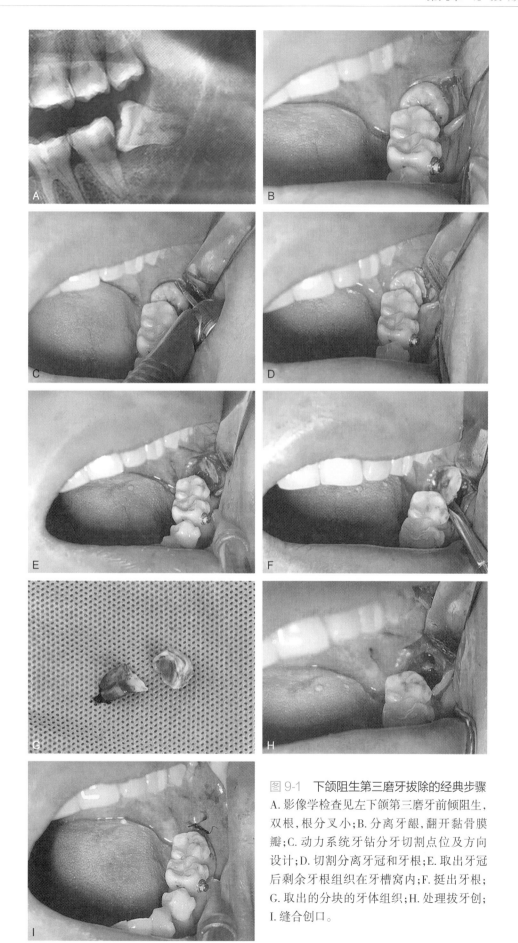

图 9-1 下颌阻生第三磨牙拔除的经典步骤
A. 影像学检查见左下颌第三磨牙前倾阻生，双根，根分叉小；B. 分离牙龈，翻开黏骨膜瓣；C. 动力系统牙钻分牙切割点位及方向设计；D. 切割分离牙冠和牙根；E. 取出牙冠后剩余牙根组织在牙槽窝内；F. 挺出牙根；G. 取出的分块的牙体组织；H. 处理拔牙创；I. 缝合创口。

3. 翻瓣　用骨膜分离器翻开黏骨膜瓣显露术区,颊侧不要超过下颌骨外斜嵴,舌侧不要越过牙槽嵴中线。

4. 去骨　选用外科专用切割手机和车针去骨,显露牙冠的最大周径;尽量保持颊侧骨皮质高度;根据患牙拔除难度以及切割牙冠方式确定去骨量。舌侧及近中牙槽骨原则上不能去除,在远中去骨时尽量不要超过中线以避免损伤舌神经。

5. 增隙　是在患牙的颊侧和远中骨壁磨出适宜宽度的沟槽,作为牙挺的支点。沟的深度达牙颈部以下,注意不要伤及下牙槽神经管。

6. 分切患牙　包括截冠和分根。其目的是解除邻牙阻力、减小根部骨阻力。最常用的方法是用车针从患牙牙冠颊侧正中向舌侧进行切割,深度达根分叉以下,将牙分成近中和远中两部分。先取出牙冠,然后挺出牙根。如果患牙牙冠与第二磨牙牙根关系密切且牙的阻生位置偏近中或颊侧,也可采用"三段式"的分割方法,先取出牙中段,为牙冠和牙根的取出创造空间。如果是多根牙,可将牙根分割成多个单根后再分别挺出。对分割拔除的患牙,应将拔除的牙体组织进行拼接以检查其完整性,如有较大缺损,应仔细检查拔牙窝,避免遗留。

7. 处理拔牙窝　修整锐利的骨缘,用生理盐水对拔牙窝进行清洗,彻底清理拔牙时产生的碎片或碎屑。

8. 缝合　缝合不宜过于严密,以便伤口内的出血和反应性渗出物得以引流,从而减轻术后肿胀和血肿的形成。缝合完成后,用消毒棉纱卷覆盖拔牙创并嘱病人咬紧加压止血。

9. 术后医嘱　同一般牙拔除术。由于下颌阻生牙拔除创伤较大,可适当使用抗生素和止痛药。

二、上颌阻生第三磨牙拔除

上颌阻生第三磨牙与下颌阻生第三磨牙相比,拔除难度低,拔除方法也有很多相同点,具体步骤如下。

1. 麻醉　通常选择上牙槽后神经和腭前神经阻滞麻醉,配合局部浸润麻醉。

2. 切口　由于上颌阻生第三磨牙的颊侧和远中没有重要解剖结构,而且无论是袋形瓣切口或三角瓣切口,其术后反应均较轻。

3. 翻瓣　同下颌阻生牙拔除。但在剥离腭侧瓣时要充分,范围要超过腭侧牙槽嵴,以免阻挡患牙的脱位。

4. 去骨、增隙　上颌骨质比较疏松,去骨时要注意尽量保存骨质,一般只需去除患牙颊侧和𬌗面的骨质,暴露牙冠即可。

5. 分牙、挺松、拔除　拔除垂直和远中向阻生患牙时一般不需分牙,将牙挺插入患牙近颊侧牙周膜间隙,以牙槽嵴间隔为支点将患牙向远颊或颊𬌗方向挺出即可。

当整体挺出患牙有困难时,需分析原因。如果是由骨质粘连引起,可在患牙腭侧和远中去骨、增隙;如果是根阻力较大,可采用分根的方法解决。拔除近中阻生患牙时,由于第二磨牙限制了其向远中及𬌗方脱位,可采用磨冠法解除邻牙阻力后拔除。拔除水平阻生患牙时,需去除较多骨质后显露患牙,再将患牙分割成若干块后,分块拔除。

6. 清理牙槽窝与缝合　同下颌第三磨牙。因上颌第三磨牙根尖部贴近上颌窦,搔刮时要避免穿通上颌窦。

7. 术后医嘱　同下颌阻生第三磨牙。

三、阻生尖牙拔除术

尖牙对牙颌系统的功能和美观甚为重要,故对其拔除应持慎重态度。术前应与口腔正畸医师商讨,如能通过手术助萌、正畸、移植等方法恢复其至正常位置,则可不拔除。如决定拔除,术前要拍摄CBCT片,确定患牙在牙槽骨中的位置、邻牙阻力、牙根形态和弯曲度,并确定与鼻底及上颌窦的关系。

尖牙阻生好发于上颌,故仅讨论上颌阻生尖牙。

1. **麻醉** 对埋伏较深、位置较高的上颌阻生尖牙,可采用眶下神经、鼻腭神经阻滞麻醉,配合局部浸润麻醉。不配合的儿童病人需辅助其他镇静措施或者全麻。

2. **切口及翻瓣** 根据患牙位于颌骨的位置确定手术入路。通常患牙牙冠位于唇侧较位于腭侧或中央容易拔除,牙冠位于唇侧,选择唇侧入路;位于腭侧,则选择腭侧入路;位于中央,可以选择唇、腭两侧入路翻瓣。切口可选择袋形、三角形或梯形。如阻生位置高则可采用牙槽嵴弧形切口。翻瓣方法同前。

3. **去骨** 用牙钻磨除覆盖患牙牙冠的骨组织,显露牙冠最大周径。

4. **分割、拔除患牙** 如果埋伏尖牙有牙囊滤泡包裹,则用牙挺挺出即可。如果骨阻力较大或牙根弯曲,难以整体挺出,则用钻在患牙牙冠最大周径处将牙冠横断,分别挺出牙冠和牙根。

5. **清理拔牙窝、缝合** 同下颌阻生第三磨牙。

四、阻生多生牙拔除术

每个牙位区都有可能出现多生牙,但上颌前部是多生牙的好发部位。阻生多生牙常在替牙期因恒牙迟萌或错位行 X 线检查时被发现。多生牙如果造成错𬌗畸形、邻牙牙根吸收、影响正畸治疗时,需及早拔除。术前要拍摄 CBCT 片,确定患牙在牙槽骨中的位置,尤其是唇腭侧关系,与邻牙根尖的位置关系,与鼻底的距离,与下颌神经毗邻关系。其整体拔除思路与阻生尖牙类似,故此处不再赘述。

第五节　牙拔除术的常见并发症及防治

要点:

1. 拔牙手术术中术后都存在并发症发生的可能性,术者要知悉并发症的预防和处理。

2. 拔牙术中的常见并发症有晕厥、牙根折断、牙体组织移位、软硬组织损伤、出血、颞下颌关节损伤和口腔上颌窦交通等。

3. 拔牙术后的常见并发症有出血、感染、张口受限,以及下牙槽神经和舌神经的功能障碍等。

对牙拔除术可能出现的并发症,重在预防,要求手术医师术前仔细、全面地检查,掌握患牙及周围组织情况,制订详尽的手术方案,并充分与病人沟通并发症的可能发生情况。同时术中坚持微创外科原则进行操作,术后医嘱交代明确,及时、妥善地处理并发症。

一、术中并发症

1. **晕厥** 拔牙术中病人由于恐惧、疼痛等原因,有时会发生晕厥。其发生原因、临床表现和防治原则与局部麻醉时发生者相同。医护人员要重视病人所表述出来的所有不适,密切观察和记录病人生命体征的变化并予以处理。晕厥病人经适当处理恢复后,一般仍可继续手术。

2. **牙根折断** 牙根折断是拔牙术中常出现的并发症。根尖弯曲、根分叉大、根肥大、牙根与牙槽骨粘连等牙本身解剖的原因和术者拔牙操作用力不当,都可能造成断根。但是,断根并非都需要取出,没有局部感染可长期安全、稳定地包埋于牙槽骨中的断根可考虑保留。因此需综合分析病人状况、断根及根周情况、取出断根的手术创伤,以及对后续的正畸或种植治疗的影响,来判断断根是否需要取出。

3. **牙及牙根移位** 通常是由于根尖周区域解剖上存在薄弱点。上颌磨牙区甚至前磨牙区的上方有上颌窦,如上颌窦底位置低或根尖病变破坏了窦底骨质则极易发生断根移入上颌窦。下牙槽突舌侧骨板愈向后愈薄弱,故下颌磨牙的断根甚至整个牙(多为阻生第三磨牙)可能因操作不当被推向舌侧,进入下颌骨舌侧骨膜下,或穿破骨膜进入舌下间隙、咽旁间隙。此外,对于牙冠位置高于邻牙根尖、远中骨质缺失的上颌阻生第三磨牙,牙脱位后还可能移位至颞下窝,此类牙应在术前充分评估风险,非必要不予拔除。移位后的牙及牙根会成为组织内的异物,原则上均应术中或者择期取出,有时需要内镜甚至导航的辅助。

4. 软组织损伤

(1)牙龈损伤:多为撕裂伤,主要发生于安放拔牙钳时,将牙龈夹入钳喙与牙之间;或因牙龈分离不彻底,牙与牙龈仍有连接的状况下,随牙拔出而发生牙龈撕裂。牙龈撕裂是术后出血的主要原因之一。为避免牙龈损伤,操作中要按规范进行,安放牙钳应有插钳动作,发现牙龈与患牙仍有粘连应及时分离。已撕裂的牙龈应复位缝合。

(2)邻近软组织损伤:病人在局麻状态下,局部组织如嘴唇感觉迟钝,被牙钳柄夹住或裂钻损伤难以察觉反应。使用牙挺时,支点不牢、用力过大、保护不到位导致器械滑脱,会刺伤腭、口底等邻近组织。黏骨膜瓣设计过小、术野暴露不充分、强行牵拉可致黏骨膜瓣的撕裂。使用钻针,尤其是高速涡轮钻,如保护隔离不当,会将软组织缠卷损伤。操作时保持支点稳定、力量可控,避免过度牵拉是防止发生软组织损伤的要点。软组织撕裂伤应视具体情况复位缝合或观察。

5. 骨组织损伤

(1)牙槽突骨折:牙槽突骨折多因牙根与牙槽骨粘连、牙根形态异常或拔牙用力不当所致。拔除上颌第三磨牙时,如挺出方向不当,向远中施力过大,易造成上颌结节骨折;拔除下颌第三磨牙,挺出时可造成舌侧骨板骨折;上颌尖牙则易发生唇侧骨板骨折。术前应充分评估拔牙的困难程度,操作中勿使用暴力,应逐步加力扩大牙槽窝。对于牙根分叉大、根肥大以及与牙槽骨粘连紧密的牙齿,应采取动力系统辅助分冠分根或增隙的方法拔除。

(2)下颌骨骨折:此并发症极罕见,几乎都发生在拔除下颌第三磨牙时,暴力是发生骨折的直接原因。在阻生牙埋伏位置极深,或骨质疏松症、囊肿、甲状旁腺功能亢进等病理情况下易发生。术前仔细分析阻生牙的位置和骨质情况,避免术中暴力,可防止骨折的发生。一旦发生,则按颌骨骨折的处理原则处置。

6. 邻牙、对颌牙损伤

(1)邻牙损伤:是由于所用牙钳的钳喙过宽或安放牙钳未与牙长轴一致造成,也可因使用牙挺时以邻牙作支点造成,还可能是在拔除阻生牙时邻牙阻力没有完全去除造成。遵循牙钳、牙挺的使用原则,避免暴力拔牙是避免邻牙损伤的关键。同时术前须认真检查邻牙,对有大面积充填体、全冠修复者,应向病人说明发生修复体和邻牙牙体损伤脱落的可能性。使用动力系统拔牙时,应注意观察钻针方向及与邻牙的位置关系,避免对邻牙的磨损。

(2)对颌牙损伤:易发生在拔下颌前牙时,使用过大的垂直向上牵引力而未加保护,牙钳在牙脱位的瞬间突然跳起击伤上颌牙。因此拔下颌牙时,要待牙充分松动后再牵引,并注意用左手保护。

7. 颞下颌关节损伤　颞下颌关节可能因开口过大、时间过长而发生脱位,尤其是既往有颞下颌关节脱位史的病人。拔下颌牙的摇动会引起颞下颌关节的不适、疼痛甚至开口受限,有颞下颌关节疾病者更为明显,大量研究显示拔除复杂阻生下颌第三磨牙会加重颞下颌关节疾病。术中应辅助托住下颌,提供对抗支持力量,减少颞下颌关节内组织的移位和压迫。

8. 术中出血　拔牙术中的软组织出血最常见于下颌阻生第三磨牙翻起黏骨膜瓣时,在切口范围内存在小血管,或者是切口超过颊侧前庭沟底,切断了面动脉的颊部分支所致,这种出血必须通过结扎血管止血。牙槽窝的出血大多来自牙槽骨内的无名小血管,如损伤下牙槽血管神经束造成下牙槽动脉破裂,可导致严重出血。出血时可用明胶海绵和纱布球等压迫止血,较严重时需要碘仿纱条填塞止血。

9. 口腔上颌窦交通　口腔上颌窦交通多发生于上颌磨牙取根致牙根移入上颌窦,也可因磨牙根尖病变致窦底骨质缺如,搔刮病变时穿破窦底;有时上颌后牙牙根突出于上颌窦底之上,仅有黏膜覆盖,拔牙后较易穿孔。穿孔的处理方法取决于交通口的大小。直径 2mm 左右的小的穿孔,可按拔牙后常规处理,待其自然愈合。术后特别注意保护血凝块,除常规注意事项外,应嘱病人切忌鼻腔鼓气、吸食饮料、吸烟,避免强力喷嚏,并预防感染。直径 2~6mm 中等大小的穿孔也可按上述方法处理,如将两侧牙龈拉拢缝合,进一步固定保护血凝块,更有利于自然愈合。交通口大于 7mm,需用邻位组织转瓣行上颌窦穿孔修补术。

二、术后反应和并发症

1. 术后疼痛　牙拔除后,创伤造成的代谢分解产物和组织应激反应产生的活化物质刺激神经末梢,引起疼痛。除创伤外,过大的拔牙创血块易分解脱落,使牙槽骨壁上的神经末梢暴露,受到外界刺激,也可引起疼痛。一般牙拔除术后常仅有轻度疼痛,可不使用镇痛药物。创伤较大的拔牙术后,特别是阻生牙、埋伏牙拔除后,常会出现较剧烈的疼痛,拔牙术后 1~3 天的疼痛较为剧烈,但相当一部分病人在术后 7 天仍有不同程度的疼痛,需要使用镇痛药物。

2. 术后肿胀反应　术后肿胀反应在需要翻瓣的拔牙术后较为明显。易发生于下颌阻生牙拔除术后,多出现在前颊部,表现为耳屏最下点-口角和外眦-下颌角的体表距离明显增大。此类肿胀个体差异明显,与翻瓣范围、翻瓣方式、缝合过紧、引流不畅也有一定的关系。术后肿胀开始于术后 12~24 小时,3~5 天内逐渐消退。肿胀组织松软而有弹性,无压陷性水肿,因而可与感染性浸润鉴别。

3. 术后张口受限　术后的单纯反应性开口困难主要是由于拔除下颌阻生牙时,颞肌深部肌腱下段和翼内肌前部受创伤及创伤性炎症激惹,产生反射性肌痉挛造成的;下牙槽神经阻滞麻醉也可能会激惹翼内肌的中份。拔牙术后张口受限应注意与术后感染、颞下颌关节病发作或加重等相鉴别。切口及翻瓣大小应适度,尽量减轻磨牙后区的创伤。明显的开口受限可用热敷理疗配合张口训练,以帮助恢复正常开口度。

4. 术后出血　拔牙后出血指病人离院时拔牙创已无出血,后因血凝块破坏或创口感染等其他原因引起的出血。常见的局部因素有牙槽窝内残留炎性肉芽组织、软组织撕裂、牙槽突骨折、牙槽内小血管破裂以及较大知名血管(下牙槽血管、上牙槽后血管)破裂等。血块因保护不良而脱落,也会引起出血。局部检查常见有高于牙槽窝的松软血凝块,并可见有活动性出血。进一步检查必须在麻醉下进行,去除表面的血块,仔细查找出血部位,判定出血原因。残余肉芽组织、软组织撕裂等原因引起的出血,可采用搔刮、缝合的方法解除。对广泛的渗血,可在拔牙窝内置入具有止血功能的材料,加水平褥式缝合两侧牙龈,结合棉纱卷压迫止血,必要时碘仿纱条填塞止血。对因全身系统性疾病导致的出血,在积极局部处理的同时,必须结合全身情况进行处理。

5. 术后感染　常规拔牙术后急性感染少见,多为牙片、骨片、牙石等异物和残余肉芽组织引起的慢性感染。发生拔牙创慢性感染时,病人常有创口不适;检查可见创口愈合不良,充血,有暗红色、疏松、水肿的炎性肉芽组织增生,也可有脓性分泌物。局麻下彻底搔刮冲洗,去除异物及炎性肉芽组织,使牙槽窝重新形成血凝块而愈合。

6. 干槽症　干槽症,也称纤维溶解性牙槽炎,多见于下颌后牙,发生率依次为下颌第三磨牙、下颌第一磨牙、下颌第二磨牙,其他牙少见。干槽症在组织病理学上主要表现为牙槽骨壁的骨炎或轻微的局限性骨髓炎。目前认为干槽症的病因是综合性的,是多因素作用的结果。

干槽症的诊断标准为拔牙 2~3 天后伤口有剧烈疼痛,并可向耳颞部、下颌区或头顶部放射,一般镇痛药物不能止痛;拔牙窝内空虚,或有腐败变性的血凝块,腐臭味强烈。干槽症的治疗原则是通过彻底的清洗及隔离外界对牙槽窝的刺激达到迅速止痛、促进愈合的目的。

7. 下牙槽神经功能障碍　下牙槽神经功能障碍多发生在下颌阻生第三磨牙拔除术后,文献报道发生率为 0.2%~5.3%。其发生与下颌第三磨牙和下牙槽神经管解剖上毗邻密切相关,尤其是见于根尖位于神经管内、神经管勾绕牙根、牙根与神经管之间骨质缺失等情况。过去一直认为下牙槽神经功能障碍与车针分牙过深、取深部断根等操作有关。然而,随着微创拔牙技术的进步,我们发现有时牙槽窝完整也可能出现功能障碍,而有时神经管直接暴露于牙槽窝中,甚至神经管受到损伤发生严重出血时也不会发生功能障碍。因此,下牙槽神经功能障碍可能还与拔牙过程中牙槽骨微形变、神经受到压迫有关。

下牙槽神经功能障碍的临床表现为同侧下唇、口角处的皮肤感觉麻木,偶有烧灼、刺痛等异常感觉。目前文献中报道的下牙槽神经功能障碍大多在随访观察 6 个月内自然恢复,约 0.5% 的病人超过 2 年不恢复考虑为永久性功能障碍。为避免下牙槽神经功能障碍,术前应仔细观察 X 线片,了解牙根与下颌管的关系;术中尽量减少对根尖方向的施力;深部取根要避免盲目操作,估计取出困难者可留置不取,或采用截冠术等其他治疗方案。如若发生,可使用一些减轻水肿、减压的药物和营养神经药物。但更重要的是,对病人进行随访观察,疏导其心理焦虑。

8. 舌神经功能障碍　舌神经功能障碍也多见于拔除下颌第三磨牙术后,其发生率为 0.1%~5.7%。与下牙槽神经功能障碍类似,其发生与舌侧骨板形变、压迫密切相关。解剖上,下颌第三磨牙根尖有时从舌侧骨板穿出、舌侧骨板菲薄甚至缺如,拔牙时舌侧骨板容易发生形变乃至折裂。此外,舌神经本身位置表浅,甚至有 17.6% 的舌神经走行于平齐牙槽嵴或者更高的黏膜中;其形态细小难以肉眼辨别,导致术中易被推挤压迫。

舌神经功能障碍的临床表现为同侧前 2/3 舌体麻木和味觉障碍,大部分可在术后 6 个月之内恢复。舌神经功能障碍的预防也需要进行完善的术前评估,翻瓣避免过度向舌侧走行,术中的舌侧牵拉暴露要温和适度,拔牙时禁止使用暴力以保持舌侧骨板的完整性。如发生,处理同下牙槽神经功能障碍。

思考题

1. 拔牙术中发生断根的原因有哪些? 应该如何预防和处理?
2. 一个完全骨内埋伏的牙齿,如何考虑拔还是不拔?
3. 下颌阻生第三磨牙拔除术中如何保护相关神经?

(潘　剑)

第十章

口腔颌面部感染

口腔颌面部感染（oral and maxillofacial infections）是一类常见疾病，临床上以牙源性感染最多见。近年来，随着抗生素在医疗和养殖渔牧等行业的广泛或不合理使用，耐药菌不断出现，大城市中严重颌面部感染的发生率，尤其是中青年病人数量不断增加。若延误诊断、处理不当，病情可能迅速恶化，导致纵隔感染、心包炎、上腔静脉出血等严重并发症，甚至危及生命。此外，骨吸收抑制剂双膦酸盐类药物在抗恶性肿瘤骨转移和骨质疏松症治疗中被广泛应用，双膦酸盐相关性骨坏死、骨髓炎发生率也逐年上升。因此，必须掌握正确的诊断、治疗和预防方法。

第一节 概 述

要点：

1. 口腔颌面部感染具有比较显著的 6 大特点。

2. 感染途径主要有 5 种，即牙源性、腺源性、损伤性、血源性和医源性。

3. 炎症的病理阶段包括变质、渗出和增生，可引起局部反应和全身症状。

4. 采用全身支持和抗生素治疗，结合局部处理，促进炎症吸收消散。

任何能够引起组织损伤的因素都可成为感染的原因，即致炎因子（inflammatory agent），包括生物性因子（细菌、病毒、立克次体、支原体、真菌、螺旋体和寄生虫等）、物理性因子（高温、低温、放射性物质及紫外线等和机械损伤）、化学性因子（如强酸、强碱及松节油、芥子气等，坏死组织的分解产物及在某些病理条件下堆积于体内的代谢产物如尿素等）、异物、坏死组织、变态反应等。口腔颌面部感染是指各种致炎因子入侵，引起口腔颌面部软、硬组织局部乃至全身的一系列病理反应过程。虽然全身各部位的感染均有红、肿、热、痛和功能障碍等共同表现，但因口腔颌面部解剖结构、生理功能及生态环境的特殊性，感染的发生、发展和预后也有一定特点。

一、口腔颌面部感染的特点

1. 口腔、鼻腔与外界相通，这些部位常驻有多种细菌，其环境有利于细菌滋生与繁殖。当遭受创伤、手术或全身抵抗力下降时，容易发生感染。

2. 牙源性感染最多见。牙生长在颌骨内，龋病、牙髓炎和牙周病发病率较高，若病变继续发展，往往通过根尖和牙周组织使感染向颌骨内与周围疏松结缔组织蔓延。

3. 颌面部存在潜在筋膜间隙。颌面及颌骨周围存在较多相互连通的潜在筋膜间隙，其间含有疏松结缔组织（又称蜂窝组织），相邻间隙的连接薄弱，易于形成感染上下蔓延的通道。

4. 颌面部血液循环丰富。鼻唇部静脉常无瓣膜，特别是内眦静脉和翼静脉丛直接与颅内海绵窦相通，致使在鼻根至两侧口角区发生的感染容易向颅内扩散，形成面部的"危险三角区"。一旦发生感染，可循此途径引起海绵窦血栓性静脉炎、脑膜炎和脑脓肿等严重并发症。

5. 面颈部具有丰富的淋巴结，感染可经淋巴管扩散，导致引流区内的淋巴结发炎。尤其是婴幼儿，其淋巴网状内皮系统发育尚未完善，较易发生淋巴组织来源的感染，即腺源性感染。

6. 颌面部皮肤毛囊、汗腺与皮脂腺丰富,这些部位是细菌最常寄居的部位,又暴露在外,容易受到各种损伤,致病菌容易经由破损的皮肤引起局部感染。

二、口腔颌面部感染的途径

口腔颌面部感染的途径主要有以下 5 种,即牙源性、腺源性、损伤性、血源性和医源性。导致口腔颌面部感染的病原菌主要为口腔内的正常菌群,通常为金黄色葡萄球菌、溶血性链球菌、大肠杆菌、铜绿假单胞菌等;还可见到特异性感染,如结核分枝杆菌、梅毒螺旋体及放线菌等引起的感染。牙源性感染大多由需氧菌和厌氧菌混合感染造成。由单纯需氧菌引起的口腔颌面部感染约为 5%,由单纯厌氧菌引起的感染约为 35%,而由混合性需氧菌和厌氧菌引起的感染可达 60%。绝大多数感染起初由链球菌引起,随着厌氧菌的加入,感染变得持续并且复杂化。

三、口腔颌面部感染的病理过程

炎症的病理阶段包括变质、渗出和增生。急性炎症的局部表现为红、肿、热、痛和功能障碍、引流区淋巴结肿痛等典型症状,其程度因发生的部位、深浅、范围大小和病程早晚而有所差异。全身症状因细菌毒力及机体抵抗力不同而有差异,表现也有轻重之分。全身症状包括畏寒、发热、头痛、全身不适、乏力、食欲减退、尿量减少、舌质红、苔黄及脉速等。化验检查白细胞总数增高,中性粒细胞比例上升,核左移。病情较重而时间长者,由于代谢紊乱,可导致水与电解质平衡失调、酸中毒,甚至伴肝、肾功能障碍。

四、口腔颌面部感染的诊断和治疗

根据发病因素、临床表现,大多能作出正确诊断。炎症初期,感染区的红、肿、热、痛等是主要表现,也是诊断局部感染的基本依据。在炎症局限形成脓肿后,波动感又是诊断脓肿的重要特征。对深部脓肿,为了确定有无脓肿或脓肿的部位,可用穿刺法以协助诊断;必要时还可借助 B 超或 CT 等行辅助检查,明确脓肿部位及大小;而且可以在 B 超或 CT 引导下进行深部脓肿穿刺或局部药物注射,进行辅助诊断和治疗。进行脓液涂片及细菌培养,可确定细菌种类,必要时可作细菌敏感试验,以选择合适的抗菌药物。

口腔颌面部感染的治疗与全身其他部位感染的治疗方法基本相同,即采用全身支持和抗生素治疗,结合局部处理,促进炎症吸收消散。对轻度感染,仅局部处理即可,包括注意保持局部清洁,减少局部活动,避免不良刺激,特别对面部疖、痈严禁挤压,以防感染扩散。当形成脓肿时应及时切开引流,并适时清除病灶牙、死骨或异物。全身治疗包括支持治疗和抗菌药物的合理使用。并发全身中毒症状如发热、寒战、白细胞计数明显升高或出现中毒颗粒时,应给予支持治疗如卧床休息、镇静镇痛、流质饮食、输液、输血等,维持水电解质平衡,减轻中毒症状,并及时给予针对性抗菌药物。如发生菌血症、海绵窦血栓性静脉炎、全身其他脏器继发性脓肿形成、中毒性休克等严重并发症,更应早期及时进行全身治疗。如发生呼吸困难或窒息,应及早进行气管切开。

经过积极正规治疗,绝大多数感染会得到痊愈,少数迁延为慢性炎症,个别则蔓延扩散(局部蔓延、淋巴道蔓延、血行蔓延)。

日常生活中注意加强锻炼,增强抵抗力,生活规律,注意个人卫生,合理饮食,控制体重,都是预防感染的有效方法。

第二节　下颌第三磨牙冠周炎

要点:

1. 下颌第三磨牙冠周炎多发生于年轻人,表现为局部疼痛、开口受限。

2. 如处理不及时或不恰当，炎症可向周围蔓延，引起邻近组织器官或筋膜间隙感染。

3. 急性期以消炎、镇痛、切开引流、增强全身抵抗力为主。转入慢性期后，若证实阻生牙不可能萌出，应尽早拔除，以防感染再发。

下颌第三磨牙冠周炎（mandibular third molar pericoronitis）又称为智齿冠周炎（pericoronitis of wisdom tooth），是指发生于萌出不全或萌出受阻的下颌第三磨牙牙冠周围软组织的炎症，简称冠周炎。

【病因】　人类在进化过程中，食物种类越来越精细，咀嚼器官退化，造成颌骨长度与牙列所需长度不协调。下颌第三磨牙由于萌出空间不足，造成不同程度的阻生或倾斜。牙冠部分或全部被龈瓣覆盖，龈瓣与牙冠之间形成较深的盲袋，食物残渣极易嵌塞于盲袋内而不容易被清除（图10-1）。盲袋内的温度、湿度有利于细菌生长繁殖；冠部牙龈常因咀嚼食物而受到损伤，形成溃疡。当机体抵抗力下降、局部细菌毒力增强时，可引起冠周炎急性发作。

【临床表现】　多发生于年轻人，尤以18~25岁最多见。炎症早期，患侧磨牙后区胀痛不适，进食、咀嚼、吞咽、开口活动时疼痛加重。病情继续发展，局部可呈自发性跳痛或沿耳颞神经分布区产生放射性痛。炎症侵及咀嚼肌时，可引起不同程度的开口受限，甚至"牙关紧闭"。由于口腔不洁，出现口臭、舌苔变厚，龈袋处有咸味分泌物溢出。全身症状可有不同程度的畏寒、发热、头痛、全身不适、食欲减退及大便秘结，白细胞总数稍有增高，中性粒细胞比例上升。慢性冠周炎在临床上多无明显症状，仅局部有轻度压痛、不适。口腔检查可见智齿萌出不全，牙冠周围软组织红肿、糜烂，有明显触痛，或可从龈袋内压出脓液（图10-2）。病情严重者，炎性肿胀可波及腭舌弓和咽侧壁，伴有明显开口困难，患侧下颌下淋巴结肿胀、压痛。

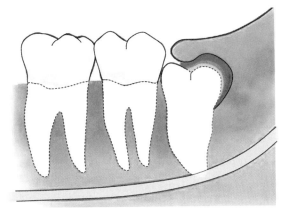

图 10-1　下颌第三磨牙冠周炎发生模式图
下颌第三磨牙牙冠被龈瓣覆盖，形成盲袋

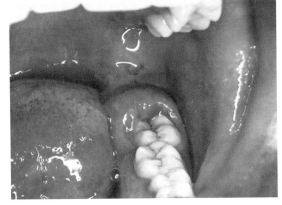

图 10-2　下颌第三磨牙冠周炎口腔检查表现
冠周软组织红肿、触痛，波及腭舌弓和咽侧壁

冠周炎如处理不及时或不恰当，炎症可向周围蔓延，引起邻近组织器官或筋膜间隙感染。

1. 炎症向磨牙后区扩散，形成骨膜下脓肿；脓肿向外穿破，在咬肌前缘与颊肌后缘间的薄弱处发生皮下脓肿。穿破皮肤后，可形成经久不愈的面颊瘘。

2. 炎症沿下颌骨外斜线向前，在相当于下颌第一磨牙颊侧黏膜转折处的骨膜下形成脓肿或破溃成瘘。

3. 炎症沿下颌支外侧或内侧向后扩散，可分别引起咬肌间隙、翼下颌间隙感染。此外，也可导致颊间隙、下颌下间隙、口底间隙、咽旁间隙感染或扁桃体周围脓肿发生（图10-3）。

【诊断】　根据病史、临床症状和检查所见，一般可作出诊断。用探针检查可触及未萌出或阻生的智齿牙冠。X线检查（曲面体层片和口腔CT）可帮助了解未全萌出或阻生牙的方向、位置、牙根形态。

【治疗】　急性期以消炎、镇痛、切开引流、增强全身抵抗力为主。转入慢性期后，若证实阻生牙不

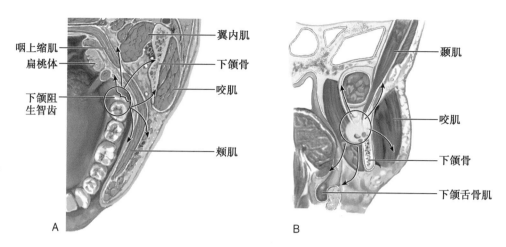

图 10-3　冠周炎感染扩散途径
A. 水平面:向前、后、外、内方向扩散;B. 冠状面:向上、下方向扩散。

可能萌出,应尽早拔除,以防感染再发。对有足够萌出位置且牙位正常的智齿,可在局麻下切除智齿冠周龈瓣,消除盲袋。

根据局部炎症及全身反应程度和有无其他并发症,选择抗菌药物及全身支持疗法。

冠周炎的治疗以局部处理为重点,局部又以清除龈袋内食物碎屑、坏死组织、脓液为主。常用生理盐水、1%~3% 过氧化氢溶液,1:5 000 高锰酸钾液、0.1% 氯己定液等反复冲洗龈袋,至溢出液清亮为止。擦干局部,用探针蘸碘伏、碘甘油或碘酚液放入龈袋内,每天 1~3 次,并用温热水等含漱剂漱口。

第三节　口腔颌面部间隙感染

要点:

1. 口腔颌面部间隙感染弥散期称为蜂窝织炎,化脓局限期称为脓肿。

2. 口底蜂窝织炎是累及口底 5 个间隙的弥散性炎症,表现为软组织的广泛副性水肿,范围可上及面颊部,下至颈部锁骨水平;严重者甚至可到胸上部。

3. 除全身使用抗生素和对症治疗外,应及早在相应部位行切开引流术。

口腔颌面部间隙感染(space infection of oral and maxillofacial region)是口腔、颌面、颈部潜在间隙化脓性炎症的总称。间隙感染的弥散期称为蜂窝织炎,化脓局限期称为脓肿。

正常情况下,口腔、颌面、颈部深面的解剖结构均有致密的筋膜包绕。这些解剖结构的筋膜之间,由数量不等而又彼此连续的疏松结缔组织或脂肪组织填充。发生感染时,炎症可沿这些阻力薄弱的结构扩散,引起相应的间隙感染。本节主要介绍发生于眶下、咬肌、下颌下、翼下颌和口底诸间隙的感染,讨论各部位感染的临床特点及处理原则。

一、眶下间隙感染

眶下间隙(infraorbital space)位于眶下方、上颌骨前壁与面部表情肌之间。其上界为眶下缘,下界为上颌骨牙槽突,内界为鼻侧缘,外界为颧骨(图 10-4)。间隙中有从眶下孔穿出的眶下神经、血管及眶下淋巴结。此外,还有行走于肌间的内眦动脉、面前静脉及其与眼静脉、眶下静脉、面深静脉的交通支。

【感染来源】　眶下间隙感染多来自上颌尖牙、第一前磨牙和上颌切牙的根尖化脓性炎症和牙槽脓肿。此外,可因上颌骨骨髓炎的脓液穿破骨膜,或上唇底部与鼻侧的化脓性炎症扩散至眶下间隙引起。

【临床表现】 眶下区肿胀范围常波及内眦、眼睑、颧部皮肤。肿胀区皮肤发红、张力增大,眼睑水肿、睑裂变窄、鼻唇沟消失(图10-5)。脓肿形成后,眶下区可触及波动感,口腔前庭龈颊沟处常有明显肿胀、压痛,极易扪得波动;少数可由此自行穿破,有脓液溢出。感染期由于肿胀及炎症激惹眶下神经,可引起不同程度的眶下区疼痛。

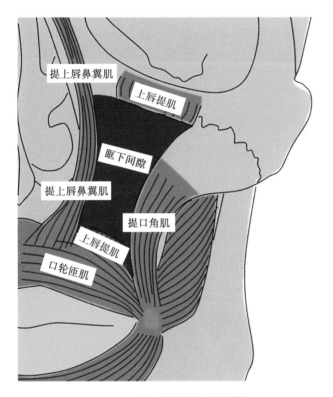

图10-4 眶下间隙的解剖位置

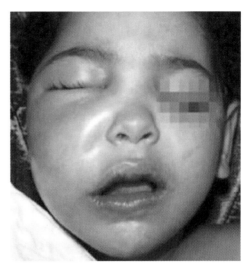

图10-5 眶下间隙感染

眶下间隙感染向上可直接扩散至眶内,造成眶内蜂窝织炎;也可沿面静脉、内眦静脉、眼静脉向颅内扩散,并发海绵窦血栓性静脉炎。

【治疗】 急性眶下蜂窝织炎需加强全身支持治疗,合理、足量使用抗生素。局部注意清洁卫生,外敷消肿止痛药物(包括中药)。一旦脓肿形成,应及时作切开引流。按低位引流原则,一般在口内上颌尖牙及前磨牙唇侧口腔前庭黏膜转折处作切口。横行切开黏骨膜达骨面,用血管钳向尖牙窝方向分离脓肿,使脓液充分引流,以生理盐水冲洗脓腔,留置橡皮引流条,加以固定。炎症控制后,应立即处理病灶牙。

二、咬肌间隙感染

咬肌间隙(masseter space)位于咬肌与下颌支外侧骨壁之间。前界为咬肌前缘,后界为下颌支后缘,上平颧弓下缘,下以咬肌在下颌支附着为界。由于咬肌在下颌支及其角部附着宽广紧密,故潜在性咬肌间隙存在于下颌支上段的外侧部位,借颊脂垫、咬肌神经、血管与颊、翼下颌、颞、颞下等间隙相通。咬肌间隙感染是最常见的颌面部间隙感染之一。

【感染来源】 主要来自下颌智齿冠周炎,下颌磨牙的根尖周炎、牙槽脓肿;也可因相邻间隙如颞下间隙感染扩散而导致。

【临床表现】 典型症状是以下颌支及下颌角为中心的咬肌区肿胀、变硬、压痛伴明显开口受限

（图 10-6）。由于咬肌肥厚坚实，脓肿难以自行溃
破，故不易触及波动感。若炎症持续 1 周以上，
则局部有压痛点或凹陷性水肿。

【治疗】 对咬肌间隙蜂窝织炎，除全身应
用抗生素和支持治疗外，局部可用物理疗法或
外敷药物。一旦脓肿形成应及时引流，否则由
于长期脓液蓄积，易形成下颌支边缘性骨髓炎。

咬肌间隙脓肿切开引流时，常采用口外途
径，即从下颌支后缘绕过下颌角，距下颌下缘
2cm 处切开，切口长 3~5cm。逐层切开皮下组
织、颈阔肌以及咬肌在下颌角区的部分附着，用
骨膜剥离器，由骨面推起咬肌进入脓腔，引出脓
液（图 10-7）。以生理盐水冲洗脓腔后填入盐水

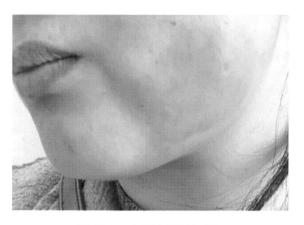

图 10-6　左侧咬肌间隙感染
局部皮肤红肿，开口受限

纱条，次日换敷料时抽去纱条，换置橡皮管或橡皮条引流。如有边缘性骨髓炎形成，在脓液减少后应
早期施行病灶刮除术，以利创口早期愈合。

感染缓解或被控制后，应及早对病灶牙进行治疗或拔除。

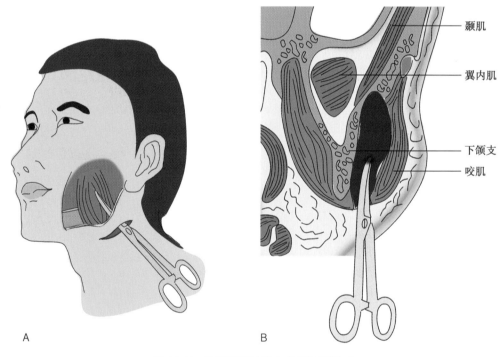

图 10-7　咬肌间隙脓肿口外切开引流术
A. 切口；B. 分离、进入脓腔（冠状面）。

三、下颌下间隙感染

下颌下间隙（submandibular space）位于下颌下三角内，上界为覆盖下颌舌骨肌深面的筋膜，下界
为颈深筋浅层，前界为二腹肌前腹，后界为二腹肌后腹（图 10-8）。间隙内主要含有下颌下腺和下颌下
淋巴结，并有面动脉、面前静脉、舌神经、舌下神经通过。该间隙向上经下颌舌骨肌后缘与舌下间隙相
续；向后内毗邻翼下颌间隙、咽旁间隙；向前通颏下间隙；向下借疏松结缔组织与颈动脉三角和颈前间
隙相连。因此，下颌下间隙感染可蔓延成口底多间隙感染。

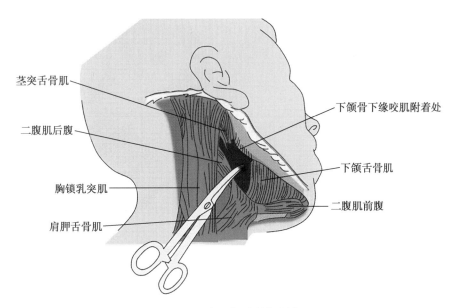

图 10-8　下颌下间隙的解剖位置

【感染来源】　主要由下颌智齿冠周炎，下颌后牙根尖周炎、牙槽脓肿等牙源性感染或下颌下淋巴结炎扩散引起，婴幼儿常继发于化脓性下颌下腺炎。

【临床表现】　牙源性感染病情发展快，全身高热，下颌下区肿胀明显，下颌骨下缘轮廓消失。皮肤充血、发红，有时发亮，有凹陷性水肿和压痛。脓肿形成后，可触及明显波动（图 10-9）。淋巴性感染病情发展较慢，早期为炎症浸润的硬结，逐渐变大，穿破淋巴结被膜后，呈弥散性蜂窝织炎表现，晚期则形成脓肿。

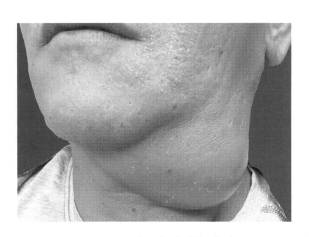

图 10-9　下颌下间隙感染、化脓

【治疗】　局限于淋巴结内的脓肿，可穿刺抽出脓液后注入抗生素。脓肿范围广泛者，需行切开引流。一般在下颌骨体部下缘以下 2cm 作与下颌骨下缘平行切口；切开皮肤、颈阔肌后，用血管钳钝性分离进入脓腔，放置引流条（图 10-10）。如系淋巴结内脓肿，应分开淋巴结被膜，进入淋巴结内，予以分别引流。术中注意保护面神经下颌缘支及面动、静脉。

四、翼下颌间隙感染

翼下颌间隙（pterygomandibular space）位于下颌支内侧骨壁与翼内肌外侧面之间，前界为颞肌及颊肌；后为腮腺鞘；上为翼外肌的下缘；下为翼内肌附着于下颌支处；呈底在上、尖在下的三角形（图 10-11）。间隙被附着于下颌小舌的蝶下颌韧带分为上、下两部分，间隙中有从颅底卵圆孔出颅之下颌神经分支及下牙槽动、静脉穿过，借蜂窝组织与相邻的颞下、颞、颊、下颌下、舌下、咽旁、咬肌等间隙相通；经颅底血管、神经通入颅内。

【感染来源】　多为下颌智齿冠周炎及下颌磨牙根尖周炎的炎症扩散所致；下牙槽神经阻滞麻醉时消毒不严格或拔除下颌智齿时创伤过大，也可引起翼下颌间隙感染。还可从邻近间隙如颞下间隙、咽旁间隙感染扩散而来。

【临床表现】　牙源性感染引起者，常先有牙痛史，继而出现开口受限，咀嚼食物及吞咽疼痛。检

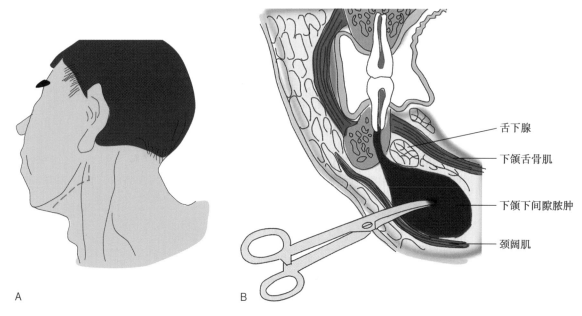

图 10-10　下颌下间隙脓肿切开引流术

A. 切口设计；B. 引流脓液。

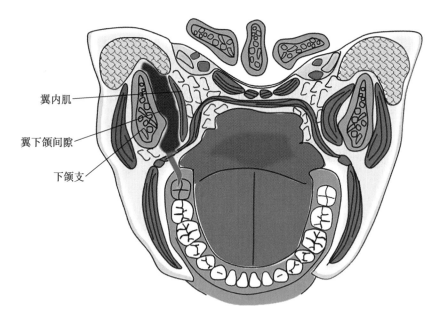

图 10-11　翼下颌间隙的解剖位置

查见翼下颌皱襞处黏膜水肿，下颌支后缘稍内侧轻度肿胀、深压痛。由于间隙位置深在，即使脓肿已形成，也难以触及波动，多需穿刺才可确定。医源性原因所致的感染，发病缓慢，进行性开口受限，伴微痛，病情发展与牙源性感染引起者相同。合并多间隙感染者，则全身和局部症状更加严重。

　　【治疗】　感染初期全身应用足量抗生素，以控制炎症发展和扩散。确定形成脓肿时，可从口内或口外切开引流。口内切口在下颌支前缘稍内侧，即翼下颌皱襞稍外侧，纵行切开 2~3cm，以血管钳钝性分开颊肌后，沿下颌支内侧进入翼下颌间隙（图 10-12）。

　　口外切口与咬肌间隙切口类似，分离暴露下颌角下缘后，在其内侧切开部分翼内肌附着及骨膜，用骨膜分离器剥开翼内肌，进入间隙，放出脓液，用盐水或 1%~3% 过氧化氢溶液冲洗脓腔，盐水纱条填塞；次日更换敷料，放置橡皮管或橡皮条引流（图 10-13）。

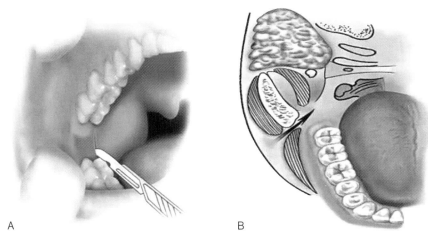

图 10-12 翼下颌间隙脓肿口内切开引流术

五、口底蜂窝织炎

口底蜂窝织炎(cellulitis of the floor of the mouth)是累及口底多间隙的弥散性炎症,包括双侧下颌下、双侧舌下和颏下 5 个间隙,是口腔颌面部最严重且治疗最困难的感染之一。感染性质可能是金黄色葡萄球菌为主的化脓性口底蜂窝织炎;也可能是厌氧菌或腐败坏死性细菌为主引起的腐败坏死性口底蜂窝织炎,后者又称为路德维希咽峡炎(Ludwig angina),全身及局部反应严重。如感染未得到及时控制,可沿颈深筋膜间隙向下扩散至颈部甚至纵隔,形成更为严重的颈部多间隙感染或纵隔脓肿。

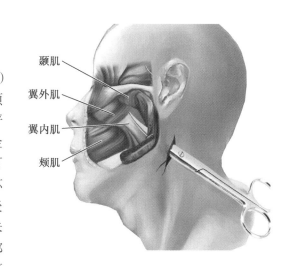

颞肌
翼外肌
翼内肌
颊肌

图 10-13 翼下颌间隙脓肿口外切开引流术

【感染来源】 主要来自下颌牙的根尖周炎、牙周脓肿、骨膜下脓肿、冠周炎、颌骨骨髓炎的感染扩散;或下颌下腺炎、淋巴结炎、急性扁桃体炎,少数为口底软组织和颌骨损伤继发感染。

病原菌主要是葡萄球菌、链球菌;腐败坏死性口底蜂窝织炎则是以厌氧菌、腐败坏死性细菌为主的混合性感染,除葡萄球菌、链球菌外,常见产气荚膜杆菌、厌氧链球菌、败血梭形芽孢杆菌、水肿梭形芽孢杆菌、产气梭形芽孢杆菌以及溶解梭形芽孢杆菌等。

【临床表现】 化脓性病原菌引起的口底蜂窝织炎,病变初期肿胀多在一侧下颌下或舌下间隙,局部表现与下颌下或舌下间隙蜂窝织炎相似。如炎症继续发展扩散至整个口底间隙,则双侧下颌下、舌下、口底及颏部均有弥漫性肿胀,下颌骨下缘消失变粗呈牛颈状(图 10-14)。

腐败坏死性病原菌引起的口底蜂窝织炎,则表现为软组织的广泛副性水肿。范围可上及面颊部,下至颈部锁骨水平;严重者甚至可到胸上部。颌周

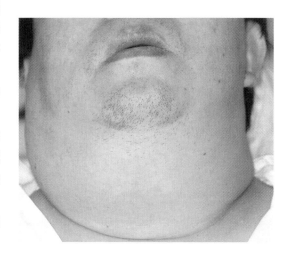

图 10-14 口底化脓性蜂窝织炎

NOTES

自发性剧痛、灼热感,皮肤表面略粗糙而红肿坚硬。肿胀区皮肤呈紫红色、压痛、明显凹陷性水肿、无弹性。随着病变发展,深层肌组织发生坏死、溶解,有液体积聚而出现波动感。皮下因有气体产生,可扪及捻发音。切开后有大量咖啡色、稀薄、恶臭、混有气泡的液体,并可见肌组织呈棕黑色。结缔组织为灰白色,但无明显出血。随着病情发展,口底黏膜水肿,舌体被挤压抬高,舌尖可推至上、下前牙之间致呈开口状。舌下阜区黏膜出血,可见青紫色瘀斑。由于舌体僵硬、运动受限,病人言语不清、吞咽困难,不能正常进食。如肿胀向舌根发展,则可出现呼吸困难,不能平卧;严重者烦躁不安,呼吸短促,口唇发绀,甚至出现"三凹"征,此时有发生窒息的危险。

病情严重者,感染可向纵隔扩散,表现出纵隔炎或纵隔脓肿的相应症状。

口底蜂窝织炎病人全身症状常很严重。但腐败坏死性蜂窝织炎的病人,由于全身中毒,体温反可不升,表现为呼吸短浅,脉搏频弱,甚至血压下降,出现休克。

【治疗】 以抢救生命、预防严重并发症为原则。积极进行全身支持治疗,如输液、输血,必要时给予吸氧、维持水电解质平衡等治疗;并给予静脉或鼻饲高热量营养。及早应用抗生素,根据细菌培养及药物敏感试验结果调整抗生素种类。合并颈部及纵隔感染,由口腔颌面外科、胸外科、内科、麻醉科、急诊科等多学科联合治疗。为保证呼吸道通畅,应早期行切开减压及引流;有呼吸困难或窒息症状时,及早行气管切开术。

切开引流时,根据脓肿部位,从口外切开。选择皮肤发红、有波动感的部位进行切开较为容易。如肿胀呈弥漫性或有副性水肿,难以确定脓肿部位,可先行穿刺,确定脓肿部位后再行切开。如肿胀范围广泛或已有呼吸困难现象,则应作广泛性切开。切口可在双侧下颌下、颏下作与下颌骨平行的"衣领形"或倒T形切口(图10-15)。术中将口底广泛切开,充分分离口底肌群,使口底各间隙的坏死组织及脓液得到充分引流。如为腐败坏死性病原菌引起的口底蜂窝织炎,肿胀一旦波及颈部及胸前区,皮下触及捻发音时,应按皮纹行多处切开,达到敞开创口、改变厌氧环境和充分引流的目的。然后用3%过氧化氢液或1∶5 000高锰酸钾溶液反复冲洗,每天4~6次,创口内放置橡皮管引流。

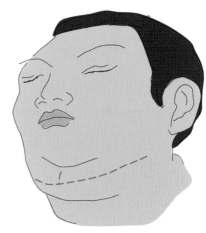

图10-15　口底蜂窝织炎倒T形切口

第四节　婴幼儿化脓性淋巴结炎

要点:

1. 婴幼儿化脓性淋巴结炎多由上呼吸道感染及扁桃体炎引起,一般分为急性和慢性两类。

2. 急性淋巴结炎发病急,局部淋巴结肿大变硬,自觉疼痛或压痛。慢性淋巴结炎多发生在患儿抵抗力强而细菌毒力较弱的情况下,局部或全身反应多不明显。

3. 急性浆液期,局部用物理疗法(湿热敷、超短波等),全身给予抗菌药物。已形成脓肿者,应及时切开引流,同时处理原发灶。

面颈部有丰富的淋巴组织,将口腔、颌面部的淋巴回流、汇集到所属的区域淋巴结内,最后经颈深淋巴结及颈淋巴干进入颈内静脉。淋巴结有过滤与吞噬进入淋巴液中的微生物、颗粒物质的功能,且有破坏毒素的作用,是机体抵御炎症侵袭的重要屏障。婴幼儿的淋巴系统发育不完善,防御功能较差,容易发生淋巴结炎。如处理不及时或不恰当,炎症可穿破淋巴结被膜,发展为蜂窝织炎;或者进入血液循环,发生毒血症或败血症。

【病因】 多数由上呼吸道感染及扁桃体炎引起,也可来源于面部皮肤损伤、疖、痈、乳牙病灶等。由化脓性细菌如葡萄球菌及链球菌等引起的淋巴结炎称为化脓性淋巴结炎（suppurative lymphadenitis）。

【临床表现】 一般分为急性和慢性两类。

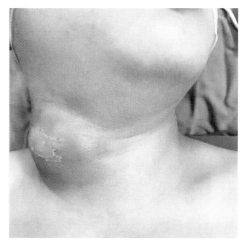

图10-16 右侧颈部化脓性淋巴结炎

急性淋巴结炎发病急，局部淋巴结肿大变硬，自觉疼痛或压痛；淋巴结尚可移动，边界清楚，与周围组织无粘连，全身反应甚微或有低热。进一步发展，感染由浆液期进入化脓期，局部疼痛加重，淋巴结被膜化脓、溶解、破溃后，侵及周围软组织，红肿范围扩大，出现炎性浸润块，淋巴结与周围组织粘连，不能移动（图10-16）。脓肿形成时，皮肤有局部明显压痛点及凹陷性水肿；浅在的脓肿可查出明显波动感。此时全身反应加重，高热、寒战、头痛、全身无力、食欲减退，小儿可烦躁不安；白细胞总数急剧上升，达（20~30）×10^9/L。如不及时治疗，可并发脓毒症、菌血症，甚至出现中毒性休克。婴幼儿病情比成人严重，必须提高警惕。

慢性淋巴结炎多发生在患儿抵抗力强而细菌毒力较弱的情况下。临床常见于慢性牙源性及咽部感染，或急性淋巴结炎控制不彻底，转变成慢性。临床特征是淋巴结内结缔组织增生形成微痛的硬结，淋巴结活动、有压痛，但全身症状不明显。当机体抵抗力下降时，可急性发作。增生变大的淋巴结，即使原发感染病灶清除，也不可能完全消退。

【诊断】 根据病史、临床表现及局部穿刺抽出脓液，可作出诊断。化脓性淋巴结炎，抽吸物多是淡黄或桃花样黏稠脓液。

化脓性下颌下淋巴结炎应与化脓性下颌下腺炎相鉴别，后者可因损伤、导管异物或结石阻塞而继发感染。双手触诊检查时，下颌下腺较下颌下淋巴结的位置深而固定，导管口乳头红肿，并可挤出脓液。

另外一种需要鉴别的疾病是川崎病（Kawasaki disease），即黏膜皮肤淋巴结综合征（mucocutaneous lymph node syndrome）。本病是一种以全身血管炎为主要病变的急性发热出疹性小儿疾病。高发人群为5岁以下婴幼儿，男性多于女性，成人及3个月以下小儿少见。临床表现为发热、皮疹、颈部非化脓性淋巴结肿大、眼结膜充血、口腔黏膜弥漫充血、杨梅舌、掌跖红斑、手足硬性水肿等。

【治疗】 急性浆液期，局部用物理疗法（湿热敷、超短波等），全身给予抗菌药物。已形成脓肿者应及时切开引流，同时进行原发灶（如病灶牙等）处理。慢性淋巴结炎一般不需治疗，对反复急性发作者应寻找病灶，予以清除。如淋巴结肿大明显或需行鉴别诊断，也可手术摘除后做病理学检查。

第五节 面部疖、痈

要点：

1. 面部疖、痈的病原菌主要是金黄色葡萄球菌。早期表现为红、肿、热、痛的皮肤硬结，炎症扩散后可形成迅速增大的紫红色炎性浸润块。

2. 若处理不当，如随意搔抓或挤压排脓、热敷、药物烧灼腐蚀以及不恰当的切开等，可促使炎症扩散。

3. 局部与全身治疗相结合，严禁挤压、挑刺、热敷或烧灼，以防感染扩散。

面部皮肤是人体毛囊、皮脂腺、汗腺最丰富的部位之一，又是人体的暴露部分，接触外界尘土、污物、细菌的机会多，容易遭受损伤，被致病菌侵入而发生感染。单个毛囊及其附件发生的急性化脓性炎症称为疖(furuncle)，其病变局限于皮肤浅层组织。相邻多数毛囊及其附件同时发生的急性化脓性炎症称为痈(carbuncle)，其病变波及皮肤深层毛囊间组织时，可沿筋膜浅面扩散，造成较大范围的炎性浸润或组织坏死。

【病因】　病原菌主要是金黄色葡萄球菌。正常毛囊及其附件内常有细菌寄居，当有局部刺激因素影响或全身抵抗力下降时，细菌开始繁殖，引起炎症。皮肤不洁或剃须等原因引起皮肤损伤，是常见的局部诱因；全身衰竭、消耗性疾病或糖尿病病人容易发生疖、痈。

【临床表现】　疖的早期表现为红、肿、热、痛的皮肤小硬结，呈锥形隆起，有触痛；2~3天后硬结顶部出现黄白色脓头，周围为红色硬盘(图10-17)。病人自觉局部瘙痒、烧灼感及跳痛，以后脓头破溃，排出少许脓液后疼痛减轻；或其顶端形成一个脓栓，与周围组织分离而脱落，炎症逐渐消退，创口自行愈合，有时遗留瘢痕。一般无明显全身症状。

痈在临床上不常见，其好发于唇部(唇痈)，上唇多于下唇，男性多于女性。当多数毛囊、皮脂腺及其周围组织发生急性炎症与坏死时，可形成迅速增大的紫红色炎性浸润块；其后皮肤上出现多数黄白色脓头，破溃后溢出脓血样分泌物；继之脓头周围组织坏死，坏死组织溶解排出后，形成多数蜂窝状腔洞(图10-18)。感染可波及皮下筋膜层及肌组织，引起皮下组织坏死，致使整个病变区组织呈酱紫色浸润块，周围和深部组织则呈弥漫性水肿。常伴有局部淋巴结肿大、压痛，全身症状也较明显，常合并严重并发症。

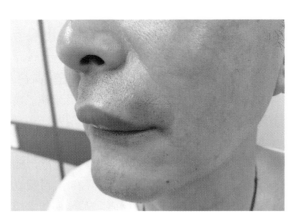

图10-17　左上唇疖

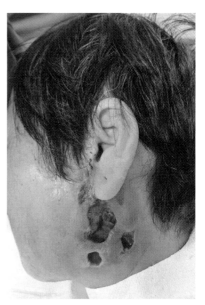

图10-18　左侧腮腺区痈
组织坏死，遗留蜂窝状缺损。

若处理不当或不及时，如随意搔抓或挤压排脓、热敷、药物烧灼腐蚀以及不恰当的切开等，都可促使炎症扩散。位于上、下唇及鼻部的疖，可伴发眶周或口底蜂窝织炎或演变成痈。如感染沿面部静脉向颅内扩散，可引起海绵窦血栓性静脉炎。其表现为患侧眼睑水肿、眼球突出、眼压增高、运动受限、视力减退、畏光流泪以及结膜下水肿或淤血，全身高热、头痛，甚至神志不清。若同时发生脑膜炎、脑脓肿，则出现剧烈头痛、恶心、呕吐、颈强直、血压升高、呼吸深缓、惊厥、昏迷等脑膜激惹、颅内高压和颅内占位性病变的体征。细菌随血液循环扩散，可引起菌血症或脓毒症。出现中毒性休克时，则血压下降、脉搏细速，如未及时和正确治疗，可导致死亡。

【诊断】　根据病史、临床表现和专科检查，可作出诊断。较易引起混淆的疾病是毛囊炎。毛囊炎(folliculitis)是指单个毛囊因细菌感染引起的化脓性炎症。初起为红色丘疹，逐渐演变成丘疹性脓疱,散在、孤立分布。丘疹中心有毛发,可见小脓点,无脓栓形成。自觉轻度疼痛,无发热等全身症状。治疗上不需要使用消炎药物、切开引流,一般不形成瘢痕。平时注意保持皮肤清洁和个人卫生,以防复发。

【治疗】 局部与全身治疗相结合。炎症早期以局部治疗为主,同时选择必要的药物治疗。局部治疗宜保守,严禁挤压、挑刺、热敷或用石炭酸(苯酚)、硝酸银烧灼,以防感染扩散。疖初起时可用碘伏涂擦局部,每天 1~3 次,保持局部清洁。痈的局部治疗宜用高渗盐水或含抗生素的盐水纱布局部持续湿敷,促进早期痈的局限、软化和穿破。必要时,可全身应用抗菌药物,根据细菌培养结果选择药物。出现海绵窦血栓性静脉炎、脑膜炎或脑脓肿、中毒性休克等严重并发症者,需加强全身支持疗法,多学科协作,制订详细的治疗方案,积极抢救病人生命。

第六节　颌骨骨髓炎

要点:

1. 颌骨骨髓炎分为化脓性与特异性两种。

2. 化脓性颌骨骨髓炎的病原菌主要为金黄色葡萄球菌,感染途径包括牙源性感染、损伤性感染和血源性感染。

3. 根据感染原因及病变特点,临床上将化脓性骨髓炎分为中央性(型)及边缘性(型)颌骨骨髓炎两类。按临床发展过程可分为急性期和慢性期 2 个阶段,按炎症范围可分为局限型和弥漫型两类。

4. 双膦酸盐相关性颌骨坏死是因为长期使用双膦酸盐类药物而引起的颌骨坏死,近年来报道病例逐年增多。

颌骨骨髓炎(osteomyelitis of jaw)是指颌骨因细菌感染以及物理或化学因素刺激而产生的炎性病变,炎症不单纯局限于骨髓腔内,而是侵及骨膜、骨皮质、骨髓以及骨髓腔内的血管、神经等整个骨组织成分。

颌骨骨髓炎根据临床病理特点和致病因素不同,可分为化脓性颌骨骨髓炎(suppurative osteomyelitis of jaw)与特异性颌骨骨髓炎(specific osteomyelitis of jaw)。另外,还有物理及化学因素引起的颌骨骨坏死而继发的骨髓炎。

物理因素引起的骨髓炎中,在放射性骨坏死基础上发生的颌骨骨髓炎最为常见。

化学因素引起的骨坏死并继发骨髓炎症者,以前多见为牙髓失活剂三氧化二砷应用不当所致。近 10 年来,双膦酸盐(bisphosphonates)被广泛用于治疗多发性骨髓瘤、转移性骨肿瘤、Paget 病以及成人骨质疏松症,导致化学性骨坏死并发骨髓炎病人日益增多。

一、化脓性颌骨骨髓炎

【病因】 病原菌主要为金黄色葡萄球菌,其次是溶血性链球菌,以及肺炎双球菌、大肠杆菌、变形杆菌等;其他化脓菌也可引起颌骨骨髓炎。临床上经常是混合性细菌感染。

【感染途径】

1. **牙源性感染** 最多见,占 90% 左右,常为急性根尖周炎、牙周炎、智齿冠周炎等牙源性感染直接扩散引起。

2. **损伤性感染** 因口腔颌面部皮肤和黏膜损伤;与口内相通的开放性颌骨粉碎性骨折或火器伤伴异物存留,均有利于细菌直接侵入颌骨内,引起损伤性颌骨骨髓炎。

3. **血源性感染** 多见于儿童,感染经血行扩散至颌骨,一般都有颌面部或全身其他部位化脓性病变或菌血症史,但有时也可无明显全身病灶。

【临床表现】 根据感染原因及病变特点,临床上将化脓性骨髓炎分为中央性(型)及边缘性(型)

颌骨骨髓炎两类。按临床发展过程可分为急性期和慢性期2个阶段,按炎症范围可分为局限型和弥漫型两类。

1. 中央性颌骨骨髓炎(central osteomyelitis of jaw)   多在急性化脓性根尖周炎及根尖周脓肿基础上发生。炎症始于骨髓腔内,再由颌骨中央向外扩散,累及骨皮质及骨膜。绝大多数发生于下颌骨,与下颌骨的局部解剖特点有密切关系。

（1）急性期:发病初期,表现为全身寒战、发热,体温可达39~40℃;白细胞计数有时高达20×10^9/L以上;食欲减退,嗜睡。炎症进入化脓期后,常出现中毒症状及局部症状加重;如经血行播散,可引起菌血症。

因炎症被致密骨板包围,局限于牙槽突或颌骨体部的骨髓腔内,不易向外扩散,病变区牙有剧烈疼痛,疼痛可向半侧颌骨或三叉神经分支区放射。受累区牙松动,有伸长感,不能咀嚼。急性期炎症如不能及时控制,可见受累部位牙龈明显丰满、充血,有脓液从松动牙的龈袋溢出。炎症继续发展,破坏骨板,溶解骨膜后,脓液由口腔黏膜和面部皮肤溃破。若骨髓腔内的感染不断扩散,可在颌骨内形成弥漫性骨髓炎。

下颌中央性颌骨骨髓炎可沿下牙槽神经管扩散,波及一侧下颌骨,甚至越过中线累及对侧下颌骨。下牙槽神经受到损害时,可出现下唇麻木。一般在3周后X线片显示骨质广泛破坏。如病变波及下颌支、髁突及冠突,翼内肌、咬肌等受到炎症激惹而出现不同程度的开口受限。

上颌骨中央性颌骨骨髓炎罕见,很少形成广泛的骨质破坏。炎症突破骨外板,可向眶下、颊、颧部、翼腭窝或颞下等部位扩散,或直接侵入眼眶,引起眶周及球后脓肿。

（2）慢性期:炎症在发病2周后未能得到有效控制,可逐渐向慢性期过渡,逐步进入死骨形成及分离阶段。病人体温趋于正常,或仍有低热。局部肿胀及疼痛明显减轻,饮食、睡眠逐渐恢复正常,但脓肿切开部位或自溃形成之瘘孔仍时有脓液溢出;有时从瘘孔排出死骨片。如有大块死骨或多数死骨形成,可发生下颌骨病理性骨折,出现咬合紊乱与面部畸形。病情可延续数月,造成机体慢性消耗与中毒、消瘦、贫血等症状。

2. 边缘性颌骨骨髓炎(marginal osteomyelitis of jaw)   指继发于骨膜炎或骨膜下脓肿的骨皮质外板的炎性病变,常在颌周间隙感染基础上发生。下颌骨为好发部位,其中以下颌支及下颌角居多。

边缘性骨髓炎的急性期,临床特点与颌周间隙如咬肌间隙、翼下颌间隙感染的表现相似。慢性期的临床表现主要是腮腺咬肌区呈弥漫型肿胀,局部组织坚硬,轻微压痛,无波动感。病程延续较长而不缓解,或缓解后再反复发作。由于炎症侵犯咬肌,多有不同程度的开口受限,进食困难。全身症状一般不严重。

根据骨质损害的病理特点,边缘性骨髓炎可分为骨质增生型与骨质溶解破坏型两类。

（1）增生型:多发生于青年人,主要呈增生型病变。全身症状不明显,局部病变发展缓慢。患侧下颌支及腮腺咬肌区肿硬,皮肤无急性炎症,局部压迫有不适感或轻微疼痛。下颌骨X线后前位片可见明显骨皮质增生,骨质呈致密影像。

（2）溶解破坏型:多发生于急性化脓性颌周间隙蜂窝织炎之后。骨膜、骨皮质被溶解破坏,常在骨膜或黏膜下形成脓肿。一旦自溃或切开引流,则遗留瘘孔,常常久治不愈,长期从瘘孔溢脓。

【诊断】   根据病史、病因,临床表现及X线摄片检查等,一般容易作出正确诊断。

急性颌骨骨髓炎的主要诊断依据是全身及局部症状明显,与间隙感染急性期表现相似。病源牙以及相邻的多数牙出现叩痛、松动,甚至牙槽溢脓。患侧下唇麻木是诊断下颌骨骨髓炎的有力证据。上颌骨骨髓炎波及上颌窦时,可有上颌窦炎的症状,有时从患侧鼻腔溢脓。

慢性颌骨骨髓炎的主要诊断依据是瘘管形成和溢脓。死骨形成后,可从瘘孔排出小片死骨。瘘管用探针检查可触知骨面粗糙。全身症状不明显,进食、睡眠正常。

颌骨骨髓炎的X线摄片检查可表现为骨质破坏与骨质增生,前者的典型变化是骨小梁排列紊乱与死骨形成;后者主要表现为骨膜反应性增生。中央性颌骨骨髓炎的早期X线平片未见明显变化,2~4周后可见骨质密度减低区,2~3个月后显示骨质破坏局限,有密度增高的死骨形成(图10-19)或病理性骨折。边缘性颌骨骨髓炎的早期X线平片无明显变化,晚期下颌支后前位片可见骨皮质不光滑,有小片死骨形成或骨质增生(图10-20)。CT扫描有利于显示较细小的骨质破坏,尤其对骨皮质的骨质破坏显示更好。CT结合三维重建技术对颌骨骨质破坏的情况显示得立体直观,有助于治疗计划的制订。

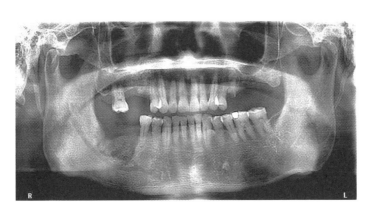

图10-19 左侧中央性下颌骨骨髓炎全景片

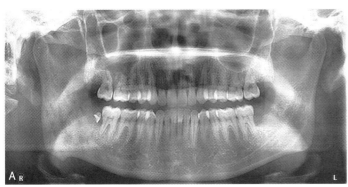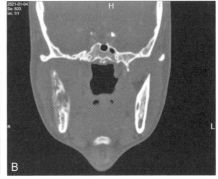

图10-20 右侧边缘性下颌骨骨髓炎
A. 全景片;B. 横断位CT。

【治疗】 急性期以全身应用抗生素、局部切开引流或拔除松动牙为主,同时给予必要的全身支持治疗。物理疗法对急性炎症有一定效果,如用超短波缓解疼痛,促进肿胀消退。

进入慢性期有死骨形成时,必须去除已形成的死骨,一般在死骨与周围骨质分离后施行手术。死骨未分离,过早手术,有时不易确定死骨摘除的范围。慢性中央性颌骨骨髓炎病变比较局限者,死骨与周围组织分离的时间在发病后3~4周;如病变弥散,则需5~6周或更长时间。慢性边缘性骨髓炎一般在病程2~4周后施行病灶清除术。

二、婴幼儿上颌骨骨髓炎

婴幼儿上颌骨骨髓炎(osteomyelitis of jaw in infants)是指发生在3岁以内幼儿上颌骨的化脓性中央性颌骨骨髓炎,病情急重,但临床上比较少见。

【病因】 病原菌多为金黄色葡萄球菌、链球菌,肺炎球菌感染时有发生。

【感染途径】 多为血源性,也可因牙龈损伤或母亲患化脓性乳腺炎,哺乳时使病原菌直接侵入而引起。泪囊炎或鼻泪管炎有时也可伴发。

【临床表现】　患儿发病突然，全身有高热、寒战、脉快、哭啼、烦躁不安，甚至呕吐；重者可因菌血症而出现昏睡、意识不清以及休克等症状。白细胞计数明显增高，中性多核粒细胞增加。

局部症状早期主要表现为面部、眶下及内眦皮肤红肿；以后病变迅速波及眼睑周围扩散，出现眼睑肿胀，睑裂狭窄甚至完全闭合，结膜外翻或眼球外突，提示已发展为眶周蜂窝织炎。感染很快波及上颌牙槽突而出现上颌牙龈及硬腭黏膜红肿。感染向外扩散穿破骨板或骨膜，形成骨膜下脓肿、眶下区皮下脓肿，经切开或自溃流出脓液。脓液也常从龈缘、腭部及鼻腔破溃溢出，形成脓瘘。

脓肿穿破或切开引流后，全身症状趋于缓解，局部症状逐渐转入慢性期，遗留经久不愈的瘘管或窦道。一般很少形成大块死骨，但常有眶下缘或颧骨骨质破坏，形成颗粒状死骨从瘘管排出。如恒牙胚或颌骨受到破坏，后期可继发牙颌畸形和功能障碍。

【诊断】　根据病史、临床表现和专科检查，一般可作出正确诊断。有时需与肿瘤、眶周蜂窝织炎相鉴别。

【治疗】　急性期应及时给予大量有效抗生素，注意患儿全身情况变化，给予必要的对症及支持治疗，并根据细菌培养及药物敏感试验结果调整抗生素。一旦眶周、牙槽突或腭部形成脓肿，要及早切开引流。如果全身中毒症状明显，局部虽未进入化脓期，必要时也应施行切开引流，以免感染继续扩散加重。

慢性期虽已形成死骨，但死骨清除亦不急于进行，因为死骨片均较小，往往可随脓液从瘘孔排出而自愈。如果牙胚坏死，不能从瘘管排出，可略扩大创口取出坏死牙胚；但未感染的牙胚要尽量保留。如死骨较大不能排出，手术摘除时也要尽量保守，仅摘除已分离的死骨，否则会加重颌骨破坏。

婴幼儿上颌骨骨髓炎治愈后，面部及眶周遗留的瘢痕及塌陷畸形，可待适当时机进行二期整复手术。

三、放射性颌骨骨髓炎

放射性颌骨骨髓炎（radioactive osteomyelitis of jaw）是因头颈部恶性肿瘤进行大剂量放射治疗后引起放射性颌骨坏死（osteoradionecrosis of jaw），继发感染而形成的非化脓性炎症，近年来有逐渐增多趋势。

【病因】　采用放射线治疗头颈部恶性肿瘤，特别是鼻咽癌和口腔癌时，颌骨同时受到照射。当照射剂量超过 50Gy 时，被照射的骨组织出现"三低"，即低细胞、低血管密度、低氧现象。放疗导致局部组织、内皮细胞等损伤，受损的组织细胞释放大量活性氧（reactive oxygen species，ROS）。在 ROS 作用下，血管内皮细胞通透性增加，释放大量细胞因子，这些细胞因子导致成纤维细胞异常增殖，并分泌大量细胞外基质成分；这些细胞外基质不断沉积，从而吞噬周围组织，最终导致颌骨坏死。在此基础上，如口腔卫生不良、牙源性感染以及损伤或施行拔牙手术等，均可继发感染，形成放射性颌骨骨髓炎。

某些因素如高剂量、放疗后拔牙及手术创伤等是公认的高危因素。放疗剂量越高，发生颌骨坏死的风险越大；放疗后拔牙、颌骨手术会显著增加颌骨坏死的风险。

【临床表现】　病程发展缓慢，往往在放射治疗后数月乃至十余年才出现症状，较多发生在放疗后5 年内。骨坏死部位绝大多数是下颌骨体或下颌支。发病初期呈持续性针刺样剧痛，由于放疗引起黏膜或皮肤破溃，致牙槽突、颌骨骨面外露，呈黑褐色。继发感染后，在露出骨面的部位长期溢脓，经久不愈。

病变发生于下颌支时，因肌萎缩及纤维化，可出现明显的开口困难，甚至"牙关紧闭"。死骨分离速度缓慢，死骨与正常骨之间的界限不清。口腔颌面部软组织因放射线损伤、感染、坏死，形成长期不愈的溃疡或洞穿性缺损。

全身表现为衰弱、消瘦、贫血，呈慢性消耗性病态。

【诊断】　根据放射治疗史、局部损伤史、临床表现和影像学检查，不难作出诊断，但应与癌肿复发相鉴别。

早期放射性颌骨骨髓炎 X 线检查,除可见牙根感染外,骨质改变不明显,但可见骨膜增厚,骨质密度增加,骨小梁消失或结构紊乱。骨皮质中断是常见的影像学表现,少数病例中可观察到病变骨邻近的软组织或肌肉增厚与强化。晚期出现病变中央溶骨性改变和死骨形成(图 10-21)。

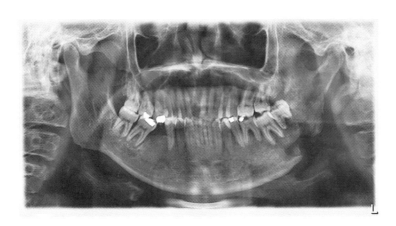

图 10-21　左侧下颌骨放射性颌骨骨髓炎

【治疗】

1. 全身治疗　针对性应用抗生素控制感染,疼痛剧烈时给予止痛药。同时加强营养和锻炼,必要时输血、做高压氧等治疗,以待死骨分离。

2. 局部治疗

(1)死骨未分离前,每天使用低浓度过氧化氢溶液或抗生素冲洗患处。对已露出的死骨,可用骨钳分次逐步咬除,以减轻对局部软组织的刺激。

(2)手术摘除已分离的死骨,将健康侧骨端残留病灶彻底清除干净,以免复发。

近年来,随着显微外科技术的普及应用,多数主张对放射性骨髓炎在感染控制的前提下,在健康组织范围内彻底切除坏死颌骨及不健康软组织,并同期选择血管化骨组织瓣或复合瓣进行修复。

放射性颌骨骨髓炎重在预防。放疗前应进行牙周基础治疗,处理病灶牙,拔除残根、残冠,去除金属充填物,消除感染源,保持口腔卫生。放射治疗时要掌握适应证、剂量,采用精确放疗技术和适当的防护措施。放疗后 3~5 年内避免拔牙和其他损伤。

四、双膦酸盐相关性颌骨坏死

双膦酸盐相关性颌骨坏死(bisphosphonate-related osteonecrosis of jaw)是因为长期使用双膦酸盐类药物而引起的颌骨坏死,由 Marx 于 2003 年首次报道,近年来国内外报道病例逐年增多。

【病因】　双膦酸盐类药物是一类骨吸收抑制剂,被广泛用于骨质疏松症及恶性肿瘤骨转移的治疗。根据其侧链不同,分为含氮及非含氮两类。唑来膦酸(zoledronic acid)等含氮双膦酸盐引起的颌骨坏死发生率明显高于非含氮类双膦酸盐。病人如有化疗、放疗史及类固醇药物服用史,或有拔牙、创伤史,则更易发生。越来越多的证据表明,一些非双膦酸盐类药物,如酪氨酸激酶抑制剂、VEGF 单抗、mTOR 抑制剂等,也能引起同样的颌骨病损。基于这些发现,美国口腔颌面外科医师协会(American Association of Oral and Maxillofacial Surgeons, AAOMS)于 2014 年将其重新命名为"药物相关性颌骨坏死(medication-related osteonecrosis of the jaw)",并沿用至今。

【临床表现】　因上颌骨较下颌骨血供丰富,抗感染能力强,所以累及下颌骨较为多见,尤其是前磨牙和磨牙区。病程进展缓慢,初期拔牙创间歇性钝痛或持续性针刺样疼痛,受累区牙松动、疼痛,伴牙龈软组织破溃、流脓以及严重口臭。病情继续发展,软组织大面积溃烂,颌骨疼痛加剧,最终导致大面积骨面暴露,创口不能愈合,常可探及通往颌骨死骨的窦道,有脓液溢出;还可出现下颌肿胀膨隆、

NOTES

下唇麻木及区域淋巴结肿大。X线片显示下颌骨质不规则破坏,早期骨质硬化,晚期可见散在死骨,与正常骨质无明显界限(图10-22)。

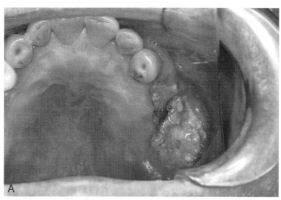
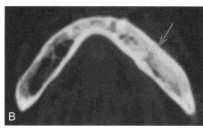
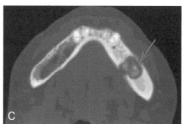

图10-22　药物相关性颌骨坏死的临床及影像学表现
A.口内表现(左侧上颌骨);B.骨质硬化;C.骨质破坏。

【诊断】　AAOMS提出的以下临床诊断标准和分期方法,已被广泛接纳和采用。诊断标准:①当前或曾经有双膦酸盐治疗史;②颌骨坏死、暴露并无好转,持续8周以上;③头颈部无放疗史。分期:0期,无明显骨坏死临床表现,但存在非特异性症状及影像学异常;Ⅰ期,死骨暴露或可探及骨面的皮肤瘘管形成,但无明显感染及其他临床症状;Ⅱ期,死骨暴露或可探及骨面的皮肤瘘管形成,同时伴局部感染或相应的临床症状;Ⅲ期,死骨暴露或可探及骨面的皮肤瘘管形成,伴疼痛及感染,同时至少满足下列1项表现,即坏死骨质超过牙槽骨区域、病理性骨折、口外皮肤瘘、口腔-上颌窦或口腔-鼻腔相通、骨病损突破下颌骨下缘或上颌窦底。

【治疗】　治疗目的是稳定病变,阻止进展。具体应根据分期,选择相应的治疗方案。原则上,停止使用双膦酸盐,给予全身抗感染、止痛治疗;局部对症处理,行广泛的外科清创,去除死骨及病变软组织,部分病例甚至需行颌骨部分切除术。

【预防】　目前尚无有效治疗方法,故应重视预防。在进行双膦酸盐治疗前,应积极处理口腔疾病,拔除残根、残冠,保持口腔卫生。治疗中和治疗后减少局部刺激因素,避免拔牙和其他局部损伤。

 思考题

1. 简述口腔颌面部感染的特点及感染途径。
2. 简述智齿冠周炎的病因、临床表现及临床处理原则。
3. 简述咬肌间隙感染的临床表现和临床处理原则。
4. 简述放射性骨坏死的临床表现、处理原则及预防措施。

(郑家伟)

第十一章
口腔颌面部损伤

口腔颌面部损伤是口腔颌面部的常见病和多发病。近年来,创伤发生率呈明显上升趋势。伤因排序中,道路交通事故居首位。口腔颌面部损伤虽然与全身损伤有共性之处,但仍有其鲜明的特点,处置方法也有许多不同。因此,学习中要结合全身损伤的共性知识,了解口腔颌面部损伤的流行病学特征,全面掌握口腔颌面部损伤的基本特点和紧急救治处理方法,掌握软组织损伤和颌骨骨折的基本特点、分类、检查方法和处理原则。口腔颌面部创伤的伤情特点是致死性不强,但对面部外形和功能的破坏性大。因此,颌面部创伤救治的目标不仅是挽救生命,还应尽可能将病人的面部器官功能和外形恢复到伤前水平,这就是口腔颌面部创伤救治中功能与外形并重的基本原则。

第一节　口腔颌面部损伤的特点

要点:

1. 口腔颌面部血供丰富,组织再生修复和抗感染的能力较强。

2. 咬合关系错乱是诊断颌骨骨折的重要依据之一,在治疗颌骨骨折时,应以恢复正常咬合关系为标准。

3. 处理颌面部伤口时,尽量保留有可能存活的组织,并进行精确的对位缝合。

导致颌面部损伤的原因很多,多为交通事故伤和工伤,也包括日常生活和社会交往中的意外跌打损伤等,战时则以火器伤为主,特别是爆炸伤和破片伤。

任何局部的损伤均可引起不同程度的全身反应,口腔颌面部的多处伤、多发伤的伤情通常较为复杂,在救治过程中必须兼顾全面、系统的检查,首先抢救生命,然后尽早专科介入。

口腔颌面部损伤具有如下特点。

1. 口腔颌面部血供丰富,组织再生修复和抗感染的能力较强。因此,伤后48小时或更长时间的伤口,只要没有明显的化脓感染,在清创后仍可做初期缝合。但正因为丰富的血供,作为创伤反应的组织肿胀出现得早而明显,伤后一般出血活跃,容易形成血肿。口底、咽旁、舌根等部位可出现血肿、水肿、组织移位和舌后坠,或因血凝块、分泌物等的阻塞而影响呼吸道通畅,甚至引发窒息,必须予以特别注意。

2. 口腔颌面部的腔、窦较多,如鼻腔、口腔、鼻旁窦等。腔、窦内常存在一定数量的病原菌。伤口与这些腔、窦相通时,容易引起感染。清创时应尽早关闭这些与腔、窦相通的创口,以减少感染风险。

3. 上、下颌骨有牙齿存在,颌骨骨折发生骨折段移位时,会引起咬合关系错乱,影响咀嚼功能。咬合关系错乱是诊断颌骨骨折的重要依据之一。因此,在治疗颌骨骨折时,应以恢复正常咬合关系为标准。另外在高速撞击伤中,折断或脱位的牙以及碎骨片可能成为"二次弹片",会加重周围组织损伤和增加感染风险。

4. 口腔是消化道的入口,损伤后常妨碍正常进食,需选用适宜的进食方法和食物,以维持病人的营养。进食后应清洗口腔,注意保持口腔卫生,预防伤口感染。

5. 口腔颌面部又是呼吸道的上端,损伤时最容易发生机械性阻塞,在抢救病人时首先应注意保持呼吸道通畅,预防窒息和误吸。

6. 发生于鼻、唇、舌、睑、眶部和颊部的开放性损伤,可发生不同程度组织和器官的移位与变形以及瘢痕挛缩畸形。因此,在处理颌面部伤口时,尽量保留有可能存活的组织,力求进行精确的对位缝合。

7. 颌面部有腮腺、面神经和三叉神经等组织。如腮腺受伤,可并发腮腺瘘或腮腺内唾液潴留;面神经损伤,可出现不同程度的面瘫;三叉神经损伤,则可在神经支配区出现麻木症状或功能障碍。

8. 颌面部紧邻颅脑,严重的颌面部损伤常合并颅脑损伤,如颅骨骨折、脑震荡、脑挫裂伤、颅内血肿和颈椎骨折等;并发颅底骨折时,可发生脑脊液鼻漏和耳漏,在抢救时必须注意鉴别。

第二节   口腔颌面部损伤病人的急救

要点:

1. 窒息原因可分为阻塞性窒息和吸入性窒息两类。

2. 出血的急救方法,主要包括压迫止血、结扎止血及药物止血。

3. 口腔颌面部损伤的创口在有条件时,应尽早进行清创缝合术;无清创条件时,应尽早包扎创口,防止外界细菌继续侵入。

口腔颌面部病人可能出现一些危及生命的并发症,如窒息、出血、休克及颅脑损伤等,应及时抢救。

一、防治窒息

【窒息的表现及原因】 窒息的前驱症状为病人烦躁不安、出汗、口唇发绀、鼻翼扇动和呼吸困难。严重者在呼吸时出现"三凹"(锁骨上窝、胸骨上窝及肋间隙明显凹陷)体征。窒息原因可分为阻塞性窒息和吸入性窒息两类。

1. 阻塞性窒息(obstructive asphyxia)

(1)异物阻塞咽喉部:损伤后如有血凝块、碎骨片、游离组织块及其他异物等,均可堵塞咽喉部造成窒息,易发生于昏迷的病人。

(2)组织移位(图11-1):颌骨在骨折发生时,受肌肉牵拉或重力的影响,使骨折段发生不同方向的移位,可导致呼吸道不同程度堵塞。例如上颌骨横断骨折、下颌骨粉碎性骨折或多发骨折。

(3)肿胀:由于口腔颌面部血供丰富,组织对损伤的反应程度明显高于身体其他部位。当口底、

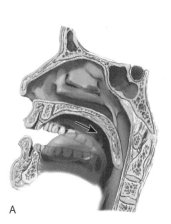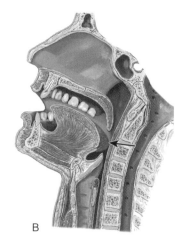

图 11-1　组织移位引起阻塞性窒息
A. 上颌骨骨折后软腭堵塞咽腔;B. 下颌骨骨折后舌后坠。

舌根、咽侧及颈部受伤后,这些部位发生肿胀可不同程度地影响呼吸道通畅。

（4）神经损伤:双侧喉返神经损伤可导致声门闭合障碍,也会引起窒息。

2. 吸入性窒息(inspiratory asphyxia)　病人直接将血液、唾液、呕吐物或其他异物吸入气管、支气管或肺泡内而引起窒息。

【窒息的急救处理】　防治窒息的关键在于尽早发现及处理,把急救工作做在窒息发生之前。如已出现呼吸困难,更应及时进行抢救。

1. 阻塞性窒息的急救应根据阻塞的原因采取相应的急救措施。如发现病人因血块或分泌物等堵塞咽喉部,应迅速用手指掏出或用压舌板等器材去除堵塞物,解除呼吸道梗阻。如病人因组织移位造成窒息,应迅速将后坠的舌牵出,吊起下坠的上颌骨块,插入通气导管使呼吸通畅,并保持侧卧或俯卧体位(图 11-2)。

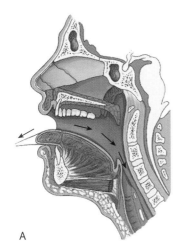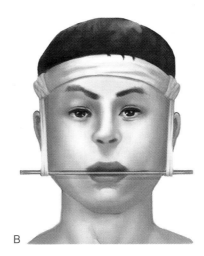

图 11-2　阻塞性窒息的急救
A. 用粗丝线将舌向前拉出;B. 悬吊上颌骨。

2. 发生吸入性窒息时,只有将吸入支气管或肺部的异物吸除后方可缓解。对于吸入性窒息,应迅即行气管切开术或气管内插管,反复、彻底吸除误吸的异物,解除窒息。此类病人应注意预防肺部感染和相关并发症。窒息解除后,根据病人的意识恢复情况,可给予脑保护措施,如给氧、脱水等。

（1）环甲膜切开术(cricothyroidotomy):环甲膜切开术系在环状软骨与甲状软骨之间横行切开环甲膜而进入声门下区。此法只能作为紧急抢救伤病人的临时措施,不能长期代替气管切开。插管不宜超过 48 小时,套管留置过久,可导致环状软骨萎缩继发喉狭窄,故应在 48 小时内行常规气管切开术后,缝合环甲膜切口。

（2）气管切开术(tracheotomy):气管切开术是从颈部切开气管前壁,插入气管套管,从而解除窒息的一种术式。气管切开的术后护理尤为重要,要注意保持气管套管的清洁、通畅。内管每日要定时取出清洗、煮沸消毒;气管套管口盖湿纱布,增加吸入空气的湿度。经常保持呼吸道通畅,及时吸除分泌物。在上呼吸道梗阻症状完全消除后,即可考虑拔管。拔管前,先堵塞套管外口,经过 24 小时观察无呼吸困难后,方可拔管。

二、止血

出血的急救,要根据损伤的部位、出血的来源(动脉出血、静脉出血或毛细血管出血)、程度及现场条件采用相应的止血方法,主要包括压迫止血、结扎止血及药物止血。

（一）压迫止血

1. 指压止血法　用手指压迫出血部位供应动脉的近心端,适用于出血较多的紧急情况。压迫知名动脉的方法包括:用手指压迫耳屏前上部可以止住由颞浅动脉所供应的额、颞部创口的出血;在下颌骨下缘,压迫咬肌前缘部位的软组织至下颌骨骨面,可使面动脉供区的创口止血;发生严重颌面部外伤出血时,可用手指将颈总动脉压迫至第 6 颈椎的横突而达到止血的目的,但此举有时可引起心律失常,非紧急情况下不宜采用(图 11-3)。

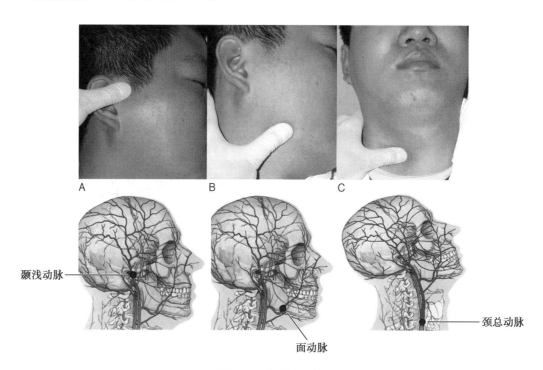

图 11-3　指压止血法

A.压迫颞浅动脉;B.压迫面动脉;C.压迫颈总动脉。

2. 包扎止血法　可用于毛细血管、小静脉及小动脉的出血。可先将损伤的软组织大致复位,在损伤部覆盖多层纱布敷料,再用绷带行加压包扎。

3. 填塞止血法　可用于开放性和洞穿性创口。上颌骨洞穿性创口,除直接在骨缺损的腔洞内填入纱布块外,应当利用颅颌绷带固定,加压止血。在颈部及口底创口内,如已填塞止血,应注意保持呼吸道通畅,避免压迫气管。对于上颌骨严重损伤所致的大出血,首先应在建立呼吸通道(紧急气管插管或口咽导管)的前提下,填塞止血。鼻道出血的病人,在明确无脑脊液鼻漏后,可用凡士林纱布条填塞鼻道,如效果不佳,还应加用后鼻孔填塞止血。

(二) 结扎止血

结扎止血是常用而可靠的止血方法。如条件许可,可先用止血钳夹住血管断端,连同止血钳一起妥善包扎后送医。口腔颌面部较严重的出血如不能借助局部加压妥善止血时,可结扎颈外动脉,结扎部位一般在甲状腺上动脉和舌动脉之间。妥善分离颈外动脉,用动脉瘤针或大号弯头血管钳带过粗丝线(7 号线),并加以结扎。

(三) 药物止血

适用于组织渗血、小静脉和小动脉出血。使用时可将药物直接置于出血处,然后外加干纱布,加压包扎。全身使用的止血药物如卡巴克洛、酚磺乙胺等可作为辅助用药。

三、抗休克治疗

口腔颌面部损伤病人发生休克者不多,常因伴发身体其他部位严重损伤而引起,是造成病人死亡的重要原因。休克类型主要为创伤性休克和失血性休克两种。抗休克治疗的目的在于恢复组织灌注。创伤性休克的处理原则为安定、镇痛、止血和补液,可用药物协助恢复和维持血压。对失血性休克则以补充血容量为主要措施,如休克较轻或属代偿期者,或虽处于休克状态而无条件输血者,可输复方氯化钠溶液,半小时内输液量 1 000mL,保持观察。如休克较重,则需以输血为主,适当补充其他液体。中度休克者第 1 小时可输血 1 000mL 左右;重度者(收缩压低于 69mmHg)要在 10~30 分钟内输血 1 500mL,后续根据需要调整输血、补液的量和速率。

四、伴发颅脑损伤的急救

口腔颌面部毗邻颅脑,当口腔颌面部创伤发生时,常伴发不同程度的颅脑损伤。颅脑损伤包括脑震荡、脑挫伤、硬脑膜外出血、颅骨及颅底骨折和脑脊液漏等。处理这种损伤的关键在于对伤情的全面判断,而不是急于进行专科手术,应会同神经外科医生共同诊治。病人应卧床休息,严密观察其神志、脉搏、呼吸、血压及瞳孔的变化;暂缓不急需的检查和手术。如鼻孔或外耳道有脑脊液漏出,禁止作耳道或鼻腔填塞与冲洗,以免引起颅内感染。颅脑损伤主要包括开放性颅脑损伤和闭合性颅脑损伤,临床上以前者多见。

1. 开放性颅脑损伤　多为重型颅脑损伤,其死亡率高于其他颅脑伤。其特点包括骨折部位多,骨折凹陷面积大,常伴有骨缺损,碎骨片嵌插于脑组织中,脑组织外溢,脑膜广泛撕裂,创口污染严重,可黏附大量油污、道渣、草木屑等。多数病人伴有涉及一个以上系统的多发伤。对伤情较重的病人,应严密观察其神志、脉搏、呼吸、血压及瞳孔的变化,瞳孔变化常能反映颅内损伤的程度,如一侧瞳孔异常变大,常提示同侧颅内有血肿或水肿。因此伤情许可时,拍摄 CT 以了解颅脑损伤的情况,必要时与神经外科医师会诊。

2. 闭合性颅脑损伤

(1)脑震荡:头部受伤后,脑功能发生的暂时性障碍称为脑震荡。目前认为,脑震荡时出现的意识障碍,主要是因为头部受到强烈打击的瞬间,颅内压急剧增高,脑干扭曲或拉长,导致脑干内网状结构功能损害。主要临床表现有:①意识障碍;②逆行性健忘;③头痛、头晕、疲劳感、怕噪声等,儿童病人常有恶心、呕吐及食欲减退等;④生命体征无明显改变;⑤神经系统检查无阳性体征,腰穿脑脊液检查基本正常;⑥CT 检查无脑部异常。

(2)颅底骨折:口腔颌面部损伤病人中颅底骨折比较常见。颅底骨折如发生在颅前窝,可出现鼻出血或脑脊液鼻漏,嗅觉丧失,眶周皮下及球结膜淤血,颅内积气等症状。视神经管受累时,可引起视力丧失。颅中窝骨折则表现为脑脊液耳漏及外耳道出血。颅后窝骨折可出现耳后乳突部皮下淤血。

(3)脑挫裂伤:病人常有颅内高压和深度昏迷,以线性无移位骨折为主,大多伴有颅骨骨折、颅底骨折和不同程度的多发伤。临床上常合并颅内血肿,临床症状和体征与挫裂伤部位和程度有关。

(4)脑干损伤:脑干损伤主要是指中脑、脑桥和延髓的原发性损伤。伤后立即出现双侧锥体束征或交叉性麻痹,但无明显颅内压增高,病人昏迷较深,可持续数天至数个月。

五、防治感染

口腔颌面部损伤的创口常被细菌和尘土等污染,易致感染而增加损伤的复杂性和严重性。颌面战伤创口的感染率较高,约为 20%。在有条件时,应尽早进行清创缝合术;无清创条件时,应尽早包扎创口,防止外界细菌继续侵入。伤后应及早使用磺胺类药物或广谱抗生素,并注射破伤风抗毒素。

六、包扎和运送

(一)包扎

包扎的作用有:①压迫止血;②暂时性固定,避免骨折段再移位;③保护并缩小创口,减少污染或唾液外流。

常用的包扎法有:四尾带包扎法和十字绷带包扎法。包扎颌面部时应注意不要压迫颈部,保持气道通畅(图 11-4)。

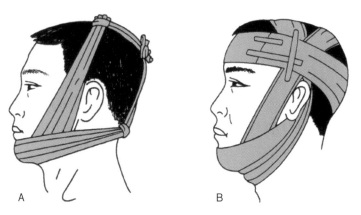

图 11-4　常用包扎法
A. 四尾带包扎法;B. 十字绷带交叉包扎法。

包扎的基本原则包括:①首先应将移位组织复位,包扎力求严密、稳定、舒适、美观、清洁;②压力均匀,并应富有弹性;③松紧适度,利于引流;④注意消灭解剖死腔,防止出血;⑤经常检查,发现绷带松脱时,应及时予以加固或更换。

(二) 运送

护送病人时应注意保持呼吸道通畅。昏迷病人可采用俯卧位,额部垫高,使口鼻悬空,有利于血液外流和防止舌后坠。一般病人可采取侧卧位或头侧向位,避免血凝块及分泌物堆积在口咽部。

在运送途中应当注意①避免加重损伤:合并有肢体骨折、脊柱骨折者,如处置不当,可能引起骨折后的再损伤。②全面估计伤情:对病人转运途中可能出现的变化应有足够的认识,并采取预防性措施,如给予吸氧,头偏于一侧防止呕吐后误吸等。③尽量就近转运:转运途中应该尽量减少颠簸,伤情危急者(如出现呼吸困难或节律不规则、休克或严重颅脑损伤等)不宜长途转运,应到就近医疗机构进行急救治疗,待生命体征稳定后再转至相关医院治疗。④选择正确体位。疑有颈椎损伤者,注意头颈固定、保持在同一轴线上做到治疗连续(图 11-5)。

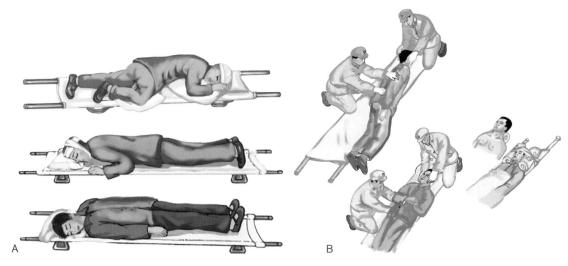

图 11-5　运送病人的体位和搬运方法
A. 颌面部病人运送时的体位;B. 伴颈椎骨折的双人搬运法。

第三节　口腔颌面部软组织损伤

要点：

1. 口腔颌面部各类软组织损伤分为擦伤、挫伤、切割伤、刺伤、挫裂伤、撕裂伤、咬伤及火器伤等。
2. 清创缝合术是预防创口感染和促进愈合的基本方法。

一、损伤类型

口腔颌面部软组织损伤可单独发生，也可与颌面部骨折同时发生。根据伤因和伤情不同可分为擦伤、挫伤、切割伤、刺伤、挫裂伤、撕裂伤、咬伤及火器伤等。各类损伤有其相应的临床症状和处理方法。

（一）擦伤（abrasion）

擦伤的特点是皮肤表层破损，少量出血，创面常附着泥沙或其他异物。擦伤的治疗主要是清洗创面，除去附着的异物和预防感染。可用无菌凡士林纱布覆盖创面，或任其干燥结痂，自行愈合。挫伤是皮下及深部组织遭受损伤而无开放创口，挫伤的治疗主要是止血、止痛、预防感染、促进血肿吸收和恢复功能。

（二）刺、割伤（incised and punctured wound）

刺伤的创口小而伤道深，多为非贯通伤（盲管伤），刺入物可将沙土和细菌带至创口深处。切割伤的创缘整齐，伤及大血管时可大量出血。刺、割伤的治疗应早期行外科清创术。

（三）撕裂伤（lacerated wound）或撕脱伤

撕裂伤或撕脱伤为较大的机械力量将组织撕裂或撕脱而造成的损伤，如长发辫被卷入机器中，可将大块头皮撕脱，严重者甚至可将整个头皮连同耳廓、眉毛及上眼睑同时撕脱。如撕脱伤有血管可行吻合者，应立即行血管吻合组织再植术；如无血管可供吻合，在伤后6小时内，将撕脱的皮肤在清创后切削成全厚或中厚层皮片作再植术。如撕脱的组织损伤过重，伤后已超过6小时，组织已不能利用时，则在清创后切取游离皮片移植，消灭创面。

（四）咬伤（bite wound）

在城市及农村中可见有狗咬伤，偶有被鼠咬伤者，在山区更可见被狼、熊等野兽咬伤，被人咬伤的也时有发生。处理咬伤时，应根据伤情，清创后将卷缩、移位的组织复位、缝合；如有组织缺损则用邻近皮瓣及时修复；缺损范围较大者，先作游离植皮，修复创面，待后期再行整复。如有骨面裸露，无软组织可供覆盖者，可行局部湿敷，控制感染，等到肉芽组织覆盖创面后，再做游离植皮。对狗咬伤的病例，应预防狂犬病。

二、口腔颌面部损伤清创术

口腔颌面部损伤病人只要全身情况允许，或经过急救情况好转，即应尽早对局部伤口进行早期外科处理，即清创术（debridement）。清创术是预防创口感染和促进愈合的基本方法。

（一）冲洗创口

细菌在进入创口6~12小时以内，多停留在损伤组织的表浅部位，且尚未大量繁殖，容易通过机械冲洗予以清除。先用消毒纱布盖住创口，用肥皂水、生理盐水洗净创口四周的皮肤；如有油垢，可用汽油或洗洁剂擦净。然后在麻醉下用大量生理盐水或过氧化氢溶液冲洗创口，同时用纱布团或软毛刷反复擦洗，尽可能清除创口内的细菌、泥沙、组织碎片或其他异物。在清洗创口的同时，可以进一步检查组织损伤的情况。

（二）清理创口

冲洗创口后，行创周皮肤消毒，铺巾，进行清创处理。原则上尽可能保留颌面部组织。除确已坏死的组织外,一般仅将创缘略加修整即可。唇、舌、鼻、耳及眼睑等处的撕裂伤,即使大部分游离或完全离体,只要没有感染和坏死也应尽量保留,复位缝合后仍有愈合可能。清理创口时应进一步去除异物,可用刮匙、刀尖或止血钳去除嵌入组织的异物。组织内如有金属异物,表浅者可借助于磁铁吸出;深部者要通过 X 线摄片或插针 X 线定位后取出。但如创口有急性炎症、异物位于大血管旁、定位不准确、术前准备不充分或异物与伤情无关者,可暂不摘除。

（三）缝合

由于口腔颌面部血供丰富,组织再生力强,即使在伤后 24~48 小时之内,均可在清创后行严密缝合;甚至超过 48 小时者,只要创口无明显化脓感染或组织坏死,在充分清创后仍可行严密缝合。对预估可能发生感染者,可在创口内放置引流物;已发生明显感染的创口不应作初期缝合,可采用局部湿敷,待感染控制后再行处理。缝合时首先要关闭与口、鼻腔和上颌窦等腔窦相通的创口,对裸露的骨面应争取用软组织覆盖。创口较深者需分层缝合,消灭死腔。面部创口的缝合要用小针细线,创缘要对位平整,尤其在唇、鼻及眼睑等部位,更要耐心仔细。如有组织缺损、移位或明显的水肿、感染,清创后不能作严密缝合的,可先作定向拉拢缝合,使组织尽可能恢复或接近正常位置,待控制感染和消肿后再做进一步缝合。

三、口腔颌面部各类软组织损伤的处理特点

（一）舌损伤（lingual injury）

舌损伤的处理有以下几条原则:①舌组织有缺损时,缝合创口应尽量保持舌的长度,将创口按前后纵行方向进行缝合。②舌部血供丰富,组织愈合力强,一般在清创处理中不作组织切除,以尽量恢复舌的形态和功能。③舌损伤后,因组织疏松较易发生明显的水肿与疼痛,术后可给予消肿及止痛药物,并应采用药物含漱,保持口腔卫生。④舌体组织脆嫩,缝线在术后容易脱落,导致伤口裂开。因此缝合时应采用粗线大针,水平褥式加间断缝合;进出针应距创口较远,不小于5mm;进针深,多带肌肉;打三叠结,以防创口裂开或缝线松脱。

（二）颊部贯通伤（penetrating injury of cheek）

颊部贯通伤的治疗原则是尽量关闭创口和消灭创面。无组织缺损或缺损较少者,可将口腔黏膜、肌肉和皮肤分层缝合。口腔黏膜无缺损或缺损较少而皮肤缺损较多者,应严密缝合口腔黏膜,关闭穿通创口。面颊部皮肤缺损应立即行皮瓣转移或游离植皮,或作定向拉拢缝合;如遗留缺损,择期整复治疗。较大的面颊部全层洞穿性缺损,可直接将创缘的口腔黏膜与皮肤相对缝合,消灭创面。

（三）腭损伤（palatal injury）

腭损伤多为刺伤、撕裂伤或贯通伤,多见于儿童口含筷子、小木棒、尖锐玩具等跌倒后刺伤腭部所引起。硬腭软组织撕裂伤作黏骨膜缝合即可。软腭贯穿伤,应分别缝合鼻侧黏膜、肌层及口腔黏膜。如硬腭有组织缺损或与鼻腔、上颌窦相通者,可在邻近转移黏骨膜瓣,封闭瘘口和缺损,或在硬腭两侧做松弛切口,从骨面分离黏骨膜瓣后,将贯通口处拉拢缝合,硬腭骨面裸露处可自行愈合。如腭部缺损太大,不能立即修复者,可暂时做腭护板,使口腔与鼻腔隔开,以后再行手术修复。由于腭部损伤病人常为儿童,诊治可能均不配合,对此术者应给予足够耐心,如患儿不配合或创伤过大,应考虑在基础麻醉或全身麻醉下施行手术,不可强行施行手术,以免发生医源性创伤。

（四）唇、舌、耳、鼻及眼睑断裂伤

唇、舌、耳、鼻及眼睑的断裂伤,如离体组织尚完好,伤后时间不超过 6 小时,应尽量设法缝回原处。缝合前,离体组织应充分清洗并浸泡于抗生素溶液中。受伤部位应行清创术,并修剪成新鲜创面,用细针细线作细致缝合。术后注意局部保温,全身应用抗生素。

第四节　牙和牙槽突损伤

要点：

1. 牙损伤包括牙震荡，牙脱位和牙折。
2. 牙槽突骨折典型症状是当摇动损伤区的牙时，可见骨折段上邻牙及骨折片随之移动。

一、牙损伤

牙和牙槽骨损伤在颌面部损伤中较为常见，因前牙和上牙槽突位置突出，受伤机会较多，可单独发生，也可和颌面部其他损伤同时发生。

（一）牙震荡

牙震荡是牙周膜的轻度损伤，在进食时骤然咀嚼硬物或较轻的外力撞击所致，临床表现为患牙轻微松动和叩痛，有伸长不适感，龈缘可有少量出血，局部肿胀。

治疗：1~2 周内使患牙休息，必要时降低咬合防止早接触，松动的患牙应固定。若牙髓受损，应行根管治疗术。

（二）牙脱位

牙受外力作用而脱离牙槽窝者称为牙脱位，分为部分脱位和全脱位。部分脱位根据外力方向又分为牙脱出、向根尖方向嵌入或唇舌向移位。

牙部分脱位常有疼痛、松动和移位的表现，同时因患牙伸长而出现咬合紊乱。牙完全脱位，可见牙完全离体或仅有少许软组织相连。牙脱位无论是部分还是完全性者，常伴有牙龈撕裂或牙槽突骨折。

部分脱位牙，应在局麻下复位并结扎固定 4 周左右。嵌入性牙脱位，在复位后 2 周应做根管治疗术，对于嵌入性脱位的年轻恒牙，可对症治疗，继续观察，自然萌出。完全脱位牙，应尽快将脱位牙植入原位，与邻牙结扎固定，3~4 周后行根管治疗术；如果脱位超过 2 小时，只能在体外完成根管治疗术，再将患牙植入固定。

（三）牙折

牙折可分为冠折，根折及冠根联合折，处理方法有所不同。

冠折时应判断牙髓状态。牙冠缺损少，未暴露牙本质时，对锐利的折断边缘进行调磨，或复合树脂修复外形；牙本质暴露者，可行脱敏治疗，若接近牙髓，可酌情做间接盖髓或根管治疗后修复；若牙髓已暴露，应尽早进行根管治疗术，择期行冠修复。

根折发生的部位影响预后，一般认为根折靠近根尖时预后较好。根尖 1/3 折断时，调𬌗后夹板固定或仅随访观察，当牙髓已经坏死时，应尽早行根管治疗；根中 1/3 折断时，未与龈沟相通者应立即复位、夹板固定，一般需固定 3 个月，若牙髓有炎症或坏死趋势，应行根管治疗；颈部 1/3 折断并与龈沟相交通时，一般应拔除患牙。

二、牙槽突骨折

牙槽突骨折常是外力打击直接作用于牙槽突所致，以上颌前部牙槽突骨折多见，常与颌面部其他损伤同时发生。

牙槽突骨折形式多样，包括线性骨折和粉碎性骨折，常伴有牙齿损伤（牙折或牙脱位）以及唇和牙龈组织的撕裂、肿胀。当摇动损伤区的牙时，可见骨折段上邻牙及骨折片随之移动，移动明显者，可致咬合关系错乱。

准确复位的标准是将骨折段恢复到正常的解剖位置，同时恢复原有的咬合关系。术前取牙齿模型，制作𬌗板，局麻下手法复位骨折块，同时复位移位和脱位的牙齿，使之就位于𬌗板中，恢复到正常的解剖位置。复位后即行固定,固定时间一般为 4~6 周。固定方法常用牙弓夹板、金属丝结扎、正畸托槽方丝弓、黏膜下螺钉内固定等。注意牙弓夹板和正畸托槽的放置均应跨过骨折线至少 3 个牙位,以获得可靠的患牙固定。

对于复杂的牙槽突骨折,手法复位效果不佳者可采用开放复位。牙槽突骨折常伴有牙脱位及牙髓坏死,应根据情况进行根管治疗。

第五节　颌 骨 骨 折

要点:
1. 上颌骨骨折分为 Le Fort I、II、III 型。
2. 上下颌骨骨折、髁突骨折以及儿童颌骨骨折的治疗原则。

颌骨骨折有一般骨折的共性,但由于颌骨解剖生理上的特点,颌骨骨折的临床表现及处理原则具有其特殊性。

一、上颌骨骨折

【临床分类】　Le Fort 根据骨折的好发部位,将上颌骨骨折(fracture of the maxilla)分为 I、II、III 型(图 11-6)。

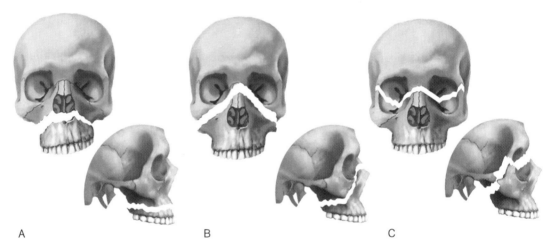

图 11-6　上颌骨 Le Fort 骨折线
A. Le Fort I 型骨折线；B. Le Fort II 型骨折线；C. Le Fort III 型骨折线。

1. **Le Fort I 型骨折**　又称低位或水平骨折。典型的骨折线从梨状孔外下缘,经根尖下,过颧牙槽嵴,至上颌结节上方,水平地向后延伸至两侧上颌骨翼上颌缝附近。两侧骨折线可以不在同一平面。来自前方的暴力,可使硬腭中缝开裂。

2. **Le Fort II 型骨折**　又称中位或锥形骨折。骨折线经过鼻骨、泪骨、眶底、颧颌缝区达上颌骨翼上颌缝处。

3. **Le Fort III 型骨折**　又称高位或颅面分离骨折。骨折线经过鼻骨,泪骨,眶内、下、外壁,颧额缝,颧颞缝,向后下止于上颌骨翼上颌缝,造成完全性颅与面骨的分离。多伴有颅底骨折或颅脑损伤。
　　【临床表现与诊断】

1. **骨折段移位和咬合错乱**　上颌骨骨折段的移位主要是受暴力的大小和方向以及上颌骨自重的影响。上颌骨骨折常同时伴有翼突骨折。由于翼内肌的牵引,上颌骨的后份下移,后牙发生早接触,前牙开𬌗,软腭也随之移位接近舌根,使口咽腔缩小,可影响吞咽和呼吸。

触诊时,上颌骨可出现异常动度。暴力来自侧方或挤压伤时,可发生上颌骨向内上方或外上方的嵌顿性错位,局部塌陷,咬合错乱。在高位颅面分离的病人中,可见面部中段明显增长;同时由于眶底下陷,还可能出现复视。

2. 眶区淤血　由于眼睑周围组织较疏松,上颌骨骨折时眶周易发生水肿、皮下淤血,呈蓝紫色,呈典型的"眼镜"征。此外,球结膜下也可出现瘀斑。如发现鼻腔及外耳道出血,呈淡红色血水样,应考虑是否发生脑脊液鼻漏或耳漏,该症状是筛板骨折或合并颅前窝、颅中窝骨折的体征。

3. 影像学检查　除上述临床表现外,CT扫描是目前常用的影像学检查方法,可以明确骨折的类型及骨折段移位情况,同时观察有无邻近骨骼的损伤。注意对合并有严重颅脑损伤的病人,初期建议只做一般的平片检查,切忌过多搬动病人,应待伤情平稳后再做进一步检查。

二、下颌骨骨折

【好发部位】　见图11-7。

1. 正中联合　胚胎发育时两侧下颌突连接处,并处于面部突出部位。

2. 颏孔区　位于下颌牙弓弯曲部。

3. 下颌角　下颌骨体和下颌支交界处。

4. 髁突　髁突颈部结构薄弱,在暴力作用下易发生骨折。

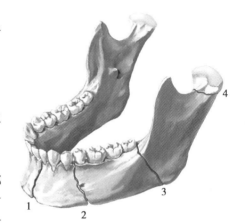

图11-7　下颌骨骨折的好发部位
1. 颏正中骨折;2. 颏孔区骨折;3. 下颌角骨折;4. 髁突颈部骨折。

【临床表现与诊断】

1. 骨折段移位　影响骨折段移位的因素有:骨折的部位、外力的大小和方向、骨折线方向和倾斜度、骨折段是否有牙以及附着肌肉的牵拉作用等,其中各咀嚼肌的牵拉起了重要作用。

(1)颏部正中骨折:单发的正中骨折,由于骨折线两侧的牵引力基本相等,常无明显错位,有时仅可见骨折线两侧的牙高低不一致;如为双发骨折线,正中骨折段由于降颌肌群的牵拉可向下后移位;如为粉碎性骨折或伴骨折缺损,可出现下颌牙弓变窄,受颏舌骨肌和颏舌肌的牵拉,中间骨折段向后移位。后两种骨折可能出现舌后坠,可引起呼吸困难,甚至窒息(图11-8)。

(2)颏孔区骨折:单侧颏孔区骨折,下颌骨常分为长短不同的两个骨折端,短骨段因升颌肌群牵拉而向上、向内移位。长骨段与健侧下颌骨保持连续,有双侧降颌肌群的牵拉,向下、向后移位并稍偏向患侧,同时又以健侧关节为支点,稍向内旋而导致前牙出现开𬌗。双侧颏孔区骨折时,两侧后骨折段因升颌肌群牵拉而向上前方移位,前骨折段则因降颌肌群的作用而向下后方移位,可致颏后缩及舌后坠(图11-9)。

(3)下颌角骨折:下颌角骨折后,也将下颌骨分为长骨折段和短骨折段。如骨折线位于咬肌和翼内肌附着之内,骨折片可不发生移位;若骨折线在这些肌群附着之前,则短骨折段向上移位,长骨折段因降颌肌群的牵拉,向下、后移位。

(4)髁突骨折:一般有3种情况。如骨折发生在翼外肌附着的上方,仅在关节面上发生骨折或损伤,称为囊内骨折或脱帽骨折。多数情况可出现髁突的矢状骨折。当骨折线位于关节囊以外,翼外肌附着以下称为髁突颈部骨折。位于乙状切迹水平的骨折称为髁突基部骨折。

单侧髁突骨折伴下颌支变短时,患侧下颌支向外侧及上方移位,不能作侧方运动,患侧后牙早接触,前牙及对侧牙可出现开𬌗。双侧髁突骨折伴下颌支变短者,下颌不能作前伸运动,后牙早接触,前牙开𬌗明显,侧方运动受限(图11-10)。髁突及髁突颈部骨折常累及关节盘,使关节盘随髁突骨折段

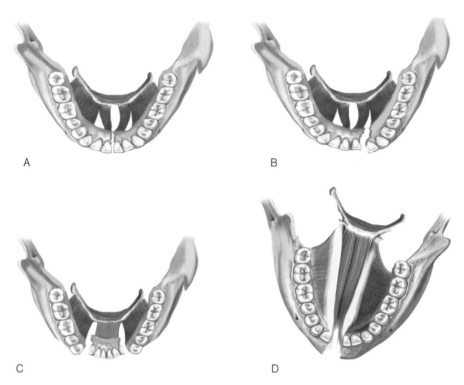

图 11-8 下颌骨正中联合部骨折的移位方向

A. 正中骨折无移位;B. 斜行骨折有移位;C. 正中联合双发骨折,骨折段向后移位;D. 粉碎性骨折,牙弓变窄。

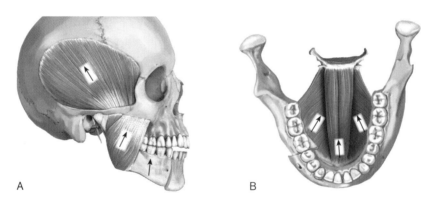

图 11-9 颏孔区骨折时骨折段的移位方向

发生移位或破裂。如不处理,可能继发关节强直。

2. 出血与血肿 由于牙龈紧紧附着于牙槽骨上,其弹性和可移动性差,因此多数的下颌骨骨折会撕裂牙龈和附着的黏膜,造成开放性骨折,并常累及牙槽骨,局部出血、肿胀。同时下颌骨骨折也可撕裂骨内的下牙槽动、静脉,使血液流向疏松的口底组织,形成口底血肿;严重的血肿可使舌根上抬,并使舌后坠,造成呼吸道梗阻。此外,下牙槽神经也可断裂或受压,致使患侧下唇麻木。

3. 功能障碍 咬合紊乱、开口受限、局部疼痛或下唇麻木等,都可致使咀嚼、呼吸、吞咽、言语等功能障碍或感觉异常。严重的颏部粉碎性骨折可发生呼吸窘迫和呼吸道梗阻,必须引起足够的重视。

4. 骨折段的异常活动 绝大多数病人可出现下颌骨骨折段的异常活动,但少数病人在无明显骨折段移位时,可无异常活动。

5. 影像学检查 颌骨骨折一般通过 X 线平片即可了解骨折的部位、数目、方向、类型、骨折段移位情况和牙与骨折线的关系。目前常用的诊断下颌骨骨折的影像学检查包括:全口曲面断层片(即全

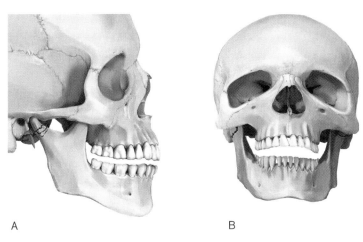

图 11-10 髁突及颈部骨折的骨折段移位
A. 单侧髁突骨折;B. 双侧髁突骨折前牙开殆。

景片)和 CBCT 等。髁突骨折可采用 CBCT 加关节断层扫描,能清晰地显示骨折段的移位情况。传统的铁氏位、华氏位和颧弓切线位等平片已经少用。

下颌骨骨折诊断并不困难,但应注意骨折后的一些并发症,如髁突受到严重创伤,可同时伴有颞骨骨板的损伤,致使此区肿胀明显,外耳道流血,甚至会造成面神经损伤;如合并颅中窝骨折时,可出现脑脊液耳漏,应注意鉴别。

三、颌骨骨折的治疗原则

颌骨骨折的治疗原则是尽早复位和固定,恢复正常咬合和匀称面型,同时使用预防感染、镇痛、合理营养、增强全身抵抗力等方法,为骨折的愈合创造良好条件。必须密切注意有无合并全身其他部位创伤,一定要在全身情况稳定后再进行局部处理。

(一) 颌骨骨折的复位固定

颌骨骨折的正确复位是固定的前提。颌骨骨折病人应及早进行治疗,但如合并颅脑、重要脏器或肢体严重损伤,全身情况不佳时,应首先抢救病人的生命,待全身情况稳定或好转后,再行颌骨骨折的处理。但应注意,在救治其他部位伤的同时,不能忽视与口腔颌面外科手术的衔接,以免延误治疗。即使由于各种原因延误了早期治疗,也应争取时间作延期处理,防止骨折错位愈合,增加后期治疗的难度。

1. 手法复位和外固定

(1)牙间结扎固定法:适用于伤情较重同时伴有骨折严重出血的病人,复位后可达到一定止血效果,减轻骨断端的异常活动和疼痛,避免血肿形成。方法是手法复位骨折后,再将骨折线两端的一对或两对牙齿分别用结扎丝结扎。也可以利用牙间的结扎丝做颌间固定,将上、下相对牙的结扎丝绑扎在一起。

(2)单颌牙弓夹板固定法:利用骨折段上的牙与颌骨上其余的稳固牙,借成品金属夹板将复位后的骨折段固定在正常的解剖位置上,适用于牙折和牙槽突骨折,有时适用于移位不明显的下颌骨线形骨折和简单的上颌骨下份的非横断骨折。

(3)颌间固定法:颌间固定是以未骨折的对侧颌骨作为基础来固定骨折的颌骨,使咬合关系恢复正常。上颌骨骨折的固定时间一般为 3~4 周,下颌骨骨折为 6~8 周。

颌间固定有以下几种常用方法。

1)小环结扎法(又称 8 字结扎法):以每两个相邻牙齿作为一个单位,采用金属结扎丝进行颌间固定。此法适用于新鲜、容易复位的骨折。

2）带钩牙弓夹板颌间弹性牵引固定法:使用成品金属牙弓夹板,用金属结扎丝将其分别拴在上、下颌牙上,再将多个橡皮圈套在上、下颌夹板的挂钩上,做颌间弹性牵引复位和固定,可作为坚固内固定的辅助固定方法。此种方法的缺点是不宜对昏迷的病人使用,在牵引过程中不易保持口腔卫生,容易继发龋病。

3）正畸用带钩托槽颌间固定:利用现代正畸固定矫治器做颌间牵引和固定,适用于牙列完整的简单骨折固定。

4）颌间牵引钉:将自攻钛螺钉分别打入上、下颌骨的牙槽骨中,然后用金属丝或橡皮圈将上、下颌骨固定在一起,其固位力作用在颌骨上,而不是作用在牙上,使用简单方便,常作为术中的临时复位固定用。

2. 手术复位和内固定　手术复位和内固定是在骨折线区切开、翻瓣,显露骨折断端,直视下复位并固定骨折的方法。手术复位和内固定由于快捷准确,效果可靠,是目前临床使用最广泛的技术。

（1）切开复位和骨间结扎固定法:在骨断端的两侧钻孔,用金属结扎丝穿过骨孔做交叉固定。由于金属丝有弹性和延展性,骨间固定稳定性较差,现该法已较少使用,目前仅用于粉碎性骨折的小碎骨片的连接。

（2）切开复位和坚固内固定法:从 20 世纪 70 年代开始发展的坚固内固定技术,主要目的是解决病人早期开口功能训练问题和克服颌间固定带来的诸多不便。此方法采用金属接骨板和螺钉,对骨折固定得更牢固、有效,但同时对术中骨折复位的精确度要求更高,否则容易发生术后咬合错乱。一般多在术前或术中施行颌间弹性牵引以确立最佳咬合关系,术中做骨折的解剖复位固定。术后数天内即可拆除颌间牵引装置,避免了以往长期颌间结扎造成的弊病(图 11-11)。

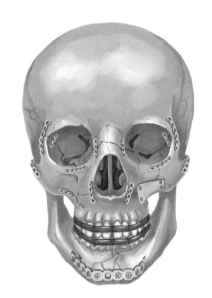

图 11-11　颌骨骨折的坚固内固定法

（二）髁突骨折的治疗原则

对于髁突骨折(condylar fracture),无论骨折部位在关节囊内还是在髁突颈部,都分为非手术的闭合性复位固定和手术切开复位固定两种方式。闭合性复位固定方法包括颌间牵引和固定,适用于成人髁突头的矢状骨折,通常在手法复位并恢复咬合关系后行颌间固定。对于高位骨折且移位不大者,可采用弹性吊颌帽限制下颌运动,保持正常咬合关系即可。有轻度开颌者,可在患侧磨牙区垫上 2~3mm 厚的橡皮垫,用颌间弹性牵引复位固定,恢复咬合关系;然后撤除橡皮垫,继续颌间固定 3 周。当出现髁突颈部骨折成角>45°,髁突头有移位或脱位,下颌支高度明显变短超过 5mm,下颌升支高度降低引起髁突骨折,髁突骨折段向颅中窝移位或髁突向外移位并突破关节囊等情况时,可采用手术切开复位+钛板坚固内固定或拉力螺钉固定。如髁突粉碎性骨折复位困难并伴有功能障碍时,可行髁突摘除术。

（三）儿童颌骨骨折的治疗原则

1. 对儿童期骨折尽可能采用保守治疗　如牙面贴钩颌间牵引、颅颌弹性绷带,都是常见的固定方法。对于必须做切开复位的患儿,术中应尽量保护恒牙胚和避免过多的骨膜剥离。

2. 尽早复位　儿童期为生长发育旺盛期,组织损伤后愈合快,复位时间一般不超过 1 周,固定时间也相应缩短。

3. 咬合关系的恢复可不必像成人那样严格　因儿童期恒牙尚未完全萌出,随着恒牙的逐渐萌出,咬合关系有自行调整的潜力。

4. 儿童期髁突骨折一般采用保守治疗　一般采用咬合板治疗,预后较好。临床上一旦发现病人出现颞下颌关节强直的体征,可以采用切开复位和固定方法,以免严重影响儿童的下颌骨发育。

第六节 颧骨、颧弓骨折

要点:

1. 颧骨骨折的临床特点包括颧面部塌陷畸形、开口受限、复视、出血和淤血、神经症状、咬合关系紊乱等。

2. 颧骨骨折复位的适应证包括面部塌陷畸形、开口受限和复视。

颧骨、颧弓是面中部两侧较为突出的骨性支架,易遭受直接暴力的打击而发生骨折。颧骨与上颌骨、额骨、蝶骨和颞骨相连接,颧骨骨折(zygomatic fractures)后常与上述结构脱离,常并发上颌骨骨折。颧弓结构细长而呈弓状,颧骨结实而宽大,两者相比,颧弓骨折(zygomatic arch fracture)较颧骨骨折更为多见,可单独发生,也可两者并发。

一、临床特点和诊断

1. **颧面部塌陷畸形** 颧弓骨折段一般沿着打击力的方向而向内移位,也可因咬肌的牵拉而向下移位,局部呈现塌陷畸形。但在受伤数小时后,由于局部反应性肿胀,塌陷畸形变得不明显,此时容易造成漏诊。颧骨的骨折移位可造成面侧方塌陷或增宽。

2. **开口受限** 明显内陷的颧弓骨折段可以压迫颞肌及咬肌并阻碍下颌支冠突的运动,造成开口受限。内陷不明显的骨折,则可出现轻微开口受限或无开口受限症状(图11-12)。

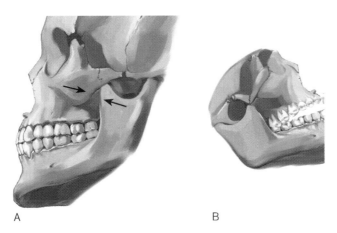

图 11-12 颧骨、颧弓骨折的移位
A. 颧骨下后方移位,压迫冠突;B. 颧弓内陷移位,阻挡冠突运动。

3. **复视** 颧骨构成眶外侧壁和眶下缘的大部分,颧骨骨折移位后,可因眼球移位、外展肌渗血和局部水肿及撕裂的眼下斜肌嵌入骨折线中,眼球运动受限而发生复视。

4. **出血和淤血** 颧骨和眶壁损伤后,局部的出血可浸润到眶周皮下、眼睑和结膜下,导致眶周围组织形成明显青紫色瘀斑。如骨折伴有上颌窦黏膜破裂出血,可出现患侧鼻腔的出血。

5. **神经症状** 如伤及眶下神经,可出现眶下区皮肤麻木。如面神经颞支受损,可出现患侧眼睑闭合不全。

6. **咬合关系紊乱** 颧骨、颧弓骨折段移位压迫冠突,致使下颌骨移位或干扰下颌骨运动轨迹,致咬合关系紊乱。

7. **影像学检查** 使用 CBCT 三维重建模型,可较清晰地显示颧骨骨折移位和颧弓的 M 形或 V 形骨折线。同时结合常用冠状位和矢状 CT 断层,可观察眼眶、上颌窦及眶下孔等结构有无异常。颧骨骨折多与邻骨骨折同时发生,包括上颌骨、颞骨颧突、额骨颧突和蝶骨,又常称为颧骨复合体骨折。

二、治疗原则

颧骨、颧弓骨折后,如仅有轻度移位,畸形不明显,无张口受限、复视及神经受压等功能障碍者,可做保守治疗。凡有面部塌陷畸形、开口受限、复视者均应进行复位;对塌陷畸形严重者,即便没有功能障碍时,也可考虑手术复位。

颧骨、颧弓骨折常用复位方法(图 11-13)如下。

1. 口内切开复位法　在上颌尖牙至第一磨牙前庭沟黏膜移行处作切口,切开黏骨膜,沿颧牙槽向后上方暴露颧骨体下份的骨折端,并可延伸到颧弓下方,然后用骨膜分离器向上外侧翘起移位的骨折段使之复位,另一只手手指放在颧面部感觉复位情况,再用接骨板在颧牙槽嵴处做坚固内固定。

2. 面部小切口复位法　在颧额缝和颧颞缝转折处作局部小切口,也可利用病人开放性创口或原有瘢痕处入路,术中注意避开面神经颞支。逐层切开皮肤、皮下组织,直达颧骨、颧弓后上缘,将骨折段拉回或撬回原位后,用接骨板做固定。

3. 颞部切开复位法　在患侧颞部发际内做长约 2cm 的切口,切开皮肤、皮下组织及颞筋膜,显露颞肌,再从颞肌与颞筋膜之间深入骨膜分离器,进至颧弓或颧骨的深面,将骨折片向前、外方复位,用接骨板做固定。

4. 巾钳牵拉法　多用于单纯颧弓骨折,此法不用做皮肤切口。消毒麻醉后,用巾钳刺入皮肤,钳住下陷的颧弓,由后向外上牵拉复位。复位后妥善保护,防止伤区再度受压和撞击。

5. 头皮冠状切口切开复位内固定　对复杂的颧骨复合体骨折,颧骨由于 4 个突起的断裂、移位,复位不容易稳定,需要足够的显露才能充分复位和固定。因此,可采用半侧冠状切口外科入路以及

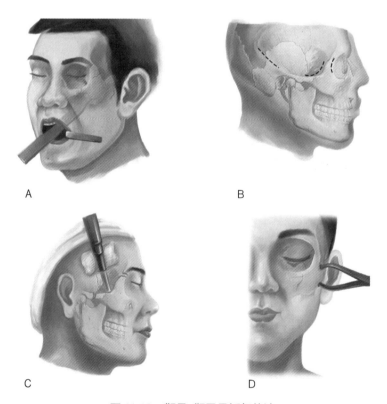

A　　　　　　　　　　　　　　　B

C　　　　　　　　　　　　　　　D

图 11-13　颧骨、颧弓骨折复位法
A. 口内切开复位法;B. 面部小切口切开复位法;C. 颞部切开复位法;
D. 巾钳牵拉法。

口内前庭沟入路,或者加用睑缘下入路,充分暴露颧额缝、颧上颌缝、颧弓和眶下缘区的骨折线,在直视下进行骨折复位和内固定;力争达到多点固定,最少应达到三点固定。该冠状切口尤其适用于眼眶、颧骨、颧弓多发性陈旧性骨折。此类切口隐蔽,面部不留瘢痕,是目前临床常用的颌面部手术入路之一。

第七节　鼻眶筛骨折

要点:

1. 鼻眶筛骨折的分类。
2. 鼻眶筛骨折手术的目的是恢复鼻、眶的骨连续性和外形。

鼻眶筛骨折(naso-orbital-ethmoid fracture,NOE)一般很少单独发生,常与上颌骨 Le Fort Ⅱ、Ⅲ型骨折同时发生。该区骨折因涉及鼻、眼眶和筛窦,结构复杂,因此是颌面部最难处理的骨折之一。应及早手术复位,一旦发生错位愈合,严重影响美观,晚期治疗难以获得满意效果。Hopkins 将鼻眶筛骨折分为三类。Ⅰ类:中央骨段完整或移位很小,内眦韧带未发生剥离;Ⅱ类:中央骨段断裂且有移位,内眦韧带随骨片发生移位,但未发生脱离;Ⅲ类:中央骨段粉碎骨折,内眦韧带附着剥离。

该区手术的主要目的是:恢复鼻、眶部位骨结构的连续性和正常外形;重新附丽内眦韧带使内眦距对称;重建筛区(眶内侧壁)骨缺损,恢复眶内容积。

手术进路可采用冠状切口、内眦旁和睑缘下联合切口,充分暴露额骨鼻突、鼻骨、上颌骨额突、眶下缘以及内眦韧带。注意尽量不使内眦韧带失去骨附着,沿眶内侧骨壁向后显露筛区骨折,分离时勿损伤泪囊。

术中先探察眶内侧壁塌陷缺损的范围,将嵌入缺损内的眶内容物还纳至眶腔,筛板骨质很薄,如塌陷缺损太大,需要以钛网或其他衬垫材料(如 Medpore)修补缺损,以减小眶腔容积,使眼球前移,防止眶内容物重新进入眶内壁缺损。然后根据 Hopkins 骨折类型和移位方向,将断裂的鼻骨、上颌骨额突等中央骨段复位,以金属丝或微型钛板作内固定。如上颌骨额突断裂成数段,接骨板应跨过所有骨折线,并将骨折片固定在接骨板上。骨折复位固定后,对于 Hopkins Ⅲ类骨折内眦韧带失去与骨的附着者,可将其断端寻找出来,用细金属丝作贯穿环绕缝扎,然后将金属丝穿过泪囊窝后上方经鼻悬吊固定于对侧额骨鼻突的螺钉上,将钢丝拉紧,使内眦韧带复位,有学者将其称为"栓马桩"式固定(图 11-14)。这种方法固定可靠,同时也防止上颌骨额突外旋转移位。如两侧眶内侧缘均有骨缺损,不能固定内眦韧带,可采用先植骨,然后将内眦韧带用金属丝拉至对侧,分别固定于对侧的植骨上。手术过程中,还应注意内眦韧带重附着应使两侧内眦距相对称,并保护泪囊和鼻泪管不受损伤。

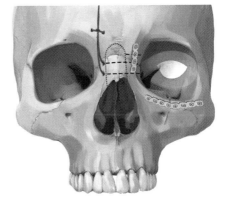

图 11-14　鼻眶筛骨折及内眦韧带复位固定

第八节　口腔颌面部战伤

要点:

口腔颌面部战伤包括火器伤、烧伤、化学毒剂伤及核武器伤等。

战伤是在战争条件下所致的损伤。在现代战争中,战伤种类较多,有火器伤、烧伤、化学毒剂伤及核武器伤等,其中以火器伤最常见。

一、口腔颌面部火器伤

火器伤是指由火药作动力发射或引爆的投射物(如弹丸、弹片等)所致的损伤,在战伤中最多见。由于现代高速武器的应用,火器伤的伤情日趋严重和复杂。

二、颌面部烧伤

颌面部虽然仅占全身体表皮肤面积的 3% 左右,但因暴露在外,不论在平时或战时,比全身其他部位更易受烧伤。伤因包括各种火焰烧伤、过热物体灼烧、过热液体烫伤或一些化学物质烧伤。

三、核武器伤

原子弹、氢弹等核武器爆炸造成的损伤称为核武器伤。核武器爆炸产生的 4 种杀伤因素对人体造成不同损伤:光辐射引起烧伤;冲击波引起冲击伤;早期核辐射及放射性沾染引起放射性损伤。

(一) 光辐射烧伤

颌面部是光辐射烧伤的好发部位,可同时伴有口、鼻、眼、耳等部位烧伤。光辐射的温度虽然很高,但作用时间很短,因此所发生烧伤的深度通常比火焰烧伤浅。光辐射烧伤的急救和治疗原则与一般烧伤相同。

(二) 冲击伤

核爆炸时,由冲击波直接作用或间接作用造成的损伤都叫冲击伤。冲击波不仅可使暴露的颌面部损伤,也造成内脏破裂、出血或骨折。

(三) 急性放射病

急性放射病是大剂量核辐射引起的一种全身性疾病,主要侵害造血系统。急性放射病的发病进展可分为 4 个阶段,有不同的治疗原则。①初期:镇静、止吐和其他对症处理;②假愈期:预防感染、出血和保护造血功能;③极期:抗感染、抗出血、减轻造血系统损伤和纠正水电解质紊乱;④恢复期:促进造血系统损伤的恢复和机体的恢复。

四、化学性复合伤

战争用化学武器可导致口腔颌面部损伤同时伴有毒剂中毒,产生化学性复合伤,包括毒剂直接染毒创伤和毒剂中毒合并创伤。

思考题

1. 简述口腔颌面部损伤的特点。
2. 简述颌面部损伤清创术的程序和要点。
3. 简述上颌骨骨折的分类及下颌骨骨折的好发部位。
4. 简述髁突骨折的临床分类。
5. 简述颧骨、颧弓骨折的治疗原则和方法。

(周　青)

第十二章

颞下颌关节常见病

颞下颌关节（temporomandibular joint）是颌面部具有转动和滑动运动的双侧联动关节，在结构和功能上都是人体最复杂的关节之一。颞下颌关节由颞骨与下颌骨构成的关节以及附着在下颌骨上的咀嚼肌所组成。

颞下颌关节的主要功能是参与咀嚼、言语、吞咽和表情等。

颞下颌关节的常见病包括颞下颌关节紊乱病、关节脱位、关节强直、关节感染、损伤、发育性畸形与肿瘤等。

第一节　颞下颌关节功能解剖

要点：

1. 颞下颌关节的硬组织包括关节窝、关节结节和髁突，软组织由关节盘、关节囊和韧带等构成。
2. 下颌运动的主要肌群包括升颌肌群和降颌肌群。
3. 颞下颌关节的基本运动方式包括开闭口运动、前后运动和侧向运动。

颞下颌关节位于颅骨与下颌骨之间，分左、右两侧，为双侧联动的铰链关节，由颞骨的关节窝和关节结节，下颌骨的髁突，以及关节盘、关节囊、关节韧带等组织构成。附着在下颌骨上的咀嚼肌与颞下颌关节结构紧密相连并行使功能。颞下颌关节在张闭口、语言、咀嚼、吞咽以及感情的表达中起着重要作用。

一、颞下颌关节的硬组织

（一）关节窝

关节窝（articular fossa）呈横的卵圆形，从鳞鼓裂延伸到关节结节，骨质较薄，窝中央与颅中窝仅隔薄层骨板（图 12-1）。关节窝表面衬以薄层纤维组织，内侧有蝶嵴，后方与外耳道和中耳紧密相邻，两者之间仅隔颞骨鼓板。

（二）关节结节

关节结节（articular tubercle）位于颧弓根部，侧面观为一斜向前下的突起，分为前斜面和后斜面（图 12-2）。后斜面较前斜面大，为关节的功能面，是关节的负重区，表面覆盖较厚的纤维组织和纤维软骨。

（三）髁突

髁突（condyle）位于下颌骨升支末端，呈椭圆形突起，前后径比内外径小。从侧面观，在髁突顶上有一骨性隆起称为横嵴，将髁突分为较小的前斜面和较大的后斜面（图 12-3）。前斜面是关节的功能面，前斜面下方的髁突颈部为翼外肌

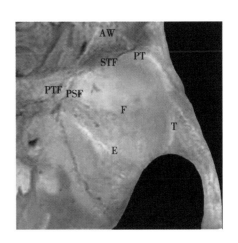

图 12-1　关节窝

F：关节窝；E：关节结节；T：关节粗隆；PT：关节后结节；AW：外耳道前壁；STF：鼓鳞裂；PSF：岩鳞裂；PTF：岩鼓裂关节窝内侧有蝶嵴。

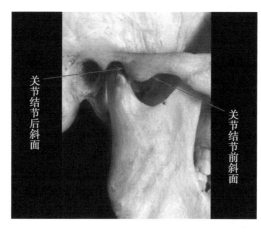

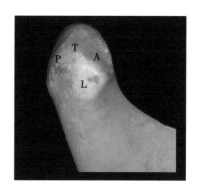

图 12-2　关节结节

图 12-3　髁突

L:外极;T:横嵴;A:前斜面;P:后斜面

的附着处。髁突的内外极为关节盘的附着处,两侧髁突横嵴的延长线相交于枕骨大孔前缘,角度为 145°~160°。

二、颞下颌关节的软组织

(一)关节盘

关节盘(articular disc)位于关节窝、关节结节和髁突之间,呈双凹卵圆形,内外径大于前后径。关节盘由前向后分成 3 个带:前带较厚约 2mm,前方有颞前附着和下颌前附着;中间带最薄约 1mm,位于关节结节后斜面和髁突前斜面之间;后带最厚约 3mm(图 12-4)。正常情况下,关节盘中间带与髁突前斜面、关节结节后斜面相对,为关节盘主要的功能负荷区。后带后方的盘后组织称为双板区,双板区分上板和下板。上板由胶原纤维和粗大的弹力纤维组成,止于颞后附着;下板由粗大的胶原纤维和细小的弹力纤维组成,止于下颌后附着。上、下板之间的疏松结缔组织内有丰富的血管和神经。

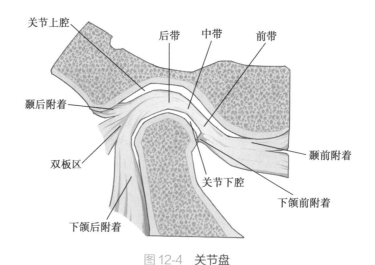

图 12-4　关节盘

(二)关节囊

关节囊(articular capsule)由纤维结缔组织组成,外层为松而薄的结缔组织纤维层,内层为含丰富血管的滑膜层。关节囊上起关节结节和关节窝周缘,向下附着于髁突的颈部,由上至下形成封套包绕整个颞下颌关节。关节盘在关节囊内将关节窝、关节结节与关节盘之间以及关节盘与髁突之间分为

NOTES

互不相通的上、下两个关节腔。滑膜位于关节囊内表面,在关节腔内分泌滑液。滑液的主要作用是增加关节的润滑,减少摩擦和关节面的侵蚀,营养关节腔内的关节软骨。

（三）韧带

颞下颌关节周围有许多韧带(ligament),包括颞下颌韧带、蝶下颌韧带、翼下颌韧带、茎突下颌韧带以及盘锤韧带,其主要作用是悬吊下颌骨和维持下颌在正常范围内的运动。

（四）颞下颌关节的血管和神经分布

颞下颌关节的血供除主要来自颞浅动脉及上颌动脉的关节支外,凡邻近关节约2mm范围的知名动脉,均有分支分布于颞下颌关节,它们是颞浅动脉的分支颞中动脉和面横动脉以及上颌动脉的分支等,在关节内外互相吻合成血管网。颞下颌关节的神经支配主要是三叉神经下颌支的分支,包括耳颞神经、咬肌神经、颞深神经和翼外肌神经的关节分支(图12-5)。关节囊及关节韧带存在着许多感受器,对关节的位置、运动进行反馈调节。

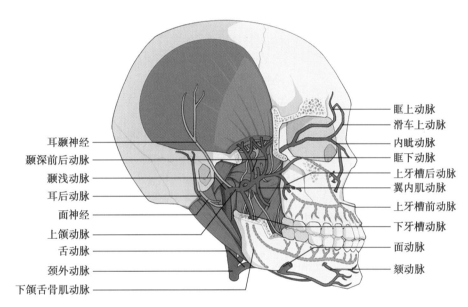

图12-5　颞下颌关节的神经血管

三、咀嚼肌

咀嚼肌(masticatory muscle)与下颌骨相连,是下颌运动的主要肌群,包括咬肌、颞肌、翼内肌、翼外肌以及舌骨上肌群(图12-6)。咬肌、颞肌、翼内肌收缩时,作用力方向朝上,可上提下颌骨,故称为升颌肌群。翼外肌的作用为下颌前伸及侧方运动。舌骨上肌群中的二腹肌前腹、下颌舌骨肌与颏舌骨肌,附着于下颌骨,当舌骨固定时可下降下颌骨,故称为降颌肌群。升颌肌群与降颌肌群之间保持着一种生理平衡,产生自然的咀嚼运动,并参与吸吮、吞咽、言语、摄取食物等下颌运动。

四、颞下颌关节的运动

下颌运动包括转动和滑动运动,基本方式有开闭口、前伸、后退及侧向运动。

（一）开闭口运动

开闭口运动是转动和滑动相结合的运动。开口初,舌骨上肌群中的二腹肌前腹、下颌舌骨肌与颏舌骨肌收缩,髁突和关节盘在关节窝内做转动运动。当开口达2cm左右时,升颌肌群与翼外肌下头收缩,髁突和关节盘沿关节结节后斜面滑动,在滑动的同时,两侧髁突沿横轴转动达关节结节下方。最大开口时,髁突在关节结节前斜面下方做转动运动,如在此阶段双侧翼外肌下头过度收缩,使髁突超过关节结节,则造成颞下颌关节脱位。闭口时,咬肌、颞肌、翼内肌收缩,髁突和关节盘沿关节结节

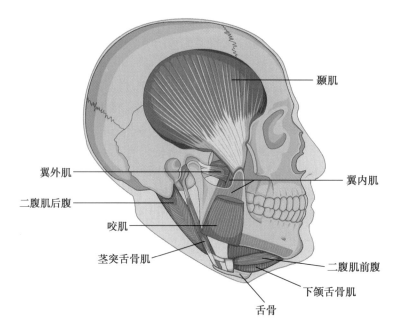

图 12-6　咀嚼肌

后斜面向后滑动,然后转动和滑动运动相结合,闭口时髁突返回关节窝。

（二）前后运动

下颌的前伸和后退运动主要是滑动运动。下颌前伸运动主要在关节上腔,由双侧翼外肌下头同时收缩,髁突和关节盘沿关节结节后斜面向前下滑动。与前伸运动相反的是后退运动,也是以滑动运动为主。主要由双侧颞肌后束和二腹肌前腹同时收缩,髁突和关节盘沿关节结节后斜面向后上滑动,最后髁突返回关节窝。

（三）侧向运动

是一种不对称的下颌运动,由翼外肌和颞肌交替收缩完成。一侧的髁突和关节盘沿关节结节向对侧前下内方向做转动运动,对侧髁突则以其纵轴做转动运动,两侧髁突有轻微的滑动运动。复位时两侧髁突按原轨迹做相反运动。

第二节　颞下颌关节紊乱病

要点:

1. 颞下颌关节紊乱病以咀嚼肌紊乱疾病、结构紊乱疾病、炎性疾病和退行性关节病为常见。
2. 咀嚼肌紊乱疾病主要表现为肌痛和下颌运动受限,以保守治疗为主要原则。
3. 结构紊乱疾病以关节盘前移位多见,有关节弹响病史,治疗为对症治疗和关节盘复位。
4. 退行性关节病包括骨关节病和骨关节炎,多见于成年人,可伴面部畸形。

颞下颌关节紊乱病（temporomandibular joint disorders）在颞下颌关节疾病中最为常见,是由精神因素、社会心理因素、外伤、殆因素、免疫等多因素导致的颞下颌关节及咀嚼肌群出现功能、结构与器质性改变的一组疾病总称。由于病因未完全阐明,颞下颌关节紊乱病至今尚无统一的国际分类标准。随着我国颞下颌关节病学科的发展,马绪臣、张震康结合国内外研究成果以及中国颞下颌关节紊乱病临床工作的实际情况,在我国启动并推广双轴诊断方法,即从躯体疾病和疼痛、精神心理状况两方面对颞下颌关节紊乱病病人进行全面评估。这一举措推动了我国颞下颌关节紊乱病的临床工作从生物医学模式向生物-心理-社会医学模式的转变,进一步提高了我国颞下颌关节紊乱病的诊治水平。颞下颌关节紊乱病躯体轴包括咀嚼肌紊乱疾病、结构紊乱疾病、炎性疾病和退行性关节病,心理轴则主要对病人的疼痛及精神心理状况进行评估。本节主要介绍颞下颌关节紊乱病躯体轴的疾病。

一、咀嚼肌紊乱疾病

咀嚼肌紊乱疾病(masticatory muscle disorders)包括局部肌痛、肌炎、肌痉挛以及肌纤维挛缩等,以肌痛为多见。肌痛分为局限性肌痛、肌筋膜痛、肌筋膜痛扩散。

【病因】　外伤、精神紧张、寒冷刺激、不良咬合习惯等可导致咀嚼肌的直接受损。开口过大或因口腔科治疗等需长时间大张口,可导致咀嚼肌过度活动。不良修复体或咬合过高使殆间距离增大,可导致咀嚼肌过度拉长。无牙病人牙槽骨明显吸收或双侧后牙缺失则可使咀嚼肌过度收缩,出现肌疲劳。

【临床表现】　肌痛和下颌运动受限是咀嚼肌紊乱的两大临床表现。局限性肌痛仅扪诊部位肌痛,如颞肌、咬肌痛等。肌筋膜痛除扪诊部位肌痛外还伴有放射痛,但局限在受累肌肉的范围内。肌筋膜痛扩散除扪诊部位肌痛外,以面部肌筋膜为扳机点,放射到颞部、前额、眼部、下颌角、颈外侧或枕部,沿受累肌肉长轴可扪及肌肉发硬的条索。肌痛晨起时轻微,在一天中逐渐加重,咀嚼和大张口时疼痛加剧。下颌运动受限表现为单侧肌痛,开口型偏向患侧,关节区无压痛或弹响。如为双侧肌痛,开口型不发生偏斜,开口度明显减小,被动开口时疼痛明显,但开口度可增大。可伴有耳鸣眩晕、牙痛、头痛等症状。

【诊断】　病人有面部外伤、精神紧张、咬硬物、紧咬牙、夜磨牙、突发性咬合关系紊乱等病史。

临床检查主要是肌肉扪诊。受累肌肉出现压痛、扳机点及放射性疼痛,可扪及发硬的肌肉条索。开口受限,被动开口出现病变肌疼痛,但开口度可增大。诊断性地封闭咀嚼肌神经和肌肉,可使疼痛消失。临床、关节 X 线片或 CT 检查无颞下颌关节的结构和病理改变。

【治疗】

1. 保守治疗　以保守治疗为主,遵循循序渐进的原则。肌痛早期或急性阶段,嘱病人进软食,下颌休息或减少活动。中药局部热敷,理疗,服用抗炎药与镇静药。后期或慢性期要进行开口训练,并辅以封闭治疗、针灸、服用镇静药物等。

2. 对因治疗　发现病因,制订消除病因与对症治疗相结合的整体方案,包括应用殆垫以及心理治疗、健康教育等。

3. 其他治疗　纠正不良习惯,如偏侧咀嚼,并防止张口过大等。

二、结构紊乱疾病

结构紊乱疾病又称关节内紊乱(internal derangement),是指关节盘、髁突和关节窝之间的正常结构关系紊乱,尤其是关节盘-髁突复合体出现结构关系的异常改变,主要包括各种关节盘移位和颞下颌关节半脱位等。关节盘移位包括前移位、前内移位、前外移位、外侧移位、内侧移位以及后移位。颞下颌关节盘移位主要指关节盘前移位。

【病因】　颞下颌关节盘前移位的病因不明,任何导致关节盘韧带伸长和关节盘变形的因素都会引起关节盘前移位,目前认为最主要的原因是创伤,包括大创伤和微创伤。大创伤常见于车祸、下颌受到外力打击等,使髁突移位,关节盘附着及韧带被拉长或撕裂,导致关节盘移位。口腔治疗或全麻插管令病人长时间大张口,髁突过度前移也可使关节盘附着及韧带拉长。微创伤是指长期反复作用于关节结构的较小力量,如磨牙症、紧咬牙等,造成关节负荷过重,关节盘被挤压变形,从而产生关节盘移位。此外,关节结构表面不平使关节盘的运动受阻或产生摩擦,当开口运动时,关节盘不能自如地向后旋转,而始终位于髁突的前上方,使关节盘后韧带拉长,出现关节盘前移位以及关节弹响。精神紧张可导致翼外肌痉挛,开口运动时关节盘被拉向前方,出现关节盘前移位。咬合关系紊乱、后牙缺失、髁突发育异常以及骨关节病等也与关节盘前移位有关。

关节半脱位的病因包括打呵欠、大笑、大张口进食等使髁突过度前移。当大张口时,下颌受外伤也可引起关节半脱位。殆因素如咬合干扰、深覆殆以及殆间垂直距离变短,张口时可使关节韧带拉长、关节囊松弛导致半脱位。关节结节平坦或关节窝浅,可出现习惯性大张口或复发性关节半脱位。家族遗传性关节囊松弛、心理因素以及服用某些药物等也可导致关节半脱位。

【临床表现】

1. 可复性盘前移位(disc displacement with reduction)　以关节弹响为主要症状。病变早期弹响发生在开口初、闭口末。随着关节盘前移程度的加重,弹响次数增多,并发展为开口中期,直至开口末期的弹响。开口型可发生异常,表现为开口初期下颌偏向患侧,当髁突越过前移位的关节盘后带时,关节盘回到髁突后方出现关节弹响,下颌回到中线甚至超越中线偏向对侧,此时开口度可略大于正常。部分病例可出现暂时性的关节绞锁,又称可复性盘移位伴绞锁。这是由于关节盘移位时间过长,关节盘本体由双凹形变成双凸形,髁突在开口运动时更难越过变形的关节盘,病人必须做一个特殊的动作,即将下颌偏向健侧使双板区弹力纤维活动,才能使关节盘回位。除弹响和开口型异常外,本病常伴关节区压痛,主要是由关节软组织的炎症和水肿所致,发生关节绞锁时疼痛加剧。

2. 不可复性盘前移位(anterior disc displacement without reduction)　开口运动时,受髁突挤压变形的关节盘不能复位,无法恢复正常的关节盘-髁突位置关系。临床有典型的关节弹响病史,继之有间断性关节绞锁史;进而弹响消失,开口受限,开口时下颌偏向患侧,关节区疼痛,部分病人伴有头痛。被动开口时,开口度不能增大。不可复性盘前移位根据病程,3个月以内为急性,3个月以上为慢性。急性期的特征是开口受限,开口度为20~25mm,开口偏向患侧,无关节弹响,关节疼痛明显,也称为不可复性盘移位伴张口受限。当急性期转为慢性期时,双板区以及关节韧带被拉长,撕裂更为明显,关节盘变形,开口度可逐渐增大,又称为不可复性盘移位不伴张口受限。关节表面发生退行性改变,伴骨质破坏和关节盘穿孔,在临床上可闻及摩擦音,关节区有压痛。

3. 颞下颌关节半脱位(subluxation of the TMJ)　主要表现为开口度过大,超过45mm。在大张口过程中有一个越过关节结节的跳跃同时产生重击声的弹响或称为钝响,并出现短暂的下颌运动停顿。这种弹响是关节盘-髁突复合体越过关节结节,髁突横嵴越过关节盘前带所产生的。快速运动下颌时弹响明显,弹响多发生在开口末、闭口初。侧向与前伸运动时一般无弹响,当向上推下颌,令病人大张口时弹响可减弱,不做大张口运动时可不出现弹响。开口型可出现偏斜。病人一般无关节疼痛,但有不适感。如伴关节盘附着、关节囊及韧带撕脱、双板区受损时可出现关节区疼痛以及压痛,如为关节炎症或关节积液所致的关节半脱位,可有相应的关节疼痛、胀痛以及咀嚼肌区疼痛。当髁突越过关节结节后,可在髁突后方扪及明显凹陷。

【诊断】　大多数病人无明显诱因,部分与创伤、进食硬物、长时间大张口、咬合紊乱以及精神紧张等因素有关。可复性盘前移位临床检查以关节弹响为主,下颌运动加剧时伴有关节疼痛,开口度正常。关节X线片或CT检查可见关节后间隙变窄,前间隙变宽,但无骨质破坏。MRI检查以及关节造影可见闭口位关节盘后带位于髁突横嵴的前方,开口位时关节盘与髁突关系恢复正常。

不可复性盘前移位大多有关节弹响病史,关节疼痛,下颌行使功能时疼痛明显,开口受限,被动开口时,开口度不能增大,开口型偏向患侧,慢性期时开口度可增大。临床检查无关节弹响或仅有摩擦音,伴有骨关节病或关节盘穿孔时有摩擦音和破碎音。关节X线片或CT检查常见关节前间隙增宽。MRI检查以及关节造影可见关节盘在开口位和闭口位始终位于髁突前方,甚至出现关节盘变形,部分病例可见关节骨质破坏。关节内镜检查在关节后上间隙可见明显的滑膜炎、纤维粘连、假性关节盘,而无正常的关节盘。

关节半脱位病人有习惯性大张口病史,或有打呵欠、大笑以及大张口时出现关节弹响的病史。另外,可有咬合关系紊乱,家族遗传史,服用某些药物导致关节囊松弛的病史。临床检查开口度过大,关节弹响为钝响,只发生在开口末、闭口初。闭口时髁突可自动回复或病人自己用手回复到关节窝内。关节区可出现不适感。CT检查可见开口位时,髁突位于关节结节的前下方,关节造影证实为关节囊扩张、撕脱以及关节盘附着松弛等,但无明显的关节盘移位。

【治疗原则】　可复性盘前移位以保守治疗为主。𬌗垫治疗是减轻或消除弹响的一种较好方法,但在临床症状好转的许多病人中,关节盘并未恢复正常位置。不可复性盘前移位早期可通过下颌运动使关节盘复位,如不成功可用手法复位,复位后再行𬌗垫治疗。关节盘前移位伴关节疼痛者应给予抗生素、止痛药以及关节腔内冲洗、关节透明质酸钠注射治疗。出现关节内粘连可行关节腔冲洗、关节镜剥离与关节盘复位术。保守治疗无效者可行外科手术治疗,如关节切开术、关节盘复位术等。

关节半脱位以保守治疗为主,限制大张口,也可加强升颌肌群的训练。如限制张口失败,可进行关节腔硬化剂治疗。保守治疗无效,可进行关节镜直视下注射硬化剂、关节结节切除术、关节结节增高术以及关节囊及韧带加固术等。

三、炎性疾病

炎性疾病(inflammatory disorders)是指滑膜以及关节囊出现炎症反应,主要包括急、慢性滑膜炎(synovitis),关节囊炎,通常伴有关节盘移位、骨关节病以及关节炎等。也可单独出现滑膜炎。

【病因】　这类疾病并非由细菌引起的感染性疾病,而是指由各种原因造成的开口过大或外伤,引起滑膜或关节囊的急性炎症;也可由𬌗创伤引起滑膜或关节囊的慢性炎症。颞下颌关节滑膜炎可分为原发性与继发性两种。原发性滑膜炎病因不明,多出现在类风湿关节炎等疾病中。继发性滑膜炎多由外伤、微小损伤、关节邻近组织的炎症、感染、关节盘移位、骨关节病以及自身免疫反应等因素所致。

【临床表现】　急性期关节区疼痛明显,下颌运动时疼痛加剧。关节腔内因有渗出物可出现波动性肿胀,患侧后牙不能咬合,开口受限,开口型偏斜。慢性期疼痛没有急性期剧烈,开口受限明显,下颌运动时可出现关节摩擦音。如伴有关节盘移位或骨关节病等疾病,可出现相应症状。

【诊断】　有外伤、微小损伤、关节邻近组织的炎症、感染、关节盘移位、骨关节病等病史。急性期病程短,关节区肿胀,疼痛明显,开口受限,下颌运动功能障碍,咬合关系紊乱。慢性期开口受限明显,关节后区疼痛,下颌运动时可闻及关节杂音。关节后上方扪诊以及将下颌向后上推挤时,关节区疼痛明显。除伴有骨折或骨质破坏病例外,CT检查无骨质破坏,可见关节间隙增宽或狭窄。关节造影可见关节后沟表面不光滑。关节镜可见急性期滑膜发红,存在大量排列紊乱的血管。慢性期滑膜血管明显减少,无血管区明显,血管排列无方向性,滑膜组织呈黄白色以及纤维化,关节腔内出现粘连。

【治疗原则】　以保守治疗为主。通过服药、休息、封闭以及关节腔冲洗,症状可得到缓解。对伴有关节盘移位或骨关节病等疾病可行𬌗垫等相应治疗,症状严重者可手术治疗。

四、退行性关节病

退行性关节病(degenerative joint disease)包括骨关节病和骨关节炎。骨关节病(osteoarthrosis)是指颞下颌关节组织发生磨损与变质,并在关节表面形成新骨的非炎症性病变。其包括原发性和继发性两种类型。骨关节炎(osteoarthritis)是在颞下颌关节组织发生磨损与变质,并在关节表面形成新骨的同时出现关节疼痛并伴有咀嚼肌疼痛。

【病因】　主要病因如关节持续承受异常压力、咬硬物、偏侧咀嚼、磨牙症、紧咬牙、外伤、车祸等使关节表面软骨受到破坏,从而导致关节退行性变发生。咬合关系紊乱也可导致关节退行性变。颞下颌关节盘移位、关节盘穿孔与退行性关节病有关,但退行性关节病也可引起关节盘移位以及关节盘穿孔。

【临床表现】　多见于成年人,病程迁延,反复发作。骨关节病无明显关节疼痛,由于关节骨质破坏明显,可出现下颌运动受限。晨起时开口受限明显,下颌运动后开口度可增大,开闭口、前伸及侧向运动均可闻及关节杂音,开口型偏向患侧。存在骨质增生、骨赘以及伴有关节盘穿孔或破裂者可闻及关节多声弹响、摩擦音和破碎音。少数病人由于关节骨质破坏明显,可出现面部畸形和下颌中线偏斜。骨关节炎可出现关节疼痛,这种疼痛与退行性改变和滑膜炎症有关。关节疼痛在开、闭口及咀嚼时加重,部分病人下颌运动停止时也出现关节疼痛。咀嚼肌群出现疼痛,开口受限,开口型偏向患侧,伴有关节杂音。

【诊断】　关节区疼痛反复发作,病史有 30 天以上,开口受限,开口型偏斜。关节外侧及后区压痛,咀嚼肌区压痛,有自发性疼痛。大张口或被动张口,下颌侧方或前伸时关节可触及弹响或杂音,可出现面部畸形。退行性关节病 CT 可见关节间隙狭窄,髁突、关节窝以及关节结节出现退行性改变,如骨赘形成。髁突前斜面唇状增生、骨质硬化、囊性变以及髁突与关节窝磨平等。关节造影或 MRI 可见关节盘前移位、关节盘穿孔、破裂等改变。

【治疗原则】　以保守治疗为主。药物治疗包括服用解热、镇痛抗炎药以及抗焦虑药等,骨关节炎伴有咀嚼肌痉挛者可服用肌松药。理疗如热敷、按摩以及开口训练可减轻肌肉与关节疼痛。关节内透明质酸钠注射治疗以及𬌗垫治疗,𬌗垫一般戴 2 周后可改用夜间戴,最多不超过半年。保守治疗无效时可行手术治疗,包括髁突高位切除术、关节盘修补术、关节成形术等。

第三节　颞下颌关节脱位

要点:

1. 颞下颌关节脱位分为急性前脱位、复发性脱位和陈旧性脱位,临床上前两种较常见。
2. 颞下颌关节脱位的治疗以手法复位为主,复位后应限制下颌运动。

颞下颌关节脱位(dislocation of temporomandibular joint)是指髁突脱出关节窝以外,超越了关节运动的正常限度,以致不能自行复回原位。按部位可分为单侧和双侧脱位;按性质可分为急性、复发性和陈旧性脱位;按髁突脱出的方向、位置可分为前方、后方、上方和侧方脱位,后三者主要见于外力损伤,其脱位的方向、位置由打击的力量和方向决定,常伴有下颌骨骨折以及颅脑损伤症状。临床上较常见急性和复发性前脱位。

一、急性前脱位

急性前脱位(acute anterior dislocation)是临床最常见的颞下颌关节脱位,分为单侧和双侧脱位。

【病因】　主要有内源性与外源性因素。内源性因素指咀嚼肌或关节结构紊乱的病人,当大开口末,如打哈欠、大笑、长时间大张口进行口腔治疗时,翼外肌继续收缩将髁突过度向前拉过关节结节,同时闭口肌群发生反射性痉挛,使髁突位于关节结节前上方而不能自行复位。外源性因素指开口状态下,下颌受到外力打击,或在使用开口器、全麻经口腔气管插管、进行喉镜和食管镜检查、新生儿使用产钳等时用力不当使关节脱位。关节囊或关节韧带松弛、习惯性下颌运动过度以及下颌快速运动也易发生前脱位。

【临床表现】　双侧急性前脱位时,下颌运动异常,不能闭口,检查时可见前牙呈开𬌗、反𬌗。两颊变平,脸型变长,言语不清,唾液外流。耳屏前方触诊有凹陷,关节区与咀嚼肌伴疼痛,在进行复位时疼痛明显。

单侧急性前脱位的症状类同,只是以上症状显示在患侧,病人开闭口困难,颏部中线偏向健侧,健侧后牙反𬌗。

【诊断】　急性前脱位多出现在大张口运动或下颌在张口时受外伤,关节囊和关节韧带松弛以及肌肉运动不协调时也可出现。病人下颌不能自行闭合,试图闭口或经手法复位时疼痛明显,疼痛多位于颞部。咬合关系紊乱,开闭口时在关节窝内不能扪及髁突。X 线片或 CT 显示髁突位于关节结节前上方(图 12-7)。

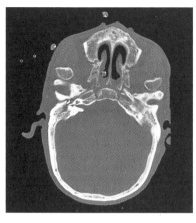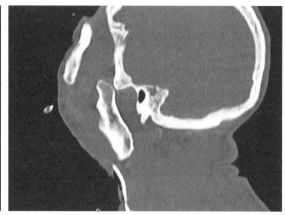

图 12-7　关节前脱位 CT 片

【治疗】

1. 复位　复位前,应让病人做好思想准备,嘱病人精神放松,配合治疗。手法复位常用口内法,病人体位为端坐位,头紧靠在椅背上,下颌殆平面应低于术者两臂下垂时的肘关节水平。脱位时间较长、手法复位困难或需手术复位者,需行局部浸润麻醉或经鼻腔插管全身麻醉,麻醉时应配合肌松药。复位时,手术者双手拇指缠以纱布,放置在病人两侧的下颌第二磨牙殆面上,其余手指固定在下颌骨下缘,下颌角切迹之前。嘱病人放松,手术者将病人下颌后部下压并抬高颏部,使髁突向下达关节结节下方,再向后推使髁突滑入关节窝内。在复位瞬间,有时可听到清脆的弹响声,病人升颌肌群自动收缩,上、下牙闭合,易咬伤术者的手指,故即将复位闭合时,术者拇指应迅速滑向口腔前庭,避免被咬伤。

2. 限制下颌运动　复位后,为使被牵拉过度受损的韧带、关节盘诸附着和关节囊得到修复,必须用颅颌弹性绷带固定下颌 2~3 周,限制开颌运动,开口度不宜超过 1cm。

二、复发性脱位

复发性脱位(recurrent dislocation)是指颞下颌关节前脱位反复发作,又称习惯性脱位,由于反复发作造成言语、进食困难。

【病因】　急性前脱位后未予适当治疗,如复位后未制动或制动时间不够,被撕裂的韧带、关节囊未得到修复而松弛;长期翼外肌功能亢进,髁突运动过度,使关节诸韧带、附着及关节囊松脱;老年人、慢性长期消耗性疾病、肌张力失常、韧带松弛也常发生顽固性、复发性脱位。

【临床表现】　反复出现颞下颌关节脱位,症状与急性前脱位相同,病人由于担心关节脱位而不敢说话,经常用手托住颏部。

【诊断】　有颞下颌关节前脱位反复发作病史,老年人、重症病人好发。关节造影可见关节囊松弛,关节盘各附着撕脱。关节 X 线片和 CT 检查除表现为关节前脱位外,可见髁突、关节结节变平。

【治疗】　手法复位颅颌绷带固定后效果不佳者,可行关节囊内硬化剂治疗,如注射 50% 葡萄糖 1~1.5mL,或在关节镜下行关节囊壁及关节盘后组织的硬化剂注射治疗,必要时可作重复性注射。注射后限制下颌运动 1~2 个月。以上治疗效果不佳可采用手术治疗,如关节镜外科手术、关节结节增高术、关节囊紧缩术及关节结节凿平术等。

三、陈旧性脱位

陈旧性脱位是指急性关节前脱位或复发性脱位数周后仍未进行复位者,临床较少见。

【病因】　急性前脱位未得到及时治疗,长时间处于颞下颌关节脱位状态是其主要病因。由于脱位的髁突及关节盘周围纤维结缔组织增生,关节窝内也可出现纤维结缔组织增生,使关节复位更加困难。

【临床表现】 与急性前脱位相同,但颞下颌关节和咀嚼肌无明显疼痛,下颌有一定的活动度,可进行开闭口运动。

【诊断】 陈旧性脱位病程长,无牙病人、婴幼儿、重症病人多见。关节 X 线片和 CT 检查可见髁突位于关节结节前上方。

【治疗】 陈旧性脱位手法复位效果不佳时,可在关节镜下行关节复位术,或手术将髁突、关节结节之间的纤维结缔组织剥离,关节窝修整后撬动关节复位,同时可行髁突高位切除术、关节结节切除术以及关节结节增高术等。复位后应限制下颌运动。

第四节 颞下颌关节强直

要点:

1. 颞下颌关节强直分为关节内强直、关节外强直和混合性强直。

2. 颞下颌关节强直常见病因为外伤,其次是炎症,先天性病例极少见。

3. 颞下颌关节强直的临床表现为张口困难、髁突活动度减小或消失、颌面部发育畸形或瘢痕挛缩。

颞下颌关节强直(ankylosis of temporomandibular joint)是指由于损伤、炎症或手术等引起关节及关节周围组织器质性病变导致关节运动丧失,常表现为张口困难或完全不能张口。根据病变的部位分为:关节内强直、关节外强直和混合性关节强直。关节内强直是指病变造成关节内纤维性或骨性粘连,又称真性关节强直。关节外强直的纤维或骨性粘连位于上下颌骨间的皮肤、黏膜或深层组织,又称假性关节强直或颌间挛缩(intermaxillary contracture)。混合性关节强直是指关节内强直和关节外强直同时发生。

一、关节内强直

【病因】 颞下颌关节内强直好发于儿童和青少年,分为先天性和后天性。先天性极少见,且多为出生时产钳或经产道损伤所致。后天性多见,最常见的病因是外伤,继发于髁突矢状向骨折最为常见,关节内出血等亦可导致。

另一个原因是炎症,以化脓性中耳炎经岩鼓裂向关节内扩散最为常见。其他邻近组织来源的继发性感染,如乳头炎、颌骨骨髓炎、腮腺感染等,脓液可直接扩散到关节引发关节内强直。关节原发性感染如结核、淋病、梅毒、猩红热、伤寒热、放线菌及血源性感染如败血症、脓毒血症等引发的关节内强直较少见。关节区放射治疗及非感染性炎症如类风湿关节炎也可引发,且后者多为双侧纤维性强直。

【临床表现】

1. 进行性张口受限 早期为纤维性强直,关节区无疼痛,侧向运动明显受限,开口型偏向患侧,患侧髁突活动度明显减弱,开口度为 1.0~2.5cm,进一步可发展为骨性强直,由于骨弓骨缝的弹性,开口度<1.5cm,进食及语言困难,患侧髁突活动度消失。

2. 面下部发育畸形 儿童期发病者,由于髁突是下颌骨生长发育中心,其病变影响下颌骨发育,表现为面部不对称,患侧丰满,健侧平坦,颏部偏向患侧,下颌角前切迹明显凹陷。双侧关节强直,特别是骨性强直的病人,由于整个下颌发育障碍,造成下颌后缩,形成小颌畸形,严重者呈鸟嘴畸形,多伴发睡眠呼吸暂停综合征。

3. 咬合关系紊乱 由于下颌骨发育障碍,上、下颌间垂直距离变短,牙弓变窄,下颌磨牙向舌侧倾斜,下颌切牙向唇侧倾斜呈扇形分开。发生于成人的关节强直,由于牙颌系统已基本发育成熟,故无明显的面部畸形与咬合关系紊乱。

4. **髁突活动度减小或消失**　两手小指末端放在两侧外耳道内,拇指放在颧骨部作固定,让病人作开闭口运动和侧方运动,通过外耳道前壁感知髁突动度并两侧对比。强直侧没有动度(骨性强直)或者动度极小(纤维性强直),健侧活动明显。

5. **阻塞性睡眠呼吸暂停综合征**　颞下颌关节骨性强直造成下颌发育障碍所致,表现为病人入睡后打鼾,有入睡前幻觉,入睡后肢体痉挛和窒息后憋醒,白天疲乏嗜睡,晨起头痛恶心,智力下降,记忆力减退和性格改变等。部分病人合并肥胖、高血压,严重者可发展为肺源性心脏病,心律失常甚至夜间猝死。

【诊断】　病程长,有外伤、感染或手术史。张口受限逐渐加重,髁突活动度减弱或消失。纤维性强直开口度约为 1.5cm,前伸与侧向运动受限。大多数病人无疼痛,但由于病人试图大张口,纤维粘连撕裂,升颌肌群反应性的挛缩可出现疼痛。部分病人有面部畸形和咬合关系紊乱。骨性强直开口度几乎为零,面部畸形和咬合关系紊乱明显。

关节 X 线片或 CT 检查,纤维性强直的关节间隙模糊且密度增高,髁突、关节结节及关节窝骨密质不规则破坏。骨性关节强直的关节间隙消失,髁突与关节窝、关节结节融合成骨球状致密团块(图 12-8)。严重者髁突与关节窝、关节结节、乙状切迹、喙突、颧弓融合成骨球,下颌升支与颧弓完全融合呈 T 形。

【治疗】　早期轻微的纤维性强直,经关节 X 线片、CT 和关节造影显示有足够的关节间隙,可采用关节松解术,即用颞下颌关节镜剥离纤维粘连及刨削关节表面。如关节间隙不足而关节盘完整的纤维强直,可行髁突高位切除术及关节上、下腔纤维粘连剥离;如关节盘破坏,需做髁突切除并在关节间隙中放置插补物。

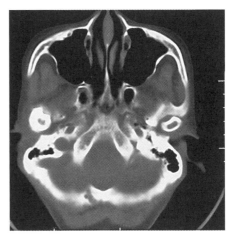

图 12-8　骨性关节强直 CT 片

骨性关节强直需行关节成形术,保持截骨间隙或放置插补物。外伤性骨性关节强直手术中可找到残余的关节盘,行关节盘复位及关节窝和髁突的修整,还可行骨移植及人工关节置换术。关节强直伴颌骨畸形应行正颌手术、牵张成骨术、颏前徙术等,以矫正面型和改善阻塞性睡眠呼吸暂停综合征。术后加强开口训练,防止复发。

二、关节外强直

【病因】　关节外强直主要由外伤和感染所致。外伤包括面部大范围撕脱伤、火器伤、开放性骨折等造成颌间瘢痕挛缩。感染包括口内大面积溃疡,严重的放线菌病累及面部和颌骨,银屑病、大疱性表皮松解等皮肤病伴发面部皮肤瘢痕条索,少见的坏疽性口炎,包括由麻疹、猩红热等传染病并发坏疽性口炎造成颌间软组织瘢痕挛缩。上、下颌骨骨髓炎出现进行性骨化,继发颌间挛缩。

口腔内后颊部手术创面瘢痕挛缩及头颈部肿瘤因接受大剂量放射线照射,造成上、下颌之间软组织广泛纤维化,也可导致颌间瘢痕挛缩。烧伤、烫伤以及化学灼伤导致面部组织大面积瘢痕形成。由于进食槟榔等,导致口腔黏膜纤维变性,面颊部以及口内手术以及植皮方法不当可导致颌间瘢痕形成,影响下颌运动。

【临床表现】

1. **张口受限**　表现为不同程度的张口困难或完全不能张口。下颌侧向运动受限,根据颌间纤维瘢痕的范围及严重程度各不相同。

2. **口腔或颌面部瘢痕挛缩或缺损畸形**　有面部皮肤外伤和感染史的病例,面部有明显的瘢痕、缺损畸形以及因瘢痕挛缩引起的面部畸形。开放性骨折,特别是位于牙槽突部骨折可使牙排列紊乱。发生在发育期以后的关节外强直主要表现为张口困难,而在发育期前的病例,可伴有面部发育畸形和咬合关系紊乱。

3. 髁突活动减小或消失 因关节结构本身未受累,所以髁突有一定的活动度,只有颌间瘢痕条索时,髁突活动度减弱。如有颌间骨性粘连,髁突活动度消失,但侧向运动时有一定活动度。

【诊断】 有面颊部外伤、开放性骨折、感染、物理与化学性损伤、放射治疗和手术史。关节外病变所致的张口困难或完全不能张口,颌间可触及范围不等的瘢痕条索,患侧髁突活动度减弱或消失。根据不同病因和发病时间,可有或无面部畸形以及殆关系紊乱。

纤维性颌间挛缩,其瘢痕病变位于口腔黏膜和颊部各层软组织或面颊部皮肤。少数病变是由口腔周围洞穿性缺损边缘的瘢痕所致,常伴发面颊部、口内及上下颌间不同程度的畸形。

骨性颌间挛缩是在上、下颌骨之间或在下颌骨与颧骨颧弓之间形成的骨性粘连,大多伴有软组织的瘢痕挛缩和颌面部软、硬组织的缺损与畸形。

关节 X 线片或 CT 见关节间隙清楚,关节结构无明显破坏。存在骨性粘连的病例,X 线片或 CT 可见上、下颌间间隙变窄,密度增高或骨性融合,喙突与上颌结节以及颧骨呈骨性融合,或上颌结节与下颌升支部呈骨性融合。

【治疗】 以手术治疗为主,手术切除上、下颌间,喙突与上颌结节,颧骨之间以及关节囊外的纤维瘢痕条索和骨性粘连。若伴有面部缺损畸形,可与上述手术同期进行植皮或皮瓣修复,对面部畸形者可行正颌手术或植入骨组织以及生物代用品。手术后坚持开口训练,预防复发。

第五节 颞下颌关节其他疾病

要点:
1. 颞下颌关节感染的临床表现为颞下颌关节有红、肿、热、痛以及功能障碍。
2. 颞下颌关节损伤的治疗以保守治疗为主,限制下颌运动,必要时可行髁突骨折开放复位术。

颞下颌关节其他疾病包括关节感染、损伤、关节先天性或发育性畸形与肿瘤等。

一、颞下颌关节感染

颞下颌关节感染分为急性感染和慢性感染。根据感染的来源可分为血源性、损伤性、邻近组织扩散、特异性感染。按感染的类型可分为急性化脓性关节炎、损伤性关节炎、结核性关节炎、梅毒性关节炎、放线菌性关节炎、类风湿关节炎、骨关节炎等。

【临床表现】 病人有全身感染、颞下颌关节邻近组织或器官的感染以及外伤病史。临床表现为颞下颌关节有红、肿、热、痛以及功能障碍,咀嚼肌疼痛,张口受限等。

急性期在颞下颌关节腔穿刺有脓性或其他分泌物,关节 X 线片或 CT 检查可见患侧关节间隙明显增大,髁突移位。后期由于关节软骨及关节盘的丧失,可出现关节间隙变窄,甚至形成关节纤维强直或骨性强直。

【治疗】 以保守治疗为主,急性期应用抗生素及止痛药物。对有全身症状者,应用支持疗法改善全身症状。

有脓性分泌物的病人应行关节腔穿刺,抽吸脓液,然后用抗生素冲洗关节腔。如肿胀明显有波动感,应进行切开引流。另外可进行脓液及血液细菌培养以及药物敏感试验,应用敏感的抗生素治疗。在使用抗生素的同时可采用局部理疗。感染控制后应加强下颌功能训练,避免关节强直发生。

如颞下颌关节软骨、骨组织以及关节盘破坏严重,需进行关节镜手术以及关节切开术,修整破坏的关节结构。

二、颞下颌关节损伤

颞下颌关节损伤包括软组织损伤和硬组织损伤。颞下颌关节软组织损伤包括:关节囊及韧带的撕裂伤,关节囊松弛,创伤性滑膜炎,关节盘附着损伤,关节盘后组织损伤,关节盘移位,关节盘破裂,关节软骨损伤,以及关节周围软组织损伤等。颞下颌关节硬组织损伤包括髁突、关节窝和关节结节骨折。临床上最常见的是髁突骨折(图 12-9),约占下颌骨骨折的 25%。

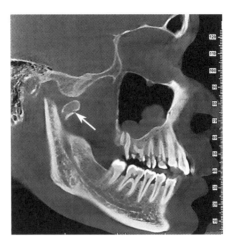

图 12-9　髁突骨折 CT 片

【临床表现】 颞下颌关节损伤的病因明确,有外伤史。外伤后关节出现疼痛,特别是在耳前区、关节外侧以及外耳道前壁和关节后区疼痛明显。局部肿胀,下颌运动及咀嚼时疼痛加剧。开口受限,下颌向患侧偏斜,部分伴有关节弹响。闭口位时,下颌中线偏向健侧,患侧后牙不能咬合。

【治疗】 以保守治疗为主,限制下颌运动,进软食。给予止痛与抗生素药物治疗。急性期后,需进行下颌功能运动,物理治疗。如关节内血肿机化,形成关节内粘连或关节纤维强直,应进行关节镜手术或关节切开术。随着手术方法的改进和新材料的应用,髁突骨折开放复位术的手术适应证已扩大。有研究发现,髁突骨折保守治疗和开放复位治疗的关节功能恢复相同。但开放复位恢复了颞下颌关节的正常解剖和咬合关系,组织愈合比保守治疗快。儿童髁突骨折以保守治疗为主,包括咬合板以及颌间牵引等治疗。

三、颞下颌关节先天性或发育性畸形

颞下颌关节先天畸形是由于胚胎发育异常所致,主要原因有遗传、环境、病毒、感染、化学药物等致畸。另外在胚胎发育完成后、出生之前,由于外伤、感染等也可导致先天畸形。出生后由于感染、外伤、手术等因素导致的颞下颌关节畸形是后天性畸形。

颞下颌关节先天畸形包括髁突部分或全部发育不全,完全性发育不全可导致髁突缺失。髁突发育过度包括单侧或双侧髁突增生。

【临床表现】 临床上有单侧或双侧髁突缺失。单侧髁突缺失可出现明显的面部不对称,下颌偏向患侧,伴有关节窝缺失,关节结节发育不完全或缺失,面部短小。

单侧髁突发育不良可出现面部不对称,下颌中线向患侧偏移,咬合关系紊乱。开口运动时,下颌偏向患侧,侧方运动受限。双侧髁突发育不良可出现下颌后缩,咬合紊乱等症状。

髁突增生又称髁突肥大,是髁突和髁颈部缓慢地长大,导致面部不对称和咬合紊乱,一侧髁突病变多见。多见于青春期后发病,可一直持续到 30~40 岁。面部不对称主要表现为下颌中线偏向健侧,受累侧的颌骨可出现肥大。咬合紊乱主要表现在受累侧 Angle 分类的Ⅲ类错𬌗,下颌前突,后牙开𬌗或锁𬌗,𬌗平面倾斜。对侧可出现偏颌与反𬌗。张口无受限,但开口型偏向健侧。关节 X 线片或 CT 检查见病变侧髁突和髁颈部增大。

【治疗】 主要为手术治疗,手术治疗的时机应根据病变的具体情况而定。

四、颞下颌关节肿瘤

颞下颌关节肿瘤在临床上少见,这些肿瘤可来自颞下颌关节的任何细胞,如髁突、关节窝和关节结节的骨与软骨细胞,关节囊和关节盘滑膜细胞,以及血管、神经来源的细胞等,邻近组织的肿瘤或肿瘤远处转移也可侵犯颞下颌关节。颞下颌关节良性肿瘤包括骨瘤、骨软骨瘤、滑膜软骨瘤、腱鞘纤维瘤、成软骨细胞瘤、髁突黏液瘤等。颞下颌关节恶性肿瘤包括骨肉瘤、软骨肉瘤、滑膜肉瘤、纤维肉

NOTES

瘤等以及发生在颞下颌关节的转移瘤。这些病变临床表现多样,包括关节杂音、疼痛、下颌功能障碍及面部畸形等,其病理改变和生物学行为与其他部位相同的病变相似。颞下颌关节肿瘤以手术治疗为主。

思考题

1. 颞下颌关节紊乱病的分类和治疗原则是什么?

2. 颞下颌关节急性前脱位可采取的治疗方法有哪些?

3. 如何鉴别真性与假性颞下颌关节强直?

(邵龙泉)

第十三章
唾液腺疾病

扫码获取
数字内容

唾液腺(salivary gland)由腮腺、下颌下腺、舌下腺三对大唾液腺以及位于口腔、咽部、鼻腔和上颌窦黏膜下层的小唾液腺组成。小唾液腺按其所在的解剖部位,分别称为腭腺、唇腺、磨牙后腺及颊腺等。

唾液腺腺泡分为浆液性腺泡、黏液性腺泡以及浆液-黏液混合性腺泡三种。腮腺全部由浆液性腺泡组成,下颌下腺是以浆液性腺泡为主的混合腺,舌下腺及多数小唾液腺是以黏液性腺泡为主的混合腺。

所有腺体均能分泌唾液。唾液有多种功能,包括吞咽、消化、味觉、言语、口腔黏膜防护以及龋病的预防等。

本章重点讲述唾液腺的常见病变:唾液腺炎症、舍格伦综合征、唾液腺黏液囊肿、唾液腺肿瘤及瘤样病变等。

第一节　唾液腺炎症

要点:

1. 唾液腺炎症以化脓性腮腺炎、流行性腮腺炎、唾液腺结石病所致的下颌下腺炎为常见。

2. 慢性复发性腮腺炎以儿童为主,具有自愈性。以增强抵抗力、防止继发感染、减少发作为主要原则。

3. 慢性阻塞性腮腺炎由局部原因引起,主要表现为进食时腮腺肿胀。治疗为祛除阻塞因素。

4. 唾液腺结石病多见于下颌下腺,常继发感染引起下颌下腺炎。

根据感染性质,唾液腺炎(sialadenitis)以化脓性、病毒性及特异性感染为主,也可由放射性损伤、药物过敏等原因所致。腮腺最常见,其次为下颌下腺,而舌下腺及小唾液腺极少见。

一、急性化脓性腮腺炎

急性化脓性腮腺炎(acute pyogenic parotitis)以往常见于腹部大手术后,故又称为手术后腮腺炎(postoperative parotitis)。近年由于加强了手术前后的处理,注意体液平衡和口腔清洁,以及有效抗菌药物的应用,手术后并发的腮腺炎已很少见。目前临床常见的急性化脓性腮腺炎多系慢性腮腺炎基础上的急性发作或邻近组织急性炎症的扩散。

【病因及病原菌】　急性化脓性腮腺炎的病原菌主要是金黄色葡萄球菌,其次为链球菌。这些细菌通常存在于口腔内,当罹患严重的全身疾病,病人机体抵抗力及口腔免疫力降低;且因高热、脱水、进食减少及咀嚼功能下降,唾液分泌也相应减少,唾液的机械性冲洗作用降低,口腔内致病菌经腮腺导管口逆行侵入腮腺,从而发生感染。严重的代谢紊乱如腹部大手术后,由于禁食,反射性唾液腺功能降低或停止,唾液分泌明显减少,易发生逆行性感染。

腮腺区损伤及邻近组织急性炎症扩散也可引起急性化脓性腮腺炎。腮腺淋巴结的急性化脓性炎症,破溃扩散后波及腺实质,引起继发性急性化脓性腮腺炎,但其病情较上述原发性急性化脓性腮腺炎轻。

【临床表现】　常为单侧受累，双侧同时发生者少见。炎症早期，症状轻微或不明显，腮腺区轻微疼痛、肿大、压痛，导管口轻度红肿、疼痛。若处理及时，可以控制病情发展。若未能及时控制，炎症进一步发展，可使腮腺组织化脓、坏死。此时疼痛加剧，呈持续性疼痛或跳痛，腮腺区以耳垂为中心肿胀更为明显，耳垂上抬。进一步发展可扩散至腮腺周围组织，伴发蜂窝织炎。患区皮肤发红、水肿，呈硬性浸润，触痛明显，可出现轻度开口受限。腮腺导管口明显红肿，按摩腺体可见脓液自导管口溢出。病人全身中毒症状明显，体温可高达40℃，脉搏、呼吸加快，白细胞总数增加，中性粒细胞比例明显上升，核左移，可出现中毒颗粒。

纤维结缔组织将腮腺分隔为很多小叶，腮腺炎形成的脓肿多为散在的多发性脓肿，分散在小叶内。腮腺浅面的腮腺咬肌筋膜非常致密，脓肿未穿破以前不易扪及波动感而呈硬性浸润块。脓液在腮腺包膜内聚积增多时，压力增大，疼痛也加剧。穿破腮腺包膜后，脓液进入邻近组织或间隙，引起其他间隙的蜂窝织炎或脓肿。腮腺深面的包膜薄弱，脓肿穿破后可进入咽旁或咽后间隙，或沿着颈部间隙向下扩散至纵隔，向上可通过颅底扩散至颅内。通过这些途径扩散的机会不多，一旦发生，则病情严重而危险。脓肿穿破皮肤或切开引流后，可形成涎瘘。面神经对炎症过程有较强的抵抗力，一般不会发生面瘫，但有时由于肿胀压迫，可能发生暂时性面瘫，炎症消退后可复原。

【诊断及鉴别诊断】　急性化脓性腮腺炎依靠病史及临床检查，诊断并不困难。本病不宜行腮腺造影，以免造影剂透过肿胀、薄弱的导管壁进入腺体外组织，使炎症扩散。诊断时需与以下疾病相鉴别：

1. 流行性腮腺炎　大多发生于儿童，有传染接触史，常双侧腮腺同时或先后发生，一般一次感染后可终身免疫。腮腺肿大、充血、疼痛，但腮腺导管口无红肿，唾液分泌清亮，无脓液。外周血检测白细胞计数大多正常或稍增加，分类中淋巴细胞比例增高；血清淀粉酶和尿淀粉酶可能升高。

2. 咬肌间隙感染　主要系牙源性感染，如源自下颌阻生智齿冠周炎，有牙痛史。但部分病例一开始即表现为咬肌间隙感染而无牙痛，与急性化脓性腮腺炎非常相似，其肿胀中心及压痛点位于下颌角部，开口受限明显，腮腺导管口无红肿，唾液分泌清亮。

3. 急性腮腺淋巴结炎　又称假性腮腺炎，易被误诊为化脓性腮腺炎。导管及导管口正常，唾液分泌正常，无脓液，无唾液分泌障碍。

【治疗】

1. 针对发病原因　及时纠正机体脱水及电解质紊乱，维持体液平衡。必要时输注复方氨基酸等以提高机体抵抗力。

2. 选用有效抗生素　先应用大剂量青霉素或适量头孢类抗生素等抗革兰氏阳性球菌的抗生素，并从腮腺导管口取脓性分泌物做细菌培养及药敏试验，再选用最敏感的抗生素。

3. 其他保守治疗　炎症早期可用热敷、理疗、外敷如意金黄散，饮用酸性饮料、口含维生素C片或口服1%毛果芸香碱3~5滴（2~3mg），每日2~3次，增加唾液分泌。硼酸、碳酸氢钠溶液等消毒漱口剂也有助于炎症控制。

4. 切开引流　已发展至化脓阶段时，必须切开引流。腮腺的包膜致密，脓肿形成后不易扪及波动感。当出现如下指征时，应切开引流：①局部有明显的凹陷性水肿；②局部有跳痛并有局限性压痛点，穿刺可抽出脓液；③腮腺导管口有脓液排出，全身感染中毒症状明显。

方法：局部浸润麻醉，于耳前及下颌支后缘处从耳屏向下至下颌角作切口，切开皮肤、皮下组织及腮腺咬肌筋膜。脓液积聚于筋膜下者，即可得到引流。如无脓液溢出，可用弯血管钳插入腮腺实质的脓腔中引流脓液。因常为多发性脓肿，应注意向不同方向分离，分开各个腺小叶的脓腔。冲洗后置橡皮引流条，术后每天用生理盐水冲洗，更换引流条。如脓液已穿破腮腺咬肌筋膜达皮下时，可在波动明显处切开。如果脓肿扩散至其他间隙，应补做附加切口引流。

【预防】　本病主要系脱水及逆行感染所致，故对接受腹部大手术及患严重全身性疾病的病人，应加强护理,保持体液平衡,加强营养及抗感染,同时应加强口腔卫生,进食后漱口、刷牙,并可用过氧化氢或氯己定液清洗口腔。

二、慢性复发性腮腺炎

慢性复发性腮腺炎(chronic recurrent parotitis)临床较常见,儿童和成人均可发生。

【病因】 儿童复发性腮腺炎的病因较复杂。腮腺先天性发育异常或局部免疫缺陷,成为潜在的发病因素。上呼吸道感染或口腔内存在炎症病灶时,细菌可通过腮腺导管口逆行感染。成人复发性腮腺炎为儿童复发性腮腺炎迁延不愈而来。

【临床表现】 儿童复发性腮腺炎自婴幼儿至15岁均可发生,但以5岁左右最为常见。男女发病相当。病人腮腺反复肿胀,局部红肿伴不适,个别患儿仅表现为腮腺肿块。挤压腺体可见导管口有脓液或胶冻状液体溢出,少数有脓肿形成。静止期多无不适,检查腮腺分泌液偶有浑浊。每次肿胀大多数持续1周左右,间隔数周或数个月发作一次。年龄越小,间隔时间越短,越易复发。随着年龄增长,间歇期延长,持续时间缩短。

【诊断及鉴别诊断】 诊断主要根据临床表现及腮腺造影。腮腺造影显示末梢导管呈点状、球状扩张,排空迟缓,主导管及腮腺内导管无明显异常或可扩张不整(图13-1)。

儿童复发性腮腺炎需与流行性腮腺炎相鉴别。流行性腮腺炎常双侧同时发生,伴发热,肿胀更明显,腮腺导管口分泌正常,罹患后多终身免疫,无反复肿胀史。

成人复发性腮腺炎需与舍格伦综合征相鉴别。后者多见于中年女性,无自幼发病史,常有口干、眼干燥及结缔组织疾病,腮腺造影显示主导管扩张不整,边缘毛糙,呈葱皮样或花边样改变。

【治疗】 儿童复发性腮腺炎具有自愈性,大多在青春期后痊愈。因此,治疗以增强抵抗力、防止继发感染、减少发作为原则。嘱患儿多饮水,用淡盐水漱口,保持口腔卫生。可咀嚼无糖口香糖,刺激唾液分泌,同时反复按摩腺体,排空滞留分泌物。若有急性炎症表现,可用中成药治疗,体温升高可用抗生素。腮腺造影注射到腺体中的碘化油具有抗炎修复作用,对慢性复发性腮腺炎也有一定的治疗作用。

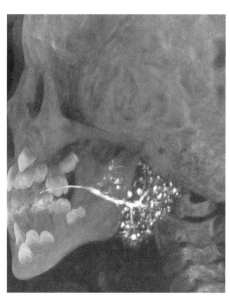

图13-1 儿童复发性腮腺炎腮腺造影表现
见腮腺末梢导管点状、球状扩张,主导管后端扩张不整。

三、慢性阻塞性腮腺炎

慢性阻塞性腮腺炎(chronic obstructive parotitis)又称腮腺管炎,以前与慢性复发性腮腺炎一起,统称为慢性化脓性腮腺炎。

【病因】 大多数病人由局部原因引起,如导管口黏膜被咬伤,瘢痕愈合后引起导管口狭窄。不良义齿修复后,使导管口、颊黏膜损伤,也可引起瘢痕而造成导管狭窄。少数由导管结石或异物引起。由于导管狭窄或异物阻塞,使阻塞部位远端导管扩张,唾液淤滞。

【临床表现】 大多发生于中年。多为单侧受累,也可为双侧。常不明确起病时间,多因腮腺反复肿胀而就诊。半数病人肿胀与进食有关,称为进食综合征(mealtime syndrome)。发作次数变异较大,多者每次进食都肿胀,少者1年内很少发作,大多每个月发作1次以上,发作时伴有轻微疼痛。有的病人腮腺肿胀与进食无明确关系,晨起感觉腮腺区发胀,稍加按摩后即有"咸味"液体自导管口流出,随之局部感到松快。

临床检查时腮腺稍肿大,能扪到肿大的腮腺轮廓,腺体较硬,轻微压痛。导管口轻微红肿,挤压腮腺可从导管口流出浑浊的"雪花样"或黏稠的蛋清样唾液,有时可见黏液栓子。病程久者,可在颊黏膜下扪及粗硬、呈索条状的腮腺导管。

【诊断及鉴别诊断】　诊断主要根据临床表现及腮腺造影。腮腺造影显示主导管、叶间、小叶间导管部分狭窄、部分扩张,呈腊肠样改变(图 13-2)。部分伴有"点状扩张",但均为先有主导管扩张,延及叶间、小叶间导管后,才出现"点状扩张"。

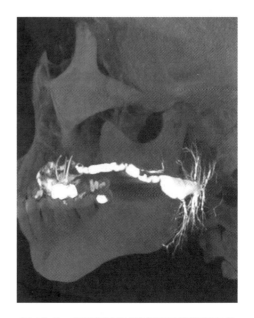

图 13-2　慢性阻塞性腮腺炎腮腺造影表现
腮腺主导管呈腊肠样扩张不整明显,主导管起始部及中部明显局部狭窄。

慢性阻塞性腮腺炎需与以下疾病鉴别。

1. 成人复发性腮腺炎　有幼儿发病史,造影片上两者明显不同。成人复发性腮腺炎除非有逆行性感染而使主导管稍扩张不整外,叶间、小叶间导管均无变化,只是末梢导管呈散在点、球状扩张。而阻塞性腮腺炎以导管系统,即主导管、叶间、小叶间导管扩张不规则整为特征。

2. 舍格伦综合征继发感染　亦可有腮腺反复肿胀流脓史,鉴别在于:①发病多为中年女性;②有口干、眼干燥及结缔组织疾病;③造影片上以末梢导管点、球状扩张为特征,主导管出现特征性改变。

【治疗】　该病多由局部原因引起,故以祛除病因为主。有唾液腺结石者,先去除唾液腺结石。导管口狭窄,可用钝头探针扩张导管口。也可向导管内注入药物,如碘化油、抗生素等,具有一定的抑菌和抗菌作用。也可采用其他保守治疗,包括自后向前按摩腮腺,促使分泌物排出。咀嚼无糖口香糖,促使唾液分泌。用温热盐水漱口,有抑菌作用,减少腺体逆行性感染。采用唾液腺内镜,不仅可以直视下观察导管病变,而且可以冲洗及扩张导管并灌注药物,效果良好。

病变严重,经上述治疗无效者,可考虑手术切除腮腺组织,手术方式为保留面神经的腮腺腺叶切除术。

四、唾液腺结石病和下颌下腺炎

唾液腺结石病(sialolithiasis)是在腺体或导管内发生钙化性团块而引起的一系列病变。85% 左右发生于下颌下腺,其次是腮腺,偶见于上唇及唇颊部的小唾液腺,舌下腺很少见。唾液腺结石常使唾液排出受阻并继发感染,造成腺体急性或反复发作的炎症。

【病因】　唾液腺结石形成的原因还不十分清楚,一般认为与某些局部因素有关,如异物、炎症、各种原因造成的唾液滞留等,也可能与机体无机盐新陈代谢紊乱有关,部分唾液腺结石病病人可合并全身其他部位结石。

唾液腺结石病多发生于下颌下腺,与下列因素有关:①下颌下腺为混合性腺体,分泌的唾液富含黏蛋白,较腮腺分泌液黏滞,钙的含量也高出 2 倍,钙盐容易沉积。②下颌下腺管自下向上走行,腺体分泌液逆重力方向流动,导管长,在口底后部有一弯曲部,导管全程较曲折。这些解剖结构均使唾液易于淤滞,导致唾液腺结石形成。

【临床表现】　可见于任何年龄,以 20~40 岁的青中年多见。病期短者数日,长者数年甚至数十年。

小的唾液腺结石一般不造成唾液腺导管阻塞,无任何症状。导管阻塞时则可出现排唾障碍及继发感染的一系列症状及体征:①进食时腺体肿大,病人自觉胀感及疼痛;有时疼痛剧烈,呈针刺样,称为"涎绞痛",可伴同侧舌或舌尖痛,并放射至耳颞部或颈部。停止进食后不久肿大腺体自行复原,疼痛亦随之消失。但有些阻塞严重的病例,腺体肿胀可持续数小时、数天,甚至不能完全消退。②导管口黏膜红肿,挤压腺体可见少量脓性分泌物自导管口溢出。③导管内的结石,口底双合诊常可触及硬块,并有压痛。④唾液腺结石阻塞引起腺体继发感染,并反复肿胀、疼痛。⑤由于下颌下腺包膜不完整,组织疏松,炎症扩散到邻近组织,可引起下颌下间隙感染。偶见导管阻塞症状不明显者,一开始即表现为下颌下区或舌下区的急性炎症。

慢性下颌下腺炎病人的临床症状较轻,主要表现为进食时反复肿胀,疼痛症状并不重。检查腺体呈硬结性肿块,导管口可有脓性或黏液脓性唾液流出。

【诊断及鉴别诊断】　根据进食时下颌下腺肿胀及伴发疼痛的特点,导管口溢脓及双手触诊可扪及导管内结石等,临床可诊断为下颌下腺结石并发下颌下腺炎。

影像学检查有助于诊断,包括 X 线平片、超声、CBCT、CT 和唾液腺造影等。临床上最常用的包括下颌横断咬合片、全口牙位曲面体层片及下颌下腺侧位片,前者适用于下颌下腺管较前部的唾液腺结石,后两者适用于下颌下腺管后部及腺体内的唾液腺结石。超声和 CT 对不同位置的唾液腺结石均有较高的诊断率(图 13-3)。钙化程度低的唾液腺结石,即阴性唾液腺结石,在 X 线平片上难以显示。在急性炎症消退后可做唾液腺造影检查,包括常规 X 线造影、数字减影造影和 MR 唾液腺造影(MR sialography)。常规 X 线造影和数字减影造影需要在导管内注入造影剂,唾液腺结石所在处表现为圆形、卵圆形或梭形充盈缺损。数字减影造影较常规 X 线造影的优点在于减少了周围骨组织的干扰,对阴性结石的诊断敏感性可达 95% 以上。

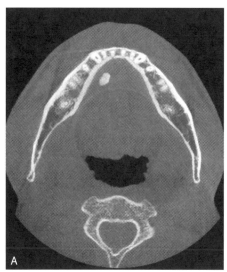
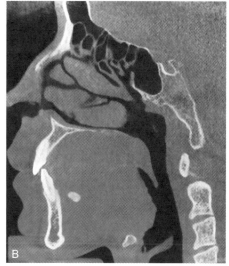

图 13-3　CBCT 显示下颌下腺管前段结石
A. 唾液腺结石水平位;B. 唾液腺结石矢状位。

X 线造影和数字减影是侵入性诊断方法,不适用于急性炎症期,同时需要注射造影剂,对造影剂过敏者禁用,也有可能将结石推向导管后部或腺体内,增加治疗的难度。对于已确诊为唾液腺结石病者,一般不做唾液腺造影,以免将唾液腺结石推向导管后部或腺体内。

典型的唾液腺结石病诊断并不困难,有时需与下列疾病鉴别:

1. 舌下腺肿瘤　应与下颌下腺管结石鉴别。绝大多数舌下腺肿瘤无导管阻塞症状,X 线检查无阳性结石。

2. 下颌下腺肿瘤　呈进行性肿大,无进食肿胀或下颌下腺炎症发作史。

3. 下颌下间隙感染　有牙痛史并能查及病源牙。下颌下区肿胀呈硬性浸润,皮肤潮红并可出现凹陷性水肿。下颌下腺管分泌可能减少,但唾液正常,无唾液腺结石阻塞症状。

【治疗】 下颌下腺唾液腺结石病的治疗目的是去除结石、消除阻塞因素,尽最大可能保留下颌下腺。但当腺体功能丧失或不可能逆转时,则应将病灶清除。

1. 保守治疗 很小的唾液腺结石可用保守治疗,嘱病人口含蘸有柠檬酸的棉签或维生素 C 片,也可进食酸性水果或其他食物,促使唾液分泌,有望自行排出。

2. 取石术 适用于无下颌下腺反复感染史,腺体尚未纤维化,^{99m}Tc 功能测定腺体功能存在者。

(1)切开取石术:适用于能扪及相当于下颌第二磨牙以前部位的唾液腺结石。

(2)唾液腺内镜取石术:适用于位于下颌下腺管、腺门及部分腺内导管、体积不很大以及多发性结石。

(3)唾液腺内镜辅助下切开取石术:适用于导管后段及腺门部的大结石。

3. 碎石术 采用体外冲击波碎石术治疗唾液腺结石,利用体外冲击波聚焦后击碎导管内的结石,使其自行或经刺激后随唾液排出体外。也可采用唾液腺内镜下导管内激光碎石术、电动碎石术、气压碎石术,适用于唾液腺内镜下无法取出的大结石。

4. 腺体切除术 适用于经以上方法无法取出的唾液腺结石,以及下颌下腺反复感染或继发慢性硬化性下颌下腺炎、腺体萎缩,已失去摄取及分泌功能者。

第二节　舍格伦综合征

要点:

1. 病变限于外分泌腺本身者,称为原发性舍格伦综合征;同时伴有其他自身免疫性疾病者,称为继发性舍格伦综合征。

2. 主要症状有眼干、口干、唾液腺及泪腺肿大等。

3. 主要为对症治疗。眼干可用人工泪液滴眼,口干可用人工唾液湿润口腔,缓解不适感。"养阴生津,清热润燥"的中药亦可缓解症状,阻止病变进展。免疫调节剂可调节细胞免疫功能,使其与体液免疫相平衡。

舍格伦综合征(Sjögren syndrome,SS)又称干燥综合征,是一种全身自身免疫性疾病,其特征表现为外分泌腺的进行性破坏,导致黏膜及结膜干燥,并伴有各种自身免疫性病症。病变限于外分泌腺本身者,称为原发性舍格伦综合征(primary Sjögren syndrome,PSS);同时伴有类风湿关节炎、系统性硬皮病、系统性红斑狼疮等其他自身免疫病者则称为继发性舍格伦综合征(secondary Sjögren syndrome,SSS)。

【病因】 确切的病因及发病机制尚不十分明确,一些研究结果表明其发病可能与病毒感染、遗传和性激素异常等多种因素有关。在这些因素的共同作用下,机体可因 T 淋巴细胞、B 淋巴细胞、树突状细胞和巨噬细胞等多种免疫细胞浸润攻击,导致免疫系统受损,唾液腺上皮细胞功能失调,唾液分泌功能减退。

【临床表现】 多见于中年以上女性,出现症状至就诊,时间长短不一。主要症状有眼干、口干、唾液腺及泪腺肿大、类风湿关节炎等结缔组织病症。

1. 眼部表现 由于泪腺受侵,泪液分泌减少甚至停止,角膜及球结膜上皮破坏,引起干燥性角结膜炎。病人眼有异物感、摩擦感或烧灼感,畏光、疼痛、视物疲劳。泪腺肿大可致睁眼困难,睑裂缩小,特别是外侧部分肿大明显,呈三角眼状。

2. 口腔表现 由于唾液腺腺泡细胞萎缩,唾液分泌减少,多出现口干症状。轻者无明显自觉症状;较重者感舌、颊及咽部灼热,口腔发黏,味觉异常;严重者言语、咀嚼及吞咽均困难。干性食物不易咽下,进食时需饮水。说话久时,舌运动不灵活。如病人戴有全口义齿,常影响其就位。

检查见口腔黏膜干燥,口镜与口腔黏膜粘连,口底唾液池消失。唇舌黏膜发红,舌表面干燥并出现裂纹,舌背丝状乳头萎缩,舌表面光滑潮红呈"镜面舌"。由于失去唾液的清洁、稀释及缓冲作用,龋病发生率明显增加,且常为猖獗龋。

3. 唾液腺肿大　以腮腺最常见,也可伴下颌下腺、舌下腺及小唾液腺肿大,多为双侧。腮腺呈弥漫性肿大,边界不明显,表面光滑,与周围组织无粘连。无继发感染时,触诊韧实感而无压痛,挤压腺体可见导管口唾液分泌很少或无分泌。唾液减少可引起继发性逆行感染,表现为腮腺反复肿胀,轻有压痛,挤压腺体可见浑浊的雪花样唾液或脓液流出。少数病例在腺体内可触及结节状肿块,一个或多个,或呈单个较大肿块,质地中等偏软,界限常不甚清楚,无压痛,称为类结节型舍格伦综合征。

4. 其他外分泌腺受累表现　除唾液腺和泪腺外,尚可有上、下呼吸道分泌及皮肤外分泌腺受累。鼻腔黏膜干燥、结痂,甚至出现鼻中隔穿孔。喉及支气管干燥,出现声音嘶哑及慢性干咳。汗腺及皮脂腺受累则出现皮肤干燥或萎缩。

5. 结缔组织疾病及其他合并症　约50%的病人伴有类风湿关节炎,约10%的病人伴有系统性红斑狼疮。此外,还可有硬皮病、多发性肌炎等。可伴发肺间质纤维化、肾小管酸中毒、肝损害及中枢神经系统受累等严重内脏病变。

【诊断】　除询问病史及一般体检外,可做下列检查以辅助诊断。

1. 希尔默(Schirmer)试验　又称泪液分泌试验,可用于检测泪液分泌功能。用 5mm × 35mm 的滤纸条置于睑裂内 1/3 和中 1/3 交界处,闭眼将其夹住,5 分钟后检查滤纸湿润长度,低于 5mm 则表明泪液分泌减少。

2. 角膜荧光素染色(corneal fluorescein stain)　检查角膜损害最常用的方法。推荐应用角膜荧光素染色联合结膜丽丝胺绿染色,相较于传统的四碘四氯荧光素染色法,角膜荧光素染色联合结膜丽丝胺绿染色法更加安全、舒适。向眼内滴入 1 滴 0.5% 荧光素钠,4~8 分钟内,使用配备有钴蓝色滤光片的裂隙灯显微镜观察角膜染色情况并评分;角膜染色后,向未麻醉的眼滴入 1 滴 1% 丽丝胺绿染料,嘱病人眨眼数下,在 2 分钟内使用裂隙灯显微镜在中性密度滤光片下放大 10 倍观察结膜染色情况并评分,即眼表染色评分(ocular staining score , OSS)。

3. 唾液流量测定　用收集器专门收集腮腺唾液或静态全唾液流量。静态唾液流量收集方法要求病人采取坐姿,弯腰低头,使唾液沿下唇逐渐滴入容器,并在结束时将口内剩余唾液全部吐入容器,低于 1.5mL/15min 为唾液分泌减少。刺激性唾液流量测定方法为,取 5g 白蜡让病人咀嚼 6 分钟同时收集唾液,低于 6mL/6min 为分泌减少。

4. 唾液腺造影或磁共振唾液腺造影片　为舍格伦综合征主要诊断方法之一。常规拍摄充盈期侧位片及 5 分钟功能片。其主要表现为唾液腺末梢导管扩张(图 13-4),排空功能减退。

5. 放射性核素功能测定　症状轻时,放射性核素摄取功能无明显变化,只有分泌功能迟缓。病变较重时,摄取及分泌功能均降低。

6. 实验室检查　显示红细胞沉降率加快、γ-球蛋白增高,血清 IgG 明显增高,IgM 和 IgA 可能增高。自身抗体如类风湿因子、抗核抗体、抗 SSA、抗 SSB 抗体、抗 α-胞衬蛋白多肽抗体等可能阳性。

7. 唇腺活检　主要表现为腺小叶内淋巴、浆细胞浸润,腺实质萎缩,导管扩张,导管细胞化生。若 4mm² 唇腺组织中有 50 个淋巴细胞聚集则称为 1 个唇腺淋巴细胞浸润灶,具有诊断意义。

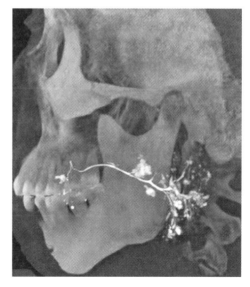

图 13-4　舍格伦综合征腮腺造影表现
腮腺造影显示部分主导管扩张,末梢导管呈点状、球状和腔状扩张。

舍格伦综合征国际分类（诊断）标准（2002）

（一）口腔症状：3项中有1项或1项以上

1. 持续性口干3个月以上；

2. 成人后腮腺反复或持续肿大；

3. 吞咽干性食物时需用水帮助。

（二）眼部症状：3项中有1项或1项以上

1. 每日感到不能忍受的眼干持续3个月以上；

2. 反复感到眼部砂砾感（异物感）；

3. 每日需用人工泪液3次或3次以上。

（三）眼部体征：2项中有1项或1项以上

1. 希尔默试验（≤5mm/5min）；

2. 角膜荧光素染色（+）（≥4 van Bijsterveld 计分法）。

（四）组织学检查：唇腺淋巴细胞浸润灶≥1

（五）唾液腺受损：下述任何1项或1项以上阳性

1. 未刺激唾液流率（≤1.5mL/15min）；

2. 腮腺造影阳性；

3. 放射性核素检查阳性。

（六）抗SSA、SSB抗体阳性（双扩散法）

原发性舍格伦综合征在无任何潜在疾病的情况下，有下述2条即可诊断：①符合上述分类标准项目中的4条或4条以上，但必须含有第4条（组织学检查）和/或第6条（自身抗体）。②第3、4、5、6条中任3条阳性。继发性舍格伦综合征病人有潜在的疾病（如任何一种结缔组织病），且符合上述分类标准项目中的第1、2条中的任何1条，同时符合第3、4、5条中的任何2条即可诊断。

2012年美国风湿病学会（American College of Rheumatology，ACR）分类标准

具体如下：①抗SSA和/或抗SSB抗体阳性，或类风湿因子阳性加上抗核抗体（antinuclear antibody，ANA）滴度≥1：320；②OSS评分≥3分；③唇腺活检存在灶性淋巴细胞浸润灶，灶性指数≥1灶/4mm^2。

该标准3项中满足2项即可诊断。

2016年 ACR/欧洲抗风湿病联盟（European League Against Rheumatism，EULAR）分类标准

该标准需要2个步骤，病人应首先符合入选标准，包括至少1项干燥症状：①每日感到不能忍受的眼干持续3个月以上；②反复出现眼部砂砾感（异物感）；③每日需用人工泪液3次或3次以上；④每日感口干持续3个月以上；⑤吞咽干性食物时需用水或其他液体帮助；⑥至少1条欧洲抗风湿病联盟干燥综合征疾病活动指数问卷（ESSDAI）条目得到阳性选项。

如总分≥4分符合纳入标准：①唇腺活检存在灶性淋巴性浸润，灶性指数≥1灶/4mm^2（3分）；②抗SSA和/或抗SSB抗体阳性（3分）；③至少1只眼OSS评分≥5（或van Bijsterveld计分法≥4）（1分）；④希尔默试验≤5mm/5min（1分）；⑤未刺激的唾液流率≤0.1mL/min（1分）。

分类前排除颈头面部放疗史、活动性丙型肝炎病毒感染（聚合酶链反应证实）、获得性免疫缺陷综合征、结节病、淀粉样变、移植物抗宿主病、IgG4相关性疾病，即可诊断为原发性舍格伦综合征。

【治疗】 本病目前尚无有效的根治方法，主要为对症治疗。眼干可用人工泪液滴眼，也可以用硅酮栓行泪点封闭，以缓解眼干症状。口干用人工唾液、乙基纤维素和黏液素可增加口腔表面湿润和润滑作用，缓解不适感。亦可用催唾剂刺激唾液分泌，如茴三硫（环戊硫酮）口服，3次/d，每次1片。M3受体激动剂西维美林（15~30mg/d）对口干、眼干都有作用。注意口腔卫生，减少逆行性感染的机会。伴发急性炎症时可用抗生素治疗。继发念珠菌感染时，应用抗真菌药物。积极预防和治疗龋病。

"养阴生津，清热润燥"的中药亦可缓解症状，阻止病变进展；免疫调节剂如胸腺素，可调节细胞

免疫功能,使其与体液免疫相平衡;免疫抑制剂如羟氯喹、泼尼松、雷公藤总苷等,继发性舍格伦综合征有类风湿关节炎或类结节型舍格伦综合征病人可考虑应用;类结节型舍格伦综合征病人可采用手术治疗,切除受累腺体,以防发生恶变。异基因干细胞治疗可以调节机体免疫,部分恢复唾液腺分泌功能。

第三节 唾液腺黏液囊肿

要点:

　　唾液腺黏液囊肿中,外渗性占大多数。黏液囊肿最常见,好发于下唇及舌尖腹侧;舌下腺囊肿发生于口底。

　　黏液囊肿(mucocele)是最常见的唾液腺瘤样病变,其中包括一般的黏液囊肿和舌下腺囊肿。

　　【病因】 根据病因及病理表现的不同,可分为外渗性黏液囊肿(extravasation mucocele)及潴留性黏液囊肿(retention mucocele)。

　　1. 外渗性黏液囊肿 占黏液囊肿的 80% 以上,组织学表现为黏液性肉芽肿或充满黏液的假囊,无上皮衬里。外渗性黏液囊肿的发生大多系导管破裂、黏液外漏入组织间隙所致。

　　2. 潴留性黏液囊肿 组织学表现有三个特点:上皮衬里、潴留的黏液团块及结缔组织被膜。潴留性黏液囊肿的发病原因主要是导管系统部分阻塞,可由微小唾液腺结石、分泌物浓缩或导管系统弯曲等原因所致。

　　【临床表现】

　　1. 黏液囊肿 黏液囊肿是最常见的小唾液腺瘤样病变,病变可发生于任何年龄,好发于儿童及年轻人,好发年龄为 11~30 岁,男女无显著差别。病变好发于下唇及舌尖腹侧,这是因为舌体运动常受下颌前牙摩擦以及自觉或不自觉地咬下唇动作易使黏膜下腺体受伤。囊肿位于黏膜下,表面仅覆盖一薄层黏膜,故呈半透明、浅蓝色小泡,状似水疱。大多为黄豆至樱桃大小,质地软而有弹性。囊肿很容易被咬伤而破裂,流出蛋清样透明黏稠液体,囊肿消失。破裂处愈合后,又被黏液充满,再次形成囊肿。反复破损后不再具有囊肿的临床特点,而表现为较厚的白色瘢痕状突起,囊肿透明度减低(图 13-5)。

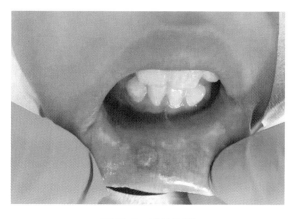

图 13-5 黏液囊肿
反复破损后表现为较厚的白色瘢痕状突起,透明度减低。

　　2. 舌下腺囊肿 舌下腺囊肿是指发生于口底舌下腺的黏液囊肿,最常见于青少年,临床上可分为 3 种类型:

　　(1)单纯型:为典型的舌下腺囊肿表现,占舌下腺囊肿的大多数。囊肿位于下颌舌骨肌以上的舌下区。由于囊壁菲薄并紧贴口底黏膜,囊肿呈浅紫蓝色,扪之柔软有波动感。囊肿常位于口底一侧,有时可扩展至对侧。较大的囊肿可将舌抬起,状似"重舌"。囊肿因创伤而破裂后,流出黏稠而略带黄色或蛋清样液体,囊肿暂时消失。数日后创口愈合,囊肿长大如前。囊肿发展至很大时,可引起吞咽、语言及呼吸困难。

　　(2)口外型:又称潜突型(plunge ranula),几乎都由继发于口底区创伤或舌下腺导管完全性阻塞的黏液外渗引起。囊肿主要表现为下颌下区肿物,而口底囊肿表现不明显,可伴或不伴口底区的肿胀。触诊柔软,与皮肤无粘连,不可压缩,低头时因重力关系,肿物稍有增大。穿刺可抽出蛋清样黏稠液体。

（3）哑铃型：为上述两型的混合，即在口内舌下区及口外下颌下区均可见囊性肿物。

【诊断及鉴别诊断】　舌下腺囊肿需与口底皮样囊肿及下颌下区囊性水瘤相鉴别。

1. 口底皮样囊肿　位于口底正中，呈圆形或卵圆形，边界清楚，表面黏膜及囊壁厚，囊腔内含半固体状皮脂性分泌物。扪之有面团样柔韧感，无波动感，可有压迫性凹陷。肿物表面颜色与口底黏膜相似而非浅紫蓝色。

2. 下颌下区囊性水瘤　常见于婴幼儿，穿刺检查可见囊腔内容物稀薄，无黏液，淡黄清亮，涂片镜检可见淋巴细胞。

【治疗】

1. 小唾液腺黏液囊肿　手术切除是最常用的治疗方法。此外，可在抽尽囊液后向囊腔内注入2% 碘酊 0.2~0.5mL，停留 2~3 分钟，再将碘酊抽出，以破坏上皮细胞，使其失去分泌功能而不能形成囊肿。也可注射 20% 氯化钠溶液。

2. 舌下腺囊肿　根治舌下腺囊肿的方法是切除舌下腺，残留部分囊壁不致造成复发。口外型舌下腺囊肿，可在切除全部舌下腺后，将囊腔内的囊液吸净，在下颌下区加压包扎，而不必在下颌下区作切口摘除囊肿。

第四节　唾液腺肿瘤

要点：

1. 唾液腺肿瘤解剖部位中，腮腺最常见，其次为下颌下腺及小唾液腺，舌下腺少见。

2. 腮腺肿瘤中，良性肿瘤占大多数；下颌下腺肿瘤良恶性的比例接近；舌下腺肿瘤恶性者占绝大多数。成人唾液腺肿瘤良性多于恶性，儿童唾液腺肿瘤恶性多于良性。

唾液腺肿瘤是唾液腺组织中非常常见的疾病，绝大多数系上皮性肿瘤，少数为间叶组织来源的肿瘤。唾液腺上皮性肿瘤（salivary tumors of epithelial origin）的病理类型十分复杂，不同类型的肿瘤在临床表现、影像学表现、治疗和预后等方面均不相同。

【发病情况】　在不同国家，唾液腺肿瘤的发病率有明显差异，文献报告为（0.15~1.6）/10 万。在我国，目前尚无确切的唾液腺肿瘤发病率的统计资料。

大唾液腺肿瘤占除皮肤外所有良、恶性肿瘤的 5%。国内 6 所口腔医学院校口腔病理教研室统计口腔颌面部肿瘤 66 902 例，其中唾液腺上皮性肿瘤 23 010 例。

在唾液腺的不同解剖部位中，腮腺肿瘤的发生率最高，约占 80%。下颌下腺肿瘤占 10%，舌下腺肿瘤占 1%，小唾液腺肿瘤占 9%。在小唾液腺肿瘤中，最常见于腭腺，约占 50%。

恶性肿瘤与良性肿瘤的比例。在不同的腺体中发生率也不一样。在大唾液腺肿瘤中，腺体越小，恶性肿瘤的可能性越大。腮腺肿瘤中，良性肿瘤占大多数（约 75%），恶性肿瘤只占少数（约25%）；下颌下腺肿瘤中，良性肿瘤（约占 60%）多于恶性肿瘤（约占 40%）；舌下腺肿瘤中，恶性肿瘤的比例高达 90%，良性肿瘤只占极少数（10%）。小唾液腺肿瘤中，恶性肿瘤（约占 60%）亦多于良性肿瘤（约占 40%）。

任何年龄均可发生唾液腺肿瘤。成人唾液腺肿瘤良性多于恶性，但儿童唾液腺肿瘤恶性多于良性。有些唾液腺肿瘤有明显的性别差异，多形性腺瘤和黏液表皮样癌女性多于男性，而沃辛瘤男性明显多于女性。

一、唾液腺良性肿瘤

唾液腺肿瘤中，良性肿瘤占 75% 左右，其中以多形性腺瘤及沃辛瘤最常见。

（一）多形性腺瘤

多形性腺瘤（pleomorphic adenoma）是唾液腺肿瘤中最常见者。多形性腺瘤处理不当很容易复发，造成复发的原因与肿瘤的病理性质有关：①包膜常不完整，或在包膜中有瘤细胞，甚至在包膜以外的腺体组织中也可能有瘤细胞存在。②肿瘤的包膜与瘤体之间黏着性较差，容易与瘤体相分离，如采用剜除术，则包膜很容易残留。手术中肿瘤破裂，极易造成种植性复发，种植性复发的肿瘤常为多发性结节。部分病例可发生恶变，因此，该瘤属"临界瘤"（borderline tumor）。

【临床表现】 最常见于腮腺，其次为下颌下腺，舌下腺极少见。发生于腮腺者，多起源于腮腺浅叶。发生于小唾液腺者，以腭部最常见。任何年龄均可发生，但以 30~50 岁为多见，女性多于男性。

肿瘤生长缓慢，病人常无自觉症状，偶见疼痛、面神经麻痹，且病史较长。肿瘤界限清楚，质地中等，扪诊呈结节状，高起处常较软，可有囊性变，低凹处较硬，多为实质性组织。一般可活动，但位于硬腭部或下颌后区者可固定而不活动。肿瘤长大后除畸形表现外，一般不引起功能障碍。

当肿瘤在缓慢生长一段时期后，突然出现生长加速并伴有疼痛、面神经麻痹等症状时，多为恶变。但有的肿瘤生长速度快慢不等，因此不能单纯根据生长速度来判断有无恶变，应结合其他表现综合考虑。

【诊断】 根据病史及临床表现，结合 B 超、CT、MRI 等影像学表现可作出大致诊断。细针穿吸细胞学检查有助于诊断，但大唾液腺肿瘤不宜做切取活检，以免造成肿瘤细胞种植。

【治疗】 手术切除，不能做单纯肿瘤摘除即剜除术，而应在肿瘤包膜外正常腺体组织内切除。腮腺浅叶肿瘤体积较小者，可做部分腮腺切除术。在可能的情况下，术中保留腮腺咬肌筋膜、腮腺主导管以及耳大神经，可减少手术并发症。腮腺多形性腺瘤手术应保留面神经，下颌下腺多形性腺瘤常包括下颌下腺一并切除。

（二）沃辛瘤

沃辛瘤（Warthin tumor）又称腺淋巴瘤（adenolymphoma）或乳头状淋巴囊腺瘤（papillary cystadenoma lymphomatosum），其组织发生与淋巴结有关。在胚胎发育时期，腮腺和腮腺内的淋巴组织同时发育，此时淋巴组织只是聚集成团的淋巴细胞，尚未形成淋巴结的包膜。因此，腺体组织可以迷走到淋巴组织中。形成淋巴结包膜以后，腺体组织包裹在淋巴结中。组织学观察，在腮腺淋巴结中常可见到腺体组织。这种迷走的腺体组织发生肿瘤变，即为沃辛瘤。在沃辛瘤周围的一些腮腺淋巴结中，有时可见最早期的沃辛瘤改变。

【临床表现】 沃辛瘤几乎全部发生在腮腺区，多表现为缓慢生长的无痛性肿块，常有囊性感。多数病变位于腮腺下极，少数位于深叶，发生于其他唾液腺者罕见。

沃辛瘤具有以下临床特点：①多见于男性，男女比例约为 6∶1。②好发于 40~70 岁的中老年人。③常有吸烟史，其发病可能与吸烟有关。④可有肿块时大时小的消长史，这是因为沃辛瘤由肿瘤性上皮和大量淋巴样间质所组成，淋巴样间质很容易发生炎症反应。⑤绝大多数肿瘤位于腮腺后下极，可能系该部位分布的淋巴结较多所致。⑥扪诊肿瘤呈圆形或卵圆形，表面光滑，质地软，有时有囊性感（图 13-6）。⑦肿瘤常呈多发性，约 12% 病人为双侧腮腺肿瘤，也可以在一侧腮腺出现多个肿瘤。有些病人术后又出现肿瘤，这不是复发而是多发。⑧术中可见肿瘤呈紫褐色，剖面可见囊腔形成，内含干酪样或黏稠液体，易被误诊为结核或囊肿。⑨^{99m}Tc 核素显像呈"热"结节，具有特征性。

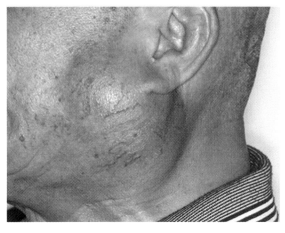

图 13-6 腮腺沃辛瘤
腮腺区见类球状包块，边界尚清楚。

【诊断】 根据病史及临床表现,大多可作出诊断。⁹⁹ᵐTc 核素显像显示肿瘤所在处核素摄取浓聚,即呈"热"结节,具有特征性,有助于诊断。

【治疗】 手术切除。由于肿瘤常位于腮腺后下极,可考虑做连同肿瘤以及周围 0.5cm 以上正常腮腺切除的部分腮腺切除术。这种方式不同于剜除术,不会造成复发,但可保留腮腺导管及大部分腮腺的功能。术中应切除腮腺后下极及其周围淋巴结,以免出现新的肿瘤。

二、唾液腺恶性肿瘤

恶性肿瘤约占唾液腺肿瘤的 25%,其中以黏液表皮样癌和腺样囊性癌为最常见。

(一)黏液表皮样癌

黏液表皮样癌(mucoepidermoid carcinoma)是最常见的唾液腺恶性肿瘤之一,根据黏液细胞的比例、细胞的分化、有丝分裂象的多少以及肿瘤的生长方式,分为高分化和低分化两类。分化程度不同,肿瘤的生物学行为及预后大不一样。

【临床表现】 女性多于男性,发生于腮腺者居多,其次为腭部和下颌下腺,也可发生于其他小唾液腺,特别是磨牙后腺。

高分化黏液表皮样癌的临床表现有时与多形性腺瘤相似,常呈无痛性肿块,生长缓慢。肿瘤体积大小不等,边界可清或不清,质地中等偏硬,表面可呈结节状。位于腭部及磨牙后区的高分化黏液表皮样癌,有时可呈囊性,表面黏膜呈浅蓝色,应与囊肿相鉴别。在手术中可以发现,肿瘤常无包膜或包膜不完整,与周围腺体组织无明显界限。有时可见面神经与肿瘤粘连,甚至被肿瘤包裹,但很少出现面瘫症状。高分化黏液表皮样癌如手术切除不彻底,术后可以复发,但颈部淋巴结转移率低,血行转移更为少见。病人术后生存率较高,预后较好。

与高分化者相反,低分化黏液表皮样癌生长较快,可有疼痛,边界不清,与周围组织粘连。腮腺肿瘤常累及面神经,颈淋巴结转移率高,且可出现血行转移。术后易于复发,病人预后较差。

因此,高分化黏液表皮样癌属低度恶性肿瘤,而低分化黏液表皮样癌属高度恶性肿瘤。前者较常见,后者少见。

【治疗】 手术为主,高分化者应尽量保留面神经,除非神经穿入肿瘤或与肿瘤紧密粘连。与肿瘤粘连而分离保留面神经的病人,可采用术中液氮冷冻加术后放疗或 ¹²⁵I 放射性粒子组织内植入,以杀灭可能残留的肿瘤细胞。高分化者如手术切除彻底,可不加术后放疗,而低分化者宜加用术后放疗。高分化者不必作选择性颈淋巴清扫术,低分化者则需行选择性颈淋巴清扫术。因此,对于黏液表皮样癌,病理分级是指导治疗的重要指标。

(二)腺样囊性癌

腺样囊性癌(adenoid cystic carcinoma)过去曾称"圆柱瘤"(cylindroma),也是最常见的唾液腺恶性肿瘤之一。根据其组织学形态,可以分为腺样/管状型及实性型,前者分化较好,后者分化较差。

【临床表现】 腺样囊性癌最常见于腭部小唾液腺及腮腺,其次为下颌下腺。发生于舌下腺的肿瘤,多为腺样囊性癌,是舌下腺中最常见的恶性肿瘤。肿瘤可发生于所有年龄,但以中老年人多见,40~70 岁最常见,小于 20 岁者少见。

腺样囊性癌通常表现为缓慢生长的肿块,可生长数年,质地实,疼痛常见,并且可作为本病的辅助诊断症状,甚至在肿块发生前即可出现疼痛,为肿瘤侵犯神经所致,病人常自觉持续轻度的钝痛,可有疼痛逐渐加剧的趋势。发生于腮腺区的肿瘤病人可出现面瘫、感觉异常,腭部肿瘤可出现溃疡。

腺样囊性癌临床病理特点如下。

1. 肿瘤易沿神经扩散,因此常出现神经症状,如局部疼痛、面瘫、舌麻木或舌下神经麻痹。腭部肿瘤可沿腭大神经扩散到颅底。因此,手术时应将翼腭管连同肿瘤一并切除。下颌下腺肿瘤可沿舌神经扩散,手术中应追踪性切除舌神经。上颌肿瘤切除后,如出现颌面部明显疼痛,常提示肿瘤复发。

2. 肿瘤侵袭性极强,与周围组织无界限,肉眼看来正常的组织,在显微镜下常见瘤细胞浸润,有时甚至可以是跳跃性的。手术中很难确定正常周界,除手术设计时应常规扩大手术正常周界外,术中宜作冷冻切片检查,以确定周界是否正常。

3. 肿瘤易侵入血管,造成血行转移,转移率高达40%,为口腔颌面部恶性肿瘤中血液循环转移率较高的肿瘤之一。转移部位以肺为最多见。可在病人就诊时即有转移,但大多数在原发灶手术切除以后。可在原发灶有复发的情况下出现转移,也可在原发灶无复发时出现转移。出现转移时间可早可晚,最晚者可在原发灶治疗后5年甚至更长时间。出现肺转移者,除非侵犯胸膜,出现胸腔积液,一般无明显自觉症状。因此,应常规定期做胸部X线片检查,以确定有无肺转移。术后可采用化疗,以预防血行转移。

4. 颈淋巴结转移率低,或者为肿瘤直接侵犯周围淋巴结而非瘤栓进入淋巴管造成真正的转移。因此,一般不必做选择性颈淋巴清扫术。但位于舌根部的腺样囊性癌淋巴结转移率较高,可以考虑行选择性颈淋巴清扫术。

5. 肿瘤细胞沿着骨髓腔浸润,常为散在的瘤细胞团,脱钙不明显时,在X线片上常无明显的骨质破坏。因此,不能依据有无骨质破坏来判断颌骨是否被肿瘤侵犯。

6. 单纯放疗不能达到根治效果,但配合术后放疗可明显降低术后复发率,提高病人生存率。腺样囊性癌常不易手术切净,致瘤细胞残存,术后常需配合放疗。

7. 腺样囊性癌除实性型外,一般生长缓慢,肺部转移灶也进展缓慢,病人可以长期带瘤生存。因此,即使出现肺转移,如果原发灶可以得到根治,仍可考虑行原发灶的手术治疗或 ^{125}I 组织内放射治疗。

【治疗】 手术切除。手术设计时,应比其他恶性肿瘤扩大手术正常周界。术中进行冷冻切片检查,以确定周围组织是否正常。术后常需配合放疗,以杀灭可能残留的肿瘤细胞。术后可选用化疗,以减少血行转移。

思考题

1. 成人复发性腮腺炎的临床和影像学表现是什么?
2. 舍格伦综合征的确诊标准是什么?
3. 简述下颌下腺管结石的好发因素。
4. 舌下腺囊肿的成因和治疗原则是什么?
5. 腮腺最常见的良性肿瘤及其治疗原则是什么?

（王松灵）

第十四章
口腔颌面部肿瘤

由于口腔颌面部解剖结构和功能的复杂性，以及手术对病人外貌造成的明显影响，该部位肿瘤的治疗具有鲜明特色。目前，口腔颌面部肿瘤多学科综合序列治疗和术后功能重建已成为主要诊疗方式，口腔颌面外科在头颈部肿瘤的治疗中具有不可替代的地位。

第一节　概　　论

要点：

1. 口腔颌面部肿瘤的概念及病因。
2. 口腔颌面部肿瘤的临床表现。
3. 口腔颌面部肿瘤的治疗原则。
4. 口腔颌面部肿瘤的预防策略。

【概况】　肿瘤是人体器官组织的细胞在外来和内在有害因素的长期作用下产生的一种以细胞过度增殖为主要特点的新生物。临床常见类型包括以下几种。

囊肿（cyst）和瘤样病变（tumor-like lesion）：不是真性肿瘤，但常具有肿瘤的某些生物学特性和临床表现。

瘤（tumor）：一般指良性肿瘤，如牙瘤、腺淋巴瘤等。个别以瘤命名的恶性肿瘤，前面均加"恶性"定语，如恶性黑色素瘤、恶性淋巴瘤、恶性多形性腺瘤等。

癌（carcinoma）：来自上皮组织的恶性肿瘤，如来源于口腔黏膜上皮的舌鳞状细胞癌，来源于腺上皮的腺样囊性癌等。

肉瘤（sarcoma）：来源于间叶组织的恶性肿瘤，如骨肉瘤、横纹肌肉瘤等。

交界性肿瘤（borderline tumor）：形态上属于良性，发展缓慢，病程较长，但常浸润生长，切除后容易复发，生物学行为介于良性、恶性之间。如成釉细胞瘤、多形性腺瘤、乳头状瘤等。

口腔颌面部肿瘤是头颈肿瘤的重要组成部分。为了便于统计分析，国际抗癌联盟（UICC）依据解剖部位将头颈部癌瘤分为7类：唇、口腔、上颌窦、咽（鼻咽、口咽、喉咽）、唾液腺、喉和甲状腺。前5个部位都属于口腔颌面部范畴。

【临床表现】　口腔颌面部肿瘤按生物学特性和对人体的危害可分为良性与恶性两大类，但两者的区别是相对的，有的良性肿瘤在一定条件下可以变成恶性，如乳头状瘤等。

1. 良性肿瘤　一般生长缓慢，病程较长，体积较大，有的可呈间断性生长，偶尔会停止生长或发生退化，如血管瘤、脂肪瘤等。生长方式大多为膨胀性生长，挤开和压迫邻近组织。外表形态多为球形，可因邻近坚实组织而受压呈扁圆或椭圆形，可受纤维条束阻碍呈分叶状（图14-1）。良性肿瘤因有包膜，故与周围正常组织分界清楚，多能移动。除骨肿瘤质地较硬外，一般质地中等，如有坏死、液化，则质地较软。

一般无自觉症状，但如压迫邻近神经或发生继发感染、恶变时，则发生疼痛。肿瘤如果生长在重要部位如舌根，没有及时治疗，也可发生呼吸、吞咽困难，危及生命。

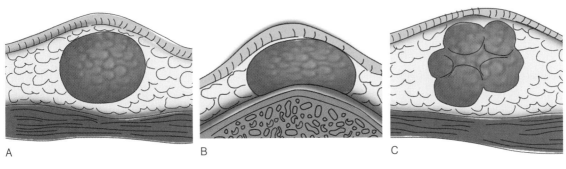

图 14-1 良性肿瘤的生长方式
A. 球形；B. 椭圆形；C. 分叶形。

2. 恶性肿瘤 大多生长较快。癌初期局限于黏膜内或皮肤表皮层中,称原位癌(carcinoma in situ);继之穿过基底膜,侵入周围组织,形成硬块。一般呈侵袭性生长,无包膜,边界不清,与周围组织粘连而不能移动。可表现为浸润型、外生型及溃疡型 3 种(图 14-2)。

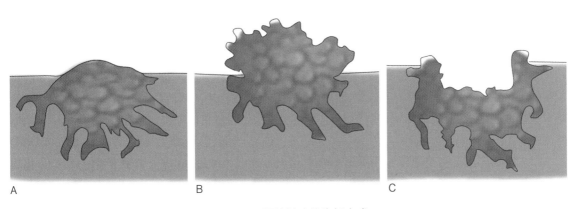

图 14-2 恶性肿瘤的生长方式
A. 浸润型；B. 外生型；C. 溃疡型。

恶性肿瘤由于生长快,破坏性大,常发生表面坏死、溃烂出血,并有恶臭、疼痛。当其向周围浸润生长时,可破坏邻近组织器官而发生功能障碍。如损害面神经造成面瘫;侵犯感觉神经引起疼痛、感觉迟钝或消失;波及骨组织造成牙松动或病理性颌骨骨折;侵犯翼腭窝、颞下颌关节、咀嚼肌群时可引起开口困难。

语言、咀嚼、吞咽活动常促使癌细胞早期向下颌下、颏下及颈深淋巴结转移。当癌细胞阻塞一侧淋巴管或淋巴结后,癌细胞可随淋巴液逆行转移到颈浅淋巴结或对侧淋巴结。当肿瘤细胞侵入血管或由淋巴道汇入血液后,可沿血行转移。除晚期病例外,一般发生远处转移的机会不多,但腺样囊性癌、未分化癌、恶性黑色素瘤、肉瘤等可向肺、肝、骨、脑等处转移。

【诊断及鉴别诊断】 早期发现,正确诊断是根治恶性肿瘤的关键。对原发于深部的肿瘤,如上颌窦、翼腭窝等部位,肿瘤的早期诊断有一定难度,常需借助影像学检查或穿吸活检等明确诊断。

临床上,口腔颌面部恶性肿瘤易误诊为牙龈炎、损伤性溃疡、上颌窦炎等,从而延误或失去治愈机会。因此首先要区别肿瘤与非肿瘤疾病,其次要鉴别良性或恶性。

1. 病史采集 准确、完整的病史对肿瘤发病规律的探讨和治疗方法的选择有很大帮助。

2. 临床检查 应详细检查病人全身及口腔颌面部的情况。

(1)局部检查:一般可通过望诊、触诊、听诊进行。

(2)全身检查:包括精神和营养状态,特别是心、肺、肝、肾等重要器官的功能状况,有无远处转移、恶病质及其他器质性疾病。

3. 影像学检查   包括 X 线检查、超声检查、CT、MRI 检查及放射性核素显像检查等。

4. 穿刺及细胞学检查   对触诊有波动感或非实质性含液体的肿瘤或瘤样病变,可用注射针作穿刺检查。对唾液腺或某些深部肿瘤,也可用 6 号针头行穿刺细胞学检查,称为"细针抽吸活检"(fine-needle aspiration biopsy,FNAB)。

5. 活组织检查   简称"活检",是从病变部位取一小块组织制成切片,在显微镜下观察组织细胞的形态和结构,以确定病变性质、肿瘤类型及分化程度等。这是目前比较准确可靠也是结论性的诊断方法。活组织获取的方法包括切取或钳取、吸取、切除活组织检查。切片可以是石蜡或冷冻切片。

6. 肿瘤标志物检测   恶性肿瘤病人的血液、尿液或其他体液中可发现一些特殊的化学物质,这些物质多由肿瘤细胞产生、分泌和释放。

【治疗】   对肿瘤的治疗,首先要树立综合及多学科治疗的观念。应根据肿瘤性质及临床表现,结合病人身体状况,确定采取的治疗原则与方法。对于比较疑难的病例,应由多学科团队(multi-disciplinary team,MDT)共同讨论、制订合理的治疗方案。

1. 治疗原则   良性肿瘤一般以手术治疗为主,切除后应常规送病理检查;若证实有恶变,应按恶性肿瘤做进一步处理。

恶性肿瘤应根据肿瘤的组织来源、生长部位、分化程度、发展速度、临床分期、病人机体状况等综合考虑,选择适当的治疗方法。

(1)组织来源:淋巴造血组织来源的肿瘤对放射线和化学药物具有较高的敏感性,故宜采用化学药物、放射、免疫治疗为主的综合治疗。骨肉瘤、纤维肉瘤、恶性黑色素瘤、神经系统的肿瘤等一般对放射线不敏感,应以手术治疗为主,手术前后可给予化学药物作为辅助治疗。鳞状细胞癌及基底细胞癌对放射线中度敏感,应结合病人全身状况、肿瘤生长部位和侵犯范围决定治疗方法,一般以手术治疗为主。

(2)细胞分化程度:细胞分化程度较好的肿瘤对放射线不敏感,故常采用手术治疗;细胞分化程度较差或未分化的肿瘤对放射线和化学药物较敏感,应采用放射与化学治疗。

(3)生长及侵犯部位:位于颌面深部或近颅底的肿瘤,手术比较困难,术后往往带来严重功能障碍,故有时需先考虑化学治疗,再考虑手术治疗;唇癌或面部皮肤癌则手术切除较容易,整复效果也好。

(4)临床分期:早期病人不论何种方法均能获得良好效果,而晚期病人则以综合治疗为主。临床分期也可作为评估预后的参考。比较常用的分期系统有国际抗癌联盟(UICC)和美国癌症联合会(AJCC)的 TNM 分期。

2. 治疗方法   手术、放疗和化疗是口腔颌面部肿瘤治疗的三大主要手段。对某些肿瘤,可配合冷冻治疗、生物治疗、中医中药治疗等。

(1)手术治疗:手术仍是目前治疗口腔颌面部肿瘤的主要方法。必须遵循肿瘤外科原则,对恶性肿瘤原发灶力求完全、彻底切除。对可能有淋巴结转移的恶性肿瘤,还应施行颈淋巴清扫术(neck lymph node dissection)。

近年来,多倾向于适当限制手术"根治"的范围,以保存机体功能、提高生存质量。根治性手术后,可采用各种整复手段修复创面缺损,既保证肿瘤切除的彻底性,又可恢复病人的外形与功能。凡肿瘤过于广泛或已有多处远处转移者,一般不宜手术治疗。对年老体弱或伴有严重全身器质性疾病的病人,手术治疗也应慎重。

(2)放射治疗:以放射物理、放射生物与医学影像学为基础,经过 100 多年的临床实践,放射治疗已经发展为治疗恶性肿瘤的主要手段之一。大量新的放射治疗设备与技术被相继开发和应用:重粒子/质子加速器、赛博刀、X 线刀、γ 刀等;"精确放疗"、三维适形放射治疗(3D conformal radiation therapy,3DCRT)、调强放射治疗(intensity modulated radiation therapy,IMRT)等的逐步应用,使放射治疗的效果和精度产生了质的飞跃。

术后放疗一般要求在术后 2~6 周开始,每天 2Gy,总量 60Gy/30 次。放射治疗前,应拔除口内病灶牙及肿瘤邻近的牙、拆除金属套冠及牙桥,以减少感染及放射性颌骨坏死的发生。注意口腔卫生,用氟剂涂布牙冠(包括用含氟牙膏),可在一定程度上预防放疗后猖獗龋的发生。

(3)肿瘤内科治疗:20 世纪 40 年代,氮芥开始用于临床治疗,至 60 年代末 70 年代初,肿瘤化疗被临床承认,并建立肿瘤内科(medical oncology);20 世纪 70 年代中期以后,化疗被正式用于实体瘤的治疗。肿瘤内科治疗包括化疗、分子靶向治疗、免疫治疗等。

肿瘤化疗:为了选择、合理使用抗癌药物,必须了解细胞增殖周期(图 14-3)。

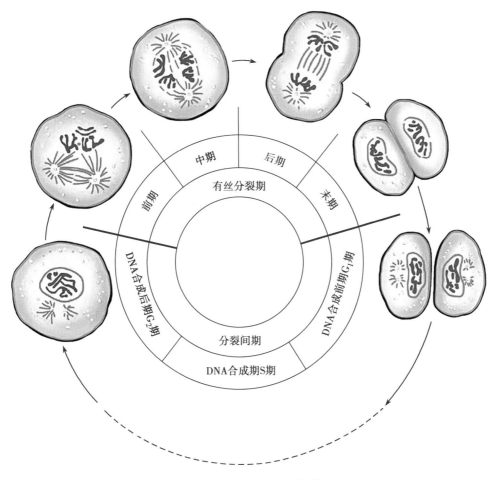

图 14-3　细胞增殖周期模式图

抗癌药物大多作用于细胞增殖周期的某些环节,如破坏已合成的 DNA,阻止 DNA 合成,阻止有丝分裂,阻止、干扰转录及翻译过程,以及阻止蛋白质合成等。此外,多数化学药物还能诱导肿瘤细胞程序性死亡——凋亡(apoptosis)。

临床上常用的化疗方案有以下几种。

1)单独化学治疗:应用选择性比较强的药物。如鳞状细胞癌应用平阳霉素,腺癌类应用氟尿嘧啶治疗。

2)化疗合并其他疗法:晚期口腔颌面部恶性肿瘤,先用化学治疗,使肿瘤缩小后再手术,称为术前辅助化疗或新辅助化疗(neoadjuvant chemotherapy)或诱导化疗(induction chemotherapy)。术后化疗称为辅助化疗。

化学治疗与放射治疗结合,称为放化疗或化放疗,化疗可能提高放疗效果。对晚期、不能手术切除的口腔颌面部恶性肿瘤,同期化放疗(concurrent chemoradiotherapy)可在一定程度上延长生存时间、保留器官功能、提高生存质量,但其不良反应更加明显。

分子靶向治疗:通过干扰或阻断肿瘤发生、发展过程(细胞分化、凋亡、迁移等)有关的特异性分子而达到治疗肿瘤的手段。与传统化疗相比,靶向治疗药物选择性更强,有望根据生物标志物来选择药物并获得更好的疗效。目前口腔颌面部肿瘤应用的靶向药物主要以表皮生长因子受体(EGFR)单抗为主。

免疫治疗:主要包括免疫检查点抑制剂、肿瘤疫苗及过继性细胞免疫治疗,已经成为传统手术、放化疗后又一重要的肿瘤治疗手段。

(4)低温治疗:亦称冷冻治疗(cryotherapy)或冷冻外科(cryosurgery),对表浅肿瘤的近期疗效较好。由于色素性病变对冷冻特别敏感,故常作为口腔黏膜恶性黑色素瘤原发病灶的治疗方法。

(5)激光治疗(laser therapy):激光可作为手术工具,即光刀;也可通过其凝固、气化等作用,作为治疗手段。激光治疗的适应证主要为浅表病变,如黏膜糜烂溃疡,或白斑、乳头状瘤、血管瘤、色素痣和基底细胞癌等。

目前对口腔颌面部恶性肿瘤强调以手术为主的"综合序列治疗"(combined and sequential therapy),特别是三联疗法,即手术+放疗+化疗。其目的是提高疗效,其特点不但是个体的、综合的,而且治疗方法应当排列有序。

【预防】 癌症的预防可分为三级:Ⅰ级预防为病因学预防;Ⅱ级预防是早发现、早诊断、早治疗,以提高治愈率;Ⅲ级预防系指以处理和治疗病人为主,其目标是根治肿瘤,延长寿命,减轻病痛以及防止复发等。

1. 消除或减少致癌因素　祛除病因是最好的预防方法。对口腔颌面部肿瘤,应消除外来的慢性刺激因素,如及时处理残根、残冠,去除不良修复体,以免口腔黏膜经常受到损伤和刺激,从而避免诱发癌肿。

注意口腔卫生,不吃过烫和刺激性食物。此外,戒除烟、酒;在户外暴晒或在有害工业物质接触下工作时,加强防护措施;避免精神过度紧张和抑郁,对预防肿瘤的发生均有一定作用。

2. 及时处理癌前病变　癌前病变(precancerous lesion)是指出现于恶性肿瘤之前,形态学上出现某种程度不典型增生但还不具备恶性肿瘤的特征性改变,或是某些较容易发展成为癌的病变。口腔颌面部最常见的癌前病变有白斑和红斑。

癌前状态(precancerous state)是指发生癌的危险性增高的一种临床状态,在其发生、发展过程中可出现某种具有癌变潜能的病变。口腔颌面部常见的癌前状态有口腔扁平苔藓、口腔黏膜下纤维性变、盘状红斑狼疮、上皮过角化、先天性角化不良等。

3. 加强防癌宣传　使群众了解癌瘤的危害性,提高警惕性,掌握必要的防癌知识。

4. 开展防癌普查或易感人群监测　癌肿普查一般 3~5 年进行 1 次。另一种方式是医院开设口腔颌面部肿瘤专科门诊,专门检查发现疑似病例和治疗已确诊的肿瘤病人,包括对具有明显遗传因素肿瘤病人的后代进行随访监测。

第二节　口腔颌面部囊肿

要点:

1. 颌面部囊肿的分类。
2. 牙源性囊肿的概念及分类。
3. 软组织囊肿的临床表现与治疗原则。
4. 颌骨囊肿的临床表现与治疗原则。

口腔颌面部囊肿包括软组织囊肿和颌骨囊肿两大类。

一、软组织囊肿

常见的软组织囊肿有唾液腺囊肿(黏液腺囊肿、舌下腺囊肿)、皮脂腺囊肿、皮样囊肿、甲状舌管囊肿及鳃裂囊肿等,其中以皮脂腺囊肿、黏液腺囊肿、舌下腺囊肿尤为多见。

(一)皮脂腺囊肿

【病因】 皮脂腺囊肿(sebaceous cyst)主要因皮脂腺排泄管阻塞,囊状上皮被逐渐增多的内容物膨胀而形成的潴留性囊肿。

【临床表现】 多见于皮脂腺分布密集部位,如头面及背部。小者似豆大,大者直径可达数厘米。发生缓慢,囊肿位于皮内,呈圆形,并向皮肤表面突出。囊壁与皮肤粘连紧密,与周围组织界限清楚,质地软,无压痛,可活动。囊肿表面皮肤可见皮脂腺开口受阻所致的小色素点(图14-4)。囊内为白色凝乳状皮脂腺分泌物。

一般无自觉症状,如继发感染,可有疼痛、化脓、溃破。此类囊肿可能恶变为皮脂腺癌,但极罕见。

【诊断】 根据临床表现进行诊断。

【治疗】 局麻下手术切除。沿皮纹方向做梭形切口,切除包括与囊壁粘连的皮肤,将囊肿全部摘除(图14-5)。如囊肿并发感染,应切开引流,定期冲洗、换药,直至炎症消退,二期行手术切除。

(二)皮样或表皮样囊肿

【病因】 皮样囊肿(dermoid cyst)或表皮样囊肿(epidermoid cyst)为胚胎发育时期遗留于组织中的上皮细胞发展而形成的囊肿。皮样囊肿囊壁较厚,由皮肤和皮肤附件构成,囊壁内无皮肤附件者为表皮样囊肿。

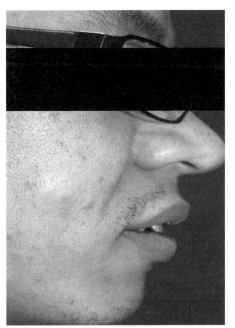

图14-4　右侧面部皮脂腺囊肿

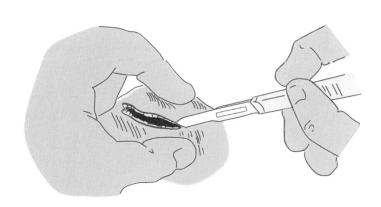

图14-5　皮脂腺囊肿切除术

【临床表现】 多见于儿童及青年。皮样囊肿好发于口底、颏下;表皮样囊肿好发于眼睑、额、鼻、眶外侧、耳下、颈部等。囊肿生长缓慢,呈圆形或卵圆形。

一般无自觉症状,位于口底正中、口底肌以上者多向口内发展;囊肿体积增大时,可使舌体抬高,影响语言,甚至发生吞咽和呼吸功能障碍;位于口底肌以下(颏下位)者,则主要向颏部发展(图14-6)。

【诊断】 除病史及临床表现外,穿刺检查可抽出乳白色豆渣样角化物,有时大体标本内可见毛

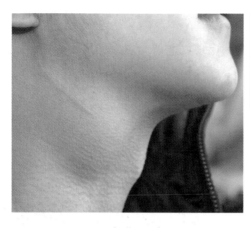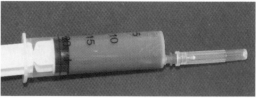

图 14-6   右侧下颌下表皮样囊肿
可见原外伤瘢痕,穿吸液为褐色牛奶样液体。

发。镜下可见脱落的上皮细胞、毛囊、皮脂腺、汗腺等结构。表皮样囊肿的穿刺物为牛奶样或乳糜样液体,囊壁内不含皮肤附件(图 14-6)。

【治疗】   手术摘除。在口底下颌舌骨肌,特别是颏舌骨肌或颏舌肌以上的囊肿,应在口底黏膜上做弧形切口,或沿口底黏膜中线切开;下颌舌骨肌以下者应在颏下部皮肤做切口。

(三)甲状舌管囊肿

【病因】   甲状舌管囊肿(thyroglossal cyst)是甲状舌管残余上皮发生的囊肿。

【临床表现】   多见于 1~10 岁的儿童,亦可见于成人。囊肿可发生于颈正中线,自舌盲孔至胸骨切迹间的任何部位(图 14-7),以舌骨上下为最常见。囊肿生长缓慢,呈圆形,直径一般为 2~3cm。位于舌骨以下的囊肿可随吞咽及伸舌等动作上下活动,病人多无自觉症状。若发生于舌盲孔下或前后部,可使舌根肿胀,发生吞咽、语言及呼吸功能障碍。囊肿可经舌盲孔与口腔相通而继发感染,若自行破溃或误诊为脓肿行切开引流,则形成甲状舌管瘘(thyroglossal fistula),如长期不予治疗可发生癌变。

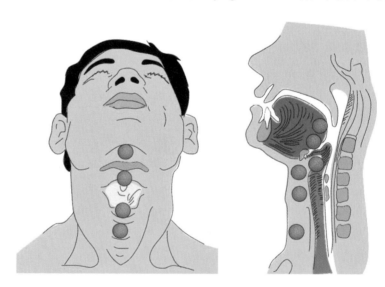

图 14-7   甲状舌管囊肿可能发生的部位

【诊断及鉴别诊断】   应与舌异位甲状腺(ectopic thyroid gland)鉴别。舌异位甲状腺常位于舌根部或舌盲孔的咽部,呈瘤状突起,表面呈紫蓝色,质地柔软,界限清楚。病人常呈典型的"含橄榄"语音;较大时,可出现吞咽困难和不同程度的入睡后呼吸困难等梗阻症状。甲状腺异位有两种情况:一种是完全异位于舌根部,颈部无任何甲状腺组织,称为迷走甲状腺(aberrant thyroid gland);另一种是颈部还有残留的甲状腺,称为副甲状腺(accessory thyroid gland)。用 ^{131}I 扫描时,可见异位甲状腺部位有核素浓聚。

【治疗】　手术切除囊肿或瘘管,而且应彻底,否则容易复发。除囊肿或瘘管外,一般应将舌骨中份一并切除。

（四）鳃裂囊肿

【病因】　鳃裂囊肿（branchial cleft cyst）,又称颈部淋巴上皮囊肿（cervical lymphoepithelial cyst）,属于鳃裂畸形（branchial cleft anomaly）的一种。多数观点认为其是由胚胎鳃裂或咽囊的上皮剩余所形成。

【临床表现】　可发生于任何年龄,常见于20~50岁;来自第一鳃裂者,年龄常更小。

鳃裂囊肿位于面颈部侧方,发生于下颌角以上及腮腺区者,常为第一鳃裂来源;发生于肩胛舌骨肌水平以上者为中份,多为第二鳃裂来源;发生于颈根区者多为第三、第四鳃裂来源（图14-8）,其中来自第三鳃裂者,因第三咽囊在胚胎时形成胸腺咽管,故亦称胸腺咽管囊肿（thymus pharyngeal tract cyst）。临床上最多见的是第二鳃裂来源（约占95%）,其次为第一鳃裂来源。鳃裂囊肿感染穿破后可长期不愈,形成鳃裂瘘（branchial cleft fistula）;先天未闭合者,称为原发性鳃裂瘘。

临床上,第一鳃裂瘘管外口可在耳垂至下颌角之间的任何部位,向前通向口角方向;向上后在面神经的深或浅面通向外耳道;内口可有可无,有时囊肿与瘘管并存。第三、四鳃裂瘘内口可通向梨状隐窝或食管入口部。囊壁内可含有残余胸腺及甲状旁腺组织。

【诊断及鉴别诊断】　可根据病史、临床表现及穿刺检查作出诊断。穿刺抽吸时,可见黄色或棕色、清亮、含或不含胆固醇的液体。鳃裂瘘可时有黏液样分泌物（第一鳃裂瘘可伴有皮脂样分泌物）溢出（图14-8）。造影检查可明确其瘘管走向。

鳃裂囊肿可发生恶变,或在囊壁上查到原位癌。原发性鳃裂癌极为罕见,只有在排除其他任何转移癌的可能性后才能作出诊断。

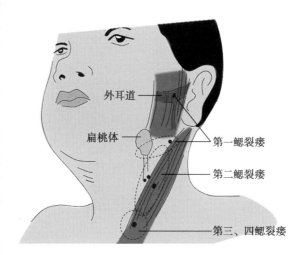

图14-8　鳃裂囊肿或瘘的发生部位

【治疗】　手术彻底切除,如残留囊壁组织,可导致复发。做第二鳃裂囊肿或瘘手术时,慎勿损伤副神经;行第一鳃裂囊肿或瘘手术时,应特别注意保护面神经。

二、颌骨囊肿

颌骨为人类骨骼中最好发囊肿的部位。颌骨囊肿可根据组织来源分为牙源性和非牙源性囊肿。由成牙组织或牙的上皮或上皮剩余演变而来的囊肿,称为牙源性颌骨囊肿（odontogenic jaw cyst）。由胚胎时期残余上皮所致的囊肿和由损伤所致的血外渗液囊肿以及动脉瘤样骨囊肿（aneurysmal bone cyst）等称为非牙源性颌骨囊肿,临床上比较少见。

（一）牙源性颌骨囊肿

【病因】　牙源性颌骨囊肿是指牙形成器官的上皮或上皮剩余发生的一组囊肿,一般分为炎症性（如根尖周囊肿）和发育性（如含牙囊肿）两类。

1. **根尖周囊肿（periapical cyst）**　是颌骨内最常见的牙源性囊肿,是由于根尖肉芽肿在慢性炎症刺激下,牙周膜内Malassez上皮残余增生,上皮团中央发生变性与液化,逐渐形成囊肿（图14-9）。相关牙拔除后,若其根尖炎症未做适当处理而继发囊肿,则称为残余囊肿（residual cyst）。

2. **含牙囊肿（dentigerous cyst）**　又称滤泡囊肿（follicular cyst）。发生于牙冠或牙根形成之后,在缩余釉上皮与牙冠面之间出现液体渗出而形成含牙囊肿（图14-10）。可来自1个牙胚（含1个牙）,也有来自多个牙胚（含多个牙）。

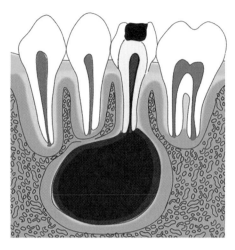

图 14-9　根尖周囊肿形成示意图

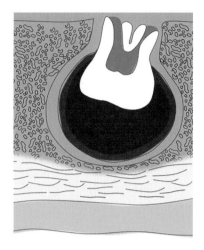

图 14-10　含牙囊肿形成示意图

【临床表现】　颌骨牙源性囊肿多发生于青壮年。根尖周囊肿多发生于前牙;含牙囊肿除下颌第三磨牙区外,上颌尖牙区也是好发部位。

牙源性颌骨囊肿生长缓慢,初期无自觉症状。若继续生长,骨质逐渐向周围膨胀,则造成面部畸形。如果囊肿发展到更大时,表面骨质变为极薄之骨板,扪诊时可有乒乓球样感,并发出羊皮纸样脆裂声。最后,如此层极薄的骨板也被吸收,则可出现波动感(图 14-11)。

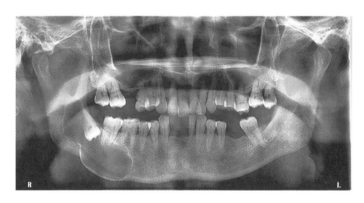

图 14-11　全景片显示右侧下颌骨囊肿

下颌骨囊肿发展过大,骨质损坏过多时,可引起病理性骨折。上颌骨囊肿可侵入鼻腔及上颌窦,将眶下缘上推,眼球受压迫,影响视力,甚或产生复视。如邻近牙受压,根尖周骨质吸收,可使牙发生移位、松动与倾斜。

【治疗】　应采用手术治疗。如伴有感染,须先用抗生素控制炎症后再行手术治疗。术前应摄 X 线片、CT 等,以明确囊肿范围及与邻近组织的关系。

囊肿较为局限时,手术可在局麻下进行。如囊腔内有牙根尖暴露,但该牙仍能保留,则应行根管治疗及根尖切除术,以尽量保存患牙。

如果囊肿位于下颌骨体、下颌角或下颌支等部位,累及范围较广,应在全身麻醉下从口外做切口。

囊肿开窗成形术:是在囊性病变表面开窗,局部打开骨质及囊壁,在引流口放置一囊肿塞(X 线不显影),防止食物残渣等进入囊腔,定期冲洗囊腔和更换囊肿塞。囊肿外周骨新生,颌骨形态改建,囊腔逐渐减小,外形得以恢复。

(二) 非牙源性囊肿

【病因】　非牙源性囊肿(non-odontogenic cyst)是颌骨内与牙发育无关的囊性病损,由胚胎发育过程中残留的上皮发展而来。常见者有鼻腭管（切牙管）囊肿、鼻唇（鼻牙槽）囊肿、球状上颌囊肿和正中囊肿。

【临床表现】　多见于青少年，可发生于面部不同部位。其症状与牙源性囊肿相似，主要表现为颌骨骨质的局部膨胀。

1. 鼻腭管囊肿（nasopalatine duct cyst）　又称为切牙管囊肿（incisive canal cyst），来源于切牙管内的鼻腭导管上皮剩余。主要表现为腭中线前部肿胀，有时可伴疼痛或瘘管形成。X线片上可见切牙管扩大的囊肿阴影。

2. 鼻唇囊肿（nasolabial cyst）　又称为鼻牙槽囊肿（nasoalveolar cyst），位于上唇底和鼻前庭内的骨质表面。女性多见，可双侧发生，口腔前庭外侧可扪及囊肿。X线片上骨质无破坏现象。

3. 球状上颌囊肿（globulomaxillary cyst）　较少见，发生于上颌侧切牙与尖牙之间，牙常因拥挤而移位。X线片上显示囊肿阴影在牙根之间，而不在根尖部位。牙无龋坏、变色，牙髓均有活力。

4. 正中囊肿（median cyst）　位于上颌或下颌中线区的囊肿，极少见。一般无临床症状，继发感染时有疼痛感。囊肿区的中切牙仍有活力。X线片上可见缝间有圆形囊肿阴影。

【诊断及鉴别诊断】　主要凭借特定的部位及与牙的关系进行诊断，借以与牙源性囊肿相鉴别。

【治疗】　及早手术治疗，以免引起邻近牙移位和咬合关系紊乱。手术方法与牙源性囊肿相同，一般从口内进行手术。

（三）外伤性骨囊肿

【概况】　外伤性骨囊肿（traumatic bone cyst）属比较特殊的一类非牙源性囊肿，是无上皮衬里的假性囊肿，又称为单纯性骨囊肿（simple bone cyst）、孤立性骨囊肿（solitary bone cyst）和出血性骨囊肿（hemorrhagic bone cyst）等。

【临床表现】　10~20岁男性多见。病人可有明显外伤史，未注意的咬合创伤也可引起。多发生于下颌骨的前磨牙和磨牙区，上颌骨极少见。大多数为单发，少数发生于双侧颌骨。临床上多无症状，常在X线检查时偶然发现。邻近牙活力正常，牙数目正常，牙根吸收和牙移位少见。X线表现为边界较清楚的单房透射区，硬化带较薄，病变区牙周膜和硬骨板完整。

需要注意的是，血友病也可引起颌骨出血性骨囊肿，称为血友病假瘤。

【治疗】　手术治疗与牙源性颌骨囊肿相同。手术途径视囊肿位置、大小而定。

第三节　瘤样病变和良性肿瘤

要点：

1. 口腔颌面部常见的瘤样病变及良性肿瘤。
2. 成釉细胞瘤的临床表现及治疗原则。

一、色素痣

【病因】　色素痣（nevus pigmentosus），又称为黑素细胞痣（melanocytic nevus）或痣细胞痣（nevus cell nevus），来源于表皮基底层产生黑色素的色素细胞。色素痣多发于面颈部皮肤，偶见于口腔黏膜。

根据组织病理学特点，可分为交界痣、皮内痣和混合痣3种。

【临床表现】　色素痣是临床上较常见的皮肤良性病损，约40%发生在颜面部（图14-12）。交界痣为淡棕色或深棕色斑疹、丘疹或结节，较小，表面光滑、无毛，平坦或稍高于皮表。一般无自觉症状。突起于皮肤表面的交界痣容易受到洗脸、刮须、摩擦等刺激，由此可发生恶性症状：如局部轻微痒、灼热或疼痛；体积迅速增大；色泽加深；表面出现感染、破溃、出血，或痣周围皮肤出现卫星小点、放射黑线、黑色素环，以及痣所在部位的引流区淋巴结肿大等。恶性黑色素瘤多来自交界痣。

一般认为，毛痣、雀斑样色素痣均为皮内痣或复合痣。这类痣极少恶变。

口腔黏膜色素痣甚少见，而以黑色素斑（图 14-13）为多。如发生黑色素痣，则以交界痣及复合痣为多见。

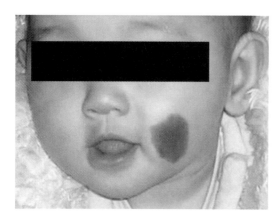

图 14-12   幼儿左侧面部色素痣

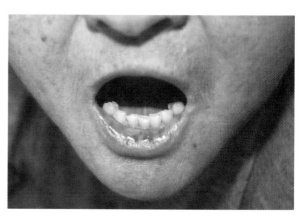

图 14-13   下唇黏膜黑斑

【治疗】   如无不适症状，一般无须治疗，但应避免经常刺激。较小的色素痣如有碍美观，可采用激光治疗。面部较大的痣无恶变证据者，可考虑分期部分切除，容貌、功能保存均较好。如怀疑有恶变，应采用手术一次全部切除活检。

二、乳头状瘤

【病因】   乳头状瘤（papilloma）是良性肿瘤，分为鳞状细胞乳头状瘤和基底细胞乳头状瘤两类。前者多由人乳头状瘤病毒（human papilloma virus，HPV）引起，以 HPV6 及 HPV11 最常见（80% 以上）；后者包括老年疣、老年性角化症（senile keratosis）等，多由慢性刺激如日晒等引起。

【临床表现】   老年性角化症好发于 60 岁以上老年人，常发生于颞、颊、内眦、额部、手背或前臂暴露皮肤。病变皮肤有色素沉着，呈扁平斑状，表皮棕褐色，界限清楚，粗糙，有鳞屑。少数疣状增生、溃疡，可发生癌变。

口腔黏膜乳头状瘤可发生于口腔的各部位，但最常见于舌，发生于腭、颊黏膜、牙龈、唇部者依次减少。临床表现为乳头状突起（图 14-14），直径多在 2~6mm，表面高低不平，粗糙，生长缓慢。可有蒂，也可无蒂。角化者呈白色，未角化者呈红色。边界清楚，无粘连。局部常有不良刺激和残根、义齿。

【治疗】   手术切除。基底部切除时应注意切除深度，有足够安全切除缘。标本送病理检查，以明确诊断，排除恶变。较小的乳头状瘤，尤其是口腔黏膜乳头状瘤，可采用激光、液氮冷冻或化学烧灼治疗。

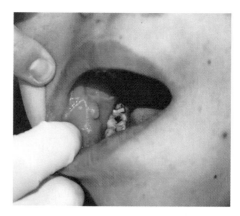

图 14-14   右侧颊黏膜乳头状瘤

三、牙龈瘤

【病因】   牙龈瘤（epulis）是来源于牙周膜及颌骨牙槽突结缔组织的炎性增生物或类肿瘤样病变。

牙龈瘤不属于真性肿瘤，而是牙龈的局限性慢性炎性增生。根据组织病理学表现，分为纤维性牙龈瘤（epulis fibromatosa）、肉芽肿性牙龈瘤（epulis granulomatosa）和巨细胞性牙龈瘤（giant cell epulis）三型。

【临床表现】 以女性较多见,青年及中年人常见。多发生于牙龈乳头部,位于唇、颊侧者较舌、腭侧者多,前磨牙区最常见。肿块较局限,呈圆球或椭圆形,有时呈分叶状,大小不一,直径几毫米至数厘米。肿块有的有蒂如息肉状;有的无蒂,基底宽广(图14-15)。一般生长较慢,但在女性妊娠期可能迅速增大,较大的肿块可以遮盖部分牙及牙槽突,表面可见牙压痕,易被咬伤而发生溃疡、伴发感染。随着肿块增长,可破坏牙槽骨壁。X线摄片可见骨质吸收、牙周膜增宽阴影。牙可能松动、移位。

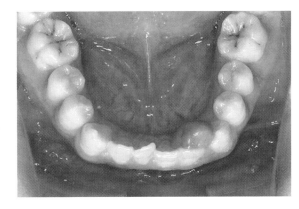

图14-15 左侧下颌前牙区牙龈瘤

【治疗】 首次治疗牙龈瘤时,尽量保留能够保留的牙;如果是复发病变,则将病变所波及的牙同时拔除。妊娠相关牙龈瘤手术时容易出血且较难控制,术后也易复发。

四、纤维瘤

【病因】 颜面部和口腔内的纤维瘤(fibroma)可起源于面部皮下、口腔黏膜下或骨膜的纤维结缔组织,主要由纤维组织构成,细胞及血管很少;如为结缔组织、成纤维细胞及胶原纤维所组成且血管丰富时,实际上为低度恶性纤维肉瘤,需要病理检查确诊。

【临床表现】 一般生长缓慢,直径从数厘米到十几厘米。面部皮下者为无痛肿块,质地较硬、大小不等、表面光滑、边缘清楚,与周围组织无粘连,一般均可移动(图14-16)。口腔的纤维瘤均较小,呈圆球形或结节状,有蒂或无蒂,肿瘤边界清楚,表面覆盖有正常黏膜,切面呈灰白色。多发生于牙槽突、颊、腭等部位。

口腔颌面部纤维瘤如处理不当,极易复发,多次复发后又易恶变,其临床生物学行为比身体其他部位的纤维瘤差。

【治疗】 主要采用手术完整切除。牙槽突的纤维瘤,除拔除受累牙外,有时还需将受侵犯的骨膜一并切除。术中须做冷冻切片检查,如证实为恶性,应按恶性肿瘤治疗原则处理。

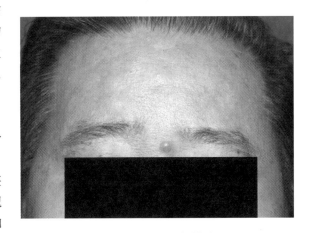

图14-16 眉间纤维瘤

五、血管瘤与脉管畸形

【病因】 血管瘤与脉管畸形是来源于脉管系统的肿瘤或发育畸形,统称为脉管性疾病(vascular anomalies),约60%发生于头颈部。可分为以下几种类型。

1. **血管瘤(hemangioma)** 又称为婴幼儿血管瘤(infantile hemangioma,IH)。

2. **脉管畸形(vascular malformation)**

(1)微静脉畸形(venular malformation):包括中线型微静脉畸形与微静脉畸形两类。

(2)静脉畸形(venous malformation)

(3)动静脉畸形(arteriovenous malformation,AVM)

(4)淋巴管畸形(lymphatic malformation):又分为微囊型与大囊型两类。

(5)混合畸形(mixed malformation)

【临床表现】

1. **血管瘤**   婴幼儿最常见的血管源性良性肿瘤,多见于出生时或出生后1个月之内。女性多见(男女之比为1:3~1:5),与早产、出生时低体重、孕期使用孕酮、孕期接受绒毛膜穿刺检查等因素有关。口腔颌面部血管瘤约占全身血管瘤的60%,多数发生于面颈部皮肤、皮下组织,少数见于口腔黏膜(图14-17)。

血管瘤的生物学行为特点是可以自发性消退,一般在1岁以后进入消退期。消退的过程缓慢,其完全消退率仅为40%,大面积血管瘤消退后常遗留局部色素沉着、瘢痕、纤维脂肪块、皮肤萎缩下垂等。

2. **脉管畸形**

(1)微静脉畸形:俗称葡萄酒色斑。多发于颜面部皮肤,常沿三叉神经分布区分布,口腔黏膜少见。呈鲜红或紫红色,与皮肤表面平,边界清楚。

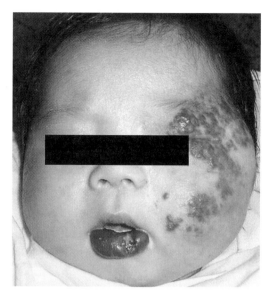

图14-17   颜面部多发性血管瘤

(2)静脉畸形:曾被称为海绵状血管瘤,由衬有内皮细胞的无数血窦所组成。好发于颊、颈、眼睑、唇、舌或口底部,腮腺咬肌区的肌内静脉畸形也较常见(图14-18)。位置深浅不一,如果位置较深,则皮肤或黏膜颜色正常;表浅病损则呈现蓝色或紫色。边界不清,扪之柔软,可被压缩,有时可扪到静脉石。当头低于心脏水平时,病损区充血膨大;恢复正常位置后,肿胀随之缩小,此称为体位移动试验(postural test)阳性。

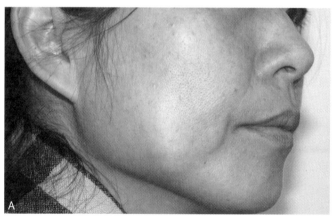
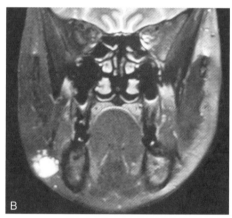

图14-18   右侧咬肌区静脉畸形
A.侧面像显示右侧咬肌区肿胀;B. MRI T₂WI正位像显示右侧咬肌区高信号影。

(3)动静脉畸形:曾被称为蔓状血管瘤,主要由血管壁显著扩张的动脉与静脉直接吻合而成。多见于成人,幼儿少见。常发生于颞部或头皮下组织。病损高起呈念珠状,表面温度较正常皮肤高。可自觉搏动;扪诊有震颤感,听诊有吹风样杂音。若将供血动脉全部压闭,则病损区的搏动和杂音消失。

颌骨动静脉畸形曾称颌骨中心性血管瘤,临床上少见且隐匿,多数在20岁左右出现症状,约65%发生在下颌骨。表现为生长缓慢的无痛性肿块,X线或CT检查可见肥皂泡样或蜂房状低密度影像(图14-19)。其是一种具有潜在危险性的疾病,往往在门诊施行常规拔牙术时出现汹涌大出血,由此造成死亡者并非罕见。

（4）淋巴管畸形：系淋巴管发育异常所形成。常见于儿童及青少年。好发于舌、唇、颊及颈部。

1）微囊型：曾被称为毛细管型及海绵型淋巴管瘤。在皮肤或黏膜上呈现孤立的或多发性散在的小圆形囊性结节状或点状病损，无色、柔软，一般无压缩性，病损边界不清。与微静脉畸形同时存在时称为微静脉-淋巴管畸形（图 14-20）。

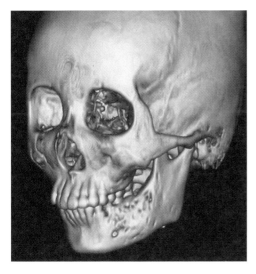

图 14-19　左侧下颌骨动静脉畸形，三维 CT 显示骨质呈肥皂泡样改变

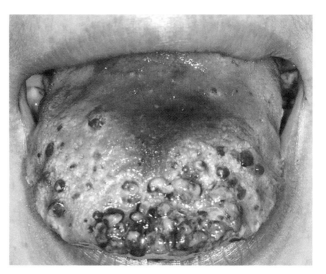

图 14-20　舌微静脉-淋巴管畸形继发感染

2）大囊型：也被称为囊性水瘤。主要发生于颈部、锁骨上区。病损大小不一，表面皮肤色泽正常，扪诊柔软，有波动感。体位移动试验阴性，但透光试验阳性。发生于口底、下颌下区和颈部的大囊型淋巴管畸形，如体积较大或并发感染，可压迫呼吸道，导致吞咽、呼吸困难（图 14-21），需要急诊处理。

（5）混合型脉管畸形：存在一种类型以上的脉管畸形。

【诊断】　表浅的血管瘤或脉管畸形的诊断并不困难。位置较深时应行体位移动试验和穿刺检查予以确定。血管瘤多首选彩色超声检查，静脉畸形和淋巴管畸形首选 MRI 检查；CT 和 DSA 在明确颌骨动静脉畸形方面具有特殊价值。

【治疗】　应根据病损类型、位置及病人年龄等因素决定。常用的治疗方法有药物治疗、激光治疗、手术切除，对于复杂病例，主张采用综合治疗。

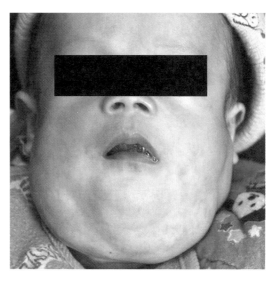

图 14-21　大囊型淋巴管畸形

患儿双侧口底、下颌下区巨大大囊型淋巴管畸形，伴吞咽、呼吸困难。

　　婴幼儿血管瘤除生长在非美观部位、处于稳定期、不影响美观和功能的中小型病变可以"等待观察"，其他均应积极治疗，以控制血管瘤生长，加速消退，最大限度地减少并发症发生。自 2008 年以来，口服普萘洛尔已经取代皮质类固醇，成为治疗增殖期血管瘤的一线药物（图 14-22）。

　　少数累及重要部位（如鼻、眼睑）或影响功能（如呼吸、视力）的巨大血管瘤，也可早期予以手术治疗。其目的是改善美观和功能，不主张追求手术的彻底性。脉管畸形不会自行消退，应及时采取相应

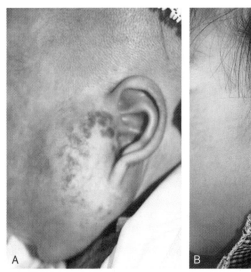
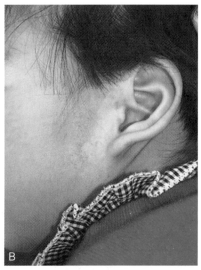

图 14-22 口服普萘洛尔治疗腮腺区血管瘤,效果良好

A. 左侧腮腺巨大血管瘤;B. 口服普萘洛尔(8 个月)治疗后 19 个月,血管瘤
完全消失,无复发。

治疗。微静脉畸形主要采用脉冲染料激光治疗。静脉畸形可采用激光治疗、硬化剂注射治疗和手术
治疗。动静脉畸形可使用经导管动脉栓塞术(transcatheter arterial embolization,TAE)治疗。淋巴管畸
形的治疗以硬化剂注射为主,可配合手术治疗。

六、神经源性肿瘤

(一) 神经鞘瘤

【概况】 神经鞘瘤(neurilemmoma),亦称施万细胞瘤(schwannoma)。口腔颌面部神经鞘瘤主要
发生于脑神经,如听神经、面神经、舌下神经、迷走神经干;其次是周围神经,以颈部、面部较常见,交感
神经发生者较少见。

【临床表现与诊断】 神经鞘瘤生长缓慢,包膜完整,属良性肿瘤,但也有恶性者。来自迷走神经、
交感神经的神经鞘瘤以颈动脉三角区最
多见(图 14-23),需与颈动脉体瘤(carotid
body tumor)相鉴别。鉴别的方法有超声
检查、颈动脉造影以及 CT、MRI 检查等。

来自面神经的神经鞘瘤可表现为腮
腺肿块,易被误诊为多形性腺瘤。手术
时如发现肿块与面神经不能分离,应警
惕有面神经鞘瘤的可能,切勿轻易予以
切断。

【治疗】 手术摘除,方式应根据肿
瘤部位及大小而定。若为周围神经鞘
瘤,可用手术完整摘除;若肿瘤位于重要
神经干,则不可贸然为切除肿瘤而将神
经干切断。手术时可将肿瘤上的神经干
外膜沿纵轴切开,小心剥开神经纤维,然
后将肿瘤摘除。

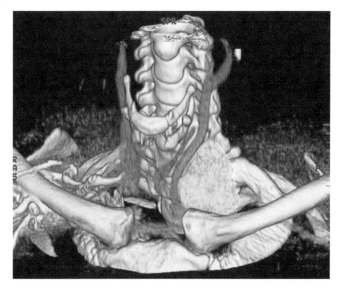

图 14-23 左侧颈部神经鞘瘤(三维 CT 血管成像,CTA)

（二）神经纤维瘤

【概况】 口腔颌面部神经纤维瘤（neurofibroma）多来自第 V 或第 VII 对脑神经,位于面、颞、眼、颈、舌、腭等处。临床上可表现为局限性或孤立性神经纤维瘤（localized or solitary neurofibroma）病变,或者是多发性神经纤维瘤即神经纤维瘤病（neurofibromatosis, NF）的表现之一。WHO 将神经纤维瘤分为两类,即皮肤型（dermal）和丛状型（plexiform）。皮肤型神经纤维瘤起源于单一周围神经,而丛状型则与多个神经束有关。

【临床表现】 孤立性神经纤维瘤多为单发,少数表现为数个大小不一的瘤体沿神经干生长。多见于青年人,生长缓慢。口腔内较少见。颜面部神经纤维瘤主要表现为皮肤呈大小不一的棕色斑,或呈灰黑色小点状或片状病损。

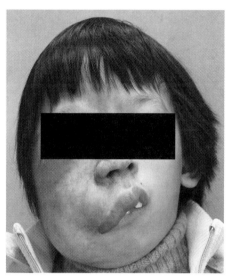

多发性神经纤维瘤多者达数百个,可在全身各处生长。大小不一,生长缓慢。大的多突出于体表,也可成片、成块生长,使皮肤和皮下组织肥厚、下垂或起褶呈橡皮状,造成面部畸形,或遮盖眼部,影响视力（图 14-24）。

神经纤维瘤病是一种少见的常染色体显性遗传疾病,主要包括两种类型:I 型即周围型神经纤维瘤病;II 型较为罕见,为中枢型神经纤维瘤病,其特征为双侧听神经瘤。

【治疗】 手术切除。对小而局限性的神经纤维瘤可以一次完全切除;但对巨大肿瘤只能作部分切除,以纠正畸形及改善功能障碍。手术时出血较多,故应做好充分的备血及选择低温麻醉。

图 14-24 右侧面部神经纤维瘤病（I 型）

七、嗜酸性粒细胞增生性淋巴肉芽肿

【病因】 嗜酸性粒细胞增生性淋巴肉芽肿（eosinophilic hyperplastic lymphogranuloma）临床上比较少见,亦称为木村病（Kimura disease）。多数学者认为是一种免疫介导的炎症反应性疾病。

【临床表现】 好发于青、中年男性,20~50 岁者占 70% 以上。发病缓慢,病程较长。主要表现为软组织肿块,有时为多发。好发部位为腮腺区、眶部、颧颊部、下颌下、颏下、上臂等区（图 14-25）。偶可自行消退,特点是有时大时小症状。肿块无疼痛及压痛,边界不清楚,质软,肿块区皮肤瘙痒,一般

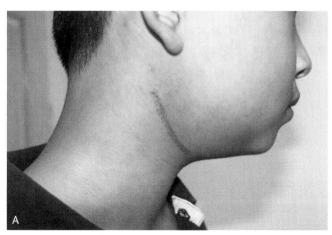
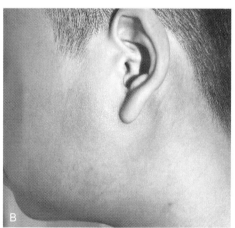

图 14-25 嗜酸性粒细胞增生性淋巴肉芽肿

男,11 岁,右侧腮腺区、下颌下区及左侧腮腺区嗜酸性粒细胞增生性淋巴肉芽肿,呈多发性肿块（切取活检证实）。

轻微,可随病程发展而逐渐加重,并可见皮肤粗厚及色素沉着。

实验室检查特点为外周血嗜酸性粒细胞比例和绝对计数明显升高,比例多为 10%~20%,最高达 69%,直接计数达 9.4×10^9/L。

【治疗】　肿块局限者可行切除,但常不易彻底,对放射及激素治疗敏感,常首选放疗。即使选择手术者,也可术前放疗以缩小肿块,利于手术,术后加用小剂量放疗可减少复发。

八、成釉细胞瘤

【概况】　成釉细胞瘤是颌骨中心性上皮肿瘤,在牙源性肿瘤中较为常见。多发生于成人,男女发病率无明显差别,下颌骨比上颌骨多见。由于易复发、可恶变、具有高度侵袭性,长期以来一直被认为是交界性肿瘤。

【临床表现】　成釉细胞瘤多发生于青壮年,以下颌体及下颌角常见。生长缓慢,初期无自觉症状;逐渐发展可使颌骨膨大、畸形,两侧面部不对称。肿瘤侵犯牙槽突时,可使牙松动、移位或脱落;肿瘤继续增大时,可使颌骨外板变薄,甚至吸收,这时肿瘤可侵犯软组织,影响下颌骨运动,甚至发生吞咽、咀嚼或呼吸障碍。肿瘤表面常见对颌牙造成的压痕,可继发感染。骨质破坏较多时,可发生病理性骨折。上颌骨成釉细胞瘤较少见,当其增大时,可能波及鼻腔,发生鼻泪管阻塞;侵入上颌窦及眼眶及鼻泪管时,可使眼球移位、突出及流泪。

【诊断】　典型 X 线表现为:早期呈蜂房状,以后形成多房性囊状阴影,单房少见,周围囊壁边缘不规则,呈半月形切迹,位于囊内的根尖有不规则吸收(图 14-26)。

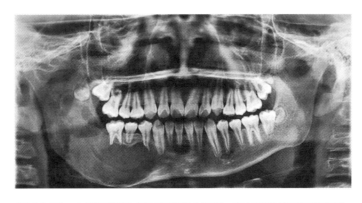

图 14-26　右侧下颌骨成釉细胞瘤全景片,病变累及的牙牙根吸收

【治疗】　主要为手术治疗,包括刮治术、开窗术及切除术。刮治术虽然能保存下颌骨的功能及病人容貌,但复发率较高。开窗术适合于单囊性成釉细胞瘤,手术创伤小,效果显著,但治疗周期较长,后期仍需结合刮治术。切除术包括颌骨边缘性切除及节段性切除,前者适合于较小的肿瘤,后者适合于病变范围巨大或多次复发者。

九、骨化纤维瘤

【概况】　骨化纤维瘤是颌面骨比较常见的良性肿瘤。其易与骨纤维异常增殖症相混淆,后者一般认为不是真性肿瘤。

【临床表现】　骨化纤维瘤是一种良性肿瘤,多发生于青年人,常为单发,以下颌骨多见。X 线和 CT 上表现为颌骨局限性膨隆,病变向周围发展,界限清楚,呈圆形或卵圆形,密度减低,病变内可见不等量的不规则钙化阴影。

骨纤维异常增殖症为发育畸形,发病年龄较早,病期较长,以上颌骨多见,常为多发性。在 X 线和 CT 上广泛性或局限性沿颌骨长轴发展,呈不同程度的弥散性膨隆,病变与正常骨之间无明显界限。

NOTES

【治疗】　原则上应手术切除。小的或局限性骨化纤维瘤应尽早手术彻底切除。而大的弥散性或多发性骨纤维异常增殖症,一般在青春期后实施修整手术。如肿块发展较快,影响功能时,也可提前手术。

第四节　口腔颌面部恶性肿瘤

要点:

1. 口腔颌面部常见的恶性肿瘤及其组织学来源。
2. 口腔鳞状细胞癌的临床表现与治疗原则。
3. 不同部位口腔鳞状细胞癌的治疗原则。
4. 口腔鳞癌与口咽鳞癌的治疗原则。

口腔颌面部恶性肿瘤以癌最常见,肉瘤较少。在癌瘤中又以鳞状细胞癌(简称鳞癌)为最多见,一般占80%以上。其次为腺源性上皮癌及未分化癌,基底细胞癌及淋巴上皮癌较少见,前者多发生于面部皮肤。

一、口腔鳞状细胞癌

多发生于40~60岁成人,男性多于女性,以舌、颊、牙龈、口底、腭为常见。常向区域淋巴结转移,晚期可发生远处转移。

(一)舌癌

【概况】　舌癌是最常见的口腔癌,按 UICC 分类,舌前 2/3(舌体)属口腔癌范畴,舌后 1/3(舌根)属口咽癌范畴。男性多于女性,但近年来有女性增多及发病年龄年轻化趋势,多为鳞癌。

【临床表现】　多发生于舌缘,其次为舌尖、舌背。常为溃疡型或浸润型(图 14-27)。一般恶性程度较高,生长快,浸润性强,常波及舌肌,导致舌运动受限。晚期舌癌可侵及口底及下颌骨,使全舌固定,向后发展可侵及腭舌弓及扁桃体。如有继发感染或侵及舌根,常发生剧烈疼痛,可放射至耳颞部及同侧头面部。

舌癌常发生早期颈淋巴结转移,且转移率较高,常发生于原发灶一侧;如肿瘤发生于舌背或越过舌体中线,可向对侧颈淋巴结转移。晚期舌癌还可发生远处转移,一般多转移至肺部。

【治疗】　以手术为主的综合序列治疗。晚期首选手术治疗,术前行诱导化疗,术后行放射治疗。为恢复舌的功能,超过 1/2 的舌缺损应行一期舌再造,多选用游离股前外侧皮瓣或前臂皮瓣。

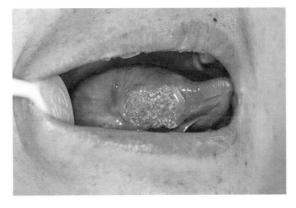

图 14-27　**舌黏膜鳞状细胞癌**
右侧舌黏膜鳞状细胞癌,位于舌缘,呈菜花状溃疡。

(二)牙龈癌

【概况】　牙龈癌在口腔鳞状细胞癌构成比中居第 2 或第 3 位。下颌较上颌多见,男性多于女性。

【临床表现】　多为分化程度较高的鳞状细胞癌,生长缓慢,以溃疡型最多见(图 14-28)。早期向牙槽突及颌骨浸润,使颌骨破坏,呈"口大底小"弹坑状,引起牙松动及疼痛。上颌牙龈癌可侵入上颌窦及腭部;下颌牙龈癌可侵及口底及颊部,向后发展可侵及磨牙后区及咽部,引起开口困难。下颌较上颌淋巴转移早,同时也较多见。

【治疗】　以手术为主的综合序列治疗。早期牙龈癌无明显牙槽突破坏者,可行原发灶及颌骨边缘性切除,以保持颌骨的连续性及功能。如有明显牙槽突破坏,原则上应做颌骨节段性切除。上颌牙龈癌应做上颌骨次全切除术。如波及上颌窦,可考虑行上颌骨全切,缺损可用赝复体或游离组织瓣修复。

由于下颌牙龈癌颈淋巴结转移率较高,一般行同期预防性颈淋巴清扫术。上颌牙龈癌一般不行同期预防性颈淋巴清扫术,加强术后随访观察,待有临床转移征象时,再行颈淋巴清扫术。晚期病人术后应行放射治疗,以提高治愈率。

(三)颊黏膜癌

【概况】 多为分化中等的鳞状细胞癌,少数为腺癌及恶性多形性腺瘤。按国际抗癌联盟(UICC)的规定,解剖界限应在上、下颊沟之间,翼下颌韧带之前,包括唇内侧黏膜。

【临床表现】 常发生于磨牙区附近,呈溃疡型或外生型(图14-29),生长较快,向深层浸润,穿过颊肌及皮肤,可发生破溃,亦可蔓延至上、下牙龈及颌骨。如向后发展,可波及软腭及翼下颌韧带,引起开口困难。

颊黏膜癌常发生下颌下及颈深上淋巴结转移,亦可转移至腮腺淋巴结。

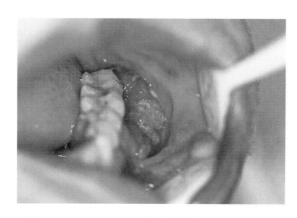

图14-28 左侧下牙龈鳞状细胞癌,肿物呈菜花状

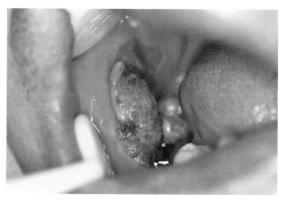

图14-29 右侧颊黏膜鳞状细胞癌,肿物呈菜花状,表面溃疡

【治疗】 早期颊黏膜癌可采用手术、放射治疗或冷冻治疗。对晚期颊黏膜癌侵及颌骨及皮肤,并有淋巴结转移者,应行手术为主的综合治疗。术后洞穿性缺损可即刻应用游离组织瓣整复,术后行放疗或同期化放疗,以提高生存率。

(四)腭癌

【概况】 按UICC分类,腭癌指仅限于硬腭的原发性肿瘤;软腭癌列入口咽癌范畴。硬腭癌以来自唾液腺者为多,鳞癌少见。

【临床表现】 细胞多高度分化,发展一般比较缓慢,常侵犯腭部骨质,引起腭穿孔。向上蔓延可波及鼻腔及上颌窦,向两侧发展可侵蚀牙龈。硬腭癌主要向颈深上淋巴结转移,有时双侧淋巴结均可累及。

【治疗】 硬腭鳞癌的分化程度较好,适于手术切除,组织缺损可以赝复体修复。颈部淋巴结一般行治疗性而非预防性清扫。

(五)口底癌

【概况】 原发于口底黏膜的癌,应与舌下腺癌相鉴别。我国口底癌较为少见。

【临床表现】 早期常发生于舌系带的一侧或中线两侧,多为中度分化的鳞癌。生长于口底前部者恶性程度较低。早期常为溃疡型(图14-30),以后向深层组织浸润,发生疼痛、舌运动受限,并有吞咽困难及语言障碍。可向周围邻近组织蔓延,常早期发生淋巴结转移,转移率仅次于舌癌,并常发生双侧淋巴结转移。

【治疗】　早期浅表的口底鳞癌可应用放射治疗,亦可手术切除。较晚期的病例,如肿瘤侵犯下颌骨或舌体,或有淋巴结转移时,应实施联合根治术。对晚期病人行术前诱导化疗及术后放疗,可提高肿瘤治愈率。

（六）唇癌

【概况】　指发生于唇红缘黏膜的癌。

【临床表现】　主要为鳞癌,腺癌少见。多发于下唇,常见于下唇中外 1/3 交界的唇红缘部黏膜。早期为疱疹状结痂的肿块,或局部黏膜增厚;随后出现火山口状溃疡或菜花状肿块。唇癌生长较慢,一般无自觉症状。上唇癌的淋巴结转移较下唇早,并较多见。唇癌的转移较其他口腔癌少见,且转移较迟。

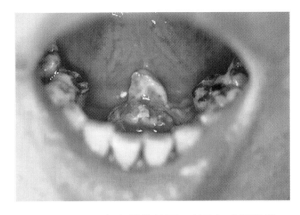

图 14-30　口底癌,肿物位于口底正中,表面溃烂

【治疗】　早期病例无论采用手术、放射治疗、激光治疗或低温冷冻治疗,均有良好疗效;晚期及有淋巴结转移的病例,应采用以手术为主的综合序列治疗。

二、口咽癌

【概况】　口咽部的解剖结构包括舌根（舌后 1/3）、会厌谷、口咽侧壁（含扁桃体、腭舌弓、腭咽弓）、口咽后壁以及软腭与腭垂。口咽癌主要为鳞癌,其次为腺源性上皮癌。

【临床表现】　以原发于扁桃体和舌根者为常见,原发于咽后壁者罕见。临床表现多为溃疡型肿瘤。肿瘤早期局限于口咽部的一个解剖区,晚期可向周围相邻解剖区扩散。

口咽部的淋巴引流主要向颈深上淋巴结及咽后淋巴结。与口腔癌相比,口咽癌较易发生淋巴结转移,初诊时即有颈淋巴结转移者达 50%~75%。人乳头状瘤病毒（human papilloma virus,HPV）感染,尤其是高危型 HPV16 感染与口咽鳞癌的发生密切相关。

【治疗】　早期口咽癌可行单纯放疗或手术;晚期或放疗失败者,则行手术为主的综合序列治疗。手术应行原发灶根治性切除,并对缺损组织或器官立即修复。舌根癌如已波及声门上区,有时还应同期行喉切除术。根据需要,口咽癌术后可补充放疗,一般均应同期施行选择性或治疗性颈淋巴清扫术。口咽癌施行机器人手术是可行的,较适合于 T1 或 T2 期病人,可同期或分期行颈淋巴清扫术。

口咽癌的治疗效果比口腔癌差,但 HPV（+）口咽癌对放化疗敏感,综合治疗后复发率及预后明显优于 HPV（−）者。

三、上颌窦癌

【概况】　以鳞状细胞癌最常见,偶为腺源性上皮癌。

【临床表现】　早期无症状,不容易发觉。根据肿瘤的发生部位,临床上可出现不同症状。①上颌窦内壁:鼻泪管阻塞、鼻出血,一侧鼻腔分泌物增多,流泪;②上颌窦上壁:眼球突出、向上移位,可引起复视;③上颌窦外壁:面部及唇颊沟肿胀,皮肤破溃、肿瘤外露;④上颌窦后壁:侵犯翼腭窝而引起开口困难;⑤上颌窦下壁:牙松动、疼痛、龈颊沟肿胀。晚期上颌窦癌可发展至上颌窦的任何部位以及筛窦、蝶窦、翼板及颅底部。上颌窦癌常转移至下颌下及颈深上淋巴结,有时可转移至耳前及咽喉淋巴结,远处转移少见。

【治疗】　采用以手术为主的综合序列治疗。早期局限于上颌窦内无骨质破坏者,可实施上颌骨全切术。如肿瘤波及眶板,需行上颌骨全部切除,包括眶内容摘除。肿瘤累及上颌窦后壁及翼腭窝时,应施行扩大根治性切除术。较晚期的上颌窦癌最好先用放化疗,待肿瘤初步被控制后再行手术,术后补充放疗或化疗,或同期化放疗。上颌窦癌一般不行预防性颈淋巴清扫术。

四、口腔颌面部肉瘤

间叶组织来源的恶性肿瘤,包括软组织和骨组织肉瘤两类。

（一）软组织肉瘤

【概况】 好发于成人,占80%~90%,儿童占10%~20%。口腔颌面部以横纹肌肉瘤、纤维肉瘤最常见,其次为滑膜肉瘤,其他软组织肉瘤较少见。

【临床表现与诊断】 发病年龄较癌为小;病程发展较快;多呈实质性或分叶状肿块(图14-31),皮肤或黏膜血管扩张、充血,晚期出现溃疡或有溢液、出血;肿瘤浸润正常组织后,可引起相应功能障碍症状,如呼吸不畅、开口受限及牙关紧闭等。一般较少发生淋巴结转移,但常发生血行转移。大多需病理活检后明确病理类型;晚期肿瘤可呈巨大肿块,全身多见恶病质。

【治疗】 以手术为主的多学科治疗。对于局部复发率较高的肉瘤,术前、术后可辅以化疗及放疗,如横纹肌肉瘤、血管肉瘤、神经源性肉瘤、滑膜肉瘤、恶性纤维组织细胞瘤等。一般选用治疗性颈淋巴清扫术。

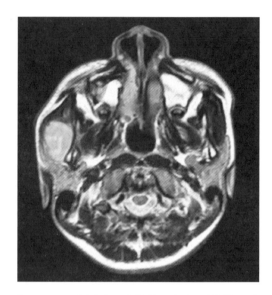

图14-31　右侧咬肌内横纹肌肉瘤,肿物边界清楚,有假包膜

对原发灶已控制的单个或可切除的转移灶,仍可采用手术治疗;对原发灶未控制,或多个转移灶及不能手术切除的病灶,则只能采用姑息治疗,以期延长生命。

一般而言,口腔颌面部软组织肉瘤的预后较癌为差。近年来采用手术为主的多学科治疗,5年总生存率为49%~55%。

（二）骨源性肉瘤

【概况】 发病因素尚不清楚,可能与创伤,包括外伤及放射性损伤有关。口腔颌面部以骨肉瘤最常见,其次为软骨肉瘤。

【临床表现】 骨源性肉瘤可发生于任何颌面骨,但以上、下颌骨最常见。

多见于青年及儿童;病程进展快,呈进行性颌面骨膨胀性生长,皮肤表面常有血管扩张及充血。影像学检查骨质破坏呈中心性,由内向外发展。后期肿块破溃,可伴发溢液或出血。颌骨破坏可导致牙松动甚至脱落,巨型肿块可导致咀嚼、呼吸障碍。

骨源性肉瘤可发生远处转移,骨肉瘤最常见,转移部位以肺、脑为多,与长骨骨肉瘤相比较少。

【诊断】 X线和CT基本特征为:软组织阴影伴骨破坏,呈不规则透射阴影(图14-32);有时有骨质反应性增生及钙化块,牙在肿瘤中呈漂浮状。

为排除远处转移,对具有血行转移可能的病人,应常规行胸部CT检查;必要时行PET-CT检查。

【治疗】 以手术为主的综合治疗。手术须行原发灶广泛根治性切除,特别强调器官切除的概念。对区域性淋巴结或远处转移,处理原则与软组织肉瘤基本

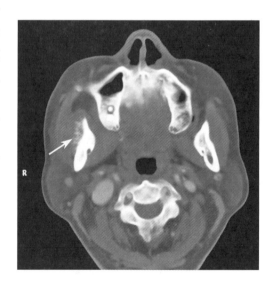

图14-32　右侧下颌骨骨肉瘤
骨膜下成骨,呈日光放射状。

相同,但预后仍比鳞癌及腺癌差。

五、恶性淋巴瘤

【概况】　恶性淋巴瘤(malignant lymphoma)是起源于淋巴系统的恶性肿瘤,分为霍奇金淋巴瘤(Hodgkin lymphoma,HL)与非霍奇金淋巴瘤(non-Hodgkin lymphoma,NHL)两类。

可发生于任何年龄,以儿童与青壮年居多。可发生于任何淋巴组织,但以颈部淋巴结最常见。口腔颌面部恶性淋巴瘤可发生于牙龈、腭、颊、口咽、颌骨及面部皮肤等部位。发生于淋巴结者称结内型(图 14-33),发生于淋巴结外者称结外型(图 14-34),我国的 NHL 大多属结外型。

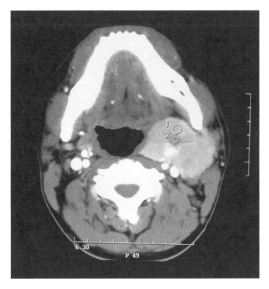

图 14-33　左侧颈部淋巴瘤,多个淋巴结融合

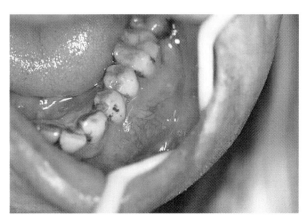

图 14-34　左侧下颌牙龈结外型淋巴瘤

【临床表现与诊断】　结内型恶性淋巴瘤常为多发。主要临床表现为早期淋巴结肿大。初起时多为颈部、腋下、腹股沟等处的淋巴结肿大。结外型早期常为单发性病灶,可发生于牙龈、腭部、舌根部、扁桃体等处。临床表现多样,有炎症、坏死、肿块等。肿瘤生长迅速,可引起相应症状,如局部出血、疼痛、鼻泪管阻塞、咀嚼困难等。由于临床表现多样,因此主要依靠活组织检查进行确诊。

【治疗】　对放化疗较敏感。治疗原则力求个体化,主要取决于病理类型和临床分期。早期 HL的治疗以放疗为主,晚期 HL 多用化疗。NHL 由于容易全身播散,一般以化疗为主,放疗为辅。

六、恶性黑色素瘤

【概况】　来源于成黑色素细胞,好发于皮肤,在我国与东亚地区,发生于口腔黏膜者较多,占80%以上。发病年龄多在 40 岁左右,青春期极为少见。男女差别不大,预后以女性为好。

颜面部皮肤恶性黑色素瘤常在色素痣基础上发生,主要由交界痣或复合痣中的交界痣部分恶变而来;口腔黏膜恶性黑色素瘤常来自黏膜黑斑,约 30% 的黏膜黑斑可发生恶变。

【临床表现】　早期表现为皮肤痣及黏膜黑斑;发生恶变时则迅速长大,色素增多,或黑色或深褐色,呈放射状扩展(图 14-35)。

口腔恶性黑色素瘤恶性程度较高,多发生于牙龈、腭及颊部黏膜(图 14-36)。肿瘤呈蓝黑色,为扁平结节状或乳突状肿块,生长迅速,常向周围扩散,并浸润至黏膜下及骨组织内,引起牙槽突及颌骨破坏,使牙发生松动。

常发生广泛转移,约 70% 早期转移至区域淋巴结。肿瘤可经血行转移至肺、肝、骨、脑等器官,远处转移率可高达 40%。

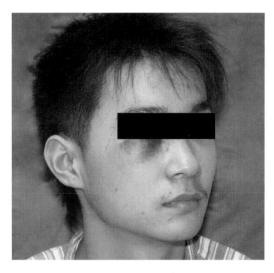

图 14-35   右侧眶下区及内眦皮肤黑色素瘤

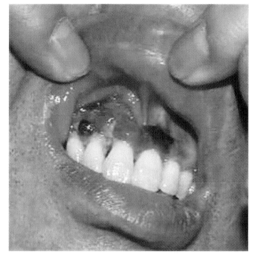

图 14-36   右侧上颌牙龈黏膜黑色素瘤

【诊断】 不宜行活组织检查,活检可促使其加速生长,并使肿瘤播散,发生远处转移。

如不能确诊时可行原发灶冷冻活检,并争取一期完成治疗。

【治疗】 应行综合序列治疗。皮肤黑色素瘤以手术切除为主,切除范围比其他恶性肿瘤更广、更深。由于恶性黑色素瘤早期发生区域淋巴结转移,且转移率较高,因此应实施选择性颈淋巴清扫术。口腔黏膜黑色素瘤综合序列治疗程序根据经验推荐下列方案:原发灶冷冻治疗→手术切除+颈淋巴清扫术→化疗+免疫治疗。

皮肤恶性黑色素瘤的 5 年总生存率为 50%,黏膜者为 30.3%。

思考题

1. 举例说明何为口腔颌面部恶性肿瘤的综合序列治疗。
2. 举例说明口腔颌面部癌前病变与口腔颌面部肿瘤的预防措施。
3. 试列举常见的口腔颌面部软组织囊肿与颌骨囊肿,其相应治疗原则是什么?
4. 口腔颌面部恶性肿瘤中以何种类型为最多? 为什么?
5. 试述口腔鳞癌与口咽鳞癌的治疗异同。

(郑家伟)

第十五章
口腔颌面部神经疾患

口腔颌面部组织、器官的感觉及运动功能主要由三叉神经及面神经支配。三叉神经（trigeminal nerve）为第V对脑神经，是头面部的主要感觉神经和咀嚼肌的运动神经。面神经（facial nerve）为第Ⅶ对脑神经，是一支集运动神经纤维、内脏感觉纤维及内脏运动纤维于一体的混合神经。

三叉神经包括眼神经、上颌神经和下颌神经，感觉部分收集来自面部和头部的信息，运动部分则控制咀嚼肌。面神经主要支配面部表情肌和传导舌前 2/3 的味觉及支配舌下腺、下颌下腺和泪腺的分泌。

发生在三叉神经的常见疾病有三叉神经痛（trigeminal neuralgia），发生在面神经的常见病变有面神经麻痹（facial palsy）等。

颌面部肌肉痉挛（muscle spasm）包括咀嚼肌痉挛（masticatory myospasm）和面肌痉挛（facial spasm），分别累及三叉神经和面神经。

第一节　三叉神经痛

要点：

1. 临床通常所说的三叉神经痛是指经典性三叉神经痛或特发性三叉神经痛。经典性三叉神经痛临床检查存在血管压迫三叉神经根的致病因素。

2. 继发性三叉神经痛曾称为症状性三叉神经痛，临床表现与经典性三叉神经痛相似，但是病因为可证实的不同于血管压迫的器质性病变，如桥小脑角区及周围区域的肿瘤、多发性硬化或类似病变侵及三叉神经。

3. 特发性三叉神经痛，临床及 MRI 检查无明显异常。

依据发病原因不同，三叉神经痛分为经典性三叉神经痛、继发性三叉神经痛和特发性三叉神经痛。

经典性三叉神经痛（classical trigeminal neuralgia）临床上简称为"三叉神经痛"，曾用名"痛性痉挛（tic douloureux）""原发性三叉神经痛"，是一种较常见的脑神经疾患，在慢性疼痛性疾病中具有一定的代表性。疼痛剧烈对病人的心理健康、睡眠和生活质量造成非常显著的影响。

三叉神经痛的发病率国内外的报告为（4.3~30）/10 万，虽然任何年龄段均有可能发病，但多见于中老年人，50% 以上病人的发病年龄在 50~70 岁。较多的观察认为女性多于男性，比例为 1∶0.7 左右。单侧患者占绝大多数，有报告认为右侧的患病率高于左侧。双侧患病者占 3%~5%。

一、病因、发病机制及病理

三叉神经痛的病因及发病机制到目前为止尚未明确，可大致归为周围病因学说和中枢病因学说两方面，免疫因素和生化因素对于疾病的发生和发展也有着重要作用。在周围病因学说中，较为普遍的观点是由血管压迫三叉神经根所致。主要病理改变为局灶性节段性脱髓鞘（demyelination）病变。

（一）周围病因学说

在周围病因学说中，血管压迫三叉神经根的观点已得到较为普遍的认同。

　　血管压迫的发病机制还不能完全解释所有的临床表现。例如,脱髓鞘变的表现不仅发生在三叉神经节和感觉根,并且在神经的周围分支也广泛存在;血管对神经的压迫持续存在,但是疼痛却可能有较长时间的缓解期;神经脱髓鞘的修复需要 3 周左右的时间,而微血管减压术后神经痛可以马上停止等现象。另外,在磁共振血管成像技术检查或手术中,并不是所有的病例都能够发现三叉神经根和血管的压迫关系,有压迫表现者也不是都发病等。

(二) 中枢病因学说

　　三叉神经痛的疼痛发作有类似于癫痫发作的特征,也可以记录到中脑处有癫痫发作样的放电,以及抗癫痫药物治疗有效。因此认为,病变在三叉神经脊束核,周围神经的病变可以产生病理性刺激,这种刺激的神经传入改变了三叉神经脊束核的电生理活动方式,脊束核的神经元抑制作用衰退,神经元的兴奋性增高,扳机区的轻微刺激作用即可形成一次疼痛发作。

　　中枢病因学说虽然能够解释疼痛的发作性和放射性,但也不能解释所有的临床表现。例如,疼痛只是累及某一神经分支且长期不侵犯相邻分支,病人无明显神经系统的阳性体征,脑干的病变也并不一定引发三叉神经区域的疼痛症状等。

(三) 免疫及生化因素

　　在无血管压迫三叉神经根的病例中,也能观察到神经脱髓鞘的病理改变,提示存在其他导致神经脱髓鞘的因素。研究表明,免疫炎性反应致使三叉神经的周围神经发生或加重脱髓鞘的病变。炎症免疫反应可以释放一系列炎症因子、趋化因子及疼痛相关的神经递质,如 P 物质、谷氨酸、神经激肽A、生长抑素和降钙素基因相关肽等,增加了兴奋性氨基酸的释放,激活二级神经元上的相应受体,改变了二级神经元的敏感性。当敏感性达到一定程度时,非伤害性神经冲动可被误识为疼痛冲动,出现轻触面部产生剧痛的表现。

二、临床表现

　　颌面部的阵发性疼痛是三叉神经痛特异性的症状,具有以下的特征:疼痛突然发生并骤然中止,常被形容为电击样、针刺样的剧痛,持续时间短暂但反复发作;限于一侧三叉神经的支配区域内,不发散到其他区域,不越过中线;非伤害性刺激可诱发疼痛的发作;神经系统检查无功能异常的体征。

　　1. 疼痛的部位　疼痛发生在三叉神经某一或几个分支区域内,并按神经分支支配区域放射,严格局限在一侧三叉神经的支配区,不超越中线。神经的各分支可单独或同时受累,以二三支同时罹患最多见(40% 左右),双侧罹患少见。

　　2. 疼痛的性质和程度　为短暂、剧烈、浅表的锐痛,多被形容似针刺、电击、刀割或撕裂样。疼痛的程度令人难以忍受,沿三叉神经支配区放射。

　　3. 疼痛发作的特点　包括:①阵发性(paroxysmal):疼痛从面部某处突然发生,持续 1 秒(表现为一闪即过)至几分钟后迅速消失,疼痛持续的时间随病程进展而相对延长。发作可为自发性,也可因某些因素诱发。发作的频率差异较大,从每天几次至无数次不等,随着病程的延长发作频率可逐渐增加。每个病人的疼痛症状有其固定的发作形式,有些病人在疼痛发作前局部可有短时的跳动或麻、烧灼感等前兆。②间歇期(intermission):间歇期是在两次疼痛发作之间的时间段,短则几秒、长则数小时,病人在间歇期无任何症状。但在患病时间较长的病人中,可有持续存在的轻微疼痛或牵扯感。间歇期随着病程的延长而逐渐缩短,甚至近于消失,可表现为持续性疼痛。③不应期(refractory period):在疼痛发作后的一个时段内,即使故意激惹也不会引起疼痛的发作。不应期的长度可因人、因病程而异。④缓解期(remission stage):缓解期存在于两个发作期之间,短则几天,长达数个月甚至几年,病人感觉完全正常。疾病早期缓解期较长,但随后逐渐缩短直至消失。疼痛复发的诱因尚不清楚,没有明显的规律,可能与秋、冬季和情绪激动的关系相对密切。

　　4. 扳机区(trigger area or trigger zone)　亦称为扳机点。扳机区是该病的特有表现,甚至可能是临床能够检查出的唯一体征。在头面部软、硬组织的某个或几个部位,对轻微的非伤害性刺激即可引发疼痛,且反应异常敏感,即使是日常生活中的动作,也可引起剧痛的发作。这些刺激和动作也被称为扳机因素,包括说话、洗脸、刷牙、大张口、剃须、舌尖舔及牙或牙龈,甚至风吹、较响亮的声音、突然的光亮等。绝大部分的扳机区位于罹患神经分支的支配区内,数目与患病分支的多寡有关。常见的扳机区分布在:第Ⅰ支区的上眼睑、眉毛、额及头顶部某处的皮肤或毛发;第Ⅱ支区的上唇、鼻翼旁的皮肤、下眼睑下方、内眦、上颌的牙和牙龈等处;第Ⅲ支区则在下唇、口角、耳屏前的皮肤、舌缘、下颌的牙和牙龈等处(图 15-1)。

5. 伴随症状　疼痛发作时可伴有流泪、流涎、结膜充血、患区皮肤潮红以及面肌抽搐等表现。所有病人均伴有程度不同的情绪焦虑或恐惧,甚至厌世心理。

三叉神经痛的病人中,50% 以上有"牙痛"的症状。

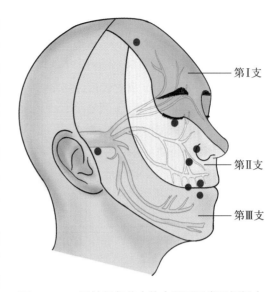

图 15-1　三叉神经各分支的支配区及常见扳机点的分布

第Ⅰ支

第Ⅱ支

第Ⅲ支

三、诊断

经典性三叉神经痛的诊断并不困难,可依据病史、临床表现和检查的特点(尤其是扳机因素的存在),影像学的检查结果即可确立(磁共振检查可有血管压迫三叉神经根的表现),并根据疼痛的部位和诊断性封闭的结果确定受累的神经分支。神经阻滞麻醉能否暂时遏止疼痛的发作有助于鉴别诊断,卡马西平的治疗效果(特别是患病初期的治疗效果)可用于参考。国际头痛学会分类委员会 2018 年《头痛的国际分类(第三版)》(International Classification of Headache Disorders,3rd Edition,ICHD-3)中关于三叉神经痛的诊断标准如下。

A. 一侧面部 1 支或 1 支以上的三叉神经分布区反复突然发作的疼痛,不发散到其他区域,并符合 B 和 C 的疼痛特点。

B. 疼痛具有以下特征。

a. 持续不到 1 秒至 2 分钟;

b. 剧烈的疼痛;

c. 疼痛性质为阵发性、电击样、刀割样、尖锐的疼痛;

C. 受累的三叉神经分布区施加非伤害性刺激可引发疼痛发作。

D. ICHD-3 分类中的其他疼痛诊断不能更好地解释。

【鉴别诊断】　典型的三叉神经痛临床表现有其独特性,诊断并不困难,但也需要与以下疾病相鉴别。

1. 牙源性疼痛　牙源性疼痛有急性牙髓炎、慢性牙髓炎急性发作和髓石症。牙源性疼痛的病史一般比较短,任何年龄均可发生,疼痛发生在牙,并向耳颞部放射,呈自发性、阵发性疼痛,夜间发作更剧烈,持续时间较长。患牙对冷、热温度刺激敏感,没有扳机区。可检查出病源牙,X 线影像学检查有助于上述疾病的诊断。卡马西平治疗无效。

2. 继发性三叉神经痛(secondary trigeminal neuralgia)　因桥小脑角区及其周围的器质性病变压迫或侵袭到三叉神经而致病,发病年龄较为年轻,病史相对较短,除三叉神经的功能有损害外,还可见到面部感觉异常或其他脑神经(如第Ⅲ、Ⅵ、Ⅷ对脑神经)损害表现,头部 CT 或 MRI 检查能够发现致病的器质性病变。

3. 鼻咽及颌面部恶性肿瘤　面深部的恶性肿瘤侵及周围神经时也可出现面部疼痛的症状,多见于鼻咽癌、上颌窦癌、腺样囊性癌、翼腭凹和颞下凹的恶性肿瘤,疼痛多为持续性、程度常较三叉神经痛轻,可伴有阵发性加重,没有扳机区。可以有面部感觉异常和/或其他神经损害的表现,可伴有鼻泪管阻塞、血性鼻涕、开口受限。X线片显示相应部位的原发病灶。

4. 急性鼻窦炎　任何年龄均可发生,以急性上颌窦炎(疼痛发生于上颌区)、额窦炎(疼痛发生于额部)为鉴别的重点。病史较短,疼痛呈持续性钝、胀痛,部位深在;或伴有阵发性加剧。上颌窦前壁或两眉间的额部有压痛,上颌窦炎时患侧上颌后部的多颗牙可有叩痛,没有扳机区。其他症状有鼻塞、流脓鼻涕,体温和白细胞计数升高。X线片表现为窦腔内均质性的密度增高,有的可见液平面。

5. 舌咽神经痛　疼痛的性质、发作的特点等与三叉神经痛相似,但扳机区及疼痛的部位在舌根、咽部和扁桃体周围,引发疼痛的动作常为吞咽、咳嗽等。可靠而简便的鉴别方法是用2%丁卡因喷涂于患侧的舌根、扁桃体及咽侧壁,疼痛可停止发作。也可用舌神经及舌咽神经阻滞麻醉的方法进行鉴别。

6. 灼口综合征(burning mouth syndrome,BMS)　为中枢介导的神经病理性疼痛,表现为舌、唇、颊部等处的口腔黏膜持续性烧灼样疼痛,对辛辣及热食物敏感,每天或大部分时间均疼痛,晨起时症状消失或轻微,此后逐渐加重至傍晚时症状最重,但入睡后无痛醒的现象。可伴有口干、味觉障碍、睡眠障碍,40~60岁女性人群中较多见,临床检查口腔颌面部无异常。

7. 颞下颌关节紊乱病　疼痛是颞下颌关节紊乱病的主要症状,多为钝痛,下颌运动如大张口、咀嚼时出现或疼痛加重,疼痛的程度一般达不到剧痛,无扳机区。多有其他颞下颌关节紊乱病症状体征的存在,如关节区和/或咀嚼肌部位的压痛点、关节弹响、开口型及开口度的异常。

8. 疱疹后神经痛(post-herpetic neuralgia)　为三叉神经带状疱疹的后遗症。有三叉神经某一分支的皮肤发生疱疹的病史,神经痛的区域与疱疹的出疹范围相同;疱疹痊愈后仍留有面部疼痛、延续时间至少1个月;疼痛为持续性针刺、烧灼样,程度常比较严重;罹患区的皮肤有瘢痕及色素沉着,范围与神经分支支配区吻合,界限清晰,常伴有感觉障碍。老年人多发,部位以第Ⅰ支区最多见。

四、治疗

首先采用非手术治疗,并首选药物治疗,当药物治疗无效或者不能耐受药物的副作用时再选择外科手术治疗。

(一)非手术治疗

1. 药物治疗　常用的药物多为抗癫痫药。用药应从小剂量开始,增加剂量时缓慢递增,以其最小的有效止痛剂量为治疗用量;达到止痛效果后,必须继续用药不少于2周,再以逐渐减量的方式达到维持量或停药。

(1)卡马西平(carbamazepine):是三叉神经痛治疗的首选药物。初始剂量从每次100mg、每日1~2次开始,不能完全止痛时以每1~2天100mg的速度递增至能够控制疼痛的剂量,最大剂量1 200mg/d,分3~4次服用,保持止痛效果2周后,再以每2~3天减少50~100mg的速度直至最小止痛量,甚至停药。不良反应为头晕、嗜睡、共济失调、白细胞减少、肝功能损害等,停药后多可自行恢复。用药前及用药期间应定期进行肝功能和血细胞分析等相关检查。

(2)奥卡西平(oxcarbazepine):是卡马西平的10-酮基类衍生物,通过活性代谢产物阻止电压敏感的钠通道。初始剂量为300mg/d,之后递增,常用量为600~900mg/d,分3次。不良反应有头晕、嗜睡等,副作用小于卡马西平。

(3)加巴喷丁:初始剂量为300mg/d,以后逐渐增加直至能够缓解疼痛的剂量,一般能够达到止痛的常用量1 200~1 800mg/d,分3次服药。不良反应有头晕、嗜睡、共济失调和疲乏等。

(4)野木瓜片、七叶莲:每次1.6g(4片),每日3次。起效慢,约1周起效,有效率50%~60%。

(5)A型肉毒毒素(type A botulinum toxin):欧洲神经病学学会(European Academy of Neurology)2019年指南推荐A型肉毒毒素局部注射是药物治疗的一个重要补充。25~100U/次,3个月注射1次。可能的副作用有暂时性面瘫、注射部位出血或水肿。

2. 神经阻滞　最常用的是 2% 利多卡因 1.5~2mL 与维生素 B$_{12}$ 0.5mg 配伍后进行神经干的阻滞治疗。根据疼痛区域每次选择 2~3 个注射点,每周注射 1~2 次。注射部位应选择在罹患神经干的近中枢端。同时可配合注射扳机区。

3. 神经调制疗法　通过物理设备来刺激外周或中枢某些部位或直接刺激神经来达到疼痛治疗的目的,具体机制并不清楚。这些手段包括经皮神经电刺激(percutaneous electrical nerve stimulation)、外周神经刺激(peripheral nerve stimulation)、深部脑刺激(deep brain stimulation)、经颅超声刺激(transcranial ultrasound stimulation)、经颅磁刺激(transcranial magnetic stimulation)等。

（二）手术治疗

1. 三叉神经干水平的手术治疗　用物理或化学的方法,通过破坏神经干的组织结构,阻断神经冲动的传导通路,达到止痛的效果。

（1）损毁性神经阻滞治疗:将无水乙醇、纯甘油、酚甘油等致伤性药物直接注射至神经干的部位,使该处的神经干发生变性。

（2）神经干射频温控热凝术:热凝的部位在眶上孔内、眶下孔内、颏孔内以及圆孔和卵圆孔外的神经干处。穿刺方法与相应神经的阻滞麻醉相同,完成穿刺、电刺激定位后,最高温度一般控制在 75~80℃,持续 2~3 分钟。

（3）神经干撕脱术:复发率高,原因与神经干的近中枢断端形成神经瘤有关。现在应用的范围已很有限,在三叉神经第Ⅰ支痛时仍有应用价值。

2. 半月神经节水平的手术治疗　多为损毁治疗方式,靶位在三叉神经半月节。包括多柔比星神经干注射、三叉神经节及感觉根射频热凝术、三叉神经池甘油注射和经皮三叉神经节微加压术。这类治疗多属于微创治疗技术,操作中卵圆孔穿刺有一定的难度(图 15-2),X 线影像、神经电生理以及数字外科导航技术的介入,为准确的定位及毁损提供了有效的保障。

3. 三叉神经根及脑干水平的手术治疗　包括微血管减压术、感觉根部分切断术、经延髓三叉神经脊髓束切断术及立体定向放射外科等。

以上各类手术,微血管减压术(microvascular decompression)是经典性三叉神经痛的首选手术方式。

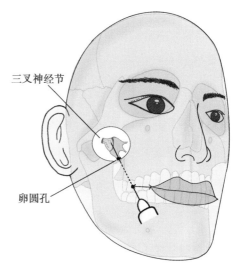

图 15-2　Hartel 穿刺法
穿刺针进入卵圆孔、刺入半月神经节。

（图中标注：三叉神经节、卵圆孔）

第二节　面神经麻痹

要点:

1. 口腔科最易引起面神经麻痹的两种疾病包括创伤性面神经损伤和贝尔麻痹。

2. 创伤性面神经损伤的主要致病因素为颌面部外伤及医源性创伤。

3. 前额皱纹消失与不能皱眉是贝尔麻痹的重要临床表现;发病急性期的治疗原则为改善面部血液循环,促使面部水肿、炎症消退,避免神经进一步受损。

面神经为第Ⅶ对脑神经,是支配颌面部表情肌的主要运动神经,该神经的损伤会带来面部表情肌的运动障碍即面神经麻痹(facial palsy)。根据引起面神经麻痹的损害部位不同,分为中枢性和周围性面神经麻痹两种。在口腔科就诊的病人则多以周围性面神经麻痹为主,最常见的原因为各类创伤引起的创伤性面神经损伤和贝尔麻痹。

一、创伤性面神经损伤

创伤性面神经损伤(traumatic facial nerve injury)在发病因素中居第 2 位,近年来其发生率不断增高。在诸多创伤因素中,颌面部外伤及医源性创伤是主要致病因素。

【病因及发病机制】 面神经周围支是周围神经的一部分,造成其损伤的原因很多,归纳起来有以下几方面。

1. 机械性损伤 创伤引起的面神经损伤多属机械性损伤。其损伤形式有急慢性挤压伤、挫伤、牵拉性损伤、压榨性损伤、撕裂伤、锐器切割伤及钝器摩擦伤等。

2. 物理性损伤 包括冷冻损伤、热损伤、电灼损伤、放射线损伤以及超声损伤和激光损伤等。

3. 化学性损伤 指有毒物质对神经的损伤,包括长期接触有毒物,以及面神经分布区神经毒性药物的注射,如乙醇、青霉素及溴化钙等药物。

4. 医源性损伤 是一种复合性损伤,几乎包括了以上各种损伤形式。在口腔颌面外科手术或治疗中,主要与茎乳孔外面神经末梢支损伤相关。

【临床表现】 面神经损伤的典型症状:静态时患侧额纹消失或减少,鼻唇沟变浅或消失,口角歪斜,偏向健侧。严重者整个颜面部歪斜,患侧眼睑裂变大,流泪,睑、球角膜充血,炎症甚至导致失明。动态时患侧抬额头无力或不能抬额头;皱眉无力或不能皱眉;眼睑不能完全闭合;不能耸鼻;鼓腮漏气或不能鼓腮;噘嘴、微笑及大张口时口角歪斜。恢复期还可出现患侧的联带运动或患侧的过度运动等后遗症。

【诊断】 创伤性面神经损伤根据病史和临床检查,诊断并不困难。通常有明显的创伤因素存在;损伤多发生在面神经周围支,一般不伴有泪液分泌异常及舌前 2/3 味觉丧失;具有面神经损伤的典型症状。

【治疗】 关于面神经损伤的治疗,主要有手术及非手术治疗,其中非手术治疗以药物及物理治疗为主。

1. 非手术治疗

(1)药物治疗

1)激素类药物:在伤后或手术后 3 天内应使用激素类药物,以减少渗出及水肿,有利于神经恢复。一般常规给予地塞米松 10mg 静脉滴注。

2)神经营养药:可给予维生素 B_{12} 及维生素 B_1 等神经营养药物,一般采用肌内注射,10 天一个疗程,共用 3 个疗程。也可采用离子导入的方法局部给药。

3)神经生长因子:目前疗效尚不肯定,但已有临床应用的报道,可以全身用药,也可神经损伤部位局部用药。

(2)物理疗法

1)表情肌功能训练:适用于神经损伤后各期,损伤后 2 周至 3 个月内尤为重要。

2)离子导入:常在神经损伤后早期(1~3 个月)应用,包括维生素导入以及碘离子导入,能促进神经功能的恢复。可配合以超短波、微波或红外线等治疗,每次 10 分钟,每日 1 次。

3)神经电刺激:一般在神经损伤后中晚期(6 个月以后)应用,主要用多功能电刺激及失神经理疗处方,每次 30 分钟,每日 1 次,10 次为一疗程,共两个疗程,每疗程间隔 1 周。

对于肿瘤或肿瘤术后面神经损伤病人理疗慎用,以防促进肿瘤细胞的生长或扩散。

2. 手术治疗 面神经与其他邻近部位的运动神经吻合术(面-副神经吻合术、面-舌咽神经吻合术、面-舌神经吻合术及面-舌下神经吻合术等)、神经移植术、血管化神经移植术、跨面神经移植术、血管化游离肌肉移植术及血管神经化游离肌肉移植术已广泛应用于面神经外科领域,并获得良好效果。

二、贝尔麻痹

贝尔麻痹（Bell palsy）是指临床上不能肯定病因的、突然发生的单侧面神经轻度麻痹或完全麻痹。其最早由苏格兰解剖学家 Charles Bell 于 1821 年描述，稍后神经病学家 William Gowers 以 Bell 的名字命名了该病，从而使其成为面神经疾患领域最常见、最受关注的疾患之一。年发病率约 20 例/10 万人口，任何年龄均可发病，发病高峰中位年龄为 40 岁，无明显性别或种族差异。一般发病多在春末夏初和夏末秋初，病因尚不明确。虽然本病 70%~90% 的病人可以自然或通过积极、有效的治疗完全恢复，但还有 10%~25% 的病人会遗留不同程度的面神经功能障碍。

【病因及发病机制】

1. 传统的观点认为是外环境因素如寒冷刺激等导致面神经血运障碍，进而引发面瘫。

2. 病毒感染在贝尔麻痹致病因素中成为最受关注的因素之一，认为可能相关的病毒感染包括 1 型单纯疱疹病毒、巨细胞病毒、带状疱疹病毒、EB 病毒、柯萨奇病毒、人类免疫缺陷病毒等，其中以单纯疱疹病毒最多见。

3. 解剖因素　面神经在内耳一直走行于曲折而狭窄的骨管内，并且在内耳道及膝状神经节之间的迷路段缺乏神经外膜和神经外周组织，神经内膜和蛛网膜组织也很少，因此神经在此段最易损伤而导致水肿。

4. 机体的应激因素　长期以来，有学者认为贝尔麻痹病人中，机体处于疲劳及应激状态的居多，因此认为机体的应激状态可能是其发病因素之一。

【临床表现】　突然发病，发病前一般无先觉症状，常在晨起时发现有面瘫症状，多单侧发生，仅个别为双侧发生。发病后进展迅速，可于数小时内或 1~2 日内达到面瘫最大程度。临床表现为完全性面瘫症状：患侧口角下垂，上下唇因口轮匝肌瘫痪而不能紧闭，故发生饮水漏水、不能鼓腮及吹气等。眼轮匝肌瘫痪后上下眼睑不能闭合，失去了动眼神经支配的上睑提肌不能保持平衡协调的随意动作，致睑裂扩大、闭合不全、露出结膜；用力紧闭时，则眼球转向外上方，此称为贝尔征（Bell sign）；由于不能闭眼，故易患结膜炎。由于泪囊肌瘫痪和结膜炎等原因，在下结膜囊内常有泪液积滞或溢出。前额皱纹消失与不能皱眉是贝尔麻痹或周围性面瘫的重要临床表现，也是与中枢性面瘫鉴别的主要依据。

【诊断及鉴别诊断】　主要依据病史和临床检查，要排除可能会引起面瘫的其他原因。

为了确定神经损伤的部位、程度、预后等，通常要对贝尔麻痹的外周神经功能作评价分级。其中，用于损伤定位的辅助诊断有味觉试验、听觉试验以及泪液试验（Schirmer 试验）等，均是临床常用的检查手段。

味觉检查：伸舌用纱布固定，擦干唾液后，以棉签蘸糖水或盐水涂于患侧的舌前 2/3，嘱病人对有无味觉以手示意，但不要用语言回答，以免糖（盐）水沾至健侧而影响检查结果。

听觉检查：主要是检查镫骨肌的功能状态。以听音叉（256Hz）、手表音等方法，分别对患侧与健侧进行由远至近的比较，以了解患侧听觉有无改变。听觉的改变是由于镫骨肌神经麻痹后，失去了与鼓膜张肌神经（由三叉神经支配）的协调平衡，于是使镫骨对前庭窗的振幅减小，造成低音性过敏或听觉增强。

泪液检查：亦称 Schirmer 试验，目的在于观察膝状神经节是否受损。

根据味觉、听觉及泪液检查结果，可以明确面神经损害部位，从而作出相应的损害定位诊断，具体如下。

1. 茎乳孔以外　面瘫。

2. 鼓索及镫骨肌神经节之间　面瘫+味觉丧失+唾液腺分泌障碍。

3. 镫骨肌与膝状神经节之间　面瘫+味觉丧失+唾液腺分泌障碍+听觉改变。

4. 膝状神经节　面瘫+味觉丧失+唾液腺、泪腺分泌障碍+听觉改变。

5. 脑桥与膝状神经节之间　除面瘫外，感觉与分泌功能障碍一般均较轻；如损害影响听神经，还可发生耳鸣、眩晕。

6. 核性损害　面瘫＋轻度感觉与分泌障碍,但往往影响展神经核而发生该神经的麻痹,若损害累及皮质延髓束可发生对侧偏瘫。

【治疗】　根据贝尔麻痹的自然发展过程,可分为三个阶段即急性期、缓解期及后遗症状期,进行相应的不同治疗。

急性期(1~2周)的治疗原则是改善面部血液循环,促使面部水肿、炎症消退,以避免面神经进一步受损,使其功能早日恢复。具体的治疗方法如下。

1. 大剂量激素冲击疗法　发病后的前3天,可每天给予地塞米松10mg静脉滴注,再继续给予泼尼松口服,每天3次,每次10mg,2~3天后逐渐减量至10天停药。发病后的72小时是影响预后的关键治疗时机,美国耳鼻喉头颈外科学会发表的临床实践指南强烈推荐,针对16岁以上的成年人口服激素类药物10天(泼尼松50mg,10天或60mg,5天后减量)。72小时后开始治疗效果明显不佳。16岁以下儿童青少年激素治疗的有效性和副作用尚缺乏相关临床研究。

2. 配合扩血管药物　水杨酸钠0.3~0.6g,每日3次口服。

3. 配合神经营养药物　维生素B_1 100mg、维生素B_{12} 500μg肌内注射,每日1次。或在1周后用B族维生素进行相关穴位注射。

4. 辅助抗病毒治疗　对于明显有病毒感染因素存在的病例,给予利巴韦林及金刚烷胺等抗病毒药物;中药抗病毒制剂,如板蓝根颗粒等。

5. 理疗　可用红外线、超短波治疗,但疗效不确切。注意在发病初期禁用热敷及高强度的刺激理疗。

6. 针灸　一直被认为是治疗贝尔麻痹的有效手段,但仍缺乏高质量的临床研究证据。需要注意,急性期不主张对茎乳孔区域进行针灸。

发病后即应注意保护患眼,预防性给予眼药。并注意不宜给予过强的针刺或电针疗法,以免导致继发性面肌痉挛。另外,对贝尔麻痹的早期手术治疗应取慎重态度。据中外文献报道,手术有效率迄今都还是与自然恢复的比率不相上下。目前还没有足够的证据来支持"减压"手术的必要性。

缓解期(3周~2年)的治疗原则应是尽快恢复神经传导功能,加强面部表情肌功能的训练。具体方法可参照创伤性周围性面瘫的治疗方法。可配合应用一些肌肉兴奋剂,如新斯的明、呋喃硫胺及加兰他敏等。

后遗症状期,即面瘫症状不再有好转或出现联带运动、面肌抽搐或痉挛等并发症,该期的治疗原则主要是对症治疗,即对后遗面部畸形的康复性矫治。

【预后】　贝尔麻痹大多数预后良好,其预后与其神经损伤严重程度,治疗是否及时、恰当,以及病人的年龄等因素有关。多数病人可在3~4个月内完全恢复。

第三节　肌肉痉挛

要点:

1. 咀嚼肌痉挛包括闭口型和开口型,闭口型痉挛受累肌肉为咬肌和/或颞肌,表现为不自主闭口、咬牙甚至牙关紧闭;开口型痉挛主要累及翼外肌,表现为闭口费力,后牙咬不紧、咀嚼费力,或下颌不自主抖动、偏斜。

2. 面肌痉挛表现为面部表情肌的阵发性、不规则的不自主抽搐或痉挛。

肌肉痉挛(muscle spasm)是指个别肌肉或肌群的不随意收缩,一般发作迅速,可伴有肌长度急性缩短、运动受限、疼痛及肌电活动的增加。发生在口腔颌面部的咀嚼肌痉挛和面肌痉挛,分别累及三叉神经以及面神经。根据痉挛的类型可分为阵挛性肌痉挛和强直性肌痉挛。阵挛性肌痉挛指一定时间内肌肉主动进行快速、反复的收缩,带有一定节律性,不受意识控制,如三叉神经痛性面肌痉挛。强直性肌痉挛通常较为持久,肌痉挛不呈节律性,经一定时间后肌肉可放松,如手足搐搦、狂犬病、咬肌痉挛。

一、咀嚼肌痉挛

咀嚼肌痉挛(masticatory myospasm)并不多见,以突发、非随意性的张力性收缩为特征,持续数秒至数分钟,常导致下颌突然闭合、张口或偏斜,持续性闭口肌痉挛可造成牙关紧闭。

【病因】　目前存在多种假说。颅脑疾病(中枢神经系统疾病)和外伤(脑外伤和关节区外伤)以及精神因素可能与疾病的发作有关。

【临床表现】　口颌面部的咀嚼肌可以分为闭口肌群(颞肌、咬肌和翼内肌)和开口肌群(翼外肌和二腹肌)。受累肌肉不同,临床表现不同,因此其临床表现可分为两大类。第一类(闭口型)表现为开口困难,具体表现为不自主闭口、咬牙甚至牙关紧闭,发作时可见受累肌肉抽动、变硬,有时可见虫蠕样波纹,发作程度剧烈时甚至会咬伤舌头。受累肌肉为咬肌和/或颞肌闭口肌群。第二类(开口型)主要为闭口或紧咬牙困难,具体可表现为下列3种形式:①闭口费力,尤其在大张口后明显,有时闭口需用手辅助才能完成闭口动作。②后牙咬不紧、咀嚼费力,反复多次才能达到正中拾位,影响进食。③下颌不自主抖动、偏斜,多在说话时发生。主要累及开口肌翼外肌。

咬肌、颞肌痉挛好发于青中年人群,翼外肌痉挛好发于中老年人群,均为女性多见。

【诊断及鉴别诊断】　主要根据临床表现特征,结合肌电图检查。肌电图表现为与痉挛发作同步的群放电位,显示多个运动单位电位同步、高频放电。

这种肌痉挛引起的口下颌运动异常也称肌张力障碍(dystonia),很难与肌运动障碍(dyskinesia)鉴别。

【治疗】　药物、理疗、拾垫、中药外敷、封闭、针灸等治疗均有一定效果,但不明显。最为有效的治疗是受累肌肉局部注射A型肉毒毒素,但有效期常在平均3~6个月,之后痉挛可能再次发作。

二、面肌痉挛

面肌痉挛(facial spasm),亦称半面痉挛(hemi-facial spasm,HFS),为阵发性不规则半侧面神经支配的面部表情肌的部分或全部的不自主抽搐或痉挛。可分为原发性和继发性面肌痉挛。前者又称特发性半面痉挛,后者又称为症状性面肌痉挛。

【病因】　原发性面肌痉挛的病因目前尚不十分清楚,可能是在面神经传导通路上的某些部位存在病理性刺激所引起,有中枢学说和周围学说两种假说。其他可能的病因包括动脉硬化和高血压病变。少数病例属于各种原因所致面神经麻痹的后遗症。

【临床表现】　多发于中、老年病人,女性多于男性。起病缓慢,无自愈性。痉挛为突发、阵发,有节律,不能控制,可持续几秒至十几分钟,多发于一侧,双侧发病者极少见。当精神紧张或疲倦时加重,睡眠时无发作。疾病早期抽搐多从下睑开始,呈间歇性,以后逐渐扩展至同侧其他表情肌。少数可伴有疼痛,个别有头痛、患侧耳鸣、舌前味觉改变等症状。神经系统检查一般无阳性体征,晚期可有表情肌轻度瘫痪。该病无缓解期,疾病呈缓慢进展,额肌少受累,颈阔肌可受累。

【诊断及鉴别诊断】　根据病史及临床表现,诊断面肌痉挛一般无困难。临床可观察到肌纤维震颤,肌电图可有纤颤电位,而无脑电图异常。

【治疗】　由于原发性面肌痉挛病因不明,目前仍缺少理想的治疗方法。临床常用的治疗方法类似于三叉神经痛的治疗方法,包括镇静药及抗癫痫药物的应用。可用局部或面神经主干封闭疗法。射频温控热凝术使面神经变性,神经失活后会出现面瘫等并发症,应注意把握适应证和术后护理。

A型肉毒毒素局部注射作为治疗半面痉挛的最佳治疗方案,主要的后遗症状为类似早期面瘫的表现,有效期常在3~6个月,尚未解决该治疗的复发问题。

思考题

1. 三叉神经痛的典型临床表现有哪些?
2. 经典性三叉神经痛的诊断标准是什么?
3. 造成医源性面神经损伤的因素有哪些?
4. 简述贝尔麻痹的治疗对策及预后。
5. 咀嚼肌痉挛的临床表现有哪些?

（傅开元）

第十六章
牙体缺损、牙列缺损/缺失的常规修复

牙体缺损、牙列缺损/缺失是口腔常见病和多发病,临床上需通过嵌体、全冠、贴面、固定桥、可摘局部义齿、总义齿、种植义齿等方式进行修复。本章主要介绍常规修复方式,种植义齿修复详见第十七章。

第一节　牙体缺损的固定修复

要点:

　　1. 牙体缺损最常见的病因是龋病,其次是外伤。

　　2. 牙体缺损的修复原则包括生物学原则、生物力学原则、美学原则。

　　3. 牙体缺损常用的修复体类型包括嵌体、贴面、铸造金属全冠、烤瓷熔附金属全冠、全瓷冠、桩核冠等。

牙体缺损(tooth defect)是指牙体硬组织外形和结构的破坏或异常,表现为牙体失去了正常的生理解剖外形,造成正常牙体形态、咬合及邻接关系破坏。牙体缺损的患病率为24%~53%,常对牙髓或牙周组织、咀嚼、发音、面容甚至全身健康等产生不良影响。

一、牙体缺损的病因和影响

　　1. 牙体缺损最常见的病因是龋病,其次是外伤、磨损、酸蚀和发育畸形等。

　　(1)龋病:表现为牙体硬组织的变色、脱矿软化和龋洞形成,病变进一步发展可累及牙髓和根尖周组织(图16-1)。龋坏严重者,可造成牙冠部分或全部破坏,形成残冠或残根。

　　(2)外伤:牙冠受到意外撞击或咬硬物可发生折断,前牙牙外伤的发病率较后牙高(图16-2)。牙外伤轻者表现为切端或牙尖局部小范围折裂,重者可出现整个牙冠折裂或冠根折断。

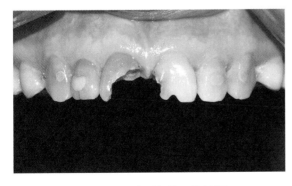

图 16-1　龋病引起的牙体缺损

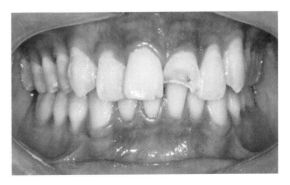

图 16-2　牙外伤

　　(3)磨损:是指过度的机械摩擦导致的牙体硬组织缺损,多表现为牙冠咬合面的缺损(图16-3),常由于喜食硬物或夜磨牙等引起。

263

（4）酸蚀症：是牙齿长期受到酸的作用而发生脱矿，造成牙齿硬组织的缺损（图16-4）。常见于工作环境经常接触盐酸、硝酸等酸制剂的人群，长时间过量饮用酸性饮料的人群，以及有消化道反酸疾病的人群等。

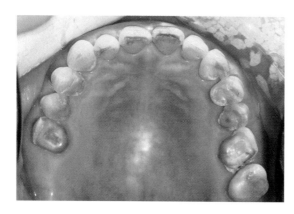

图16-3　磨损

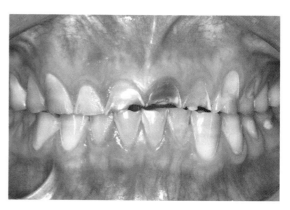

图16-4　酸蚀症

（5）发育畸形：常见的造成牙体缺损的牙结构发育畸形包括釉质发育不全、牙本质发育不全、氟牙症（图16-5）及四环素牙等。牙齿的形态发育畸形是发育过程中牙冠形态的异常，常见的有过小牙、锥形牙等。

2. 牙体缺损可能引起牙体和牙髓症状、牙周症状、咬合症状等不良影响，因此，牙体缺损应及时修复治疗以终止病变发展，恢复牙冠原有形态和功能，防止产生并发症。

（1）牙体和牙髓症状：牙体表浅缺损可能无敏感或疼痛症状，如缺损累及牙本质层或牙髓，可出现牙髓刺激症状甚至出现牙髓炎症、坏死及根尖周病变等。

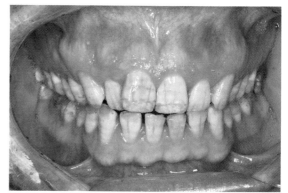

图16-5　氟牙症

（2）牙周症状：牙体缺损者发生在邻面，会破坏正常邻接关系，造成食物嵌塞，引起局部牙周组织炎症，并可能发生邻牙倾斜移位，影响正常的咬合关系，形成创伤。牙体缺损若发生在唇舌轴面，破坏了正常轴面外形，可引起牙龈炎。

（3）咬合症状：大范围及严重的牙体咬合面缺损不但影响咀嚼效率，还会形成偏侧咀嚼习惯，严重者会影响垂直距离及出现口颌系统的功能紊乱。

（4）其他不良影响：缺损发生在前牙可直接影响病人的美观、发音。全牙列残冠、残根会降低垂直距离，影响病人的面容及心理状态。残冠、残根常成为病灶而影响全身健康。

二、牙体缺损的修复原则

牙体缺损的修复是使用嵌体、贴面、全冠、桩核冠等人工修复体替代缺损的牙体组织，恢复缺损患牙的正常生理形态、咀嚼和美观。修复时应满足生物学、生物力学和美学原则。

1. **生物学原则**　修复体在口腔环境中行使生理功能时，要满足对所修复牙齿及周围口腔组织的生理保健要求。牙体缺损修复时应在满足修复要求的基础上，尽量保存患牙的牙体硬组织，最大限度地保护牙髓组织，并尽量避免对牙周组织产生不利影响。

2. **生物力学原则**　牙体缺损修复的各类修复体，需要长期固定在牙体组织上，行使各种生理功能时不发生脱位、破裂，同时所修复牙也不能发生折裂、破坏。因此应满足生物力学原则，即修复体和所修复的患牙要建立良好的固位(retention)和抗力(resistance)。

（1）固位：固位是指在预备体上就位良好的修复体，能够固定于其上，并在口腔内行使各种功能时能抵抗各种作用力而不发生移位和脱落的特性。

（2）抗力：抗力是指预备体与在其上就位良好的修复体，在口腔内行使各种功能时，能抵抗各种作用力而不发生变形和折断的能力。抗力包括患牙剩余牙体组织的抗力和修复体的抗力。

3. 美学原则　随着人们对美的要求的提高，修复体不仅要满足咀嚼功能的需要，还应达到美学的要求。如很多氟牙症、四环素牙等病人就医的主诉就是改善牙齿的美观。因此，牙体缺损的修复还需要满足美学原则。

三、牙体缺损固定修复体的类别及适应证

（一）嵌体

嵌体(inlay)是一种嵌入牙体内部，用于恢复牙体缺损患牙形态和功能的修复体，一般用于修复牙体缺损量较小的患牙，多用于后牙。嵌体是冠内修复体，位于牙体内部，由牙体组织所包绕，其固位方式主要是洞固位形。根据材料不同，嵌体可以分为金属合金嵌体、瓷嵌体(图16-6)等。采用嵌体修复时要求剩余牙体组织有足够强度来提供抗力，并保证修复体的固位。

1. 适应证　能够采用充填法修复的牙体缺损原则上都可以采用嵌体修复。以下牙体缺损情况适用嵌体修复：①若采用充填法修复，充填体无法获得足够的固位。②若采用充填法修复，充填体和所修复牙体组织无法获得足够抗力。③若采用充填法修复，美观要求不易满足。④若采用充填法修复，良好的咬合接触和邻面接触关系不易获得。但嵌体所能修复的患牙牙体缺损不能过大，应有足够的剩余牙体组织来保持牙体自身的抗力并为修复体提供支持。

2. 适应证选择的注意事项　包括：①容易劈裂的牙齿，如失髓牙，即根管治疗后的牙(endodontically-treated tooth)、洞形过深、剩余牙壁薄弱等应避免使用。②为美学要求高的病人选择嵌体修复时应注意牙位及缺损部位，如上颌后牙𬌗面金属嵌体对美观影响较小，而下颌则不同；如前磨牙采用瓷、树脂嵌体修复时，其边缘线的位置尽量避免位于牙冠表面，以免粘接界面的暴露影响修复效果。③当病人有磨牙症、紧咬牙、磨耗重等患牙受力大的情况时，应避免使用。④深龋患牙采用金属嵌体时需避免采用导热率高的金属类型；若对颌牙存在金属修复体时，嵌体宜选用相同金属类型。

（二）贴面

贴面(laminate veneer)是在不磨牙或少量磨牙的情况下，应用粘接技术，将瓷、复合树脂等修复材料覆盖在表面缺损牙体、着色牙、变色牙、畸形牙或磨耗磨损牙等牙患部位，以恢复牙体正常形态或改善其色泽的一种修复方法(图16-7)。

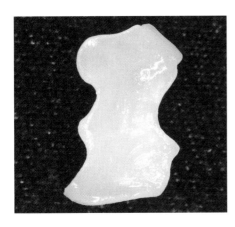

图 16-6　**瓷嵌体**

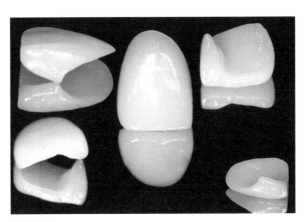

图 16-7　**瓷贴面**

1. 适应证　全瓷贴面有较好的半透明特征,美观效果好,但是其强度不够大,因此主要适用于前牙和前磨牙。其适应证主要包括:①釉质发育不良、轻度龋损、外伤等因素导致的唇面、切端或牙尖釉质缺损;②失髓、四环素或氟牙症等变色牙;③畸形牙、过小牙等需要改善前牙外观形态者;④扭转等轻度错位牙,且病人不愿意接受正畸治疗;⑤少量牙间隙;⑥过短牙或磨耗牙加长切端且釉质量足够者;⑦在咬合力不大,釉质粘接面足够的情况下,也可用于上颌舌侧、上下颌磨牙的𬌗面缺损或磨损、磨耗。

2. 适应证选择的注意事项　包括:①上颌牙严重唇向错位或唇向移位、反𬌗牙不宜采用;②牙列拥挤时不宜采用;③牙间隙较大且病人不接受正畸治疗时不宜采用;④严重深覆𬌗或咬合紧时下颌牙不宜采用;⑤下颌唇面严重磨损且无间隙者不宜采用;⑥有磨牙症、咬异物等习惯的病人不建议使用;⑦预备牙缺损较大使全瓷修复体局部厚度 >2mm 时应小心或避免使用;⑧当重度釉质发育不良等造成釉质粘接面不足时,贴面的粘接力不仅下降,而且贴面与牙表面的封闭作用也下降,容易发生微漏或染色,此时建议不使用贴面修复,应优先考虑全冠修复。

（三）铸造金属全冠

铸造金属全冠(cast full crown)是采用失蜡法铸造而成、覆盖牙齿𬌗面及所有轴面的金属全冠修复体(图 16-8)。铸造金属全冠具有良好的固位力和机械强度,是临床上长期使用的效果理想的修复体。

1. 适应证　包括:①后牙牙体缺损后余留的牙体组织不能单独承受正常范围咬合力,采用其他修复体难以获得足够固位力且预备体可为全冠提供足够固位和抗力者;②后牙固定义齿的固位体;③因发育问题、釉质发育不全、轻度错位等原因,需要采用修复的方法改善牙冠的形态来恢复正常邻接和咬合关系的后牙;④可摘局部义齿的后牙区基牙需改形、保护者;⑤严重牙本质过敏的后牙,其他治疗方法无效者;⑥隐裂的后牙需预防牙折者;⑦作为种植义齿的上部结构来修复后牙缺失。

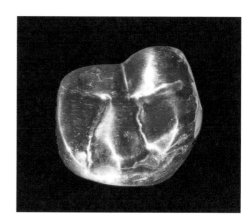

图 16-8　铸造金属全冠

2. 适应证选择的注意事项　包括:①未完成牙体或牙髓治疗的患牙不宜使用;②对于美学要求高的病人,会显露金属的牙位均不宜使用;③对合金中某金属元素过敏者不宜使用该合金;④牙冠过短,无法为修复体提供足够修复空间和固位者,不宜使用。

（四）烤瓷熔附金属全冠

烤瓷熔附金属全冠(porcelain fused to metal crown,PFMC)又称金属烤瓷联合冠,简称金瓷冠(metal-ceramic crown)(图 16-9),是瓷粉经过高温烧结熔附于金属内冠表面而形成的全冠修复体,兼有金属全冠机械强度好和全瓷冠美观的优点。

1. 适应证　包括:①因龋坏或外伤等造成牙体缺损较大,充填治疗或其他保守修复治疗无法满足要求的患牙。②变色牙,如失髓牙、四环素牙和氟斑牙等要求改善美观而不宜用其他保守方法修复者。③畸形小牙、釉质发育不全等需改善牙冠形态而不宜用其他保守方法修复者。④错位、扭转等不宜或不能采用正畸治疗,要求改善美观的患牙。⑤根管治疗后经桩核修复的残根残冠。⑥固定义齿的固位体。⑦牙周病修复治疗的固定夹板。⑧作为种植义齿的上

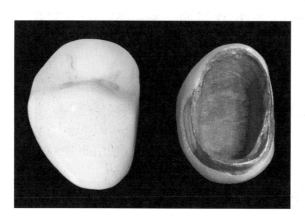

图 16-9　烤瓷熔附金属全冠(唇面观和组织面观)

部结构来修复牙齿缺失。

2. 适应证选择的注意事项　包括：①若其他相对磨牙少的修复方法可以满足病人美观、强度等方面的要求时，不建议使用金瓷冠修复。②对前牙美学要求极高者，避免采用可能出现颈部灰线的金瓷冠类型。③对金属过敏者要避免使用含可疑过敏金属元素的合金。④尚未发育完全的年轻恒牙避免使用。⑤牙髓腔宽大、髓角高耸等容易发生意外露髓的牙齿避免使用，必要时先做根管治疗后再行修复。⑥无法提供足够固位形和抗力形的患牙，要避免直接使用金瓷冠修复。⑦深覆𬌗、咬合紧，在没有矫正情况下且无法获得足够修复空间的患牙避免使用。⑧有夜磨牙或有其他不良咬合习惯者，不建议使用。

（五）全瓷冠

全瓷冠（图 16-10）是全部由瓷粉经高温烧结而成或由预成全瓷块经切削加工而成的全冠修复体。由于全瓷冠无金属遮挡光线，它可以逼真地再现天然牙的颜色和半透明特性，是美学效果最好的修复体。当今最主要的制作方法有热压铸（heat-pressing）、计算机辅助设计和计算机辅助制造（computer-aided design and computer-aided manufacturing，CAD/CAM）等方法。全瓷材料也由过去的低强度长石质瓷和玻璃陶瓷向高强度氧化物多晶陶瓷发展，适应证也由

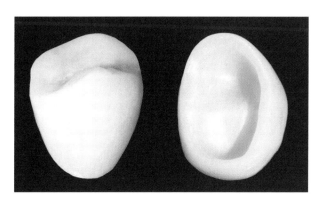

图 16-10　全瓷冠（唇面观和组织面观）

过去单纯制作嵌体、贴面过渡到全冠、固定桥，甚至 3~4 个单位的后牙全瓷固定桥也成为可能。

1. 适应证　全瓷冠的适应证与烤瓷熔附金属全冠的适应证相似。与烤瓷熔附金属全冠相比，尤其适用于：①美学要求高，其他保存修复无法达到要求者。②对金属过敏或者不希望使用金属，或者因临床影像学检查需要不能使用金属成分的病人。

2. 适应证选择的注意事项　包括：①针对长石瓷、玻璃陶瓷等低强度全瓷材料，预备量要求较大，不能达到足够要求的预备量时不能使用。②年轻恒牙、髓角高易露髓者，不建议使用。③其他保存修复方法可以满足病人美观等修复要求时不建议使用。④美学要求不高且𬌗力大的区域如后牙区不宜选择低强度的全瓷冠。⑤预备牙有金属桩核时或牙变色严重时，不宜使用透明度高的全瓷冠。⑥要依据强度和美观性能的不同来选择全瓷材料，透明度佳而强度低的全瓷系统不宜用于后牙单冠、固定桥等，透明度较低的高强度全瓷材料不宜用于前牙冠桥修复。⑦可摘局部义齿基牙改形或作为基牙保护时不宜采用低强度类型的全瓷冠。⑧夜磨牙症、咬合力大的病人不建议使用。

（六）桩核冠

桩核冠是修复大面积牙体缺损的一种常用的修复方法。大面积牙体缺损是指患牙冠部硬组织大部分缺失，甚至累及牙根。由于牙冠剩余硬组织量很少，单独使用全冠修复无法获得足够的固位。为了增加固位，根管是一个可以利用的固位结构，可以将修复体的一部分插入根管内获得固位，插入根管内的这部分修复体被称为桩。按照功能可以把桩核冠分为如下三个组成部分（图 16-11）。

1. 桩（post or dowel）　插入根管内的部分，利用摩擦力和粘接力等与根管内壁之间获得固位，进而为核和最终的全冠提供固位。桩是整个桩核冠固位的基础，固位是桩的主要功能。桩的另一个功能是传导来自冠、

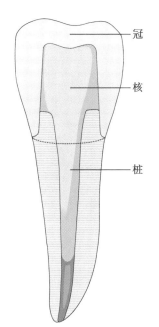

图 16-11　桩核冠示意图

（图中标注：冠、核、桩）

核和牙冠剩余硬组织所承受的外力,桩可以改变牙根原有的应力分布模式。

2. 核(core) 固定于桩之上,与牙冠剩余的牙体硬组织一起形成最终的全冠预备体,为最终的全冠提供固位。制作核的材料有金属、复合树脂等。

3. 全冠(full crown) 位于核与剩余牙体组织形成的预备体之上,恢复牙齿的形态和功能。详见本节(三)(四)(五)全冠部分。

四、牙体缺损固定修复的预后及处理

牙体缺损修复后,认真的维护、及时的复查不仅利于修复后问题的有效预防处理,也利于保证固定修复的长期成功。

1. 固定修复体戴入后的维护 在固定修复体戴入和粘接后,医师和病人都要意识到修复后的维护对远期效果十分重要。医师应进一步监控病人的牙齿健康,指导病人采取更有效的菌斑控制措施,包括使用口腔卫生辅助工具,如牙线等。对于口内有多单位修复体的病人要强调定期复诊的必要性。及时的复诊有利于在发生不可逆转的损害之前得到必要的干预治疗。

2. 修复体可能出现的问题及处理 除了常规复诊以外,病人可能会因修复体出现的一些症状和问题而复诊,如牙齿敏感、疼痛、龈缘炎、修复体松动或脱落、修复体破损等,医师需要采取一定的方法处理。

第二节　牙列缺损的固定局部义齿修复

要点:

1. 固定局部义齿简称固定义齿、固定桥,它是修复牙列中一个或几个缺失牙的修复体。
2. 固定义齿(或固定桥)由固位体、桥体、连接体三部分组成。
3. 固定义齿并非牙列缺损的首选修复方式,而应首选种植修复。

一、牙列缺损的病因和影响

牙列缺损是指牙列中部分牙齿的缺失,牙列中从缺一个牙到只剩一个牙均被称为牙列缺损。牙列缺损的不良影响或危害包括:咀嚼功能减退,导致邻牙倾斜、对𬌗牙过长等牙齿位置异常(图16-12),出现牙间隙,易造成牙周组织病变或龋病,影响美观,导致发音功能障碍等。缺隙邻牙倾斜还可能造成咬合干扰,甚至影响颞下颌关节。所以当牙列缺损后,需要及时修复治疗。

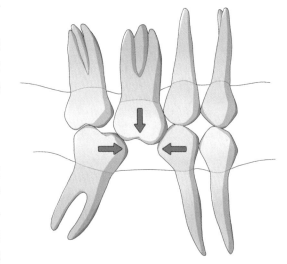

图16-12　牙列缺损的影响

二、固定局部义齿的定义

固定局部义齿(fixed partial denture)又称固定义齿、固定桥,它是修复牙列中一个或几个缺失牙的修复体。靠粘接剂或固定装置与缺牙两侧预备好的基牙或种植体连接在一起,从而恢复缺失牙的解剖形态与生理功能。从义齿分类上,它属于局部义齿的一类。由于病人不能自由摘戴这种修复体,故简称为固定义齿;又由于其结构很像工程上的桥梁结构,也简称为固定桥(图16-13)。由于固定桥的称谓更加简化和形象,所以这个称谓在临床中更加常用。

NOTES

三、固定义齿修复的适应证

固定义齿一般用于修复牙列中一个或几个缺失牙的情况。固定义齿修复需要对基牙进行牙体预备,由于被切割掉的牙体组织不能再生,所以选择固定义齿修复一定要慎重。种植修复避免了基牙的预备或损伤,目前已成为牙列缺损的首选修复方式。但固定义齿仍是一种远期预后确定、有一定适用范围的传统牙列缺损修复方式。

四、固定义齿修复的生理基础

在正常咀嚼运动中,咀嚼食物的咬合力大约

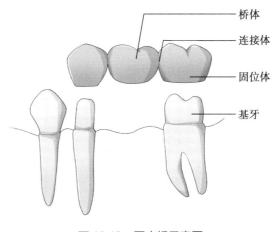

图 16-13　固定桥示意图

只为牙周组织所能支持力量的一半,而在牙周组织中尚储存了另一半的支持能力,即牙周潜力或牙周储备力。固定义齿修复正是动用了基牙的部分甚至全部牙周潜力,以承担桥体的额外负担来补偿缺失牙的功能,此即为固定义齿修复的生理基础。临床上,牙周潜力一般用牙周膜面积来表示;当牙周发生炎症导致牙周膜面积减小时,牙周储备力或牙周潜力下降。

五、固定义齿的组成

固定义齿或固定桥由固位体、桥体、连接体三部分组成(图 16-13)。

（一）固位体

固位体(retainer)是固定桥粘接于基牙上的构造,以全冠类的固位体最为常用。固定桥靠固位体的固位与基牙连接在一起并将咬合力通过固位体传导给基牙,所以固位体应有良好的固位力与抗力。

（二）桥体

桥体(pontic)是固定桥的人工牙部分,制作固定桥的目的便是做出桥体,以恢复缺失牙的形态与功能。桥体并不是缺隙的三维填充,也非缺失牙简单的模仿,其设计需要根据缺牙状态,综合生物学、生物力学、美学原则,充分考虑如何清洁,如何保护桥体下方的牙龈组织。所以,固定桥的桥体是为完成缺失牙的咀嚼功能而特殊设计的,是固定桥修复体的一部分。

（三）连接体

连接体(connector)是桥体与固位体的连接部分。按其连接方式不同,分为固定连接与非固定连接。固定连接体是固位体与桥体之间硬性的、完整而无活动的连接方式;非固定连接体是固位体与桥体之间通过栓体、栓道相连的连接方式。

六、固定义齿修复的临床程序

牙列缺损病人需要经过仔细的临床检查,包括病史采集、口腔检查、模型分析、X 线片检查等,才能作出全面的诊断并制订出合理的治疗计划。病人如果不需要其他牙体、牙周治疗,便可开始进行固定桥修复。目前常用的固定桥有金属烤瓷桥、金属桥、全瓷桥等。以金属烤瓷桥为例,临床操作步骤主要包括初诊操作和复诊操作,初诊、复诊之间是技工室制作。初诊临床操作包括比色、牙体预备、取印模、记录咬合关系、制作暂时固定桥等修复步骤;复诊临床操作包括试戴、调改、抛光或上釉、粘接、复查等步骤。

七、固定义齿修复后可能出现的问题

1. 基牙疼痛　可能因活髓牙牙体预备后引起了牙髓充血甚至牙髓炎,或因调𬌗不完善引起咬合痛。

2. **基牙根面龋蚀**　固定桥戴用后，如口腔卫生不良可导致根面龋坏。

3. **牙龈或牙槽黏膜红肿**　固位体边缘过深、不密合、悬突、残余水门汀、桥体压迫黏膜等，都可引起牙龈红肿。

4. **食物嵌塞**　固位体邻面、龈外展隙、桥体龈端等处理不当会导致食物嵌塞。

5. **固定桥松动（或脱落）**　固位体固位不良、粘接水门汀溶解、基牙折断、固位体破损都可能引起固定桥松动。

6. **其他**　固定桥磨穿、崩瓷、树脂脱落、连接体折断、桥体变形等现象。

一般来说，上述问题若无法直接在口内调整，则需拆除固定桥后再重新治疗。

第三节　牙列缺损的可摘局部义齿修复

要点：

1. 可摘局部义齿是修复牙列缺损的常用方法，适用范围广泛。

2. 可摘局部义齿按义齿受力的方式分为：牙支持式义齿、黏膜支持式义齿和混合支持式义齿。

3. 可摘局部义齿由支托、固位体、连接体、基托、人工牙等部件组成。按各部件所起的作用，可归纳为修复缺损部分、固位稳定部分与连接传力部分。

一、可摘局部义齿的概念及适应证

可摘局部义齿（removable partial denture，RPD）是利用天然牙、基托下黏膜和骨组织作支持，依靠义齿的固位体和基托来固位，用人工牙恢复缺失牙的形态和功能，用基托材料恢复缺损的牙槽嵴、颌骨及其周围的软组织形态，病人能够自行摘戴的一种修复体。目前可摘局部义齿仍然是我国牙列缺损病人常用的修复方法。

可摘局部义齿的适用范围广泛，具有磨除牙体组织少、病人能自行摘戴、便于洗刷清洁、制作较简便、费用相对较低、便于修理等优点。但也存在义齿体积大、部件多，初戴时病人常有异物感和恶心感，有时会影响发音，稳定性和咀嚼效能均不如固定义齿和种植义齿，若义齿设计不合理、使用方法不正确或病人口腔卫生习惯差等情况，还可能带来基牙损伤、黏膜溃疡、菌斑形成和牙石堆积、龋病及牙周炎、颞下颌关节病等不良后果。

可摘局部义齿的适应证如下：①各种牙列缺损，尤其是游离端缺牙者；②牙缺失伴有牙槽骨、颌骨或软组织缺损者；③拔牙创愈合过程中需制作过渡性义齿，或青少年缺牙需维持缺牙间隙者；④牙周病需活动夹板固定松动牙者；⑤𬌗面重度磨损或多个牙缺失等原因造成咬合垂直距离过低，需恢复垂直距离者；⑥因其他特殊需要义齿者。

下列病人则不宜选择可摘局部义齿：①因精神疾病生活不能自理者，如痴呆、癫痫等；②对可摘局部义齿不便摘戴、保管、清洁，甚至有误吞义齿危险的病人；③对义齿材料过敏或对义齿异物感无法克服者；④严重的牙体、牙周或黏膜病变未得到有效治疗者。

二、可摘局部义齿的类型及支持方式

（一）按义齿对所承受力的支持方式分类（图 16-14 ）

1. **牙支持式义齿**　指缺隙两端均有余留天然牙，两端基牙均设置支托，义齿所承受的力主要由天然牙承担。适用于缺牙少、基牙稳固的病例。

2. **黏膜支持式义齿**　指义齿所承受的力主要由黏膜及其下的牙槽骨负担。因余留牙松动或咬合过紧而不设置支托，常用于缺牙多、余留基牙条件差或咬合关系差的病例。

3. **混合支持式义齿**　指义齿承受的力由天然牙和黏膜、牙槽嵴共同负担，义齿上设支托，基托适当伸展。为临床上常用的形式，适用于基牙牙周条件较好的游离端缺牙病例。

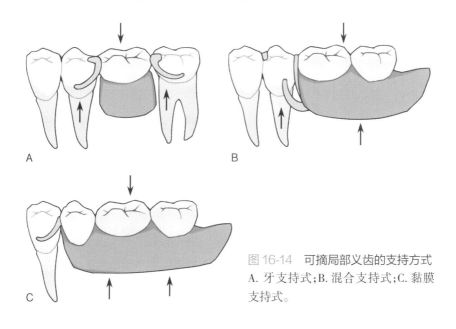

图 16-14　可摘局部义齿的支持方式
A. 牙支持式；B. 混合支持式；C. 黏膜支持式。

（二）按义齿制作方法和材料分类

1. 塑料胶连式可摘局部义齿（图 16-15）　主要由甲基丙烯酸类树脂制作，以弯制钢丝卡环固位。工艺相对简单，价格低廉，修改方便，但体积较大，异物感强。多用作暂时性、过渡性义齿。

2. 金属铸造支架式可摘局部义齿（图 16-16）　由金属整体铸造支架和少量塑料（唇、颊侧及牙槽嵴顶处基板）构成。因用金属连接体取代了部分塑料基托，义齿坚固耐用，且体积明显减小。

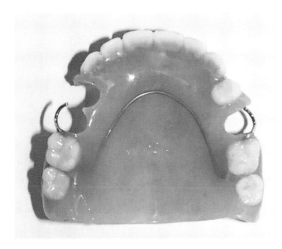

图 16-15　塑料胶连式可摘局部义齿

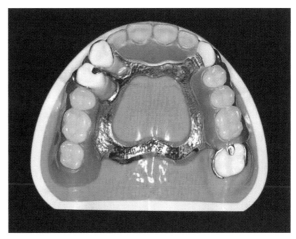

图 16-16　金属铸造支架式可摘局部义齿

三、可摘局部义齿的组成

可摘局部义齿由支托、固位体、连接体、基托、人工牙等部件组成。按各部件所起的作用，可归纳为修复缺损部分、固位稳定部分与连接传力部分（图 16-17）。

（一）支托

可摘局部义齿的支托（rest）放置于天然牙上，用于支持义齿、防止义齿龈向移位及传递𬌗力。支托的作用主要包括①支承、传递𬌗力：支托可将义齿承受的咀嚼压力传递到天然牙上，而基牙对义齿的支持力（反作用力），也通过支托而起作用，使义齿受力时不会向龈向下沉。②稳定义齿：与卡环整铸连用时可保持卡环在基牙上的位置。除防止义齿下沉外，还可阻止义齿游离端翘起或摆动，起到稳

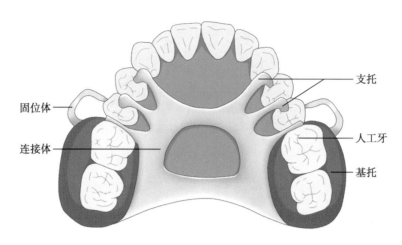

图 16-17　可摘局部义齿的组成

定义齿的作用。③防止食物嵌塞和恢复𬌗关系:若余留牙之间有间隙,放置支托可防止食物嵌塞。若基牙因倾斜或低位等原因,与对颌牙无咬合接触或接触不良者,还可以加大支托,以恢复𬌗关系并起到防食物嵌塞作用。支托按照部位又可分为:后牙𬌗支托、前牙舌隆突支托和切支托。

（二）固位体

1. 固位体（retainer）　是可摘局部义齿用于抵抗脱位力作用,获得固位、支持与稳定的重要部件。固位体主要具有固位、稳定、支持 3 种作用,可分为直接固位体和间接固位体两大类。①直接固位体:是防止义齿𬌗向脱位,起主要固位作用的固位部件,临床上应用最广泛的为卡环型固位体。②间接固位体:用于辅助直接固位体固位的部件,主要是防止游离端义齿𬌗向脱位(翘起),减少因义齿转动而造成对基牙的损伤;对抗侧向力,防止义齿旋转和摆动;分散𬌗力,减轻基牙及基托下组织承受的力。常用的种类有支托、指端支托、连续卡环(连续杆)。而金属舌/腭板、附加卡环、邻间钩、延伸基托等,除发挥本身特有作用外,根据设计需要,也可起到间接固位作用。

2. 卡环型直接固位体的主要作用为防止义齿𬌗向脱位,亦能防止义齿下沉、旋转和移位,也起一定支承和稳定的作用。卡环的种类繁多,根据制作方法不同可分为:铸造卡环和锻丝弯制卡环。根据卡环臂数目可分为单臂卡环、双臂卡环和三臂卡环等。根据卡环的形态结构可分为圆环形卡环和杆形卡环。

（1）圆环形卡环:包绕基牙的 3 个面和 4 个轴面角,即包绕基牙牙冠的 3/4 以上,形似圆环。适用于牙冠外形正常、健康的基牙,因其固位、稳定作用好,常用于牙支持式可摘局部义齿。

（2）杆形卡环:从缺牙区唇侧义齿基托中伸出,沿牙龈缘下方 3mm 的位置平行向前延伸至基牙根端下方,然后以直角转向𬌗方,其卡环臂越过基牙牙龈,臂端进入基牙颊侧龈 1/3 的倒凹区。杆形卡环均为金属铸造,适合后牙游离端缺失的末端基牙,可设计成不同形状。其优点是金属外露少,美观;基牙外形磨改量少,固位作用强;降低游离端义齿加到末端基牙上的扭力。主要缺点是:口腔前庭浅、软组织倒凹大、系带附着高等情况下不宜使用;卡抱和稳定作用不如圆环形卡环,需与相应设计的义齿部件组合应用。

（三）连接体

连接体（connector）是可摘局部义齿的重要组成部分,分大连接体和小连接体两类,将义齿各部分连接在一起,同时还有传递和分散𬌗力的作用。

1. 大连接体　依所在位置和形态命名为:前腭杆、后腭杆、侧腭杆、腭板、舌杆、舌板、唇/颊杆等。连接牙弓两侧义齿各部件成一个整体;传递和分散𬌗力至基牙及邻近的支持组织;与大基托连接相比,可缩小义齿的体积、增加义齿的强度、提高舒适和美观度。

2. 小连接体　是把义齿上的各部件如卡环、支托等,与大连接体、基托相连接。其坚硬无弹性,

NOTES

与大连接体呈垂直相连,需离开牙龈少许,不能进入倒凹区,以免影响义齿就位。

（四）基托

基托(base plate),位于缺隙部分的基托又称为鞍基,它覆盖在缺牙区牙槽嵴及相关的牙槽嵴唇颊舌侧及硬腭区上,主要作用是供人工牙排列、传导和分散咬合力到其下的支持组织,把义齿各部分连成一个整体。并借助基托与黏膜间的吸附力、表面张力和大气压力,以及基托与基牙及相关牙之间的摩擦和制锁作用,增加义齿的固位及稳定。还可修复牙槽骨、颌骨和软组织的缺损。主要有塑料基托、金属基托和金属网加强塑料基托等类型。基托的设计和制作要求如下:

1. 基托的伸展范围　牙支持义齿应尽量减小基托范围,采用铸造金属支架。混合支持的游离端义齿,在不影响唇、颊、舌软组织活动的原则下,基托范围应尽量伸展以分散𬌗力,如:上颌游离端义齿基托应盖过上颌结节、伸展至翼上颌切迹的中部,下颌游离端义齿的后缘应覆盖磨牙后垫的前1/3~1/2,并在颊棚区充分伸展。

2. 基托厚度　塑料基托一般不少于2mm,上腭基托的前1/3区应尽可能做得薄一些,以免影响发音,也可仿腭皱襞的形态使基托表面呈腭皱形,既利于基托强度又能辅助发音。金属基托厚度0.5mm,边缘可稍厚至1mm左右且圆钝。

3. 基托与基牙及相关牙齿的关系　缺牙区基托不应进入基牙邻面倒凹区,腭(舌)侧基托边缘应与基牙及相关牙非倒凹区接触,边缘与牙密合但无压力,基托龈缘区组织面应做缓冲,以避免损伤基牙、邻牙及游离龈,且有利于摘戴义齿。

4. 基托与黏膜的关系　基托与黏膜应密合而无压力。上颌结节颊侧、上颌硬区、下颌隆突、内斜嵴、骨尖等部位的基托,组织面应做适当的缓冲,以免基托压迫组织产生疼痛。

5. 基托的形态和美学要求　基托组织面应与其下组织外形一致,密合无压痛,无小瘤、毛刺等缺陷。基托磨光面需高度磨光,边缘曲线匀整、圆钝;在颊、舌(腭)侧形成凹型磨光面以利于固位;在牙冠颈缘下显出根部形态;在腭面形成腭隆凸、龈乳头及腭皱形态。

（五）人工牙

人工牙(artificial tooth)是义齿结构上用于代替缺失的天然牙,修复牙冠形态和牙弓的完整性,恢复咀嚼功能、邻接关系及发音和面型;还可防止口内余留牙伸长、倾斜移位及𬌗关系紊乱。人工牙按制作材料可分为塑料牙、瓷牙和金属牙。按制作方法可分为成品牙与个别制作牙。按人工牙𬌗面形态可分为:①解剖式牙:亦称有尖牙。②非解剖式牙:又称无尖牙或零度牙。③半解剖式牙:牙尖斜度为20°左右。

可摘局部义齿各部分都有其主要作用和次要作用,各部分间又可起协同作用:①修复缺损和恢复功能部分:人工牙、基托、支托;②固位及稳定部分:各种直接固位体、间接固位体、基托、支托;③连接传力部分:基托、连接体、连接杆、支托。

四、可摘局部义齿的临床治疗程序

可摘局部义齿修复前口腔准备是进行义齿修复的先决条件,是使口腔内各种组织尽量达到义齿修复所需要的健康状态的过程。主要包括口腔检查和修复前口腔处理。

1. 口腔检查

（1）口内检查包括①缺牙区检查:了解缺牙的部位和数目,缺牙间隙的大小和高度,牙列缺损的类型;缺牙区伤口愈合情况,剩余牙槽嵴高低、形态和丰满度,牙槽嵴有无骨尖、骨嵴、倒凹等。②余留牙检查:了解余留牙数目和位置,牙体和牙周状况,是否有牙齿畸形或位置异常。必要时需做进一步检查,如牙髓活力测试、X线片检查等。须充分考虑上下颌余留牙咬合关系,有无开𬌗、深覆𬌗、深覆盖、反𬌗、对刃𬌗、锁𬌗存在,余留牙是否有早接触和𬌗创伤;是否伸长、倾斜和错位。

（2）旧义齿检查:应检查旧修复体的形态、功能是否良好,结构是否合理,有无折裂破损,对邻近软、硬组织有无刺激和损伤,以及义齿需重新制作的主要原因。

（3）颌面部检查：颜面部发育是否正常、对称比例关系。口唇的形态和位置。缺牙可造成垂直距离改变，出现下颌运动异常、关节弹响、张口受限、肌肉疼痛和头晕等，需做进一步的专科检查。

（4）X线检查：检查缺牙区是否有残根或异物存在，余留牙有无根折、龋齿。检查已做充填或冠修复的牙有无继发龋和龈缘悬突，显示根管内充填情况，基牙牙根长度、形态和牙槽骨支持情况，帮助评价余留牙牙周情况。

2. 修复前口腔处理

（1）余留牙的准备：①多生牙、严重错位牙、畸形牙、极度松动牙、牙体严重损坏无法恢复者，以及其他对修复不利的牙均应拔除。②拆除口内不良修复体，不能保留的牙予以拔除，能够保留的牙进行相应的牙体牙周治疗，不需要治疗的牙应予以临时冠修复。③有保留价值的残冠、残根及形态异常的牙，行牙髓治疗后可作桩核冠或全冠，或用作覆盖基牙。④松动牙行牙周治疗，调𬌗、调整冠根比、夹板固定等措施加以保护利用。有牙体病、牙髓病的行牙体牙髓治疗，缺损大者可做嵌体或全冠修复。⑤若存在牙倾斜移位、牙间隙增大、对颌牙伸长等咬合异常，可在修复前采用正畸方法调整。过度伸长牙也可去髓后行人造冠修复，使其恢复正常牙冠高度。对轻度伸长牙，过高、过锐的牙尖，高低不平的边缘嵴可适当调磨，以改善𬌗平面，消除𬌗干扰，避免早接触。

（2）缺牙间隙准备：①缺牙区无保留价值的残根、骨尖、游离骨片等，应手术去除。②向缺隙倾斜移位的牙，应减小其倒凹以利义齿就位，避免人工牙和天然牙间的过大间隙而造成食物嵌塞和影响美观。③系带附着接近牙槽嵴顶，影响基托伸展和排牙者，应手术矫正。

（3）颌骨准备：牙槽嵴有骨尖、骨突且指压疼痛明显者，上颌结节较大形成倒凹者，上颌结节下坠及前牙区牙槽嵴过于丰满不利排牙者，下颌隆突形成明显倒凹者，均应做牙槽骨修整术。

（4）软组织处理：有炎症、溃疡、增生物、肿瘤及其他黏膜病变者，应经过治疗后再行义齿修复。

3. 模型观测和设计　用模型观测仪的分析杆检查模型各基牙和黏膜组织的倒凹情况，以确定可摘局部义齿的共同就位道，并绘出各基牙的观测线。结合临床检查情况，在模型上确定基牙的数目和分布，卡环和大连接体的类型、位置；对义齿卡环、支托、连接体等部件进行初步设计，对余留牙的磨改修整及导平面的设置进行规划，指导临床基牙预备。同时，诊断模型还可用于制作取模用的个别托盘。

4. 牙体预备

（1）基牙和余留牙的调磨：①调磨伸长或下垂的牙，以及尖锐牙尖，使之恢复正常的𬌗平面和𬌗曲线，低𬌗牙可用全冠恢复高度；②调改基牙的轴向外形，获得适宜的基牙倒凹深度和坡度或磨改牙轴面过大的倒凹；③适当调改基牙的邻颊或邻舌线角，以避免卡环肩部的位置过高影响咬合；④前牙缺失伴深覆𬌗者，无足够间隙放置基托的，可调改下前牙切缘。

（2）导平面的预备：导平面的预备须按照模型观测与设计方案进行。基牙邻导平面的制备应在𬌗支托窝预备之前进行，与就位道平行。

（3）支托凹的预备：①支托凹常预备在缺隙两侧基牙面的近、远中边缘嵴处，尖牙的舌隆突及切牙的切端处；②若上下颌牙咬合过紧，或对颌牙伸长，或牙本质暴露出现牙本质过敏者，可改变支托位置，放置在不妨碍咬合接触的面，如上颌牙的颊沟区、下颌牙的舌沟区等；③支托凹的位置尽量利用上、下颌牙咬合时的天然间隙；④必要时可磨改对颌牙，以保证支托凹有足够间隙；⑤推荐钨钢钻或金刚砂车针预备，最后用橡皮轮抛光并进行脱敏处理。

5. 印模、功能印模和模型

（1）托盘的选择：取印模前要按病人牙弓大小、形状，缺牙区牙槽骨高低和印模材料的不同选择相应的托盘。托盘要略大于牙弓，其内面与牙弓内外侧有3~4mm间隙以容纳印模材料，托盘的翼缘不能过长，不宜超过黏膜皱襞，一般止于距黏膜皱襞2mm处，不能妨碍唇、颊、舌及口底软组织的功能活动，在其唇、颊系带部位亦应有相应切迹进行避让。上颌托盘后缘应盖过上颌结节和颤动线，下颌托盘后缘应盖过最后一个磨牙或磨牙后垫区。

（2）印模材料的选择：用于可摘局部义齿取模的印模材料有藻酸盐、硅橡胶、聚醚等。

（3）印模种类包括：①解剖式印模：印模是在承托义齿的软硬组织处于非功能状态下取得的印模，为无压力印模，通常用流动性较好的印模材料制取。牙支持式和黏膜支持式义齿可采取这种印模。②功能性印模：此种印模是在一定压力状态下取得的印模，也称选择性压力印模。一般采用个别托盘、二次印模法等方法取得。适用于基牙和黏膜混合支持式义齿，对缺牙区牙槽嵴黏膜和黏膜下组织松软且动度较大的游离端缺失，最好采用压力印模的技术，以弥补鞍基远端下沉过多的问题。

（4）灌注模型：及时用石膏或人造石等模型材料灌注模型。石膏完全凝固后即可脱模。用石膏修整机修整模型周边和后缘的多余石膏，用雕刻刀小心去除石膏牙面上的石膏小瘤。石膏模型消毒后备用。

6. 确定颌位关系和上𬌗架　确定正中咬合关系的方法有以下几种：①在模型上利用余留牙确定上、下颌牙的关系；②利用蜡𬌗记录确定上、下颌牙的关系；③利用𬌗堤记录上、下颌牙的关系。

确定颌位关系后，便可以准备上𬌗架。用水浸泡模型后，将上、下颌模型和记录固定在一起，调拌石膏将模型固定在𬌗架上，先固定下颌，后固定上颌。

7. 义齿初戴要求与注意事项　戴义齿时应按义齿设计的就位道方向试戴，轻轻施以压力，观察其能否顺利就位。如有阻力，应分析原因予以修改，不能强行戴入。在试戴过程中，应注意观察病人的表情与反应，如有疼痛应立即停止就位，以免损伤口腔组织。义齿就位后应达到的要求：①基托与牙槽嵴黏膜贴合无空隙（除缓冲区外）；②卡环臂位于基牙倒凹区并与基牙密合，且具有适当固位力；③𬌗支托应位于𬌗支托凹内并与基牙完全密合，且有一定的厚度，但又不影响咬合关系；④卡环体应位于基牙观测线上，不能影响咬合关系，与基牙密合，卡环体部无磨损现象；⑤修复体在口内应保持平稳，无前后翘动或左右摆动，足够的固位力且摘戴方便。

病人也需要掌握正确的清洁维护方法来延长义齿的使用寿命：①每次进食后都要取下义齿，用流水冲洗义齿上的食物残渣并且漱口，确保天然牙和义齿都干净后再重新佩戴。②不要戴着义齿睡觉。晚上睡前应摘下义齿刷洗干净，泡在干净的冷水中。③摘取义齿时不可用力太猛，以免造成义齿卡环的折断、变形。④可以用专业的义齿清洁剂对义齿进行清洁。⑤戴活动义齿后应定期（6~12 个月）去医院复查，以保证义齿的使用效果和口腔组织健康。

第四节　牙列缺失的全口义齿修复

要点：

1. 导致牙列缺失最常见的病因为龋病和牙周病，无牙颌病人失去了牙齿的咀嚼、语言和美学功能，并影响病人的心理状态。

2. 全口义齿由基托和人工牙两部分组成。基托作用是连接人工牙，恢复缺损软硬组织。

3. 全口义齿依靠基托与口腔黏膜之间的吸附力、界面张力、大气压力及肌肉作用力提供固位。

一、无牙颌的病因及影响

无牙颌（edentulous jaw）是指因各种原因导致的上颌或/和下颌牙列全部缺失后的颌骨。导致牙列缺失最常见的两个病因为龋病和牙周病，此外还有外伤、肿瘤和发育异常等也会导致牙列缺失。牙列缺失的无牙颌病人失去了原有牙齿的功能，包括咀嚼、语言和美学功能，常会影响病人的心理状态，甚至社交活动（图 16-18）。

牙缺失后，牙槽骨缺乏功能刺激，导致牙槽嵴骨质吸收。剩余牙槽嵴的吸收是一个慢性进行性和不可逆的过程，将持续终身。剩余牙槽嵴吸收受多种因素的影响。

（1）牙缺失原因：因牙周病缺牙，多伴以牙槽嵴的大量吸收和破坏，牙槽嵴吸收往往重于由龋齿根尖病导致的拔牙。

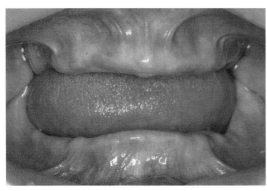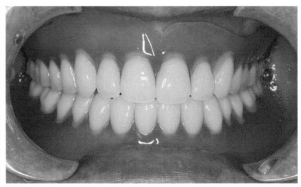

图 16-18　无牙颌及全口义齿戴入后

（2）牙缺失时间：牙拔除后牙槽嵴吸收改建的速度在拔牙后前 3 个月内变化最大，6 个月时拔牙窝完全愈合，骨吸收速度显著下降，拔牙后 2 年吸收速度趋缓，平均吸收速度约为每年 0.5mm。缺牙时间越长，牙槽嵴吸收越多。

（3）骨密度：骨质疏松的部位较骨质致密的部位吸收显著。通常牙槽嵴唇颊侧骨板较舌腭侧骨板疏松，拔牙后唇颊侧骨板吸收较舌腭侧骨板明显。

（4）牙槽嵴受力情况：下颌全口义齿基托面积只有上颌义齿的 50%，下颌牙槽嵴单位面积受力较大。下颌牙槽嵴的平均吸收速度是上颌的 3~4 倍。戴用不良全口义齿可导致牙槽嵴局部压力集中，也会导致牙槽嵴的过度吸收。

（5）全身健康与骨质代谢：全身健康情况差、营养不良、骨质疏松者牙槽嵴吸收速度快。绝经后女性和患有糖尿病等全身性疾病者，常有骨质疏松，牙槽嵴吸收速度较快。

全口义齿由基托和人工牙两部分组成。基托的作用是连接人工牙，恢复缺损软硬组织，并使义齿分别固位于上、下无牙颌上。上颌全口义齿腭侧基托覆盖整个上腭至软硬腭交界处。全口义齿的表面可以分为 3 部分，即组织面、磨光面和咬合面。全口义齿基托覆盖下的无牙颌组织，根据结构特点，可分为主承托区、副承托区、边缘封闭区和缓冲区 4 个区域。

二、全口义齿修复前的准备

1. 与病人的交流及口腔检查　通过与病人的交流，与病人之间建立相互信赖的、良好的医患关系。要了解病人的主诉、治疗史、全身局部相关状况、精神心理状况等，对全口义齿预后作出评估。

2. 修复前的处理

（1）外科治疗：采用牙槽骨修整术，将影响义齿修复的骨尖、骨突等手术去除。当两侧上颌结节同时存在明显组织倒凹时，应手术去除上颌结节颊侧骨突，或至少去除倒凹较大一侧的骨突。下颌隆突过大，其下面形成较大倒凹，影响义齿基托边缘伸展和边缘封闭，不能用缓冲基托组织面的方法解决者，在修复前应做外科修整。系带附着位置过于接近牙槽嵴顶者，此处基托边缘不易获得完好的边缘封闭，且基托过窄而易折断。因此，最好在修复之前做系带松解成形术，改变系带附着的位置。过度吸收的牙槽嵴低平、唇、颊沟过浅可采用手术将唇、颊侧前庭沟加深，相对地增加牙槽嵴高度，可增强义齿的固位和稳定。对于松软牙槽嵴一般不采用手术切除。在取印模时应避免松软组织受压变形，减轻义齿基托对松软黏膜的压力。

（2）非外科治疗：牙拔除后 3 个月内一般牙槽骨吸收较快速，如果过早修复，改建过程中的牙槽骨可能出现快速吸收，所以一般要在牙拔除后 3 个月后再行修复。对于戴用旧义齿的病人，需要停戴旧义齿 48 小时以上，以使黏膜恢复正常。

NOTES

三、全口义齿的固位、支持与稳定

全口义齿的固位(retention)是指义齿抵抗垂直向脱位的能力,即抵抗重力、黏性食物和开闭口运动时使义齿脱落的作用力而不脱位。全口义齿的稳定(stability)是指义齿抵抗非轴向力,也就是侧向力的能力,避免全口义齿出现翘动、旋转和水平移动,从而使义齿在功能性和非功能性运动中保持其与无牙颌支持组织之间的位置关系稳固不变。全口义齿支持(support)就是病人对抗𬌗向作用力的能力。全口义齿固位、支持与稳定是全口义齿获得良好修复效果的基础。

(一) 全口义齿的固位

全口义齿的固位力包括下面几种:①吸附力;②界面作用力;③大气压力;④肌肉的固位作用力。影响全口义齿固位的因素包括:

1. 义齿基托与黏膜的密合程度是影响全口义齿固位的重要因素,密合程度越高,固位力越大。这种密合不仅限于边缘区域,义齿内部组织面与相接触的支持组织密合度也会影响固位力。

2. 义齿基托吸附面积越大,固位力越大。

3. 义齿基托的边缘伸展的长度及外形直接影响义齿固位,适宜的边缘伸展在功能状态下能够既不影响肌肉的功能运动,又能与周围软组织紧密接触而获得良好的边缘封闭,获得较大固位力。伸展过度会干扰肌肉活动,导致局部压痛或者直接推动义齿导致义齿脱落,伸展不足就会破坏边缘封闭,导致固位力下降。

4. 颌骨解剖形态包括无牙颌颌弓的长度和宽度,牙槽嵴的高度与宽度,腭穹隆的形态,唇、颊、舌系带和周围软组织附着的位置等。如果病人的颌弓宽大,牙槽嵴高而宽,系带附着位置距离牙槽嵴顶远,腭穹隆高拱,则义齿基托面积大,固位作用好。

5. 义齿承托区黏膜的性质　义齿基托覆盖下的口腔黏膜应厚度适宜,有一定的弹性和韧性。如果黏膜过于肥厚、松软,移动度较大,或黏膜过薄,没有弹性,则不利于基托与黏膜的贴合,影响义齿的固位。

6. 唾液的质量　唾液的质量影响吸附力、界面作用力和义齿基托的边缘封闭。唾液应有一定的黏稠度和分泌量,才能使义齿产生足够的固位力。唾液过于稀薄会降低吸附力和界面作用力。口腔干燥症病人,或因颌面部放疗破坏了唾液腺的分泌功能,唾液分泌量过少,不能在基托与黏膜之间形成唾液膜,则不能产生足够的吸附力和界面作用力。而唾液分泌过多,使下颌义齿浸泡在唾液中,不能发挥界面作用力,也会影响义齿的固位。

(二) 全口义齿的稳定

全口义齿受到过大侧向力时可能出现翘动、摆动、旋转,在全口义齿设计中,应当既要尽量降低全口义齿所受侧向力,又要尽量增加全口义齿对抗侧向力的能力,以便在功能状态下保持足够的稳定。全口义齿稳定的影响因素主要包括:

1. **颌骨的解剖形态**　颌弓宽大、牙槽嵴高而宽、腭穹隆高拱者,义齿较容易稳定,对抗侧向力能力较强,反之则差。

2. **承托区黏膜的厚度**　承托区黏膜厚韧、均匀,对抗侧向力能力强,松软的黏膜更加容易出现义齿的摆动、翘动,义齿稳定性差。

3. **上下颌弓的位置关系**　上下颌弓的位置关系异常者,上下颌轴向力方向不对应,所受𬌗力会作用到支持组织外侧,易产生较大侧向力。

4. **咬合的稳定性和全口义齿颌位关系正确**　颌位关系稳定,𬌗力容易控制,侧向力产生较少。咬合不稳定,咬合接触变化范围较大,易出现斜面之间的接触,容易导致侧向力。

5. **人工牙的排列位置**　全口义齿人工牙应位于中性区;人工牙应当尽量位于牙槽嵴顶上方;应当建立平衡𬌗;人工牙应排列成适宜的纵𬌗、横𬌗曲线。

6. **义齿基托磨光面的形态**　适宜的磨光面外形,唇、颊、舌侧肌肉和软组织的作用能对义齿形成夹持力,使义齿基托贴合在牙槽嵴上,保持稳定,异常的磨光面外形,唇、颊、舌侧肌肉和软组织的作用会产生导致义齿脱位的力量。

7. 人工牙𬌗型　𬌗力是产生侧向力的最大来源,而良好的𬌗型设计可以将侧向力降到最低。

（三）全口义齿的支持

影响全口义齿支持能力的因素如下。

1. 颌骨的解剖形态　与全口义齿固位类似,无牙颌颌弓的长度和宽度,牙槽嵴的高度与宽度,腭穹隆的形态,唇、颊、舌系带和周围软组织附着的位置等均直接影响全口义齿基托的伸展,从而影响全口义齿获得的支持。如果病人的颌弓宽大,牙槽嵴高而宽,系带附着位置距离牙槽嵴顶远,腭穹隆高拱,义齿基托面积大,对全口义齿的支持能力好。

2. 承托区黏膜的厚度　承托区黏膜厚韧、均匀,𬌗力可以在黏膜内均匀分散,可获得较好的支持力;菲薄松软的黏膜,支持能力不足。

3. 基托的伸展范围　基托下方有效面积越大,在义齿稳定的前提下可以提供更大的支持。

四、全口义齿的临床治疗步骤

1. 印模及模型　准确的无牙颌印模和模型是保证全口义齿具有良好的支持、固位和稳定作用,恢复功能,并可维护口腔组织健康的基础。无牙颌的印模是用可塑性印模材料取得的无牙颌牙槽嵴和周围软组织的印模。

无牙颌印模的范围应包括:①上无牙颌:包括上颌牙槽嵴和上腭,唇颊侧边缘为唇、颊系带和前庭黏膜皱襞,后缘为翼上颌切迹和后颤动线(或腭小凹后2mm)。②下无牙颌:包括下颌牙槽嵴,唇颊侧边缘为唇颊系带、前庭黏膜皱襞,后缘盖过磨牙后垫,舌侧边缘为舌系带、口底黏膜皱襞和下颌舌骨后窝。

印模方法分为一次印模法与二次印模法:一次印模法是选用合适的成品托盘和印模材,一次完成工作印模。此方法虽简便,但难以进行准确的边缘整塑,印模准确性差。二次印模法是先采用成品托盘制取初印模,然后灌注石膏模型,在模型上制作个别托盘,即与特定病人个体的无牙颌形态相适应的印模托盘,最后用个别托盘加终印模材取得终印模;随后用石膏灌注于无牙颌印模内形成无牙颌模型。由初印模灌制的模型称为初模型,用于制作个别托盘。由终印模灌制的模型称为工作模型,用于制作暂基托和全口义齿。

2. 颌位关系记录与转移　颌位关系(maxillomandibular relationship or jaw relation)指上、下颌之间的相对位置关系。颌位关系通常包括垂直关系和水平关系。垂直关系为上、下颌之间在垂直方向上的位置关系,常用鼻底至颏底的面下1/3高度表示,称为垂直距离。水平关系为上、下颌之间在水平方向上的位置关系。全口义齿一般是在适宜垂直高度上的正中关系位建𬌗。确定颌位关系记录后,将上、下𬌗托戴入口内,用蜡刀在蜡堤的唇面刻画一些标志线,如:中线、口角线、唇高线和唇低线,用于人工牙选择与排列。

3. 面弓转移上𬌗架　通过面弓将上颌与颞下颌关节之间的位置关系转移至𬌗架上,送加工中心进行制作。

4. 排牙　全口义齿人工牙的排列须遵循以下原则。

（1）美观原则:无牙颌病人通过全口义齿的人工牙和基托共同支撑恢复满意的唇丰满度,上前牙排列位置应能够支撑唇颊侧软组织,上前牙切缘在唇下露出2mm,年老者、上唇长者露出较少。人工牙列的弧度应与颌弓形态一致,颌弓形态和面型一致。

（2）组织保健原则:人工牙的排列应不妨碍唇、颊、舌肌的功能活动,应位于中性区;人工牙列的𬌗平面应当与舌侧缘平齐,应大致平分颌间距离;在垂直方向上应尽量靠近牙槽嵴顶,受力方向尽量位于上、下颌牙槽嵴顶连线上;前牙形成浅覆𬌗、浅覆盖,建立平衡𬌗。

（3）咀嚼功能原则:在正中𬌗建立最广泛的尖窝接触关系和𬌗平衡;保持人工牙𬌗面的锋利程度,

降低破碎食物所需要的作用力;增加人工牙𬌗面的有效接触面积;增加窝沟等食物排溢道;控制侧向力,保持全口义齿的稳定。

5. 全口义齿试戴　全口义齿试戴是在义齿排牙和基托蜡型完成后,将义齿蜡型放入病人口内试戴,以验证颌位关系,观察病人戴义齿后面部比例是否协调,口唇闭合是否自然,发音是否清晰。同时检查人工牙排列是否美观;𬌗平面是否正确;人工牙是否排列在牙槽嵴顶上;正中𬌗咬合接触是否均匀稳定;人工牙的覆𬌗、覆盖关系是否正常(图 16-19)。

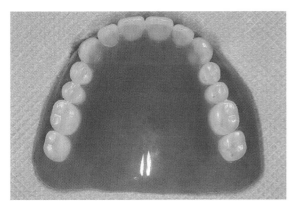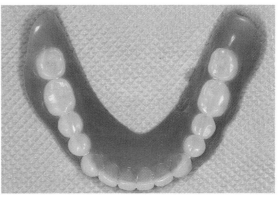

图 16-19　完成的全口义齿

6. 全口义齿初戴与调𬌗　全口义齿完成、初次戴入病人口内后应进行必要的检查和修改,并对病人就义齿使用注意事项、戴用后可能出现的问题和处理方法进行必要的指导。在确认颌位关系正确之后,还需要检查咬合关系,检查是否实现𬌗平衡。如果未达到平衡,则需要进行选磨调𬌗。

7. 给病人的戴牙指导　每次进食后都需取下全口义齿,冲净食物残渣,同时用清水漱口后再戴入义齿。晚间需取下义齿,用软毛牙刷轻轻洗刷义齿的内外表面,放入专用的清洁盒中,用冷水浸泡过夜。每周 2~3 次用义齿清洁片去除义齿上残存的病菌、色素和异味。特别提醒病人,洗刷浸泡义齿时不要使用热水、消毒液或过氧化氢溶液,以免义齿变色老化。

 思考题

　　1. 牙体缺损常用的修复体有哪些?
　　2. 固定桥的基本结构有哪些?
　　3. 可摘局部义齿适用于哪些病人? 哪些病人不能选择可摘局部义齿修复?
　　4. 影响全口义齿固位和稳定的因素有哪些?

（周永胜　蒋欣泉）

第十七章

口腔种植义齿

牙种植技术发展至今,已经从早期的动物实验和临床试验,发展为涵盖基础、临床、材料和修复工艺等领域的成熟学科。而种植义齿也已成为修复缺牙的一种理想方式,被称为是人类的第三副牙齿。临床医学专业学生学习本章的目的是了解种植义齿的基本概念及其临床应用的适应证和禁忌证。

第一节 概 述

要点:

1. 种植义齿由种植体、基台和上部结构组成,不同的组成部分发挥着不同的作用和功能。

2. 基台是种植系统中安装于骨内种植体平台上,用于种植体连接、支持和/或固定上部结构的部分。

3. 上部结构直接暴露于口腔中,是种植义齿发挥咀嚼功能、恢复美观、改善语音的最终体现者。上部结构的种类较多,一般分为可摘式和固定式。

4. 种植体材料应同时具备良好的生物相容性和生物力学性能,才能实现种植体与骨组织之间良好的骨结合,行使功能。

口腔种植学(oral implantology)是 20 世纪 30 年代发展起来的一门独立的新兴分支学科,主要包括种植外科、种植义齿修复、种植材料、种植力学及种植生物学等内容。其中起支持、固位作用的植入物称为口腔种植体(oral implant)或牙种植体(dental implant),简称种植体(implant)。目前,种植义齿已成为修复牙列缺损或牙列缺失的主要治疗方式之一。

一、口腔种植义齿的组成

种植义齿由种植体(implant)、基台(abutment)和上部结构(superstructure)组成(图 17-1),不同的组成部分发挥着不同的作用和功能。

(一) 种植体

1. **种植体的结构** 种植体是植入骨内的结构,模拟并替代天然牙根,起到支持、传递和分散应力的作用。根据种植体不同部位的形状、表面形态和功能特点,在结构上被分为颈部、体部和根端 3 部分(图 17-2)。

(1)种植体颈部(implant neck):是种植体与基台的连接区,又称为种植体-基台连接(implant-abutment connection),于牙槽嵴顶处穿出骨面。有的种植体颈部被设计在软组织内,有的则平齐骨面或位于骨面下方。与基台的接触区常被设计为平台(implant platform),承担轴向咬合力。

(2)种植体体部(implant body):为种植体的中间部分,是种植体锚固于骨内、发生骨结合的主体部分。

(3)种植体根端(implant apex):为种植体的末端,分为圆钝形和锋利形两种基本类型。平滑、圆钝的设计可以减少种植体植入时对周围组织的伤害。某些种植体系统的根端设计有切割凹槽,使种植体具有一定自攻性,减小植入阻力。

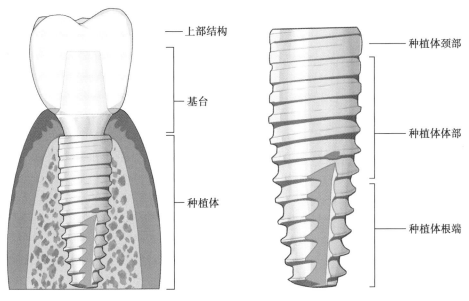

图 17-1 种植义齿的组成　　　　　　　　图 17-2 种植体的结构

2. 种植体的分类　按照种植体颈部设计的不同,分为骨水平种植体(bone-level implant)和软组织水平种植体(soft tissue-level implant)(图 17-3)。骨水平种植体颈部与牙槽嵴顶平齐或位于牙槽嵴根方,依靠基台与周围软组织形成软组织封闭。软组织水平种植体的光滑颈部位于软组织之内,种植体粗糙部分植入骨内产生骨结合,而光滑颈部与周围软组织愈合形成软组织封闭。

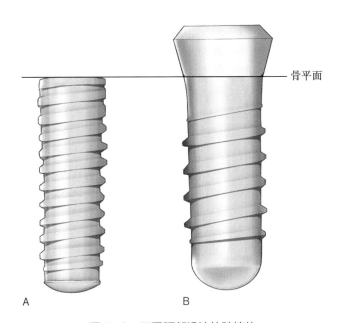

图 17-3 不同颈部设计的种植体
A. 骨水平种植体;B. 软组织水平种植体。

按照基台与种植体是否为一体结构,分为一段式种植体和二段式种植体(图 17-4)。一段式种植体是指基台与种植体为连体式、无间隙的种植体,其植入只需要一次手术即可完成。二段式种植体是指种植体与基台为独立的两部分,通过种植体中心螺丝将两者相连为一体。第一次手术先将种植体植入骨内,产生骨结合后再次进行牙龈塑形,连接基台进行上部修复。

按照种植体形态不同,主要分为柱形种植体和根形种植体(图 17-5)。

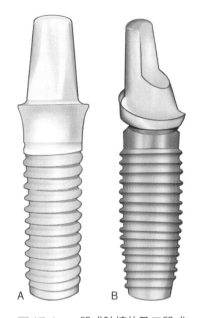

图17-4   一段式种植体及二段式
种植体
A. 一段式种植体;B. 二段式种植体。

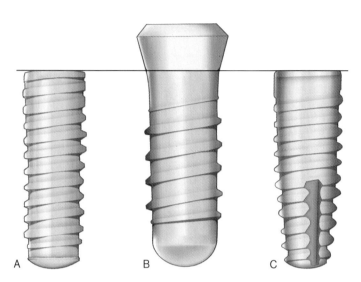

图17-5   不同形态的种植体
A. 骨水平柱形种植体;B. 软组织水平柱形种植体;C. 骨水平根形种
植体。

按照种植体表面形态不同,分为光滑表面种植体、粗糙表面种植体和复合表面种植体。

3. 种植体的辅件

(1)愈合帽(healing cap):愈合帽也被称为愈合基台(healing abutment),在非埋入式种植时可直接旋入种植体;埋入式种植时,则在二期手术暴露种植体后旋入种植体。愈合帽在戴入修复体前可引导软组织愈合,形成种植体的穿黏膜过渡带。种植体的直径不同,相应的愈合帽直径也随之变化,由于愈合帽有引导上皮组织生长、形成沟内上皮的作用,有的种植系统也将其称为牙龈成形器。

(2)覆盖螺丝(cover screw):覆盖螺丝通常用于埋入式种植,其直径常小于或等于种植体直径,用于封闭种植体平台,以免骨和软组织在种植体愈合期间进入基台连接区。

(二)基台

基台是种植系统中安装于骨内种植体平台上,用于种植体连接、支持和/或固定上部结构的部分。它的材质、被动适合性、与种植体连接的抗旋转力学性质等,对于种植义齿最终修复效果的获得具有十分重要的作用。

(三)上部结构

上部结构直接暴露于口腔中,是种植义齿发挥咀嚼功能、恢复美观、改善发音的最终体现者。上部结构的种类较多,一般分为可摘式和固定式。

二、口腔种植体的生物材料

种植体与骨组织之间实现良好的骨结合是种植义齿发挥功能的生物学基础。这就要求种植体材料应同时具备良好的生物相容性和生物力学性能,缺一不可。钛及钛合金由于具有良好的生物相容性和理想的力学性能,是目前应用最广泛的牙种植体材料。近年来,氧化锆制成的种植体因其良好的生物相容性、美观性和力学性能,逐渐受到关注,具有成为新一代种植体的潜力。

第二节 口腔种植义齿的适应证和禁忌证

要点:

1. 在种植治疗前需要对病人进行整体风险评估,主要包括:病人的全身状态、牙周情况、口腔卫生/依从性、咬合情况等。

2. 在种植治疗前,首先要根据种植治疗的复杂程度,对病人耐受麻醉和手术的能力进行评估,临床中通常采用美国麻醉医师协会(ASA)制定的生理状态分类方法评判病情。

3. 根据 ASA 分类划分病人全身状态,将种植义齿的禁忌证分为绝对禁忌证和相对禁忌证。

种植义齿修复是包括种植外科术前准备、种植外科手术、种植上部修复体戴入以及种植义齿维护在内的一系列复杂治疗过程。因此,在种植治疗前需要对病人进行整体风险评估。

一、口腔种植治疗的整体风险因素

风险评估的目的在于甄别种植治疗过程中可能引发不良结果的高风险病人,包括以下几方面(表 17-1)。

表 17-1　种植治疗风险因素

风险因素	需注意的问题
全身状态	影响骨愈合的严重骨疾病 免疫性疾病 服用类固醇类药物 不能控制的糖尿病 放疗后的骨 其他
牙周	进行性牙周疾病 顽固性牙周炎病史 遗传倾向
口腔卫生/依从性	通过牙龈指数测定自我保健状况 个性、智力方面
咬合	磨牙症

二、口腔种植义齿的适应证

总体上,只要缺牙病人的全身状况能够耐受种植治疗的外科手术,全身和局部健康状态能够满足种植治疗条件并可维持种植体长期稳定的骨结合,病人具有良好的依从性和抗风险能力,都可以选择种植义齿进行修复。主要适用于以下情况。

1. 部分或个别缺牙,邻牙健康不愿作为基牙者。

2. 磨牙缺失或游离端缺牙的修复。

3. 牙列缺失,传统全口义齿修复固位不良者。

4. 活动义齿固位差、无功能、黏膜不能耐受者。

5. 对义齿修复效果要求较高,而常规义齿又无法满足者。

6. 种植区应有足够高度及宽度的健康骨质。

7. 口腔黏膜健康,种植区有足够宽度的附着龈。

8. 肿瘤或外伤所致单侧或双侧颌骨缺损,需功能性修复者。

9. 耳、鼻、眼眶内软组织及颅面赝复体固位。

三、口腔种植义齿的禁忌证

在种植治疗前,首先要根据种植治疗的复杂程度,对病人耐受麻醉和手术的能力进行评估,临床中通常采用美国麻醉医师协会(American Society of Anesthesiologists,ASA)制定的生理状态分类方法评判病情(表 17-2)。

表 17-2　ASA 生理状态分类

分类	需注意的问题
ASA I	心、肺、肝、肾和中枢神经系统功能正常,发育、营养良好,能耐受麻醉和手术
ASA II	心、肺、肝、肾等实质器官虽有轻度病变,但代偿健全,对一般麻醉和手术耐受无大碍
ASA III	心、肺、肝、肾等实质器官病变严重,功能减损,虽在代偿范围内,但对施行麻醉和手术仍有顾虑
ASA IV	心、肺、肝、肾等实质器官病变严重,功能代偿不全,威胁生命安全,施行麻醉和手术均有危险
ASA V	病情危重,随时有死亡威胁,麻醉和手术异常危险

根据 ASA 分类划分病人全身状态,将种植义齿的禁忌证分为绝对禁忌证和相对禁忌证。

(一) 绝对禁忌证

当全身健康状态对种植修复有不利影响而不能进行种植修复,或者种植手术会加重机体本身存在的疾病时,可称之为绝对禁忌证,主要包括以下几种情况。

1. ASA IV 类和 ASA V 类的病人,如:新近发生的心肌梗死;新近人工心脏瓣膜手术;严重的肾功能紊乱;失控的内分泌系统疾病。

2. 静脉注射双膦酸盐的病人。

3. 正在进行放、化疗的病人。

4. 需要定期服用类固醇者。

5. 吸毒、酗酒。

6. 精神疾病病人。

(二) 相对禁忌证

若病人的健康状态经过调整,风险因素得到有效控制后,仍可进行种植治疗的称为相对禁忌证,主要包括以下几种情况。

1. ASA II 类病人。

2. 不健康的生活方式,如:吸烟等。

3. 病人处于不适合接受种植手术时期,如:孕期、颌骨发育期。

4. 口腔颌面部的局部病变或不利因素,如:开口受限、局部软硬组织病变、存在严重的功能活动障碍等。

第三节　口腔种植外科手术

要点:

1. 口腔种植手术的麻醉方式主要包括局部浸润麻醉和神经传导阻滞麻醉;病人一般取仰卧位,术者、助手以及手术器械护士的位置可根据术者习惯而定。

2. 口腔种植的常规手术步骤主要包括:切开、翻瓣并修整牙槽骨;预备种植窝、旋入种植体;安装覆盖螺丝或愈合基台;缝合创口。

3. 种植手术常用切口包括牙槽嵴顶切口;偏离牙槽嵴顶的切口;其他类型切口。常用缝合方法有间断缝合法,水平褥式缝合法和垂直褥式缝合法等。

4. 种植二期手术步骤主要包括:切开、剥离软组织;安装愈合基台;缝合创口。

一、麻醉方式与体位

(一)麻醉方式

1. 局部浸润麻醉　种植手术主要采用口内局部浸润麻醉方法。首选酰胺类麻醉注射剂,包括复方盐酸阿替卡因和盐酸甲哌卡因等。

2. 神经传导阻滞麻醉　下颌取下牙槽神经、舌神经及颊神经阻滞麻醉,上颌用上牙槽前、中或后神经,腭大及鼻腭神经阻滞麻醉。麻醉药一般可用 2% 普鲁卡因、2% 利多卡因或 0.5% 布比卡因,可在麻醉药中按 1∶500 000 比例加入肾上腺素。

(二)体位

病人一般取仰卧位,术者、助手以及手术器械护士的位置可根据术者习惯而定。

二、口腔种植的常规手术步骤

(一)一期手术:种植体植入术

1. 切口类型　种植手术常用切口包括牙槽嵴顶切口;偏离牙槽嵴顶的切口;其他类型切口。

(1)牙槽嵴顶切口:牙槽嵴顶切口(alveolar ridge crest incision)是常用的切口,适用于无牙颌及牙列缺损的种植手术,可分为 "H" 形切口、"T" 形切口、角形切口或梯形切口、一字形切口等(图 17-6)。

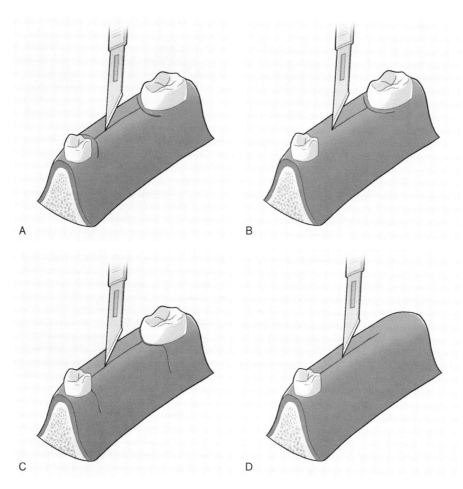

图 17-6　常用的牙槽嵴顶切口类型
A. "H" 形切口;B. "T" 形切口;C. 梯形切口;D. 一字形切口。

（2）偏离牙槽嵴顶的切口：包括前庭区切口和腭侧切口两种。

2. 翻瓣并修整牙槽骨　剥离切口两侧黏骨膜瓣，充分暴露种植区域骨面。用刮匙或球钻去净骨表面粘连的软组织及拔牙后残留的肉芽组织。用球钻或咬骨钳去除种植区骨面的过锐骨尖。修整过程中尽量避免损伤牙龈乳头下骨组织，并保存骨皮质以利于保持种植体初期稳定性。

3. 预备种植窝（图17-7）

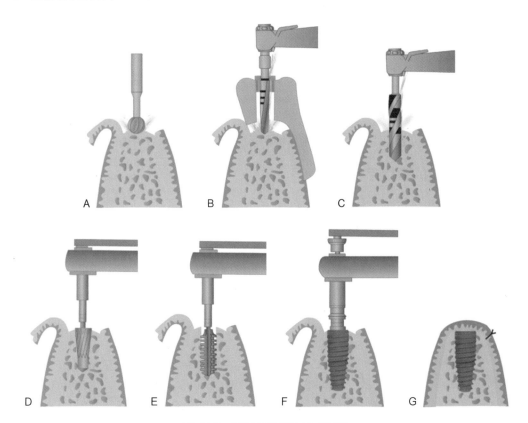

图17-7　**牙种植体植入手术过程**
A. 球钻定位；B. 先锋钻导向；C. 扩孔；D. 种植窝成形；E. 攻丝；F. 植入种植体；G. 缝合。

第一步：定位，用直径3mm左右的球钻在设计的种植位点对应骨面上钻磨，预备出浅凹。种植手机的转速不要大于2 000r/min，转速过高会导致局部过热，并且不利于准确定位。

第二步：导向，用直径2.2mm左右的先锋钻按预定方向制备种植窝，确定种植方向及深度。

第三步：扩孔，依照逐级扩大的原则，由小到大依次用不同直径的扩孔钻进行种植窝直径的扩大，并达到预定深度。在种植窝预备过程中应采用垂直向提拉式手法，以利于将骨屑带出种植窝，减少因骨屑堆积而产热过高，并注意持续对种植窝内进行冲洗降温。软组织水平种植体的颈部一般位于邻牙釉牙骨质界根方2mm，骨水平种植体的颈部一般位于邻牙釉牙骨质界根方3~4mm。

第四步：颈部成形，颈部成形钻的颈部外形和种植体领口的外形一致，用其将种植窝上口扩大。其作用为：①降低穿龈高度，增强美学效果。②使种植窝颈口接近于倒锥形，与种植体领口密合，具有机械锁合力，可达到良好的稳定效果，为即刻负重创造条件。

第五步：螺纹成形，当种植窝骨质较硬时，需要用攻丝钻在窝内壁形成螺纹形状，以方便种植体顺利旋入。

第六步：冲洗和吸引，种植体植入前，用冷藏后的4℃生理盐水反复冲洗种植窝，降低局部温度。

4. 旋入种植体　种植体表面的螺纹具有一定的自攻能力，可以用机用或手用适配器顺时针缓慢旋入种植体。种植体植入后，取下种植体携带器。

5. 安装覆盖螺丝或愈合基台　非埋入式植入一般以穿龈方式愈合，需安放愈合基台。根据缝合后的软组织厚度选择不同高度和宽度的愈合基台。埋入式植入应将黏骨膜瓣复位,软组织不足时进行移植或转瓣等处理,无张力严密缝合创口。

6. 缝合创口　生理盐水冲洗,彻底清理骨屑等异物,将黏骨膜瓣复位,严密关闭创口。常用缝合方法有间断缝合法(interrupted suture),水平褥式缝合法(horizontal mattress suture)和垂直褥式缝合法(vertical mattress suture)等(图 17-8),7~10 天后拆线。

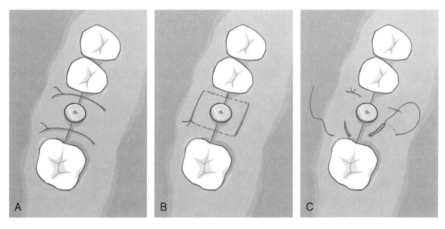

图 17-8　种植手术常用缝合方法
A. 间断缝合;B. 水平褥式缝合;C. 垂直褥式缝合。

7. 术后处理

(1)术后用药:术后酌情使用抗生素预防感染。对于简单的种植手术(种植体数量少,手术时间短,病人身体状况良好),术后口服抗生素,复杂的种植手术需要静脉应用抗生素。术后当天,如果病人感觉局部疼痛,可以口服止痛药。

(2)影像学检查:术后需要拍摄曲面体层片或锥形束 CT(cone beam computed tomograph,CBCT),检查种植体在骨内的位置及骨边缘高度。如果位置过于偏斜或损伤重要解剖结构,应及时加以纠正。

(3)术后医嘱:术后用漱口水漱口预防感染,避免剧烈运动。术后尽量不吸烟饮酒。轻度水肿可以用冰块局部冷敷,严重者可适量口服地塞米松缓解症状。常规术后 7~10 天拆线。

(二)二期手术(种植体-基台连接术)

一期手术采用埋入式植入种植体时,需在术后 3~4 个月行二期手术,此时种植体与骨组织之间已经形成良好的骨结合(图 17-9)。

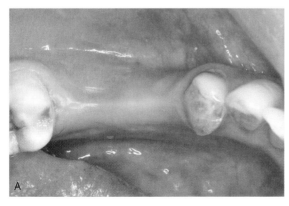
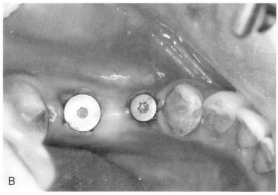

图 17-9　下颌后牙区二期手术
A. 牙龈黏膜切开前;B. 横行切开龈黏膜,安装愈合基台。

1. 切开、剥离　局麻下环切或横行切开覆盖螺丝表面软组织及骨膜,显露覆盖螺丝。

2. 安装基台　旋下覆盖螺丝,根据种植体表面软组织厚度选择相应高度的愈合基台,在前牙美学区,还可通过制作个性化基台达到更为理想的种植体周围软组织塑形效果。

3. 缝合创口　切口较小或采用软组织环切时,无须缝合。切口较大时,通常在基台两侧行环抱式缝合,5~7 天后拆线。

第四节　口腔种植义齿的上部结构修复

要点:

1. 种植义齿的修复即指种植体的上部结构,可根据修复体类型或支持方式不同进行分类。

2. 传统印模技术的种类可分为开窗式印模和闭口式印模两种。

3. 数字化印模技术依靠专业的数字化口腔光学扫描设备以及光学扫描杆,完成对牙列、软组织以及种植体位置的数字化复制。

一、种植义齿上部结构的分类

种植义齿的修复即指种植体的上部结构,可根据修复体类型进行分类:①按照固位类型不同,修复体可分为可摘式种植义齿(implant supported or assisted removable denture)和固定式种植义齿(fixed implant supported denture)。②按照固位方法不同,可分为粘接固位(cement-retained)、螺丝固位(screw-retained)和附着固位(attachment-retained)式种植义齿。③按照支持方式不同,可分为种植体支持式和种植体-组织支持式种植义齿。

二、种植义齿印模技术

种植义齿修复前,需要进行口腔内的模型制取。按照具体技术可分为:①传统印模技术,即需要采用印模材料、托盘作为工具,利用印模杆、印模帽、替代体等印模配件完成的口内印模操作;其按照托盘是否开窗又可分为开窗式印模和闭口式印模两种。②数字化印模技术,即依靠专业的数字化口腔光学扫描设备(如:口内光学扫描仪、仓式口外模型扫描仪)以及光学扫描杆完成对牙列、软组织以及种植体位置的数字化复制。

关于种植义齿修复体和印模技术的详细内容,请参考口腔医学专业教材的相关章节。

思考题

1. 简述常规牙种植术的操作步骤。

2. 种植义齿的咬合设计要求是什么?

3. 常见的种植并发症有哪些?

4. 种植义齿的成功标准是什么?

（王佐林　季　平）

第十八章

错 殆 畸 形

错殆畸形（malocculusion）是由于先天和后天因素综合作用下引起的牙颌面部畸形,可导致多种局部和全身问题。

错殆畸形的表现多种多样,在分类上常用简捷的安格尔错殆分类法（Angle classification）;在就诊中常规做头影测量检查。

错殆畸形基本的矫治技术包括固定矫治技术、功能矫治技术和无托槽隐形矫治技术。治疗时期可分为乳牙列期、替牙列期的早期防治,恒牙列早期常规正畸治疗,成人正畸治疗及成人正畸-正颌外科联合治疗。常见的错殆畸形有牙列拥挤、前牙深覆盖、深覆殆、前牙反殆或合并下颌前突和开殆。

错殆畸形治疗后需要保持,以避免复发。

第一节 概 述

要点:

1. 错殆畸形是由先天遗传因素和后天环境因素综合导致的牙颌面部畸形。后天环境因素包括乳牙和替牙期局部障碍、不良习惯、疾病和生物节律。

2. 错殆畸形除了引起口腔健康、发育、功能、美观和心理问题外,还会引起呼吸、消化、心血管、神经系统等全身疾病。

3. 错殆畸形矫治的目标是健康、美观、功能、稳定。

一、错殆畸形的病因

错殆畸形是指儿童在生长发育过程中,由于先天的遗传因素或后天的环境因素造成的牙拥挤错位、上下牙弓不协调、咬合紊乱、颌骨位置异常等牙颌面部畸形,可导致口颌系统的形态和功能异常,并对全身健康造成影响。导致颌面部错殆畸形的因素主要包括以下方面。

(一) 遗传因素

遗传研究表明错殆畸形的机制非常复杂,具有多基因遗传的特征,其遗传因素通过两种途径导致错殆的形成:第一种为牙大小和颌骨大小之间遗传性的不协调,即牙量、骨量不调产生了牙列拥挤或牙列间隙;第二种为上下颌大小或形状之间遗传性的不协调,这将导致上下颌骨或牙列之间的异常关系。

(二) 环境因素

1. 先天因素 妇女怀孕期间,其健康及营养程度直接影响着胎儿的发育,服用不适当的药物、营养摄入不足、疾病等各种原因均可能造成胎儿牙胚形成障碍、颌骨发育异常、钙化程度不佳等,导致错殆畸形的发生。分娩时,子宫压力或创伤也可能引起胎儿上下颌骨发育不足、颞下颌关节损伤,进而造成相应的错殆畸形。

2. 后天因素

(1) 乳牙期及替牙期局部障碍:乳牙列的数目、形态及替换异常均会影响恒牙列的正常发育。乳牙早失会造成邻牙向缺隙处倾斜,乳牙滞留可导致后继恒牙错位、阻生等。因为外伤或其他原因导致恒牙早失,也会引起咬合关系紊乱。

（2）不良习惯

1）吮指:儿童在 3 岁以后仍频繁地吮指,称为"不良习惯",易造成错𬌗畸形。吮指所导致的错𬌗类型和程度,与吮指的部位、吮指时下颌位置、颅面肌肉收缩程度、面部骨骼形态和吮指时间长短等密切相关。当手指处于上下切牙之间时,上前牙唇倾、下切牙舌倾、覆盖加深,引起前牙开𬌗,开𬌗状态又会引发舌体单纯性前伸;吮拇指时压力过大会使下颌长期处于后退位,影响面下 1/3 的高度,吮指的同时颊肌收缩使口腔内形成负压,手指对鼻底的压力会影响上腭的发育,致使上牙弓狭窄、腭盖高拱。

2）吐舌:正常吞咽时,咀嚼肌上提下颌使牙齿咬合,上下唇轻度闭合,舌位于上颌切牙的舌侧,舌背升高与腭顶接触。慢性上呼吸系统疾病引起扁桃体肿胀或肥大时,舌根会相应受到影响。为了缓解压力,下颌下降,唇、颊肌收缩,牙齿分开为舌提供更大空间,舌位置前伸置于上下颌牙齿之间,从而产生反射性的吞咽,导致前牙开𬌗。

3）张口呼吸:长期的鼻呼吸功能障碍会形成张口呼吸的不良习惯,常伴有牙齿错𬌗和头面部骨骼异常,表现为下颌下垂,舌被牵引后缩,上颌牙弓腭侧失去舌支持,颊部肌肉力量相对增大,内外动力平衡失调影响上颌牙弓的正常发育,表现出牙弓狭窄、腭盖高拱、前牙唇倾、牙列拥挤等。

4）咬唇习惯:错𬌗畸形中咬唇习惯主要见于咬下唇,咬下唇时的压力使下颌牙弓和颌骨发育受到影响,导致下切牙舌倾、下颌前牙区拥挤、前牙深覆𬌗;上切牙唇倾、前突,出现上颌牙列间隙等。

3. 疾病　影响颅颌面发育的疾病包括系统疾病和局部组织疾病。错𬌗可能是疾病病理改变和神经肌肉紊乱所导致的继发性结果。

（1）鼻咽疾病和呼吸功能障碍:鼻腔疾病如慢性鼻炎、鼻窦炎、鼻甲肥大、鼻肿瘤等,正常的鼻呼吸通道会部分或完全阻塞而被迫使用口呼吸,久而久之会引起颌面部的发育畸形。扁桃体和腺样体肿大也会影响上呼吸道的通畅,导致特殊的面部形态和牙列异常,俗称腺样体面容,具体表现为鼻根下陷、鼻翼萎缩、嘴唇增厚、上唇翻卷、牙列拥挤、腭盖高拱等。

（2）内分泌功能异常:甲状腺功能直接影响牙齿及骨骼的生长发育。甲状腺功能亢进时,全身的颌骨发育较快,在口腔颌面部表现出乳、恒牙早萌,乳牙牙根吸收缓慢而滞留时间长;当甲状腺功能不足时,表现出下颌骨发育不足,牙槽骨钙化不全,牙弓狭窄,牙齿萌出迟缓,拥挤错乱。

垂体的功能也会影响牙和颌骨的生长发育。垂体功能亢进时会出现垂体性巨人症,在口腔颌面部表现出前额、颧骨和下颌骨前突,严重者形成全牙列的反𬌗,舌体过大而出现牙列间隙;垂体功能不足时,则引起垂体性侏儒症,病人全身骨骼发育迟缓,牙槽骨发育不全,牙弓狭窄。

（3）营养不良:儿童需要各种营养促进身体的生长发育,某些维生素摄入不足会引起相应的错𬌗畸形。维生素 A 缺乏会造成牙体及牙周发育障碍,表现出恒牙迟萌、乳牙滞留、牙体发育不足等;维生素 B 缺乏可引起牙颌面生长的停滞,牙槽嵴萎缩等,与唇腭裂密切相关;维生素 D 缺乏会影响全身骨骼钙化和钙磷代谢障碍,表现出上颌牙弓狭窄、腭盖高拱、乳恒牙迟萌等。

（4）唇腭裂(cleft lip and palate):唇裂多发生于上唇,在胚胎发育第 6~7 周,由于单侧或双侧球状突与同侧上颌突未联合或部分联合所致。腭裂发生的时间在胚胎发育的第 6~11 周,是两个侧腭突之间及其与鼻中隔之间未融合或部分融合所致。

唇腭裂病人常伴发错𬌗畸形,如牙齿先天缺失、错位、牙根短小、冠根发育畸形、釉质发育缺陷等,同时还伴随着上颌发育不足引起的前牙及全牙弓的反𬌗,牙弓宽度不调所呈现的牙弓缩窄,以及面中部发育凹陷等问题。

4. 生物节律　生物节律紊乱与多种疾病,如发育畸形、肿瘤、心血管疾病等密切相关。睡眠、褪黑素水平、光照、饮食习惯的改变、精神压力等多种因素都可以在一定程度上导致生物节律紊乱。生物节律参与成骨分化、骨矿化、骨吸收等多种骨代谢活动。生物节律紊乱会显著破坏髁突软骨细胞的成骨过程和骨髓间充质干细胞的成骨-破骨平衡,影响颌骨形态、骨体积和骨密度等,导致颌骨发育畸形,是颌骨畸形的重要获得性因素。

二、错𬌗畸形的危害

(一)影响口腔健康

错𬌗最常表现为牙列拥挤,刷牙时不易清洁,易发生龋病、牙龈炎、牙周炎等,进而引起牙齿松动;错位的牙齿没有正常的咬合易引起面部肌肉疲劳,继发颞下颌关节疾病。

(二)影响颌面发育

在儿童生长发育过程中,错𬌗畸形将影响颌面软硬组织的正常发育。如前牙反𬌗未能得到及时治疗会限制上颌骨的矢状向发育,出现面中 1/3 塌陷,颜面呈新月状面容。单侧后牙反𬌗或咬合障碍将导致面部发育不对称。

(三)影响口腔功能

严重的错𬌗畸形可能会影响口腔正常功能,如前牙开𬌗、下颌前突等均可影响发音;后牙锁𬌗影响咀嚼功能;错𬌗畸形产生的𬌗干扰、早接触,会使下颌开闭口、前伸、侧方运动的限度和轨迹出现异常,影响颞下颌关节功能,并引起器质性病变;严重的下颌后缩可能影响正常呼吸。

(四)影响容貌外观

骨性Ⅱ类错𬌗畸形病人可表现为凸面型、开唇露齿、露龈微笑、面下 1/3 过短;骨性Ⅲ类错𬌗畸形病人可表现为凹面型、面下 1/3 过长、新月状面容,影响容貌美观。

(五)影响心理健康

错𬌗畸形病人因为容貌和口颌功能的影响可能会产生心理障碍,影响正常心理健康,常回避日常社交活动,自我评价也会随之下降。错𬌗畸形严重的病人常缺乏主动调节的能力,有时会引发偏执、抑郁、适应不良和心理不平衡情绪。

(六)错𬌗畸形与全身疾病

错𬌗畸形与呼吸系统疾病、消化系统疾病、心血管系统疾病、神经系统疾病等全身疾病紧密相关。

1. 呼吸系统疾病 严重的骨性Ⅱ类错𬌗畸形病人,其下颌后缩、舌体位置靠后等症状可能会导致阻塞型睡眠呼吸暂停低通气综合征(obstructive sleep apnea hypopnea syndrome,OSAHS),引发高血压、糖尿病、代谢紊乱、心脑血管疾病等全身性疾病,造成机体多器官、多系统损害。

2. 消化系统疾病 食物要靠机械消化和化学消化后营养才能被机体吸收。错𬌗畸形会导致食物进入胃部之前未得到充分咀嚼,增加胃的消化负担。

3. 心血管系统疾病 牙周疾病、较差的口腔卫生状况与冠心病的总体死亡率具有显著的相关性。在动脉粥样硬化性心血管疾病的病人中,牙周炎是一种显著的独立危险因素。

4. 神经系统疾病 正常的口腔行使功能,每天需要进行数万次咀嚼运动,这种运动通过三叉神经将感觉传至大脑,是一种良性刺激。若因为咬合紊乱等原因导致咀嚼能力部分或全部丧失,咀嚼动作对大脑形成的良性刺激消失,容易发生阿尔茨海默病。

5. 骨骼系统疾病 颅骨锁骨发育不良(cleidocranial dysplasia)属于一种罕见的常染色体显性遗传病,具有三大特征:囟门闭合迟缓或不闭合,锁骨发育不全,数量较多的乳牙滞留和埋伏恒牙、多生牙。多生牙周围可见囊性病变,个别病人伴有牙瘤和融合牙。

三、错𬌗畸形矫治的目标

错𬌗畸形矫治的目标是健康、美观、功能、稳定。错𬌗经过矫治后,牙齿应具有健康的形态和功能,排列整齐,牙周及牙列形态正常,前后牙覆𬌗覆盖正常,尖窝关系正常,上下颌骨的位置及其与颅面位置关系基本正常,口颌系统的功能得到恢复,并且这种新的平衡和协调关系应是稳定的。美观近年来越来越受到重视,不仅指牙列的整齐美观,还包括颜面的美观,但对于美学的标准,随着不同的时代以及个人审美观的不同而难有统一的标准。

第二节　错殆畸形的诊断

要点:

1. 错殆畸形在临床上常用安氏错殆分类法。
2. 临床诊断过程 X 线头影测量可以检查测量头部的众多标志点和标志平面,从而进行相关分析。
3. 在临床正畸治疗上,可以通过手腕骨龄或颈椎骨龄来判断病人所处的生长发育阶段。

一、错殆畸形的分类

安氏错殆分类法是由现代正畸学创始人 Edward H.Angle 医师于 1899 年提出的,是目前国际上应用最为广泛的分类法。Angle 医师认为上颌骨固定在头颅上,位置稳定,而上颌第一恒磨牙位于上颌骨的颧突根之下,与上颌骨相连,稳定而不易错位,遂以上颌第一恒磨牙为基准,将错殆畸形分为安氏 I 类、安氏 II 类、安氏 III 类。

(一) 安氏 I 类

安氏 I 类错殆又称为中性错殆,表现为上下颌骨及牙弓的近、远中关系正常,磨牙为中性关系,即在正中颌位时,上颌第一恒磨牙的近中颊尖咬合于下颌第一恒磨牙的近中颊沟内。此时,若口腔内全部牙齿排列整齐而无错位,即为正常殆;若磨牙为中性关系但牙列中存在错位牙,则为安氏 I 类错殆畸形。

安氏 I 类错殆畸形可表现为牙列拥挤、牙弓前突、前牙反殆、前牙深覆殆、后牙颊舌向错位等(图 18-1)。

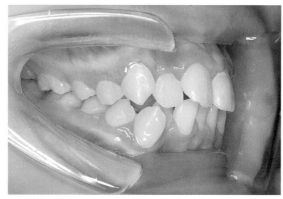
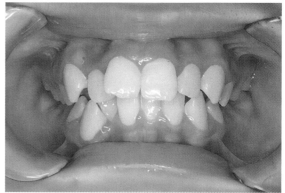
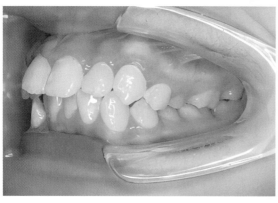

图 18-1　安氏 I 类错殆畸形

(二) 安氏 II 类

安氏 II 类错殆又称为远中错殆,表现为上下颌骨及牙弓的近、远中关系不调,下颌及下颌牙弓处于远中位置,磨牙为远中关系。如果下颌后退 1/4 个磨牙或半个前磨牙的距离,即上下颌第一磨牙的近中颊尖相对时,称为轻度远中错𬌗关系;若下颌或下牙弓处于更加远中的位置,以至于上颌第一磨牙的近中颊尖咬合于下颌第一磨牙与第二前磨牙之间,则称为完全远中错𬌗关系。

1. 安氏Ⅱ类1分类　磨牙为远中错𬌗关系,且上颌前牙唇向倾斜。

安氏Ⅱ类1分类亚类:一侧磨牙为远中关系,而另一侧磨牙为中性关系,且上颌前牙唇向倾斜。

安氏Ⅱ类1分类错𬌗畸形可表现为上颌前牙前突、前牙深覆盖、深覆𬌗、开唇露齿等,侧面观可见上颌前突或下颌后缩或两者兼有,上唇短而松弛,下唇紧张(图18-2)。

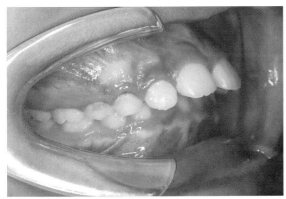
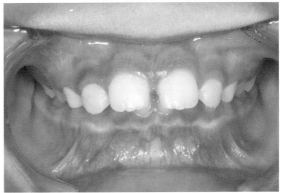
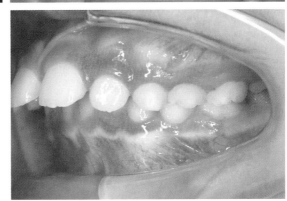

图18-2　安氏Ⅱ类1分类错𬌗畸形

2. 安氏Ⅱ类2分类　磨牙为远中错𬌗关系,且上颌前牙舌向倾斜。

安氏Ⅱ类2分类亚类:一侧磨牙为远中关系,而另一侧磨牙为中性关系,且上颌前牙舌向倾斜。

安氏Ⅱ类2分类错𬌗畸形可表现为内倾型深覆𬌗,面下部过短以及颏唇沟较深等(图18-3)。

（三）安氏Ⅲ类

安氏Ⅲ类错𬌗又称为近中错𬌗,表现为上下颌骨及牙弓的近、远中关系不调,下颌及下牙弓处于近中位置,磨牙为近中关系。如果下颌前移1/4个磨牙或半个前磨牙的距离,即上颌第一磨牙的近中颊尖与下颌第一磨牙的远中颊尖相对时,称为轻度近中错𬌗关系;若下颌或下牙弓处于更加近中的位置,以至于上颌第一磨牙的近中颊尖咬合于下颌第一与第二磨牙之间,则称为完全近中错𬌗关系(图18-4)。

安氏Ⅲ类亚类:一侧磨牙为近中关系,而另一侧磨牙为中性关系。

安氏Ⅲ类错𬌗畸形可表现为前牙对刃𬌗,反𬌗或开𬌗,上颌后缩或下颌前突等。颌面部软组织也表现与骨骼形态相对应的畸形,舌体通常偏大,口颌系统功能异常、颞下颌关节功能紊乱、咀嚼肌活动不协调、语音异常,影响颜面部美观和心理健康。

国内有1959年毛燮均教授提出的以错𬌗畸形的机制、症状、矫治三者结合为基础的毛氏错𬌗畸形分类法等。

NOTES

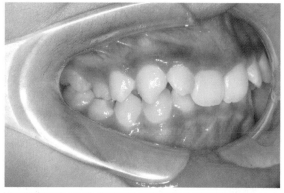
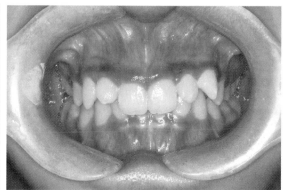
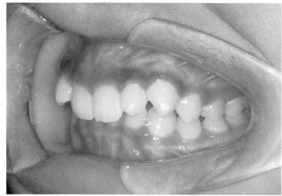

图 18-3　安氏Ⅱ类 2 分类错𬌗畸形

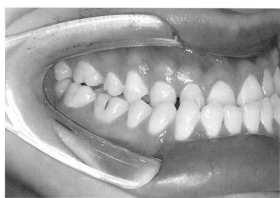
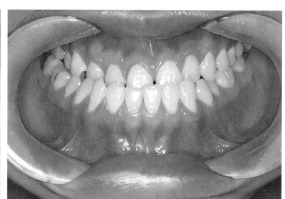
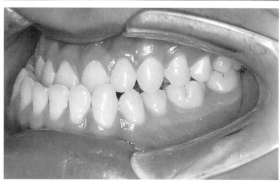

图 18-4　安氏Ⅲ类错𬌗畸形

二、诊断手段和方法

（一）一般检查

一般检查是实施诊断步骤的基础，不仅从检查者的角度，也从病人角度确认病人的主诉及存在的牙沿问题，决定是否需要进行正畸治疗。

1. 病史询问

（1）主诉：病人来就诊的主要目的及要求。

（2）口腔病史询问：主要了解乳恒牙替换情况及局部障碍，如乳牙早失、乳牙滞留、恒牙早失、恒牙早萌等情况；口腔不良习惯，如吐舌、吮指、伸舌吞咽等；日常的饮食结构；以前是否做过牙齿矫正；是否有牙齿及颌骨的外伤史；家族有没有错沿畸形的情况等。

（3）其他病史询问：主要为母亲妊娠及分娩时的健康情况及病人的心理状态等。

2. 口腔检查
详细的口腔检查是正确诊断及确定最佳矫治方案的基础。口腔检查的内容包括牙、牙弓、颌骨及面部形态、口内其他软硬组织等各方面。

（1）牙

1）牙列的基本情况：乳牙列、替牙列还是恒牙列。如在替牙期，注意观察有无局部萌出障碍、乳牙早失（特别是第一乳磨牙早失）、恒牙早萌、萌出顺序紊乱等。如在恒牙期，应观察有无乳牙滞留、恒牙早失，检查第二磨牙建沿情况等。

2）萌出牙的基本性状：如形状、颜色、大小、牙釉质发育状况、有无龋病等。

3）萌出牙在牙列中的情况：观察有无牙齿错位情况，如颊舌向错位、高低错位、牙扭转、拥挤、反沿、锁沿等。

（2）牙弓：对牙弓的检查可以从矢状向、垂直向、横向三方面来检查。

1）矢状向：从磨牙、尖牙、前牙关系来对牙列的矢状向做整体的检查评估。

磨牙及尖牙关系根据安氏分类法可分为中性关系、远中关系及近中关系。前牙关系，又称为前牙覆盖，是上前牙盖过下前牙的水平距离，该距离正常为 3mm 以内，大于 3mm 为深覆盖，当下前牙的切端位于上前牙的唇侧则为反覆盖。

2）垂直向：垂直向主要检查牙列 Spee 曲线的曲度和前牙的覆沿情况。

Spee 曲线：为下颌牙列的纵沿曲线，连接下颌切牙的切缘，尖牙的牙尖，前磨牙的颊尖，第一磨牙的远中颊尖及第二、第三磨牙的颊尖的连线，从侧方观察，该连线从前向后是一条凹向上的曲线。当 Spee 曲线曲度 <2mm 记为平坦或较浅，>3mm 记为深 Spee 曲线。

前牙覆沿：是指上前牙盖过下前牙的垂直距离，代表了上、下前牙垂直向关系。上前牙盖过下前牙唇面不超过切 1/3 或下前牙切缘咬在上前牙舌面切 1/3 以内者为正常覆沿；上前牙盖过下前牙唇面超过切 1/3 或下前牙切缘咬在上前牙舌面切 1/3 以上者称为深覆沿；咬合时下前牙舌面覆盖上前牙牙冠的唇面为反覆沿；上、下前牙垂直向呈现间隙，切端间无覆沿关系为前牙开沿。

3）横向：横向主要从牙弓宽度和上下牙列中线两方面进行评估。

从横向观察上下颌牙弓宽度是否存在不协调的情况，如有无对刃沿、反沿、锁沿，上下中切牙与颌面部间、上下中切牙间的中线是否美观、对齐、协调。牙弓横向宽度不足是临床正畸常见问题，许多原因可导致这一问题，如侏儒症、佝偻病、垂体前叶功能不足等全身性因素，或者小舌症、用口呼吸等口腔颌面部局部因素。牙弓横向宽度不足会对口颌系统产生不良影响，对于错沿畸形的治疗，一般首先要矫治横向宽度不足，因此，它的诊断分析尤为重要。

（3）颌骨及面部形态：上下颌骨的形态、大小是否对称，有无偏斜或发育异常的情况；下颌平面的陡度及下颌角的大小是否正常；面部的上、中、下比例是否协调，三庭五眼是否为黄金比例；有无开唇露齿或翻卷、缩短等异常唇现象；鼻唇沟、颏唇沟的深浅程度是否正常等；为后续制订准确的治疗方案做重要准备。

（4）口内其他软硬组织：对口腔内的检查还要特别注重口内重要软硬组织的状况，如牙槽及其基骨、腭盖的情况：牙槽骨的突度、基骨的丰满度及腭盖的高度等；口腔内的卫生状况、牙周健康；唇舌系带的位置；舌体的大小、形状、位置；有无唇腭裂等疾病，若有，须仔细检查其术后修复情况；吞咽、发音功能是否正常等。

（二）模型分析

研究模型是整个正畸矫治过程中不可缺少的病例资料，是反映与记录病人牙、牙弓、基骨、上下颌结节、下颌磨牙后垫、移行皱襞、唇颊系带等部位最精确的资料，在治疗前、治疗中及治疗结束后都应取模留存，要求模型准确、清晰。

1. 模型的基本情况

（1）制作步骤：分为取模、灌模、核对𬌗关系、寄存模型的修整四个步骤。

（2）测量项目：牙大小、形状、数目、位置和排列情况，上下颌的咬合情况。

2. 模型基础数据的测量

（1）牙弓的形态及对称性：观察模型可以更直接、准确地看出牙弓的形状是卵圆形、尖圆形还是方圆形。同时也可以更直观地观察牙弓的水平向（以腭中缝为参考线）及前后向（以上颌结节平面为参考平面）是否对称。

（2）牙弓长度与基骨长度：在模型上用一根丝测量牙弓整体弧形，再将丝拉直，测量丝的长度，测量 3 次，求其平均值。

（3）牙弓宽度与基骨宽度：牙弓宽度是双侧第一前磨牙牙槽骨最凸点之间的距离，基骨宽度是双侧第一前磨牙颊侧移行皱襞处牙槽骨最凹点间的距离。

（4）牙弓曲线的测量及分析

1）Spee 曲线的曲度：指下颌从 Spee 曲线的最低点至假想平面（切牙切缘至第二磨牙远中颊尖）间的垂直距离。每整平 1mm Spee 曲线，约需要 1mm 间隙。

2）横𬌗曲线：又称 Wilson 曲线，指连接两侧同名磨牙颊尖、舌尖形成一条凸向下的曲线，上颌两侧磨牙在牙槽中的位置均略向颊侧偏斜，使舌尖的位置低于颊尖。横𬌗曲线可判断磨牙的颊舌向倾斜度是否正常。

3）补偿曲线：又称上颌纵𬌗曲线，指连接上颌切牙的切缘、尖牙的牙尖、前磨牙及磨牙的颊尖，呈现一条凸向下的曲线。可通过观察补偿曲线与 Spee 曲线是否协调来分析深覆𬌗与开𬌗的机制。

（5）腭盖高度的测量：用铅笔在上颌模型两侧的第二前磨牙腭侧龈缘的最低点做标志点，连接两标志点并用游标卡尺测出连线至腭盖的垂直距离，为腭盖高度。其中腭盖的高低程度与一些疾病或不良习惯有着密切的关系。

3. 牙列拥挤度或间隙分析　牙列的拥挤度分析是对牙列拥挤程度的定量评估，拥挤度的分析必须建立在牙弓应有长度（牙弓内各牙冠宽度的总和）和牙弓现有长度（牙弓的整体弧度）的数据测量上，通过这两个数据来确定牙在现有的牙弓弧度上排齐，间隙是否不足或过剩。

4. 牙大小协调性的分析　此分析通过 Bolton 指数（Bolton index）分析来获得。Bolton 指数是指牙弓中上下前牙牙冠宽度总和的比例关系与上下牙弓全部牙冠宽度总和的比例关系。Bolton 指数分析就是通过分析此比例，判断上下颌牙是否协调，并由此确定该不调位于前牙区还是全部牙弓。

前牙比＝（下颌 6 个前牙牙冠宽度总和/上颌 6 个前牙牙冠宽度总和）×100%

全牙比＝（下颌 12 个牙牙冠宽度总和/上颌 12 个牙牙冠宽度总和）×100%

5. 诊断性牙排列试验　恒牙列中一些牙列拥挤的病例，确定是否拔牙矫治有一定困难时，可采用牙排列试验来协助诊断，预测疗效。牙排列试验是依据某种拔牙或非拔牙的方案，在模型上模拟进行牙齿位置的重新排列，从而直观预测牙移动量及方向、拔牙剩余间隙量、支抗磨牙调控等各种情况，为诊断及方案设计提供初步依据。

（三）X 线头影测量分析

X 线头影测量，主要是测量 X 线头颅定位照相所得到的影像，对牙颌、颅面各标志点描绘出一定的线角进行测量分析，从而了解牙颌、颅面软硬组织的结构，使对牙颌、颅面的检查与诊断由表层形态深入到内部骨骼结构中去，是各学科临床诊断治疗及研究工作的重要手段。

1. 常用头影测量标志点

（1）颅部标志点

蝶鞍点（sella，S）：蝶鞍影像的中心。这是常用的颅部标志点，在头颅侧位片上较容易确定。

鼻根点（nasion，N）：鼻额缝的最前点。这是前颅部的标志点，代表面部与颅部的结合处。

耳点（porion，Po）：外耳道之最上点。头影测量上常以定位仪耳塞影像的最上点为代表，称为机械耳点。但也有少数学者用外耳道影像最上点来代表，则为解剖耳点。

Bolton 点（Bo）：枕骨髁突后切迹的最凹点。

（2）上颌标志点

眶点（orbitale，Or）：眶下缘之最低点。

翼上颌裂点（pterygomaxillary fissure，Ptm）：翼上颌裂轮廓之最下点，此点提供了确定上颌骨的后界和磨牙位置的标志。

前鼻棘（anterior nasal spine，ANS）：前鼻棘之尖，常作为确定腭平面的两标志点之一。

后鼻棘（posterior nasal spine，PNS）：硬腭后部骨棘之尖。

上牙槽座点（subspinale，A）：前鼻棘与上牙槽缘点间之骨部最凹点。

上中切牙点（upper incisor，UI）：上颌中切牙切缘的最前点。

（3）下颌标志点（图 18-5）

髁顶点（condylion，Co）：髁突之最上点。

关节点（articulare，Ar）：颅底下缘与下颌髁突颈后缘的交点。

下颌角点（gonion，Go）：下颌角的后下点。可通过下颌升支平面和下颌平面交角的分角线与下颌角之相交点来确定。

下牙槽座点（supramentale，B）：下牙槽突缘点与颏前点间之骨部最凹点。

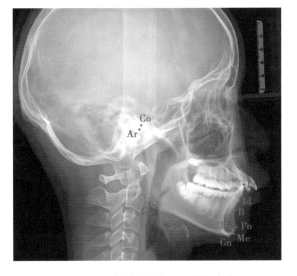

图 18-5　头影测量常用下颌标志点

牙槽缘点（infradentale，Id）：下牙槽突之最前上点。

下切牙点（lower incisor，Li）：下颌中切牙切缘之最前点。

颏前点（pogonion，Po）：颏部之最突点。

颏下点（menton，Me）：颏部之最下点。

颏顶点（gnathion，Gn）：颏前点与颏下点之中点。

这些标志点中，有些是在正中矢状面上，是单个的点，如鼻根点、蝶鞍点等。而有些则是双侧的点，如下颌角点、关节点等。若由于面部不对称而使两侧的点不重叠时，则取两点间的中点作为校正的位置。

（4）软组织侧面标志点（图 18-6）

额点（glaballa，G）：额部的最前点。

软组织鼻根点（nasion of soft tissue，Ns）：软组织侧面上相应的鼻根点。

眼点（eye，E）：睑裂的眦点。

鼻下点（subnasale，Sn）：鼻小柱与上唇之连接点。

上唇缘点（UL'）：上唇黏膜与皮肤之连接点。

下唇缘点（LL'）：下唇黏膜与皮肤之连接点。

上唇突点（UL）：上唇之最突点。

下唇突点（LL）：下唇之最突点。

软组织颏前点（pogonion of soft tissue，Pos）：软组织颏之最前点。

软组织颏下点（menton of soft tissue，Mes）：软组织颏之最下点。

咽点（K）：软组织颈部与咽部的连接点。

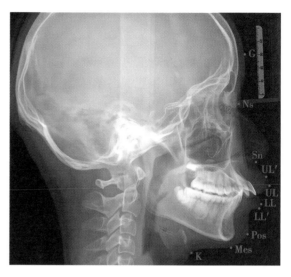

图18-6　头影测量常用软组织侧面标志点

2. 常用头影测量平面（图18-7）

前颅底平面（SN plane，SN）：由蝶鞍点与鼻根点之连线组成，在颅部的矢状平面上，代表前颅底的前后范围。由于这一平面在生长发育上具有相对的稳定性，因而常作为面部结构对颅底关系的定位平面。

眼耳平面（Frankfurt horizontal plane，FH）：由耳点与眶点连线组成。大部分个体在正常头位时，眼耳平面与地面平行。

Bolton平面（Bolton plane）：由Bolton点与鼻根点连接线组成。

腭平面（ANS-PNS palatal plane，ANS-PNS）：后鼻棘与前鼻棘的连线。

全颅底平面（Ba-N plane，Ba-N）：颅底点与鼻根点的连线。

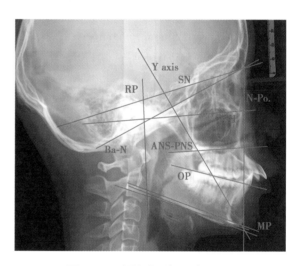

图18-7　头影测量常用测量平面

𬌗平面（occlusal plane，OP）：一般有两种确定方法。一种是第一恒磨牙的咬合中点与上下中切牙间的中点（覆𬌗或开𬌗的1/2处）的连线；另一种是自然的或称功能的𬌗平面，由均分后牙𬌗接触点而得，常使用第一恒磨牙及第一乳磨牙或第一前磨牙的𬌗接触点，这种方法形成的𬌗平面不使用切牙的任何标志点。

下颌平面（mandibular plane，MP）：有3种确定方法。包括：①通过颏下点与下颌角下缘相切的线。②下颌下缘最低部的切线。③下颌角点与下颌颏顶点间的连线（Go-Gn）。

下颌支平面（ramal plane，RP）：下颌升支与髁突后缘的切线。

面平面（N-Pog facial plane，N-Po.）：由鼻根点与颏前点之连线组成。

Y轴（Y axis）：蝶鞍中心与颏顶点的连线。

（四）骨龄分期

骨龄是最有价值的生物年龄评价方法之一，在临床正畸治疗上，我们通常可以通过手腕骨龄或颈椎骨龄来判断病人所处的生长发育阶段。

手腕骨龄通过拍摄手腕骨X线片，根据手腕部各二次骨化中心出现的时机与发育程度推算被测者的骨龄和生长发育程度。Fishman手腕骨龄分期法是目前应用最广泛的分期法之一（图18-8），该分期法表明，在SMI 6~7期时，上下颌生长加速，SMI 7~9期生长减速，男女在相应的SMI阶段结束整个生长相似的百分比，在SMI 6期，上、下颌大约50%的生长结束。

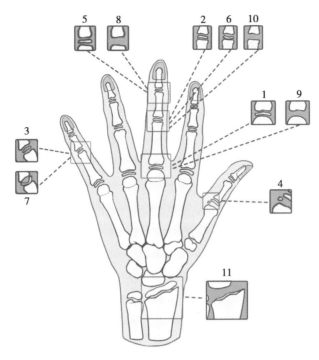

图 18-8　Fishman 手腕骨龄分期法指标

1972 年，Lamparski 等学者将颈椎骨形态变化分成 6 个阶段，从而判断生长发育所处阶段（图 18-9）。

第一期（CVS1）　各椎体下表面平直，上表面由后向前倾斜，呈锥形。

第二期（CVS2）　第Ⅱ颈椎下表面凹陷，椎体前部垂直高度增加。

第三期（CVS3）　第Ⅲ颈椎下表面凹陷，其余下表面仍平直。

第四期（CVS4）　所有椎体呈矩形，第Ⅲ颈椎凹陷增加，第Ⅳ颈椎有明显凹陷，第Ⅴ和第Ⅵ颈椎凹陷开始形成。

第五期（CVS5）　所有椎体近似正方形，椎体间间隙减少，6 个椎体均出现明显凹陷。

第六期（CVS6）　所有椎体的垂直高度均超过宽度，下缘凹陷很深。

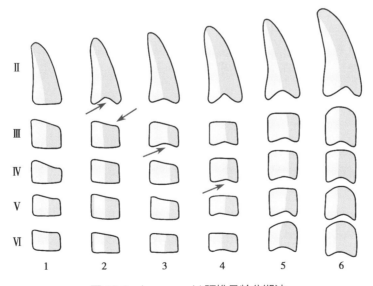

图 18-9　Lamparski 颈椎骨龄分期法

Baccetti 和 McNamara 等学者认为 Lamparski 颈椎骨龄分期法的 CVS1 和 CVS2 没有明显区别，建议将 CVS1 和 CVS2 合二为一，推出了改良颈椎骨龄分期法（cervical vertebrae maturation system，CVMS）；2005 年完善更新为 6 期颈椎骨龄分期法（CS1~6）。改进后的 Baccetti 颈椎骨龄分期法对每个阶段颈椎形态的特征定义更加准确，临床医生可根据一张颈椎 X 线片定性分析颌骨成熟度。

2008 年，中国学者陈莉莉等提出了颈椎骨龄定量分期法（quantitative cervical vertebral maturation，QCVM），把颈椎骨龄分为 4 期：QCVM 第 I~IV 期，分别代表生长发育高峰前期（加速期）、高峰期、高峰后期（减速期）、结束期。

QCVM 颈椎骨龄公式如下：颈椎骨龄=-4.13+3.57× H_4/W_4+4.07×AH_3/PH_3+0.03×@2（H_4/W_4：第IV颈椎下缘最凹点与颈椎下缘连线之间的垂直高度与第IV颈椎前缘中点到椎体后缘的垂直距离之比；AH_3/PH_3：第III颈椎体最前上点到椎体下缘的垂直距离与第III颈椎体的最后上点到椎体下缘的垂直距离之比；@2：第II颈椎基底部凹陷与颈椎体下缘所成的角度）（图 18-10）。

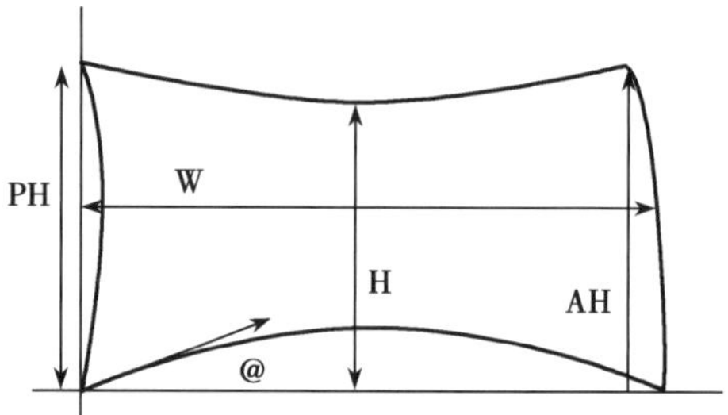

图 18-10　QCVM 颈椎骨龄公式参数

（五）生长发育评估

颅颌面的生长发育是人体生长发育重要的组成部分之一，受遗传和环境双重调控，错殆畸形与颅颌面生长发育密切相关。作为正畸医师，正确评估病人所处的生长发育阶段，掌握颅颌面生长发育规律，在不同阶段使用最适宜的矫治器与矫治方法，是制订正确诊疗计划的基础，也大大提高整个矫治过程的效率。

正畸治疗难以改变病人的生长型，治疗结束后病人延续最初生长型的趋势生长。从颌面部三维生长发育的时机来看，相对于垂直向和矢状向，横向的生长发育最早完成，其治疗效果相对最为稳定，受后续生长的影响最小。大多数儿童正畸治疗开始的时间为恒牙列初期，治疗持续 18~30 个月，14~15 岁结束治疗。理论上讲，这时候矢状向与垂直向生长还没有减慢的趋势（有时成年以后还可以持续生长 3~4 年）。随着年龄的增长，正畸治疗后的病人可能因为不利生长型的继续发展而导致复发，这也是安氏 II 类深覆殆、安氏 III 类开殆等畸形复发的主要原因之一。因此在保持阶段要定期复诊，密切关注。

第三节　错殆畸形的矫治

要点：

1. 早期防治有利于错殆畸形的及时治疗，可以减轻后期一般正畸的治疗难度。

2. 成人矫治需要综合考虑病人的牙根牙周条件和全身条件，以建立稳定的咬合和功能平衡为矫治目标。

3. 功能矫治器作用机制涉及口颌系统的多方面，影响颌骨的生长方向和生长量，此外对口周软组织也能发挥作用。

4. 固定矫治技术常用的有方丝弓矫治技术、直丝弓矫治技术和传动矫治技术。

5. 对于不同的错殆畸形，在不同年龄段治疗的方案各有不同。

在矫治开始之前，正畸医生需通过详细的临床检查、病人咬合功能及侧貌美观的系统评估来制订个性化的治疗计划。其内容包括：矫治目标的确定、矫治时机的选择、矫治方法的选择以及矫治疗效的评估。根据病人开始治疗时的牙齿发育情况，将错殆畸形的治疗分为乳牙列期和替牙列期的早期防治、恒牙列早期常规正畸治疗、成人正畸治疗。

一、乳牙列及替牙列期早期防治

早期防治是指在儿童早期生长发育阶段,对已表现出的牙颌畸形、畸形趋势以及可导致牙颌畸形的病因进行预防、阻断、矫治和导引治疗。

（一）早期防治的特点

1. 矫治时机要适当　一般乳牙列的矫治最好在4岁左右,此时乳牙根已发育完成且未开始吸收,矫治效果好。混合牙列期的矫治,一般应在恒切牙的牙根基本发育完成时进行,为8~9岁。

2. 矫治力要适宜　对牙齿的矫治应采用柔和的轻力,对颌骨的矫形应施用较重的力。

3. 矫治疗程不宜太长　由于此期牙列萌替及形成变化很快,过长使用矫治器会妨碍牙齿发育,疗程一般不超过6~12个月。

4. 矫治目标有限　早期矫治在牙颌面的某一生长阶段进行,可能只是整个治疗计划的一部分。大部分的错𬌗畸形常常需要在替牙后再进行后期一般正畸治疗。

（二）早期防治的内容

从临床治疗学上,牙颌畸形的早期防治包含以下3方面的内容。

1. 早期预防及预防性矫治　包括母体营养保健、幼儿健康保健、维持正常牙弓形态、祛除可能导致牙颌畸形的因素等。

（1）早期预防

1）胎儿期:保证母体的健康,尤其是妊娠初期3个月,异常因素容易导致胎儿相应器官的畸形。

2）婴儿期:提倡母乳喂养,喂养姿势为45°的斜卧位或半卧位;经常更换睡眠的体位与头位,防止头部受压变形;戒除吮指、咬唇、咬物等不良习惯。

3）儿童期:形成健康的饮食习惯,食用富含营养和具有一定硬度的食物,刺激牙颌面正常发育;对于扁桃体过大、腺样体肥大等应及早治疗,避免张口呼吸;形成良好的口腔卫生习惯,可通过窝沟封闭、涂氟等防止龋坏发生。

（2）预防性矫治:是指胚胎第7周(牙板发生)至恒牙列建𬌗完成前的这段时期,及时祛除可能导致牙颌面畸形的全身及局部因素,包括母体营养保健、幼儿健康保健、维持正常牙弓形态、祛除可能导致牙颌畸形的因素等,从而促进牙列顺利建𬌗、颌面正常生长发育、儿童心理健康。

1）乳、恒牙早失:因龋齿、外伤等造成的早失,常见于下颌尖牙、乳磨牙、恒上切牙、第一恒磨牙。乳牙早失的X线表现:后继恒牙牙根形成不足1/2,牙冠上方有较厚的骨质覆盖。乳牙早失可以使用缺隙保持器早期矫治(图18-11)。恒牙早失也可以保持间隙后行义齿修复,或者正畸治疗使后牙前移。

2）乳牙滞留:恒牙萌出而乳牙牙根未完全吸收,可能由于外伤、恒牙胚异位、根尖周感染等引起。应拍摄X线片,确定有相应恒牙胚存在时,尽早拔除滞留的乳牙。

3）恒牙萌出异常:如恒牙早萌、迟萌等。恒牙早萌可以采用阻萌器(图18-12),定期观察牙根发育情况,牙根形成1/2以上时取下。恒牙迟萌可以开窗助萌(图18-13)。

4）系带异常:上唇系带附着过低常妨碍上中切牙靠拢,形成中切牙间隙,应采用外科手术升高系带;舌系带过短妨碍舌的正常功能活动,舌尖代偿性活动增加,姿势位时舌处于低位,影响发音,

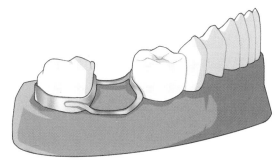

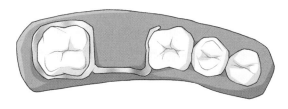

图18-11　缺隙保持器

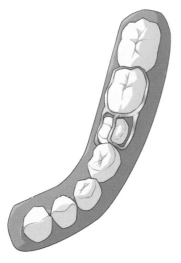

图 18-12　阻萌器

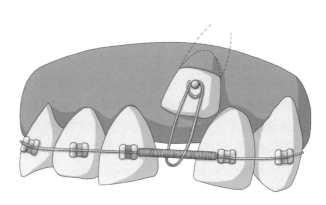

图 18-13　开窗助萌

易形成吐舌,可导致前牙开𬌗,应做舌系带修整术并注意配合语音练习。

2. 早期阻断性矫治　是指对正在发生或已初步表现出的牙、牙列、咬合关系或颌骨发育异常等,采用简单的矫治方法进行治疗,或采用矫形的方法引导其正常生长。

(1)口腔不良习惯的矫治

1)吮咬习惯:吮拇指、咬唇、咬颊等可采用唇挡、颊屏等矫治器。

2)异常吞咽及吐舌习惯:异常吞咽的儿童往往保留了婴儿吞咽习惯,吞咽时舌伸到上下牙之间,常表现为前牙开𬌗、双牙弓前突,必要时采用腭刺、腭屏破除。

3)张口呼吸习惯:长期张口呼吸使下颌及舌下降、开唇露齿、上牙弓前突、狭窄,腭盖高拱、下颌向下、后旋转,形成典型的Ⅱ类高角畸形。应纠正张口呼吸习惯,必要时采用前庭盾。

4)偏侧咀嚼习惯:常因一侧后牙龋坏疼痛或一侧牙为残根、残冠而用单侧咀嚼。应尽早治疗乳牙列的龋齿,拔除残冠、残根,去除干扰,修复缺失牙,并嘱病人注意训练用双侧咀嚼。

(2)个别牙错位的早期治疗:上中切牙萌出后旋转、外翻、错位,常导致上侧切牙或下切牙错位萌出,当X线片上显示上颌中切牙牙根已发育2/3以上或基本发育完成时,可根据情况矫治上颌中切牙。替牙期上颌中切牙可能会出现生理性的间隙,随着侧切牙的萌出,此间隙可自行关闭。但如果是由于中切牙间额外牙或异常附着的上唇系带所致,则需要及时拔除额外牙或修整上唇系带,再根据情况早期矫治关闭间隙。

(3)牙列拥挤的早期矫治:牙列拥挤在乳牙期较少见,常见于替牙期,很多为暂时性的,应进行观察,多数可以自行调整。如通过模型分析显示现有牙弓长度小于后继恒牙的牙冠总宽度,可诊断为牙列拥挤。一般将其分为轻度、中度、重度,再根据情况酌情处理。

1)轻度拥挤:拥挤量不足4mm,定期观察(6~12个月复诊)。随着恒牙萌出、牙弓发育,可能自行生长调整为个别正常𬌗。

2)中度拥挤:拥挤量4~8mm,由于很难预计生长调整变化,一般也不进行早期矫治。但对一些伴有个别恒牙反𬌗、妨碍咬合及颌骨发育调整的错位牙,可设计简单矫治器进行矫治。

3)重度拥挤:拥挤量>8mm及有家族史拥挤倾向的病人,可酌情考虑采用"序列拔牙法"。序列拔牙是指有计划、有秩序地从换牙初期先拔除乳牙,再拔除恒牙,减少恒牙数量,使恒牙顺利萌出到预定位置,从而减少拥挤和牙齿排列不规则。但采用该矫治法应十分慎重,因为疗程长达3~4年,病人必须合作,且必须在丰富经验的正畸医生指导下进行。

(4)反𬌗的早期矫治:提倡尽早矫治,可根据反𬌗的类型采用上颌𬌗垫式双曲舌簧矫治器、上颌前方牵引矫治器、下颌联冠式斜面导板等(图18-14)。

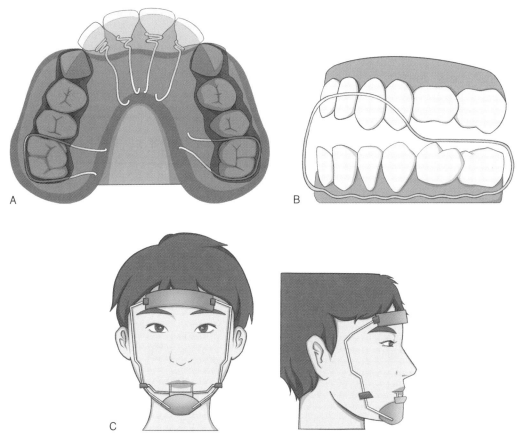

图 18-14 早期矫治前牙反𬌗的常用矫治器
A. 上颌𬌗垫+双曲舌簧;B. 下颌𬌗垫式联冠斜面导板;C. 前方牵引。

（5）深覆𬌗以及深覆盖的早期矫治:戒除不良习惯,去除咬合障碍,采用功能矫治器、肌激动器等。

（6）开𬌗的早期矫治:明确病因,戒除不良习惯。

3. 早期生长控制和颌骨矫形治疗 对处于生长期因遗传因素或先天、后天环境因素有严重颌骨发育异常和肌功能性畸形表现的儿童病人,在早期(生长发育高峰期)可采用牙颌面生长导引和颌骨矫形治疗的方法,促进或抑制颌骨的生长,改变其生长方向、空间位置和比例关系,引导颅颌面正常生长。根据作用力的类型,早期生长控制和颌骨矫形治疗可以分为以下两类。

（1）功能矫形治疗:是利用肌功能力对颌骨生长的矫形治疗,通过口内戴入功能矫治器,改变下颌的位置并通过矫治器部件将矫治力传递到牙、牙槽基骨和颌骨,导引并刺激其协调生长,矫治异常的颌骨生长。如早期Ⅱ类下颌后缩畸形的下颌前导矫治、Ⅲ类骨性及功能性反𬌗的咬合诱导治疗等。

（2）口外力矫形治疗:是对颌骨生长的早期重力控制治疗,通过口外装置,以头、额、颏、颈作支抗,施加较大的力,刺激或抑制髁突或骨缝的生长改建,调控颌骨的生长方向。如口外前牵引装置、口外后牵引装置、口外垂直牵引装置等。

（三）恒牙早期正畸治疗

恒牙早期的青少年病人自我意识强,非常在意自己的外表,严重的牙颌畸形会对正常心理发育及社交活动造成不利影响。因此,对恒牙早期的错𬌗畸形进行正畸治疗十分必要,方法有牙弓扩展、邻面去釉、拔牙矫治等。

1. 牙弓扩展

（1）定义:牙弓扩展是矫治牙列拥挤的主要方法之一,包括牙弓长度扩展(推磨牙向远中、切牙唇向移动)和宽度扩展(腭中缝扩展、正畸牙弓扩展及牙弓-牙槽骨功能性扩展)。

（2）适应证

1）上下颌牙弓双侧或单侧缩窄,严重宽度不调、后牙反𬌗。

2）上下颌前牙内倾,拥挤或先天缺失切牙造成的下颌牙弓前段缩短。

3）因磨牙前移导致的牙弓长度缩短。

（3）牙弓扩展的方法

1）牙弓长度扩展

A. 推磨牙向远中:通过各种矫治装置向远中整体移动或直立恒磨牙以获得牙弓间隙,一般上牙弓每侧可获得 3~6mm 的间隙。可采用口外弓、活动矫治器、摆式矫治器、微螺钉种植体、下颌舌弓、透明矫治器等(图 18-15)。

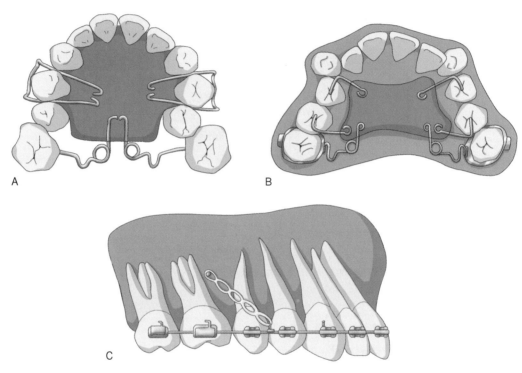

图 18-15　**推磨牙向远中的常用方法**
A.上颌活动矫治器;B.摆式矫治器;C.支抗钉+橡皮链拉磨牙后移。

B. 切牙唇向移动:适用于切牙舌倾的牙列拥挤。

2）牙弓宽度扩展

A. 矫形扩展:即扩展上颌腭中缝,刺激骨缝内新骨沉积。一般情况下,小于 15 岁的病人均适合矫形扩展,少数病人直到 18 岁仍有腭中缝扩展效果。主要用于因骨性牙弓狭窄造成的中重度牙列拥挤或伴有后牙反𬌗的病例,分为快速腭中缝扩展(0.5~1mm/d)、慢速腭中缝扩展(1mm/周)。扩展结束后需固定保持至少 3~6 个月。

B. 正畸扩展:当腭中缝骨改建效应缺乏时,可使两侧后牙向颊侧倾斜从而扩大牙弓,每侧可得到 1~2mm 的间隙。常用的上颌牙弓正畸扩展矫治器有螺旋扩弓分裂基托活动矫治器(图 18-16)和四眼圈簧扩弓矫治器(图 18-17),也可采用方丝弓/直丝弓矫治器主弓丝扩展,或配合扩弓辅弓。

C. 功能性扩展:牙弓内外的唇颊肌及舌肌功能影响牙弓的生长发育和形态大小。功能调节器由于去除了颊肌对牙弓的压力,在舌体的作用下可以使牙弓宽度扩大。

2. 邻面去釉　又称片切,是指在牙与牙连接位置对牙釉质进行消磨、减径、再成型。在上前牙区,一般每颗牙邻面的釉质厚度可以去除 0.25mm,总共 4mm 的间隙。在下前牙区,由于切牙近远中径小,能获得的间隙有限。去釉后要注意涂氟,并进行良好的口腔卫生宣教。

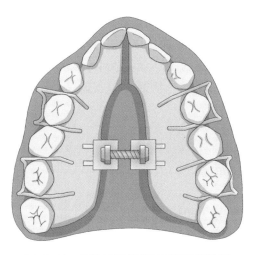

图 18-16　螺旋扩弓分裂基托活动矫治器

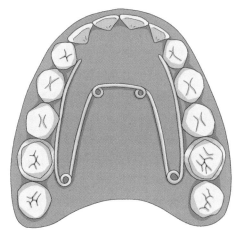

图 18-17　四眼圈簧扩弓矫治器

（1）适应证

1）轻或中度牙列拥挤。

2）牙近远中径较大,牙冠形态呈倒三角状,切端宽,颈部窄。

3）口腔卫生及牙周状况好。

4）上下牙弓大小失调。

5）上下牙齿 Bolton 指数失调。

（2）禁忌证

1）口腔卫生差,有明显患龋倾向。

2）釉质发育不良。

3）牙过小或敏感。

4）牙过于拥挤。

3. 拔牙矫治　是指由于正畸治疗的需要,采用拔牙方式获得间隙,以便取得良好的治疗效果。正畸拔牙一般选择前磨牙或者畸形牙来拔除。

（1）适应证

1）上颌前突或者双颌前突,需要内收前牙。

2）牙列重度拥挤,采取牙弓扩展、邻面去釉也无法获得足够间隙。

3）Bolton 指数不调,上下牙弓不匹配。

（2）禁忌证

1）严重的高血压、心脏病等,全身情况差,或有精神疾患。

2）未经治疗的牙周炎。

3）严重的颞下颌关节疾病。

（3）拔牙矫治的原则

1）病牙优先:拔牙前进行全面的口腔检查,对于埋伏牙、多生牙、阻生牙、短根牙、严重龋病牙等优先拔除。

2）左右对称:单侧拔牙往往使中线偏向一侧,影响面部对称性,因此一般主张对称拔牙。

3）上下协调:多数情况下,一个牙弓拔牙后,为了取得良好的咬合关系,使上下牙弓的牙量协调,对颌牙弓也需要拔牙,但要根据具体情况确定。

（四）成人矫治

随着人们对生活质量要求的提升,以及正畸治疗基础研究的深入和临床技术的不断完善,成年人正畸治疗日趋增多。和儿童、青少年相比,成年人错𬌗畸形的检查、诊断和治疗有其自身的特点,涉及的知识面更广,对正畸治疗技能的要求也更高。

由于成年人口腔健康状况呈多样性变化趋势,生长潜力有限,组织反应慢,故临床上多以建立稳定的咬合和功能平衡为矫治目标,根据病人的情况,与牙周、修复、颞下颌关节科等多学科医师共同讨论,选择最佳治疗设计,并在治疗时机、方法和治疗过程中相互配合、协调,以获得最佳的治疗效果。

1. 成年人正畸治疗过程中的注意事项

（1）治疗前

1）询问全身系统性疾病病史,排除正畸治疗的禁忌证。

2）检查是否存在不同程度的牙周疾病及其相关风险因素。

3）检查颞下颌关节是否存在功能失调。

4）确定治疗方法,多采取问题针对性方法,解决成年病人的主要问题。

5）确定应与哪些专科医师合作,争取最佳的治疗效果。

（2）治疗中

1）应与牙周科医师协作,控制并密切追踪正畸治疗时牙周组织的变化。

2）应与颞下颌关节科医师配合,注意矫治过程中是否出现颞下颌关节功能失调。

3）记录力的大小及方向对牙移动是否适宜,是否造成牙反复移动、松动。

4）密切观察有无个别牙早接触、咬合创伤,如有,应及时调整。

（3）治疗后

1）牙周再评价及牙周辅助治疗（牙龈切除术、牙槽骨手术、膜龈手术等）。

2）有计划地进行口腔修复治疗以恢复牙弓的完整性及美观和功能,注意修复时机的选择。

3）通过临床检查来评价正中关系位与牙尖交错位的一致性,检查切牙引导殆及颞下颌关节功能运动,确定最后的颌位无咬合创伤及不良咬合诱导。

4）个性化的保持装置,如固定式、压膜式等。

2. 正畸-正颌联合治疗　对由于颌骨大小与位置异常引起的骨性牙颌面畸形,单纯采用手术或者正畸的方法难以实现功能与形态俱佳的治疗效果。而通过正畸-正颌联合治疗的方法是最终取得正常匀称的颜面外形和稳定健康的口颌系统功能的基本途径。

（1）适应证:严重的骨性牙颌面畸形,包括各种先天畸形、发育畸形及外伤引起的牙颌面畸形等。一般在生长发育结束后进行,下列情形可以考虑提前进行手术治疗:生长发育不足;先天畸形影响正常生长发育;生长过度,严重影响心理健康和社会行为。

（2）诊断分析:骨性牙颌面畸形因发病机制不同,在三维方向有不同的表现。矢状向主要表现为上/下颌前突、上/下颌后缩,或者兼而有之;横向主要表现为上/下颌骨宽度发育不足或者过度;垂直向则表现为颌骨前/后部发育过度或者不足。

牙颌面畸形发病机制不同,手术方法和正畸治疗方法也不同。一般而言,术前拍摄 X 线片,包括头颅侧位片、头颅正位片、全景片、CBCT 等分析牙颌面畸形的三维方向表现,以确定其发生发展机制。同时正颌病人还需要拍摄颞下颌关节片,对髁突及下颌升支等进行诊断分析。

（3）治疗程序

1）全身情况评估:慢性疾病、妊娠、使用前列腺素抑制剂病人不宜进行正畸-正颌联合治疗。

2）牙周、牙体等口腔综合治疗。

3）术前正畸治疗:去除牙齿代偿,排齐牙齿,整平殆曲线,协调上下牙弓关系（图 18-18）。

4）正颌外科手术治疗:上颌前突常采用上颌 Le fort I 型截骨;轻至中度上颌后缩采用高位上颌 Le fort I 型截骨;重度上颌后缩采用上颌 Le fort II 型截骨,较多前移上颌骨,改善面中部凹陷;双颌前突常拔除 4 个第一前磨牙后,上下颌前部截骨,后退前部骨段,矫治双颌前突;下颌前突可采用下颌升支斜劈或下颌升支矢状劈开截骨术（sagittal split ramus osteotomy,SSRO）（图 18-19）;下颌后缩一般采用 SSRO,使下颌前移,必要时配合下颌颏部成形术使后缩的颏部前移。

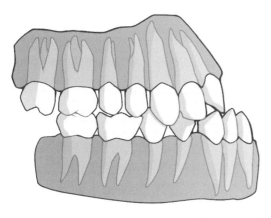
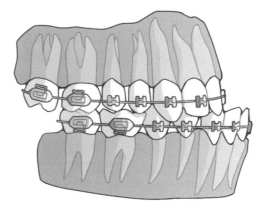

图 18-18　术前正畸去代偿

5）术后正畸治疗：当骨骼愈合基本完成（坚固内固定 3~4 周；骨内钢丝固定 6~8 周）时，可以开始术后正畸治疗，精细调整以获得良好稳定的𬌗关系。

6）保持。

二、基本矫治技术

基本的矫治技术包括功能矫治技术、固定矫治技术和无托槽隐形矫治技术。

（一）功能矫治器和矫治技术

功能矫治器的作用机制涉及口颌系统的多方面，主要是通过矫治器的作用影响颌骨的生长方向和生长量，从而达到协调上下颌骨关系的目的。除此之外，功能矫治器还对唇、舌、升降颌肌群（如翼内肌、翼外肌）等口周软组织有作用。

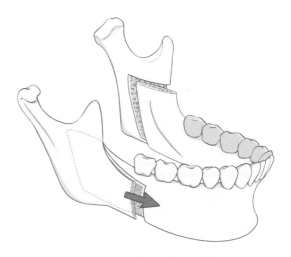

图 18-19　下颌升支矢状劈开截骨术

1. 双𬌗垫矫治器（Twin-block）　Twin-block 矫治器是采用具有咬合斜面的上下𬌗垫，以 70°角互锁并引导下颌向前和向下，促进下颌发育，改善病人的上下颌间矢状关系以及侧貌。其特点是有效利用包括咀嚼力在内的所有功能性力量作用于牙列上，效果快速显著。该矫治器主要适用于替牙期或恒牙早期的安氏Ⅱ类错𬌗病人，若将上下矫治器的斜面方向倒转，则可用于早期轻度Ⅲ类错𬌗畸形的治疗。治疗周期通常为 9~12 个月。

Twin-block 矫治器可以增加下颌长度及面下部的高度。对于深覆𬌗和 Spee 曲线深的病人，可通过调磨后牙区的𬌗垫使下颌后牙逐渐萌出。对于有前牙开𬌗趋势和下面部高度增加的病人，可以保留𬌗垫来阻止下颌后牙的伸长。Twin-block 矫治器也能有效增宽气道，纠正口呼吸及其引起的睡眠呼吸暂停综合征。

2. 下颌前移器（CICE：comfortable，invisible，concise，efficient）　CICE-下颌前移器，是一种舒适、隐形、简洁、高效的矫治器，采用 3D 扫描个性化精准化设计附件及腭侧斜面导板位置、形状、大小，仅包绕前牙区 3-3 牙冠，体积小、固位强且美观舒适。该矫治器能刺激髁突软骨的生物性反应，使下颌骨的生长潜力得到充分发挥，且制作材料柔软有弹性，可有效减轻上、下前牙的牙根吸收和牙松动等并发症。

CICE-下颌前移器主要用于矫治上颌前突、下颌后缩的安氏Ⅱ类错𬌗畸形，抑制上颌骨生长，促进下颌骨正常生长，改善病人的牙颌畸形及侧貌外观。

3. 上颌前方牵引矫治器　上颌前方牵引矫治器适用于上颌发育不足的Ⅲ类错𬌗病人，通过适当的牵引力刺激上颌骨周围骨缝产生新骨沉积,矫治力一般控制在每侧 350~500g,每天至少持续佩戴1 小时以上。牵引方向大多为向前、向下,如为反覆𬌗低角病人,可使牵引方向水平向前,必要时下颌戴用𬌗垫以打开咬合,利于反𬌗的解除,有时需配合上颌扩器同时使用。最佳矫治时机一般为 6~8岁,此阶段是上颌骨生长发育旺盛的阶段,会产生较好的颌骨反应。8~11 岁也可以产生一定的颌骨效应,但随着年龄增长,上颌骨的反应会越来越小。

4. 功能调节器(function regulator, FR)　功能调节器是由德国 R.Frankel 医生设计的一种矫治器,又称 Frankel 矫治器。分为四型,现在比较常用的是 FR-Ⅱ型和 FR-Ⅲ型,为可摘戴活动式。矫治器的主要作用部位在口腔前庭,其唇挡和颊屏将唇部和颊部的肌肉与牙和牙周组织隔开,使发育中的牙列免受不良口周肌肉环境影响,牙弓、颌骨在长、宽、高三个方位上能最大限度地正常发育。同时,唇挡和颊屏可牵拉前庭沟处的骨膜,刺激该部的牙槽骨生长。

FR-Ⅱ型适用于治疗安氏Ⅱ类错𬌗病人,FR-Ⅲ型适用于替牙期或恒牙早期的安氏Ⅲ类错𬌗病人。

(二)方丝弓矫治器和矫治技术

方丝弓矫治技术作为近百年正畸矫治技术基础,由 Edward Angle 发明创造并于 1928 年推出,Edward Angle 也因此被称为"现代正畸学之父"。方形矫治弓丝是这类矫治器的一个重要特点,因而称之为方丝弓矫治器(edgewise appliance)。20 世纪 40 年代,Tweed 在 Angle 方丝弓技术的基础上加以改革,提出了 Tweed 方丝弓技术。虽然随着正畸学理论的发展和临床实践的深入,方丝弓矫治技术在方丝弓矫治器的组成材料、附件形式、矫治步骤等方面均有所发展和变化,但是这些改变仍然没有离开方丝弓矫治器的基本原理。

方丝弓矫治器主要由带环、托槽、矫治弓丝、颊管及其他附件组成。其主要特点有两个:一是能有效地控制矫治牙做近远中、唇颊舌向及𬌗龈向等各方向的移动,并且能做到牙的控根移动;另一特点是,由于每颗牙上都有托槽,且弓丝嵌入槽沟后经结扎丝固定,牙弓由弓丝连成一个整体,具有较大的支抗力,能有效减少支抗牙的移位,在上下颌牙弓分别成一个整体的情况下进行颌间牵引,有利于牙弓及颌骨位置关系的调整。

方丝弓矫治器使牙齿移动有两个原理:一是使被弯曲矫治弓丝的形变复位。具有良好弹性的矫治弓丝,当被弯曲成各种形态时,有趋于回复到原来位置的作用,就会对矫治牙产生矫治力,使其发生所需要的移动。二是应用保持性弓丝作为固定和引导。保持性弓丝是指本身不具备变形能力,且与牙弓形态相一致的弓丝。这类弓丝结扎在支抗牙或需矫治的牙上,对牙齿的移动能起引导和控制作用。这类弓丝的作用力是要外加的,最常用的是借助于橡皮弹力牵引圈或螺旋弹簧。

方丝弓矫治器在矫治弓丝的弯制中有 3 个常规序列弯曲,是按矫治牙不同方向移动的需要而设计的。

(1)第一序列弯曲:是矫治弓丝在水平向的弯曲,主要有两种基本类型的弯曲。①内收弯:所成弯曲的弧度向内凹。②外展弯:所成弯曲的弧度向外凸。上颌弓丝的第一序列弯曲包括在两侧中切牙与侧切牙间弯制内收弯,及在两侧侧切牙与尖牙间、两侧第二前磨牙与第一恒磨牙间弯制外展弯,并在弓丝末端插入颊管后部位向舌侧弯曲。下颌弓丝的第一序列弯曲包括两侧侧切牙与尖牙间、第一前磨牙近中面后移 0.5mm 处,及第二前磨牙与第一恒磨牙邻接部位后 1mm 处作外展弯,没有内收弯。

(2)第二序列弯曲:是矫治弓丝在垂直向的弯曲,这类弯曲用于升高或压低牙齿,亦可使牙前倾或后倾。第二序列弯曲包括后倾弯、末端后倾弯、前倾弯及前牙轴倾弯。

第一、第二序列弯曲在方丝弓矫治器的应用中,可在圆形弓丝或方形弓丝上弯制。

(3)第三序列弯曲:只能在方形弓丝上完成,这类弯曲是在弓丝上做转矩,从而产生转矩力,对矫治牙作控根移动,使牙根作唇颊或舌向的移动,同时可在拔牙矫治病例中使牙移动时保持牙根平行。

(三)直丝弓矫治器和矫治技术

20 世纪 60 年代,Andrews 提出了正常𬌗六关键,并在此基础上设计出直丝弓矫治器。正常𬌗六关键是𬌗的最佳自然状态,是正常的、静态的、形态学的标准,是直丝弓矫治器的理论基础,也是正畸治疗的目标,包括标准的磨牙关系、牙近远中倾斜(冠角、轴倾角)、牙唇(颊)-舌向倾斜(冠倾斜、冠转矩)、牙无旋转、牙弓无间隙、𬌗曲线正常等。

直丝弓矫治器源于方丝弓矫治器,但根据不同牙的三维形态位置在托槽内预置了不同的轴倾角、转矩角且有不同的托槽底形态和厚度。直丝弓矫治器消除了在弓丝上弯制3种序列弯曲的必要,一根有基本弓形的平直弓丝插入托槽,就可以完成牙三维方向的移动;治疗结束后,完成弓丝也完全平直,所以称为直丝弓矫治器(straight wire appliance,SWA)。直丝弓矫治器用托槽定位牙,无须弯制弓丝,简化了临床操作时间,且避免因弓丝弯制误差造成的牙往返移动,使牙定位更精确、迅速,是目前全球正畸临床使用最多的矫治器。

直丝弓矫治器的托槽设计是关键,每个牙托槽底部厚度不同并与牙近远中、𬌗龈向的曲度一致,托槽内预置有不同的轴倾角、转矩角,牙的定位由托槽完成,不用在弓丝上弯制3种序列弯曲就能完成弓内治疗。

1. MBT 直丝弓矫治器　由 McLaughlin、Bennett 和 Trevisi 三位医生研发,其托槽设计主要有以下几个特点。

(1)减小经典直丝弓矫治器前牙,特别是尖牙槽沟的近远中倾斜度,可明显减小后牙的支抗负担。

(2)增大上颌切牙根舌向转矩角和下颌切牙冠舌向转矩角。

(3)增大上颌磨牙冠舌向转矩角。

(4)减小下颌尖牙和后牙特别是磨牙冠舌向转矩角。

(5)上颌第二前磨牙托槽底厚度减薄。

(6)托槽仍为 0.022 英寸槽沟,但尖牙和前磨牙槽沟不再附有牵引钩。

2. 自锁托槽矫治器　自锁托槽矫治器通过托槽自带的自锁结构替代传统结扎,给固定正畸技术带来革命性的改变。自锁托槽技术目前是一项非常成熟且被广泛使用的矫治技术,在正畸治疗中的独特优势如下。

(1)无须结扎:能节约椅旁操作时间,提高医生工作效率。

(2)摩擦力低:结扎产生的摩擦力是牙齿移动阻力的重要来源之一,不锈钢丝或者弹性结扎都存在摩擦力高,影响牙齿移动,降低诊治效率的情况,自锁托槽能明显降低摩擦力。

(3)缩短治疗时间:低摩擦力使得牙齿移动更加迅速,缩短疗程。

(4)延长复诊间隔:传统固定矫治需要一个月复诊一次,自锁托槽复诊间隔可以延长到 6~8 周。

(5)佩戴更舒适:在轻力和低摩擦力下实现牙齿的移动,能减少病人的疼痛及不适感。

3. 传动直丝弓矫治器　传动矫治技术是由中国学者林久祥团队运用传动效应的原理,兼容自锁托槽、传统双翼方托槽及 Tip-Edge Plus 托槽等的优点,研发和推广的独特精巧的轻力矫治体系,对于一些恒牙期乃至成人骨性Ⅱ类或Ⅲ类错𬌗畸形非手术矫治有显著疗效。

传动矫治技术借鉴"拱桥受力原理"和牙弓受力传动效应模式,设计传动直丝弓近零摩擦托槽,尖牙托槽上的切角设计及非尖牙托槽的无切角设计,配合托槽上的双翼、台阶、十字管及不同牙位上特定的托槽数据,最大程度地减少牙移动过程中的摩擦力,集快速组牙移动与精准控制于一体;根据错𬌗畸形的类别不同,托槽设计为适用于Ⅰ类和Ⅱ类错𬌗的标准型托槽与适用于Ⅲ类错𬌗的Ⅲ型托槽,是国际上唯一一类分型托槽。

(四)舌侧矫治器和矫治技术

舌侧矫治技术 20 世纪 70 年代兴起于日本和美国,该技术将矫治器全部安装于牙齿的舌侧面,外观上看不到任何正畸治疗装置,受到病人的欢迎。但由于其存在的一些问题,如舌侧空间小、矫治器使用不便及病人感受差等,曾一度限制了舌侧矫治技术的发展。鉴于牙齿舌侧面的转矩等个体差异较大,2001 年德国 Wiechmann 研发出个性化舌侧固定矫正器及技术,克服了传统舌侧矫正器的缺点,将该矫正器及技术发展成为一种成熟而实用的固定矫治技术。

1. 舌侧矫治器的主要组成部分

（1）托槽：主要有两种，水平沟槽型的槽沟为水平方向，弓丝水平入槽，易于控制前牙的转矩和倾斜度；垂直沟槽型的槽沟为垂直方向，弓丝𬌗向入槽，易于扭转牙的矫治。

（2）磨牙舌侧管：舌侧管近中翼附球形钩。

（3）弓丝：常用铜-镍钛合金丝和镍钼合金丝，铜-镍钛合金丝弹性好，而镍钼合金丝可以弯制多种曲，也可应用镍钛丝和不锈钢丝。弓丝呈蘑菇状，尖牙和前磨牙间、前磨牙和磨牙间需弯制第一序列弯曲；对于临床牙冠较短的病人，尖牙和前磨牙间需弯制第二序列弯曲或向下的弯曲（图 18-20）。

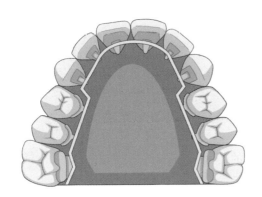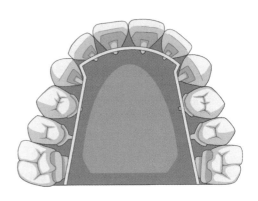

图 18-20　舌侧矫治器的弓丝形态

2. 舌侧矫治器的生物力学作用特点　舌侧矫治器的力作用点位于牙冠舌侧，生物力学上与唇侧矫治器存在较大差异。在矢状平面上，舌侧托槽距阻力中心的距离更近，因此，单纯的牙压入移动更接近整体移动。在垂直平面上，舌侧托槽距阻力中心的距离大于唇侧托槽距阻力中心的距离，因而在施以相同矫治力内收前牙的情况下，舌侧矫治器可获得更大的力矩，增加了前牙内收过程中控制前牙转矩的难度。在内收前牙、关闭拔牙间隙阶段，由于舌侧矫治器作用于前牙的力通过牙旋转中心的舌侧，对前牙产生冠舌向转矩的同时，始终对后牙产生远中直立的力量，从而增强了后牙的支抗。

（五）无托槽隐形矫治器和矫治技术

无托槽矫治器技术是将覆盖式矫治器的概念与先进的三维数字化技术结合，通过计算机辅助设计的个性化无托槽矫治器来引导牙排列到正确位置的矫治技术。该种矫治器在使用状态下包覆病人牙的牙冠部分，借助矫治器与牙颌上相应牙位置的差别形成的回弹力，实现对牙颌畸形的矫治。

1. 无托槽隐形矫治技术的特点

（1）扫描和数字化：口内直接扫描技术使得牙列数字化过程更加方便，省去第三方将印模转化为数字化模型的步骤。

（2）模拟设计方案：技师根据医生提供的设计表对治疗方案的三维方向模拟演示，描述牙的真实移动过程以矫正错𬌗畸形，这一步需要精确地设计每颗牙的牙冠和牙根在三维空间上的移动过程。需要注意的是，技师并不对病人的治疗方案负责，需要正畸医生修改及审核治疗方案。

（3）附件设计：无托槽隐形矫治系统由隐形矫治器和附件这两部分作为媒介，将矫治力施加于牙上。其中隐形矫治器类似于弓丝，而附件相当于托槽。附件可以增加矫治器的固位力，同时能促进某些特定的牙移动。复杂的牙移动需要设计不同的附件系统。

2. 无托槽隐形矫治技术的优势

（1）可以在多个牙表面上施加推力。不同矫治时期，与矫治器接触的牙表面及面积不同，这有利于矫治器对牙的移动控制。

（2）可以同时进行牙的旋转、转矩及调整咬合平面，显著提升矫治效率。

（3）可以自主选择需要移动的牙，避免不必要的牙移动以及牙的往复移动。

（4）可以进行精确的根舌向转矩控制，有效避免骨开窗等正畸并发症。

（5）数字化的疗效评估可以帮助医生及时、准确地判断病人当前牙移动与预计治疗目标是否一致，如出现偏离可立即调整治疗方案。

3. 无托槽隐形矫治技术的缺点　费用较高；对病人的依从性要求较高；医生入门简单，但要完全精准地实现设计目标比较难；牙移动的滞后现象导致牙移动的实现率与 3D 动画有差距。

4. 方案设计中的注意事项

（1）熟练掌握软件的各项功能。

（2）过矫正的合理设计。

（3）矫治中密切关注牙周组织的健康。

（4）避免过多的邻面去釉，并注意邻面去釉的时机。

（5）如果实际牙位偏离预期牙位过多，应及时重启。

三、常见错殆畸形的矫治

（一）牙列拥挤（crowding of dentition）

牙列拥挤是最常见的错殆畸形，常表现为牙量大于骨量，可分为单纯拥挤和复杂拥挤。单纯拥挤是因牙弓内间隙不足而表现为不同程度的牙唇（颊）舌向错位或扭转，多为安氏Ⅰ类错殆，一般不伴有上下颌骨及牙弓间关系不调；复杂拥挤除了牙量骨量不调，还常伴有上下颌骨及牙弓间关系不调，磨牙关系为近中或远中，软组织侧貌也存在异常。以下重点介绍单纯牙列拥挤的诊断和治疗。

1. 病因　牙列拥挤的直接原因为牙量骨量不调，即牙量大于骨量。主要受遗传因素和环境因素的影响。

（1）遗传因素：一方面，由于生活环境的变迁和食物结构的精细化，人类的咀嚼器官功能逐步退化减弱，肌肉退化最快，颌骨次之，牙齿退化最慢，导致现代人牙量骨量不调，也构成了人类牙列拥挤的种族演化背景。另一方面，牙及颌骨的形态、大小也受遗传因素的影响。

（2）环境因素：乳恒牙替换过程中出现牙萌出或脱落时间、顺序异常，导致牙列拥挤。一些不良口腔习惯，如长期咬下唇，可造成下前牙舌倾、拥挤。

2. 临床表现　常表现为个别牙或多颗牙在各方向的错位，如唇（颊）舌向、近远中向错位、高低位、扭转等。可伴有牙弓形态不对称或不规则，前牙覆殆覆盖异常，后牙拥挤伴反殆或锁殆。少数病人因牙列拥挤导致咬合关系紊乱而影响咀嚼功能，甚至引起颞下颌关节紊乱。牙列拥挤还可能妨碍口腔清洁，易致龋齿、牙周病等。

3. 诊断　牙列拥挤的诊断主要依据石膏模型的牙弓拥挤度测量，即测量牙弓现有长度与牙弓应有长度之差值。根据拥挤量将拥挤程度分为以下几种。

Ⅰ度拥挤：拥挤量≤4mm。

Ⅱ度拥挤：4mm＜拥挤量≤8mm。

Ⅲ度拥挤：拥挤量＞8mm。

4. 治疗　牙列拥挤治疗的基本原则是：应用正畸方法增加骨量和/或减少牙量，使牙量和骨量趋于平衡，同时兼顾牙、颌、面三者之间的协调、稳定及美观。增加骨量的主要措施包括牙弓长度扩展和宽度扩展。减少牙量的方法包括拔牙减少牙的数量或邻面去釉减小牙的近远中径。

（1）牙弓长度扩展

1）推磨牙向远中：通过矫治装置向远中整体移动或直立恒磨牙获得牙弓间隙。适用于轻度牙列拥挤、部分中度牙列拥挤、磨牙远中尖对尖关系的病例。推上颌第一磨牙向远中最好在第二磨牙未萌或初萌尚未建殆，且无第三磨牙的情况下使用。常用矫治装置有口外弓、活动矫治器、摆式矫治器、微种植体、下颌舌弓、下颌唇挡、透明矫治器等。

2）切牙唇倾：适用于切牙较直立或舌倾的牙列拥挤。

（2）牙弓宽度扩展

1）矫形扩展：即扩展上颌腭中缝，刺激骨缝内新骨沉积。适用于因骨性牙弓狭窄造成的中重度牙列拥挤或伴有后牙反𬌗的病例。按照扩展速度可分为慢速扩展和快速扩展。

2）正畸扩展：可采用螺旋扩弓分裂基托活动矫治器或四眼圈簧扩弓矫治器，也可采用方丝弓/直丝弓矫治器主弓丝扩展，或配合扩弓辅弓。

3）功能性扩展：通过功能调节器去除颊肌对牙弓的压力，在舌体的作用下可以使牙弓宽度扩大。

（3）拔牙矫治：通过减少牙数达到牙量骨量协调。拔牙矫治的基本原则：病牙优先原则、左右对称原则、上下协调原则。在决定拔牙前应充分考虑以下因素。

1）牙列拥挤度：每解除 1mm 的拥挤需要 1mm 的牙弓间隙。拥挤度越大，拔牙可能性就越大。

2）切牙内收量：切牙切缘向舌侧每移动 1mm，需要约 2mm 的牙弓间隙。切牙越唇倾，拔牙的可能性也越大。

3）Spee 曲线深度：每整平 1mm 的 Spee 曲线，需要约 1mm 的牙弓间隙。

4）上下颌磨牙、尖牙关系及中线调整：利用拔牙间隙在牙弓内进行间隙分配和调整，达到调整磨牙、尖牙关系和纠正中线的目的。

5）支抗设计：根据对拔牙间隙的需求量，决定支抗强度。

6）垂直骨面型：高角型病例拔牙标准可以适当放宽，低角型病例拔牙应从严掌握。

7）矢状骨面型：Ⅰ类骨面型拔牙与否取决于上下牙列拥挤度、上下前牙唇倾度；Ⅱ、Ⅲ类骨面型需考虑纠正矢状向关系不调及掩饰性治疗目标，据此设计不同的拔牙模式。

8）面部软组织侧貌：通过分析与评价鼻-唇-颏的关系来确定是否需要拔牙。

（二）前牙深覆盖（anterior deep overjet）

覆盖是指上下颌切牙切端间的水平距离。前牙深覆盖，即覆盖过大，是一种常见的错𬌗畸形，患病率仅次于牙列拥挤。磨牙关系多为远中𬌗，并常伴有深覆𬌗。此类错𬌗常影响面部美观，严重者会影响正常的口腔生理功能。

1. 病因　前牙深覆盖的主要原因是上下颌骨或者上下牙弓关系不调，受遗传与环境两方面因素的影响。

（1）遗传因素：研究表明，严重的骨骼畸形，如下颌发育过小、上颌发育过大受遗传因素的影响。

（2）环境因素

1）全身因素：如钙磷代谢障碍、佝偻病等。

2）局部因素：鼻咽部疾患，例如慢性鼻炎、腺样体肥大等造成上气道狭窄，形成口呼吸习惯，导致上牙弓狭窄、前突、腭盖高拱，最终表现出前牙深覆盖和磨牙远中关系。此外，替牙障碍和口腔不良习惯，如长期吮拇指、咬下唇等也可造成上前牙唇倾、拥挤、前牙深覆盖，进而加重畸形程度。

2. 临床表现　前牙深覆盖的临床表现为牙和颌骨的畸形。牙表现为上下颌前牙切端前后向的水平距离超过 3mm，磨牙通常为远中关系。上下颌骨关系可以表现为上颌骨前突，或者下颌骨后缩，或二者兼有。

前牙深覆盖根据距离大小可以分为以下几度：

Ⅰ度深覆盖：3mm＜覆盖≤5mm；

Ⅱ度深覆盖：5mm＜覆盖≤8mm；

Ⅲ度深覆盖：覆盖＞8mm。

3. 诊断　按照发病机制，前牙深覆盖可以分为牙性、功能性和骨性。

（1）牙性：主要是因为上下前牙位置或牙的数目异常造成，如上前牙唇向、下前牙舌向错位；或上颌前部多生牙或下切牙先天性缺失，口腔不良习惯等。一般没有上下颌骨之间以及颅颌面关系的明显不调。

（2）功能性：由于神经肌肉反射引起的下颌功能性后退；也可以由牙因素所致。如当上牙弓尖牙和后牙段宽度不足时，下颌被迫后退，形成磨牙远中关系、前牙深覆盖。上颌一般正常，当下颌前伸至中性磨牙关系时,上下牙弓矢状关系基本协调,面型明显改善。

（3）骨性:由于颌骨发育异常导致上下颌处于远中关系。ANB 角通常 >5°,上下前牙可出现明显代偿,表现在上颌前牙直立,下颌切牙唇倾。典型表现为安氏Ⅱ类 1 分类错殆。骨性前牙深覆盖病人,其颅面骨骼类型可以分为 3 类:①上颌正常,下颌后缩;②下颌正常,上颌前突;③上颌前突,下颌后缩。

4. 矫治

（1）早期矫治:一般在替牙期进行。尽早祛除病因,如破除各种口腔不良习惯,治疗鼻咽部疾患等。及时处理替牙期出现的问题,如拔除上颌多生牙,关闭上颌前牙间隙,及时治疗乳牙龋病等。

当上颌牙弓狭窄时,可通过活动或固定矫治器扩弓,也可采用腭中缝开展增加牙弓宽度,在纠正牙弓狭窄的同时创造间隙,利于上前牙向后移动,减小前牙深覆盖。对于下颌后缩的青少年,可充分利用病人的生长潜力,通过功能矫治器促使下颌向前生长。对于下前牙舌向倾斜的病人,可以采用下颌唇挡来唇向移动下颌前牙,减小深覆盖。

（2）一般矫治:一般从恒牙期开始。

1）牙性深覆盖:①对于上下牙列无拥挤或轻度拥挤,上颌前牙唇倾,磨牙后区有足够间隙的病人,多采用不拔牙矫治,推上颌磨牙向远中,缓解前牙拥挤,纠正磨牙关系。②对于上下颌前牙均有唇倾,通常采用拔牙矫治。一般会拔除上颌第一前磨牙,合并拔除下颌第一或者第二前磨牙进行矫治。③对于下前牙舌倾病人,可唇向移动下前牙,必要时采用Ⅱ类颌间牵引。

2）功能性深覆盖:祛除不良的牙殆因素,促使下颌恢复到正常的位置,从而矫治深覆盖。对于下颌后缩病人,若处于生长发育高峰期,可采用功能矫治器如 Twin-Block、肌激动器、CICE-下颌前移器、功能调节器Ⅱ型（FR-Ⅱ）等刺激下颌向前生长。

3）骨性深覆盖:①对于上颌轻至中度骨性前突病人,可以拔除上颌第一前磨牙,通过强支抗尽量内收上前牙,通过牙齿的移动来代偿骨骼畸形,矫治前牙深覆盖。②对于严重骨性深覆盖病人,上颌前突或下颌后缩,或两者兼有,则主要通过成年后的正畸-正颌外科联合矫治,才能取得良好的矫治效果。

（三）深覆殆

深覆殆（deep overbite）是上下牙弓和/或上下颌骨垂直向发育异常所形成的一种错殆畸形。可表现为前牙区牙及牙槽高度发育相对或绝对过度,和/或后牙区牙及牙槽高度发育相对或绝对不足。

1. 病因

（1）遗传因素:咀嚼器官以退化性性状的遗传占优势,上下颌骨间大小形态发育不调可导致深覆殆。常见上颌发育过度,下颌发育绝对或相对不足;或下颌支发育过长,下颌平面角较小;或上颌前牙相对于下颌前牙过大。

（2）环境因素

1）先天因素:牙胚发生过程中的异常环境因素可导致多生牙的发生,下前牙失去垂直方向的咬合限制而伸长,导致深覆殆。

2）全身因素:儿童时期全身慢性疾病等导致颌骨发育不良,后牙牙槽高度过低、后牙萌出不足,导致前牙槽高度发育过度。

3）局部因素:口腔不良习惯,如咬下唇习惯会造成下颌牙弓以及下颌骨向前发育障碍,形成前牙深覆殆;乳牙期及替牙期上下颌同时多数乳磨牙或第一恒磨牙早失,或双侧多数磨牙颊、舌向错位严重,后牙过度磨耗,颌间距离降低,导致前牙深覆殆。

2. 临床表现　以安氏Ⅱ类 2 分类为例,其临床表现为:

（1）牙、牙槽及牙弓:前牙区表现为上颌切牙垂直或内倾,上颌尖牙唇向错位,上颌牙列拥挤,下颌牙列内倾拥挤,磨牙呈远中关系,上下牙弓呈方形。

（2）颌骨:上下颌骨一般发育较好,由于闭锁殆,下颌处于远中殆位,前伸及侧向运动受阻,只能作开闭口铰链式运动,下颌角小。

（3）面部软组织:唇肌张力过大,颏唇沟深。一般呈短方面型,面下 1/3 高度较短,咬肌较发达。

（4）其他:下颌髁突向后移位,关节后间隙减小,出现张口受限等颞下颌关节紊乱症状;由于上下切牙呈严重闭锁𬌗,可能引起创伤性龈炎,急性或慢性牙周炎,严重的成人会有牙槽骨吸收、牙松动现象。

3. 诊断　按照上下前牙垂直向位置关系,深覆𬌗分为三度:

Ⅰ度深覆𬌗:上颌前牙牙冠覆盖下颌前牙牙冠唇面 1/3~1/2,或下颌前牙切缘咬合于上颌前牙舌面切端 1/3 以上至 1/2 处。

Ⅱ度深覆𬌗:上颌前牙牙冠覆盖下颌前牙牙冠唇面 1/2~2/3,或下颌前牙切缘咬合于上颌前牙舌面切端 1/2~2/3 之间或舌隆突处。

Ⅲ度深覆𬌗:上颌前牙牙冠覆盖下颌前牙牙冠唇面 2/3 以上,甚至咬在下颌前牙唇侧龈组织处,或下颌前牙切缘咬合于上颌前牙舌侧龈组织或硬腭黏膜上。

按照发病机制,深覆𬌗分为牙性和骨性两类:

（1）牙性:主要由牙或牙槽骨垂直向发育异常引起,常表现为上下颌前牙及牙槽骨高度过高和/或后牙及后牙区牙槽骨高度过低。上下颌骨的形态、大小及在矢状方向上的相互关系基本正常,面部畸形不明显。

（2）骨性:不仅有上下前牙内倾、前牙及前牙区牙槽骨高度发育过度、后牙及后牙区牙槽骨高度发育不足的问题,同时伴有上下颌骨间位置的失调,磨牙关系多呈远中关系。

4. 矫治　主要是根据前后牙和牙槽骨的情况,压低前牙和/或升高后牙以打开咬合,纠正前牙唇倾度,矫治深覆𬌗。

（1）生长期儿童(替牙期及恒牙期)

1）牙性深覆𬌗:主要是调整切牙长轴,抑制上下切牙的生长,促进后牙及后牙区牙槽骨的生长。可采用 Twin-Block、功能调节器Ⅱ型等矫治器。

2）骨性深覆𬌗:主要是唇向开展上前牙,解除闭锁𬌗,消除下颌骨向前发育的障碍,协调上下颌骨间关系。可采用导下颌向前的功能矫治器,如斜面导板、肌激动器、Twin-Block 等,待上下颌骨关系基本纠正后,再行二期矫治。

（2）生长后期及成年人:此期生长发育已基本结束,应重点矫治牙及牙槽骨的异常。

1）牙性深覆𬌗:可用固定矫治器,先矫治内倾的上颌切牙以解除其对下颌的锁结,然后使用种植体支抗钉、多用途弓或前牙区的平面导板压低上下前牙,整平 Spee 曲线,矫治深覆𬌗。

2）骨性深覆𬌗:成人骨性深覆𬌗,特别是后面高与前面高比例过大、下颌支过长、下颌平面角小的病人,治疗十分困难。轻度骨性畸形病人可采用正畸治疗,严重的骨性深覆𬌗病人治疗难度很大,必要时可以采用正颌外科治疗,行前牙区根尖截骨术,压入前牙及牙槽骨。

对一些年龄较大、后牙磨耗过多、垂直高度不足的病人,上下牙列排齐后如覆𬌗仍深,无法用正畸方法矫治时,可配合修复治疗,必要时后牙做𬌗垫或高嵌体升高咬合,获得正常的覆𬌗覆盖,恢复面下 1/3 高度。

（四）下颌前突

下颌前突、前牙反𬌗是常见的错𬌗畸形,对口腔功能、颜面美观和心理健康有较严重的影响,并且随着生长发育,症状有逐渐加重的趋势,备受口腔医生的关注。

1. 病因　受遗传因素和环境因素的双重影响。

（1）遗传因素:下颌前突、前牙反𬌗有明显的家族遗传倾向,但临床上不能通过简单询问家族史来判断病人反𬌗的类型及预后,有家族史的病人骨骼畸形并不一定比无家族史者更严重。

（2）环境因素

1）先天因素:如先天性唇腭裂,反𬌗的发生率、出现部位及严重程度与唇腭裂的类型有关。

2）全身因素:如垂体功能亢进、佝偻病等全身性疾病,可致下颌骨发育畸形而表现出下颌前突。

3）局部因素:呼吸道疾病、乳牙及替牙期局部障碍、口腔不良习惯等都可造成下颌前突、前牙反𬌗。

2. 临床表现

（1）牙、牙槽及牙弓:常涉及 6 颗上前牙,有时可为 4 颗切牙。当涉及一侧后牙时,可以表现下颌偏斜。下牙弓的长度和宽度发育较上牙弓大。上前牙常有不同程度的拥挤,下前牙较少拥挤。磨牙关系可以是中性,但多数为近中。

（2）颌骨

1）上颌与面中部:上颌向前发育不足,造成上颌长度减小,面中部紧缩,鼻旁区凹陷。

2）下颌:下颌生长过度,整体位置前移,下颌关节、升支、下颌角、颏部都靠前。常伴有下颌发育不对称、面部偏斜。

（3）面部软组织:软组织厚度发育基本正常,并可见到唇部、颏部软组织厚度改变以代偿相应部位的骨骼畸形。但严重的下颌前突者,软组织侧貌仍呈明显的Ⅲ类。

（4）其他:口颌系统功能异常,如咀嚼肌活动不协调、咀嚼效能减低、颞下颌关节功能紊乱等。

3. 诊断

（1）按磨牙关系分类:根据磨牙关系可将前牙反𬌗分为Ⅰ类错𬌗(磨牙关系为中性)和Ⅲ类错𬌗(磨牙关系为近中)。

（2）按致病机制分类

1）牙性:由于牙萌出、替换过程中的障碍,上下切牙的位置异常,造成单纯前牙反𬌗,磨牙关系多为中性,颌骨颜面基本正常,矫治容易,预后较好。

2）功能性:是指由于后天获得、神经-肌肉参与、下颌前移所形成的安氏Ⅲ类错𬌗。咬合干扰和早接触是诱发功能性前牙反𬌗的主要原因。此外,由口腔不良习惯、不正确哺乳、扁桃体肥大等引起的下颌位置前伸形成的前牙反𬌗和下颌前突也属于功能性错𬌗。下颌可后退至上下前牙对刃关系。功能性前牙反𬌗的治疗效果较好,预后较佳。

3）骨性:由于上、下颌骨生长不均衡造成的颌间关系异常,表现为下颌发育过度、上颌发育不足、磨牙近中关系、前牙反𬌗、Ⅲ类骨面型显著、下颌不能后退,治疗难度较大。

4. 矫治

前牙反𬌗有随生长逐渐加重的趋势,因此,早期矫治尤为重要。早期矫治方法相对简单,且有利于颌面部向正常方向发育。前牙反𬌗特别是骨性前牙反𬌗,矫治后随生长发育有复发的可能,因此部分病例要分阶段治疗,矫治的疗程较长。

（1）乳牙期:牙性和功能性反𬌗比较常见,颌骨畸形一般不明显。此期的治疗目的在于恢复下颌正常咬合位置,解除前牙反𬌗,促进上颌发育、抑制下颌过度发育。在乳牙期使用简单的矫治器即能达到很好的效果,如上颌双曲舌簧𬌗垫式矫治器、下颌联冠式斜面导板、FR-Ⅲ等。最佳矫治时间在3~5 岁,疗程一般为 3~5 个月。

一般认为,乳牙反𬌗矫治后,如果没有遗传因素,恒牙发生反𬌗的可能性减小;如果有遗传因素,乳牙反𬌗的矫治也对恒牙正常建𬌗有利。

（2）替牙期:此期前牙反𬌗可能是功能性与骨性的混合,治疗复杂而多变,是前牙反𬌗治疗的关键期。

对于功能性反𬌗,主要是消除功能因素,引导下颌退回到正常位置。

对于骨性反𬌗,要区分问题是在上颌还是下颌。上颌发育不足者可进行前方牵引,牵引前快速扩开腭中缝有利于牵引的效果。下颌生长过度者,治疗难度较大,因为很难抑制下颌向前生长。此类反𬌗的解除主要通过上、下前牙的代偿,必要时可配合上颌前方牵引,颏兜抑制下颌过度向前生长。

替牙期前牙反𬌗伴有拥挤病例,只要拥挤不影响反𬌗的矫治,不要急于减数,特别是上颌减数。

（3）恒牙早期:此期或多或少伴有骨骼畸形。恒牙早期正畸治疗的目的是通过牙位置的改变建立适当的覆𬌗覆盖关系,掩饰已存在的骨骼畸形。

恒牙早期上颌发育不足、伴上牙弓拥挤的反𬌗病人,为维护面型应当谨慎拔牙。对仍有一定生长潜力的病例,可尝试前方牵引促进上颌向前生长,前牙反𬌗解除后上颌的生长可缓解拥挤。高角型病例扩大上颌牙弓有可能造成前牙开𬌗,此时可以考虑拔牙矫治。若生长完成、上牙弓拥挤严重者,也可以考虑拔牙矫治。

以下颌前突为主要特征的恒牙早期前牙反𬌗,正畸治疗有时需要减数拔牙。根据下前牙需要舌倾移动的量,决定拔除下颌前磨牙关闭间隙,或拔除下颌第二或第三磨牙,并利用种植体支抗整体远移下颌牙列。对于伴有前牙开𬌗或开𬌗倾向的高角病人,首选拔除下颌第二或第三磨牙,压低后牙,同时解决矢状向和垂直向不调。

在确定是否拔牙和拔牙模式时要注意正畸的限度,防止下前牙过度舌倾和上前牙过度唇倾。对于少数骨骼畸形严重的病人,需要成年后正畸-正颌联合治疗。

（五）开𬌗

开𬌗畸形是上下颌牙弓及颌骨在垂直方向上的发育异常,表现为上下颌部分牙在牙尖交错位及下颌功能运动时在垂直方向无接触。开𬌗可涉及前牙,也可涉及后牙,严重者只有个别后牙有接触。

1. 病因

（1）遗传因素:遗传因素不容忽视,关于开𬌗是否存在遗传的问题,一些学者对此有不同的看法,尚需进一步研究。

（2）环境因素

1）口腔不良习惯:吐舌习惯、吮拇指、咬唇等口腔不良习惯均可造成前牙区开𬌗,而咬物习惯则可能在咬物的位置形成特征性局部小开𬌗。

2）后段磨牙位置异常:常见于后牙特别是牙弓末端磨牙萌出过度,后牙区牙槽骨垂直向发育过度。

3）颞下颌关节紊乱病:如特发性髁突吸收,会导致髁突体积减小、下颌升支高度降低、下颌骨向下向后旋转,形成前牙开𬌗。

4）外伤:由于意外事故,颌骨骨折、髁突颈部骨折等造成颌骨形态发生异常,牙移位,导致部分牙接触,部分牙被撑开无咬合接触,形成开𬌗畸形。

2. 临床表现

（1）牙、牙槽及牙弓:开𬌗范围可涉及前牙、前磨牙,严重时还可能伴有磨牙开𬌗。上下颌牙弓的形态、大小、位置可能存在不协调,上颌纵𬌗曲线曲度增大,下颌纵𬌗曲线曲度平坦或呈反向曲线。

（2）颌骨:上颌形态正常或宽度发育不足,腭穹隆高拱,其位置向前上旋转。下颌骨发育不足,下颌支短、下颌角大,下颌体向前、下倾斜度增大。

（3）面部软组织:严重的开𬌗病人呈长面型,面下 1/3 过长,同时面宽度减小。

（4）其他:咀嚼功能及语音功能明显受到影响,表现为发音不清,前牙无法切断食物,后牙咀嚼效率明显降低,随着开𬌗程度及范围的增大,功能降低更为严重。放松状态下,还可见到有吐舌习惯。

3. 诊断　按照上下切牙切缘间的垂直距离,开𬌗分为三度:

Ⅰ度开𬌗:0mm< 开𬌗≤3mm;

Ⅱ度开𬌗:3mm< 开𬌗≤5mm;

Ⅲ度开𬌗:开𬌗 >5mm。

按照发病机制,开𬌗分为牙性和骨性两类。

（1）牙性开𬌗:主要机制为前牙萌出不足,前牙牙槽骨发育不足和/或后牙萌出过长、后牙牙槽骨发育过度。面部无明显畸形,颌骨发育基本正常。单纯的牙性开𬌗较少,早期的牙性开𬌗随着生长发育易发展为骨性,因此开𬌗畸形的矫治应尽早开始。

（2）骨性开𬌗:骨性开𬌗除牙及牙槽骨的问题外,主要表现为下颌骨发育异常,下颌支短、下颌角大、角前切迹深、下颌平面陡、下颌平面角大、面下 1/3 过长,严重者呈长面综合征表现,可能伴有上下前牙及牙槽骨的代偿性增长。

4. 矫治 开𬌗矫治的总体原则是祛除病因,根据开𬌗形成的机制、病人的生理年龄,采用合适的矫治方法,达到解除或改善开𬌗的目的。需要注意的是,如果口腔不良习惯不去除,畸形难以纠正,即便暂时纠正也易复发。

纠正开𬌗的方式是使前牙建立覆𬌗,主要有以下几种方法:

（1）后牙压低:固定矫治配合种植体支抗压低后牙。

（2）后牙直立:多曲方丝弓矫治技术、摇椅弓配合前牙区垂直牵引等方法。

（3）后牙前移:后牙前移,颌间距离减小,下颌向前、上旋转,减轻前牙开𬌗。

（4）前牙内收:由于"钟摆效应",切牙舌向移动时前牙覆𬌗加深,纠正前牙开𬌗。

（5）前牙伸长:通过前牙区垂直牵引来建立覆𬌗、纠正前牙开𬌗,但前牙伸长有一定限度,应充分考虑病人唇齿关系。

严重的骨性开𬌗、长面综合征病人应进行正畸-正颌联合治疗,可与颌面外科医师会诊后确定术式,用外科手术来矫治骨性开𬌗。

四、正畸治疗中的口腔健康教育和卫生保健

正畸治疗是一个长期过程,矫治器戴入后会影响口腔内环境,尤其是牙齿及牙周组织的环境。如果忽视了这些变化又没有积极加以防治,就可能出现一些不良问题。

（一）正畸治疗中釉质脱矿

在进行正畸治疗过程中或拆除矫治器后,一些病人的牙面上会有形态不规则的白垩色斑,这就是釉质脱矿,实质上是釉质的早期龋。临床调查表明,上颌前牙区域最容易发生釉质脱矿,其中侧切牙的发病率最高。矫治期间食物残渣易附着在牙齿表面造成菌斑堆积,若不能及时清除牙面菌斑,致龋菌会将糖类转化为酸,使局部 pH 显著下降,釉质脱矿和再矿化的平衡被打破,脱矿过程占优势,最后会导致牙釉质脱矿。当脱矿程度严重时,釉质表层剥离,出现明显的龋损。

（二）正畸治疗中牙周组织损害

使用固定矫治器的正畸治疗中,病人常会出现不同程度的牙周组织健康问题,最常见的是牙龈炎症。主要表现为牙龈红肿、探诊出血,或者牙龈增生。若病人保持好口腔卫生,牙龈炎症可以缓解或消失,正畸治疗结束后牙周组织能恢复正常。但少数病人的牙龈炎症也可能发展为牙周炎,进而导致附着丧失,表现为牙周袋探诊深度增加,牙槽骨吸收,牙齿松动及牙龈退缩等。

（三）正畸治疗中的口腔健康教育

口腔健康教育是正畸治疗中不可缺少的组成部分,在治疗前就开始系统的健康教育,主要是提高病人对于菌斑控制重要性的认识,指导病人正确刷牙和养成良好的饮食习惯。在以后的复诊中,密切监控病人的口腔卫生状况,锻炼和培养病人的依从性和配合度,强调按时复诊、定期检查,若出现意外及时与主诊医生联系。

（四）正畸治疗中的口腔卫生保健

1. 正畸治疗前的准备工作 在正畸治疗前要仔细检查病人的口腔卫生状况和存在的牙体牙周疾病。对于牙体牙髓疾病,应在矫治前进行完善的治疗;对已存在牙周问题的病人,应先进行系统的牙周治疗,待牙周情况稳定后才能进行正畸治疗。

2. 菌斑的控制 早晚仔细刷牙是最有效的菌斑控制方法,目前推荐使用改良 Bass 法刷牙来清除菌斑。正畸病人可选择正畸专用的凸凹型两支牙刷交替使用,在刷牙时用力适中,应尽量使刷毛深入托槽和弓丝之间。对于不易清洁的部位,还可以在医生的指导下使用牙间隙刷、牙线进行清洁。

3. 氟化物的局部使用 可以防止釉质脱矿的发生,对已经发生者能阻止其继续发展,促进釉质的再矿化。如使用含氟牙膏、含氟漱口水,或者牙表面局部使用氟凝胶、氟泡沫等。

4. **规范正畸临床操作**　正畸治疗中规范的临床操作,有助于减少并发症的发生。

(1)使用酸蚀凝胶,严格控制酸蚀的面积。

(2)粘接托槽后及时清除托槽周围被挤出的多余粘接剂。

(3)正畸治疗中不要过度地唇颊向开展牙齿,对成年病人的扩弓治疗要慎重,以避免对牙周组织造成较大的损伤。

(4)对已有牙周疾病的病人,应避免使用过大的矫治力而加重牙周组织负担。

第四节　保持与复发

要点:

1. 由于错𬌗畸形矫治后口周软硬组织改建未完全结束,牙错𬌗畸形存在复发的倾向。

2. 常见的保持器有压膜保持器、Hawley 保持器和舌侧保持器。

错𬌗畸形矫治结束后,牙齿周围的软、硬组织改建仍在进行,而且需要一定的时间才能完成。在这段时间内,移动的牙齿有返回到原来位置的倾向,这就称之为复发(relapse),临床上为了防止这种倾向的发生,常常需要进行保持(retention)。

矫治结束后需要进一步保持的原因包括

1. **肌动力平衡的改建尚未完成**　矫治结束后,原有的肌动力平衡被破坏,建立新的肌动力平衡还需要一定时间。应加强咀嚼肌、唇肌及舌肌的功能训练,恢复正常的肌肉平衡,对保持矫治后牙位置和咬合关系非常重要,可以防止矫治后的复发。

2. **牙周组织的改建尚未完成**　在矫治力的作用下,牙移动,牙周组织也会发生相应的变化,需要较长的时间去重建。

3. **𬌗平衡的建立尚未完成**　矫治后上下颌虽然建立了新的咬合关系,但在上下颌的牙尖斜面关系未经咬合调整达到稳定的咬合接触关系之前,牙和牙弓的位置都有复发的趋势,需要通过一定的时间建立新的𬌗平衡。

4. **口腔不良习惯尚未破除**　对于有吮指、咬唇、吐舌等不良习惯的病人,应戴用特定的破除不良习惯的矫治器,彻底纠正口腔不良习惯,使矫治效果达到长期稳定。

5. **生长型可能影响矫治效果**　部分处于生长发育阶段的青少年,其生长型可能会对已经完成的矫正造成影响,甚至导致畸形的复发。

6. **第三磨牙的萌出**　上下颌第三磨牙,尤其是前倾或水平阻生的第三磨牙在萌出过程中,对牙弓有向前挤压的力量,该力量可能与一些错𬌗畸形如上颌前突、下颌前突、前牙拥挤等复发有关。

正畸治疗后复发的趋势可能始终存在,所以一般情况下建议治疗结束后至少保持 2 年,通常第 1 年需要全天戴用保持器,第 2 年根据病人自身情况酌情调整,减少戴用时间,对于某些特殊的错𬌗畸形甚至需要终身戴用保持器。

临床上常见的保持器包括

1. **压膜保持器**　由弹性树脂制作,覆盖口内所有的牙冠,保持所有牙都维持在正畸结束时的位置。压膜保持器透明美观、体积较小,目前应用广泛。

2. **Hawley 保持器**　Hawley 保持器戴用时由于对牙𬌗面没有阻挡,有助于后牙自动调整垂直方向的咬合,因此对更理想、更密合咬合关系的建立有利,但是舒适度和美观性略差,而且对于前牙的位置不易精准维持。

3. **舌侧保持器**　舌侧保持器将前牙舌侧用树脂和麻花丝连接起来,此类保持器不需要病人太高的依从性,可以用作永久保持。虽然舌侧保持器的保持效果好,但因为其位于舌侧,脱落后不易察觉,不能进行及时的处理,可能导致保持的失败。

　　总之,矫治与保持并不是两个分割开来的不同阶段,而应该是相互紧密关联的过程。正畸医生应充分考虑保持的重要性,通过对可能造成复发的原因进行分析,从而指导矫治过程并选择合理、稳定的保持方法。

 思考题

　　1. 常见的口腔不良习惯有哪些? 分别会引起哪些错𬌗类型?

　　2. 错𬌗畸形拔牙矫治应遵循哪些原则?

　　3. 常见的功能矫治器有哪些? 分别有什么作用?

　　4. 与方丝弓矫治技术相比,直丝弓矫治技术有什么优点?

　　5. 正畸治疗后为什么会复发? 应该如何保持?

(陈莉莉)

第十九章
口腔疾病与系统性疾病的关联

口腔疾病包括牙体、牙周及颌面部组织器官结构及功能的异常。口腔健康与全身健康是一个密不可分的整体，是全身健康的基础与窗口。

口腔疾病不仅影响口腔器官的功能，还可能导致机体其他部位及系统的疾病，影响全身健康与生命质量。比如口腔常见的龋病、牙髓病、根尖周病、牙周病，与心血管疾病、糖尿病、早产和低体重儿、呼吸系统疾病等全身系统性疾病密切相关。

另外，口腔与全身各系统关系密切，局部表现有时就是全身系统性疾病的早发、必发或者唯一症状，如血液系统疾病、免疫系统疾病、消化系统疾病等。口腔疾病的临床表现往往可以作为诊断全身疾病的重要指征。

第一节　口腔疾病对全身健康的影响

要点：

1. 龋病造成的牙齿缺失可影响食物消化吸收，导致营养摄入不足。

2. 未经治疗的龋病发展为牙髓病与根尖周病，可作为口腔"病灶"引起邻近或远隔组织器官的局灶性感染。

3. 有炎症的牙周组织可作为感染"病灶"，与远离口腔的器官、系统相互作用而影响全身疾病和健康状态。

4. 伴全身疾病病人及特殊人群的牙周治疗，应根据病人的全身情况和易感程度制订合理的牙周治疗计划。

一、龋病、牙髓病与根尖周疾病

龋病，俗称虫牙，是发生在牙体硬组织的细菌感染性疾病，是造成牙齿缺失的主要原因。龋病引起牙齿疼痛不适甚至牙齿缺失，可降低咀嚼效率，影响食物的消化吸收，导致营养不良。例如发生在儿童的多发性龋病可导致营养摄入不足或不均衡，严重者可能影响正常发育。

龋病若未得到及时治疗，可进一步发展为牙髓病与根尖周病，形成局部感染"病灶"，其中的微生物及其毒素可从病灶散播，引起邻近组织器官的局部感染，甚至可能造成远隔组织器官的炎症，称为局灶性感染。根尖周病变的脓性分泌物可穿破口腔黏膜和皮肤，导致窦道及瘘管的形成；更加广泛的感染可能累及鼻窦、颌面部间隙甚至颅内，造成蜂窝织炎、急性骨髓炎、海绵窦血栓等严重甚至危及生命的疾病，需要进行手术干预和抗生素治疗。

口腔微生物通过血液传播至远隔组织器官是转移性感染的途径之一。包括拔牙、牙周洁刮治、牙髓治疗、根尖手术等口腔治疗操作可以引起暂时性菌血症，但不同操作引起菌血症的频率有一定差异。此外，咀嚼、刷牙、使用牙线等日常活动也可能引起口腔细菌进入血液。这些细菌在一般情况下是无害的，但对于有先天或后天性心脏瓣膜病变的高危人群，进入循环系统的口腔细菌可能定植于病变瓣膜导致感染性心内膜炎。此外，接受类固醇激素或免疫抑制药物治疗的病人因免疫力低下，发生转移性感染的风险也会增加。因此这些高风险病人接受口腔治疗操作时应预防性使用抗生素。

研究报道口腔卫生不良是心血管疾病的危险因素之一,而炎症在动脉粥样硬化、冠心病、心律不齐等疾病的发病机制中起重要作用。龋病、牙髓病与根尖周病可视为牙源性炎症发展至不同阶段的表现,可导致血浆炎症相关细胞因子与蛋白(C反应蛋白、白介素-6、肿瘤坏死因子α等)升高,增加心血管疾病的患病风险。变异链球菌作为典型致龋菌,可从感染性心内膜炎病人的血液中分离,是龋病与心血管疾病相关联的可能原因之一。该种细菌血清型c在口腔环境中较为常见,而血清型e和f常入侵内皮细胞。此外,研究报道牙齿缺失越多,卒中及心血管疾病的致死风险越大。

除途经循环系统和直接入侵细胞之外,口腔微生物可能经由共通的通道造成呼吸道感染。研究发现吸入性肺炎病人的口咽、胃和支气管样本中可分离出相同的微生物。其他部位及系统炎症性疾病与口腔病灶的关系也有报道,如运动系统(类风湿关节炎、肌炎)、神经系统(神经炎、神经痛)、泌尿系统(肾炎、膀胱炎)、消化系统(十二指肠溃疡、炎症性肠病)、眼部(结膜炎、视神经炎)、皮肤(多形红斑、荨麻疹)等。若这些疾病与口腔炎症相伴发生,对一般治疗方法不敏感,可结合临床检查、微生物和免疫检测指标推定其与口腔病灶的相关性。除炎症性疾病外,癌症、阿尔茨海默病、重症肌无力等疾病的发生可能也与口腔炎症及口腔微生物相关。

二、牙周病

牙周病是发生于牙周组织(牙龈、牙周膜、牙槽骨和牙骨质)的各种疾病,主要包括牙龈病和牙周炎。牙周病可影响全身健康或者疾病,而系统疾病也能影响牙周健康或疾病,牙周病与全身健康或疾病存在着双向关系,由此引出了牙周医学。牙周治疗的目标也从阻断疾病发展、重建功能及外形、促进牙周组织再生等,扩展到长期有效地控制牙周感染、消除与全身健康有关的危险因素,以保护机体。本部分主要介绍牙周感染对全身健康或疾病的影响。近十余年来的大量研究表明,牙周炎可能是心脑血管疾病、糖尿病、早产低体重儿、呼吸道感染、类风湿关节炎等疾病的重要危险因素。然而,现有的研究结果并不能充分证明牙周炎与这些疾病有因果关系,其可能是全身疾病的一种危险因素,甚至更可能是这两种疾病(状况)具有共同的危险因素。许多研究者正在致力于了解共同危险因素的机制,并寻求某些可用于诊断的临床指标。

(一)心血管疾病

心血管疾病是指发生于心脏和血管循环系统的病变,包括冠心病、心内膜炎、心肌梗死、脑卒中等,是一类具有较高致死率的多发性疾病。大量横断面研究、病例分析研究和流行病学研究显示,牙周炎是心血管疾病发生发展的重要危险因素。口腔感染引起的急性或亚急性感染性心内膜炎是牙周病与全身健康关系最确切的例子。据报道,该病有10%~30%与牙源性感染或牙科治疗有关。动脉粥样硬化斑块中存在23种口腔细菌,其中牙龈卟啉单胞菌、中间普氏菌、变黑普氏菌及直肠弯曲菌等牙周致病菌对冠状动脉斑块具有特异性。几乎所有的动脉硬化粥样斑块中均可检出牙龈卟啉单胞菌。此外,梭杆菌、链球菌、奈瑟菌的分布水平甚至与该疾病的危险信号如血浆胆固醇的水平相关。牙周炎与心肌梗死、脑卒中及冠心病的关系也得到了印证。口腔感染与冠心病的急性发作(致命或不致命的)或总死亡率具有显著关系。一项为期10年的纵向回顾性研究数据显示,严重牙周疾病与急性心肌梗死、脑卒中和非致命的主要心血管不良事件发生率分别有11%、3.5%和4.1%的因果关系。对于牙周炎合并心血管疾病的病人,目前尚无循证医学证据表明积极的牙周治疗能预防心血管事件的发生,但多位学者已证实牙周治疗能改善心血管标志物或全身炎症指标。牙周治疗不仅能控制口腔内的局部感染和炎症破坏,还可显著降低全身炎症水平,降低颈动脉中层内膜厚度以及C反应蛋白、肿瘤坏死因子(TNF)、白介素(IL)-6等的水平,升高高密度脂蛋白胆固醇水平,改善血管内皮功能以及心血管疾病相关的临床指标。

【可能机制】　以往认为冠心病和脑卒中与不良生活方式有关,现在认为它的起因是血管内皮损伤和炎症过程。牙周炎病人牙周袋内牙龈上皮易发生破损,有助于细菌进入全身循环系统,导致菌血症,或异位定植于体内其他器官。龈下微生物特别是牙周致病菌(牙龈卟啉单胞菌、伴放线聚集杆菌等)可破坏牙周袋内的上皮屏障,通过局部血流以游离方式或以免疫细胞为载体进入外周血液循环,在逃避免疫的同时引起菌血症,引起循环免疫炎症反应,诱导自身免疫性抗体产生,干扰内源性脂代谢,促进局部氧化应激。侵入的致病菌释放毒力因子,与过度的炎症反应及高脂血症一起协同促进动脉内皮功能紊乱、泡沫细胞形成、斑块破裂及血栓形成,从而促进动脉粥样硬化斑块形成。

【治疗原则】　鉴于牙周炎与心血管疾病的密切关系,积极预防和治疗牙周病将有效减少病人心血管疾病的风险。对患有心血管疾病的病人,应详细询问和收集病史,与内科医生密切合作。各种心脑血管疾病的牙周病伴发者,如果是非急性期或无明显的心脑血管指标异常,其牙周的基本治疗原则与单纯牙周炎病人相同。当发现中年以上病人牙齿缺失较多、牙周感染较重,尤其是血液中 C 反应蛋白或其他炎症因子水平明显升高时,应警惕对心脑血管系统健康的危害,积极进行牙周检查、评估和治疗,尽量减少和控制菌斑量、消除炎症。对于风湿性心脏病、先天性心脏病和有人工心脏瓣膜者,应预防性使用抗生素以防感染性心内膜炎。对于有不稳定型心绞痛病史的病人不宜进行过多牙周处理,一般仅进行急症处置,在内科医生指导下择期实施其他治疗。

（二）糖尿病

糖尿病是一组由多病因引起的以慢性高血糖为特征的代谢性疾病,是由于胰岛素分泌和/或作用缺陷所引起的。长期糖类以及脂肪、蛋白质代谢紊乱可引起多系统损害。牙周炎是糖尿病的六大并发症之一,其余五种为糖尿病肾病、糖尿病视网膜病变、糖尿病神经病变、糖尿病下肢血管病变及糖尿病足。目前普遍认为,糖尿病与牙周炎之间存在着双向影响关系:糖尿病病人的牙周炎易感性高于血糖正常人群,有效牙周治疗对血糖的控制具有举足轻重的影响。糖尿病病人若伴有牙周炎,其并发症和死亡率高于非牙周炎病人。牙周治疗可使牙周局部致病菌减少,炎症控制,血糖降低,糖化血红蛋白也下降,有助于减轻糖尿病病人的胰岛素抵抗,减少降糖药的用量,减少血管并发症。

【可能机制】　牙周微生物感染导致的人体炎症反应可能是促进糖尿病发生的机制之一。牙周炎病人牙周袋内的口腔微生物与人体免疫系统发生复杂的交互作用,产生持续的慢性炎症,部分口腔微生物还可进入血液循环,导致全身系统性炎症因子升高,如细胞因子 TNF-α、IL-1β 和 IL-6 等,并增加机体氧化应激水平,影响胰岛素敏感性和血糖代谢。

【治疗原则】　牙周炎是糖尿病的可调整危险因素,正确的牙周治疗对糖尿病病人具有重要意义。糖尿病病人的牙周病情一般较严重,应尽可能进行菌斑控制和牙周基础治疗,手术治疗应在血糖控制稳定后考虑。对糖尿病病人进行牙周治疗时,应详细了解其糖尿病病史,治疗前应告知病人其自身具有较高的牙周炎易感性,尤其是血糖控制不佳的病人,其牙周炎症更难控制,且易出现牙周急性炎症。糖尿病病人可常规应用抗生素,尤其在急性期感染和重度感染时。同时,应尽量采取非手术治疗,若需手术,应根据血糖控制水平和稳定性决定是否手术及手术时机。并将牙周维护期缩短至 1~3 个月,加强日常护理。

（三）早产和低出生体重儿

早产是指妊娠达到 28 周但不足 37 周分娩者,此时娩出的新生儿称为早产儿。早产儿各器官发育尚不健全,出生孕周越小,体重越轻,预后越差。传统观点认为孕妇的细菌性阴道病是导致早产的主要原因,其他因素(如酗酒、吸毒、高血压、高龄等)也是导致早产和新生儿体重小于 2 500g 的原因。在妊娠过程中,羊水中的前列腺素水平急剧增高,当达到一定水平时即引发分娩过程。患重度牙周炎(60% 以上的牙位有 >3mm 的附着丧失)的妇女生产低体重儿的危险度增高。早产胎儿与足月产胎儿的胎盘微生物群落组成存在明显不同,说明胎盘微生物群落与早产之间可能存在关联。与阴道、肠道、呼吸道等位点相比,胎盘微生物群落组成与口腔微生物最相似。在羊水中测出的有二氧化碳嗜纤维菌、福赛斯坦纳菌、齿垢密螺旋体、微小消化链球菌、血链球菌、口腔链球菌及伴放线放线杆菌等口腔细菌。在早产妇女的羊水中,具核梭杆菌的检出率远高于非阴道病病人,且分离株更接近于龈下菌斑分离株。同时,对患有感染性阴道病的孕妇用甲硝唑治疗,可降低早产率。牙周炎感染可能对孕妇妊娠结果有明显的负面影响。但仍需更多的纵向研究和干预性临床试验进一步证明。

【可能机制】 口腔细菌可能通过入侵羊水,在局部产生病理效应从而导致早产风险升高。患感染性阴道病时,正常阴道中微需氧的乳酸杆菌被厌氧菌(如普氏菌、拟杆菌、卟啉单胞菌属等)取代而发生感染,细菌及内毒素可上行至宫颈,直接造成组织损害或引发前列腺素和致炎因子的释放,从而促使早产的发生。

【治疗原则】 所有怀孕或计划怀孕的妇女都要进行牙周检查,以预防或治疗牙周疾病。妊娠期口腔治疗应慎重,治疗前应询问有无内科疾患、平时营养状况。在妊娠期可进行必要的口腔检查,但检查前应询问病人的生理和心理状态,谨慎执行。妊娠期都应保持良好的口腔卫生,预防性口腔维护应尽早实施。若检查发现需要牙周基础治疗者,通常在妊娠 4~6 个月进行,但妊娠其他时期也并非牙周应急治疗和基础治疗的绝对禁忌。当存在急性感染、脓肿或其他可能成为脓毒血症的源头时,无论在妊娠哪一期均应及时干预。同时,对于患有未控制的高血压、糖尿病、血栓形成倾向等妊娠并发症的病人,应遵循相应产科治疗原则。

(四)呼吸道感染

牙周感染与吸入性肺炎和慢性阻塞性肺疾病关系密切,在老年病人中尤为明显。研究还表明,未经治疗的牙周炎会增加 covid-19 相关肺部并发症和死亡的风险。牙齿周围的细菌生物膜被认为是呼吸道感染的存储库,因此吸入性肺炎和肺脓肿中常常检出口腔厌氧菌。牙龈卟啉单胞菌还能通过促进铜绿假单胞菌侵入上皮细胞,从而增加铜绿假单胞菌在下呼吸道中的致病性。口咽部吸入的细菌是导致老年人和免疫力低下人群肺炎的主要原因,牙周袋内的致病厌氧菌可导致年老体弱者或长期住院的病人发生肺部感染和肺脓肿。病例对照研究显示,应用氯己定清洁口腔将大大减少重症病人和应用呼吸机病人获得性肺炎的概率。流行病学研究也提示牙周炎是导致患有吸入性肺炎老年人死亡的危险因素。因此,加强对口腔微生物的控制和干预可明显降低年老体弱人群吸入性肺炎的发生率,这表明口腔细菌和肺炎易感人群关系密切,但其中的机制还有待更多的研究加以证明。

(五)类风湿关节炎

类风湿关节炎是一种以侵蚀性、对称性多关节炎为主要临床表现的慢性、全身性自身免疫性疾病。其基本病理表现为关节滑膜的慢性炎症、血管翳形成并逐渐出现关节软骨和骨破坏,最终导致关节畸形和功能丧失,确切发病机制不明。在遗传、感染、环境等多因素共同作用下,自身免疫反应导致的免疫损伤和修复是类风湿关节炎发生和发展的基础,其中微生物与类风湿关节炎的相关性近年来受到诸多关注。流行病学研究发现,牙周炎在类风湿关节炎病人中普遍存在。近来的证据显示,类风湿关节炎病人重度牙周炎的患病率、牙周疾病的范围及其严重程度高于无类风湿关节炎病人。类风湿关节炎病人的口腔微生物组存在显著生态失调。其中,牙周厌氧菌牙龈卟啉单胞菌及伴放线放线杆菌均可通过其毒力因子促进类风湿关节炎的疾病进程。

(六)神经系统疾病

阿尔茨海默病是一种起病隐匿、进行性、发展性的神经系统退行性疾病,临床症状包括记忆障碍、失语、失用、失认、视空间机能损害、执行功能障碍以及人格和行为改变等。早在 20 世纪 90 年代,Miklossy 等就提出,口腔微生物与阿尔茨海默病的发生有密切关系;通过分子生物学技术手段从脑组织中检测到口腔源性螺旋体及牙龈卟啉单胞菌脂多糖,给予了这一假说有力的支持。

偏头痛是反复发作于一侧或两侧颞部的搏动性头痛。含硝酸盐类食物经细菌代谢产生亚硝酸盐,并最终还原为一氧化氮,是引起偏头痛的主要原因之一。近期研究发现,偏头痛病人口腔微生物组编码与硝酸盐、亚硝酸盐和一氧化氮代谢相关酶的基因显著富集,提示口腔中的细菌可能通过“硝酸盐-亚硝酸盐-一氧化氮”途径参与偏头痛的发生。

(七)消化道疾病

口腔是消化道的开口,也与呼吸道直接相通。口腔内的细菌,尤其是牙周袋内毒性较强的厌氧菌,可直接进入消化道和呼吸道。在一般情况下,它们不会引起全身的疾病,但对于那些由全身性疾病导致抵抗力降低或呼吸道、消化道有慢性疾病等的“易感者”,口腔和牙周感染部位的微生物则可引发深部器官的疾病。近期研究证明,牙周炎可通过向肠道供应结肠炎病原体和致病性 T 细胞,加剧肠道炎症。

（八）与其他系统性疾病的相关关系

有炎症的牙周组织可作为感染病灶,成为细菌、细菌产物以及炎症和免疫介质等的储存库,与远离口腔的器官、系统相互作用,诱发和加重某些全身系统性疾病,如慢性肾病、骨质疏松、虹膜炎等。

第二节　系统性疾病的口腔黏膜表现

要点:

1. 对于口腔黏膜苍白、萎缩性舌炎病人,应考虑贫血的可能。积极进行疾病诊断和病因治疗尤为重要。

2. 对于常规治疗效果不佳的复发性阿弗他溃疡病人,需关注其消化系统相关症状,必要时行内镜检查以排查相关消化系统疾病。

3. 糖尿病与口腔疾病关系密切;对于糖尿病病人,应更重视其日常口腔卫生保健,定期进行口腔健康检查,积极处理口腔疾病。

4. HIV 感染者在发展为 AIDS 之前的很长一段时期内可无明显的全身症状,但大多数感染者出现各种口腔损害,有些还是早期出现,有些口腔病损能预示 HIV 感染后的病情进展。

5. 淀粉样变性可累及多脏器,对于怀疑累及内脏器官且又活检困难的淀粉样变性病人可常规行舌体检查,若舌部有异常表现可行舌部组织活检以明确诊断。

一、血液系统疾病

血液系统主要由造血组织和血液组成,血液系统疾病指原发(如白血病)或主要累及血液和造血器官的疾病(如缺铁性贫血)。口腔黏膜与血液系统关系密切,其局部表现可作为血液系统疾病的早期表现。

（一）缺铁性贫血

贫血（anemia）是指人体外周血红细胞容量减少,低于正常范围下限,不能运输足够的氧至组织内而产生的综合征。当机体对铁的需求与供给失衡,导致体内贮存铁耗尽,继之红细胞内铁缺乏,最终引起缺铁性贫血,这是铁缺乏症的最终阶段,表现为缺铁引起的小细胞低色素性贫血及其他异常。

【病因】

1. 需铁量增加而铁摄入不足。

2. 铁吸收障碍。

3. 铁丢失过多。

【口腔表现】　口腔黏膜苍白,以唇、舌、牙龈尤为明显;黏膜对外界刺激的敏感性增高,常有异物感、口干、舌灼痛等,有的病人可反复出现口腔溃疡;舌背丝状乳头和菌状乳头萎缩消失,导致舌背光滑苍白。还可出现口角炎,严重者口咽黏膜萎缩,造成吞咽困难。

缺铁性吞咽困难综合征（sideropenic dysphagia syndrome）,又称普卢默-文森综合征（Plummer-Vinson syndrome）,为缺铁性贫血的特殊类型,以缺铁性贫血、吞咽困难和舌炎为主要表现,好发于中年白种女性。该病是一种潜在恶性疾患,与上消化道鳞状细胞癌的高风险有关。

【诊断】　根据病史、临床表现、典型的小细胞低色素性贫血以及缺铁指标的检查诊断。

【治疗】　首先病因治疗,其次补铁治疗:首选口服铁剂,如硫酸亚铁片,每片 0.3g（含铁 60mg）,成人每次 1 片,每日 3 次。口腔损害以局部对症治疗为主,防止继发感染。对于有真菌感染的病人,采用 2%~4% 碳酸氢钠含漱。

（二）巨幼细胞贫血

叶酸或维生素 B_{12}（Vit B_{12}）缺乏或某些影响核苷酸代谢的药物导致细胞核脱氧核糖核酸（DNA）合成障碍所致的贫血称为巨幼细胞贫血（megaloblastic anemia，MA）。本病的特点是呈大红细胞性贫血，骨髓内出现巨幼红细胞、粒细胞及巨核细胞系列。

【病因】

1. **食物营养不够**　叶酸或维生素 B_{12} 摄入不足。

2. **吸收不良**　胃肠道疾病、药物干扰和内因子抗体形成（恶性贫血）。

3. **代谢异常**　肝病、某些抗肿瘤药物的影响。

4. **需要量增加**　哺乳期、孕妇。

5. **利用障碍**　嘌呤、嘧啶自身合成异常或化疗药物影响等。

【口腔表现】　以萎缩性舌炎为最常见的口腔表现。在急性发作时，舌尖、舌缘或舌背广泛发红，伴有疼痛或烧灼感，且容易受创伤而出现小血疱、糜烂或浅溃疡。急性期后，舌背丝状乳头和菌状乳头萎缩消失，舌面光滑，舌质红，俗称"牛肉舌"（图 19-1）。可伴有味觉功能迟钝或丧失、吞咽困难。唇、颊黏膜可出现红斑样改变。因内因子缺乏所致的维生素 B_{12} 吸收障碍而引起的贫血，称为恶性贫血，其舌炎称为默勒舌炎（Moeller glossitis）或亨特舌炎（Hunter glossitis）。

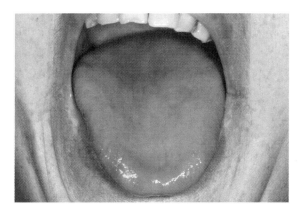

图 19-1　萎缩性舌炎（大细胞性贫血）

【诊断】　根据病史（营养史或特殊用药史）、临床表现，结合特征性血象和骨髓象、血清维生素 B_{12} 或叶酸水平测定等可作出诊断。还可给予诊断性治疗。

【治疗】　首先病因治疗，其次补充缺乏的营养物质：叶酸缺乏，口服叶酸每次 5~10mg，每日 3 次，直至贫血症状消失。维生素 B_{12} 缺乏，维生素 B_{12} 500 μg 肌内注射，每周 2 次，连续 2~3 周至症状消失，无维生素 B_{12} 吸收障碍的可口服片剂 500 μg，每日 1 次；如有神经系统症状表现，治疗维持 6~12 个月；恶性贫血病人，治疗维持终身。口腔以局部对症治疗为主。对于有真菌感染的病人，采用 2%~4% 碳酸氢钠溶液含漱。

（三）再生障碍性贫血

再生障碍性贫血（aplastic anemia，AA）是一种可能由不同病因和机制引起的骨髓造血功能衰竭症。其主要表现为骨髓造血功能低下、全血细胞减少和贫血、出血、感染综合征。

【病因】　该病病因不明，可能与病毒感染、化学因素、长期接触 X 线、镭及其他放射性核素等因素有关。

【口腔表现】　口腔黏膜苍白，可出现瘀点、瘀斑或血疱。牙龈易出血，特别是再生障碍性贫血发生之前已患有牙周病的病人。黏膜对感染的易感性增加，尤其是在容易受到刺激或创伤的部位，常发生反复感染，出现坏死性溃疡。

【诊断】　根据病史、临床表现以及实验室检查进行诊断。

【治疗】　首先病因治疗。注意口腔卫生，避免局部损伤，防治继发感染。局部止血，可用牙周塞治剂、吸收性明胶海绵、淀粉酶纱布压迫止血，也可应用肾上腺素、止血粉、云南白药等止血药物。

（四）白细胞减少和粒细胞缺乏症

白细胞减少指外周血白细胞绝对计数持续低于 $4.0×10^9$/L。中性粒细胞减少指外周血中性粒细胞绝对计数，在成人低于 $2.0×10^9$/L、儿童≥10 岁低于 $1.8×10^9$/L 或 <10 岁低于 $1.5×10^9$/L；严重者低于

$0.5×10^9/L$ 时,称为粒细胞缺乏症。

【病因】　中性粒细胞生成缺陷、破坏或消耗过多、分布异常。

【口腔表现】　牙龈出现坏死性溃疡,严重其坏死表面可呈现灰黑色坏疽的外观。牙龈、颊、软腭等处黏膜容易继发感染,发生坏死性龈口炎,出现特征性的腐败性口臭,可伴有疼痛、流涎、淋巴结肿大等。

【诊断】　根据病史、临床表现、血象和骨髓象检查结果进行诊断。粒细胞缺乏症的早期损害常发生在口腔,故早期发现本症的口腔损害尤为重要。

【治疗】　首先病因治疗,防治感染,促进粒细胞生成。加强口腔护理,防止感染。对已感染者,局部消炎、防腐、止痛、促进愈合。

（五）白血病

白血病(leukemia)是一类造血干细胞的恶性克隆性疾病,因白血病细胞自我更新增加、增殖失控、分化障碍、凋亡受阻,而停滞在细胞发育的不同阶段。在骨髓和其他造血组织中,白血病细胞大量增生累积,使正常造血受抑制并浸润其他组织、器官。根据白血病细胞的分化成熟程度和自然病程,将白血病分为急性和慢性两大类。

【病因】　病因不明,可能与生物因素、物理因素、化学因素、遗传因素、其他血液病有关。

【口腔表现】　各型白血病都可以出现口腔表现,最容易受侵犯的部位是牙龈,尤以急性型最为明显。牙龈出血常为自发性且不易止血,这种不能找到其他原因的出血,可能是白血病的早期症状。由于异常的白细胞在牙龈组织内大量浸润,牙龈明显增生肿大,病变波及边缘龈、龈乳头和附着龈,外形不规则,呈结节状,表面光亮,呈中等硬度。还可出现牙龈坏死、牙周炎、牙齿松动、牙痛等。口腔黏膜可出现瘀点、瘀斑或血肿,口腔黏膜和牙龈颜色苍白,有时出现不规则的溃疡,常不易愈合,易继发感染,发生黏膜坏死。

【诊断】　根据临床表现、血象、骨髓象特点进行诊断。应特别注意的是:白血病病人常于早期出现口腔表征,或在疾病的发展过程中出现顽固性口腔损害,对常规治疗效果欠佳,口腔医师应特别警惕。

【治疗】　血液科综合治疗。应当注意的是对白血病病人进行口腔治疗时必须十分谨慎,以保守治疗为主,尽量避免在操作时引起出血和继发感染,切忌手术和活检;禁用具有刺激性或腐蚀性的药物,否则会给病人带来更大痛苦,甚至可致命。对牙龈出血的病人,可局部或全身应用止血药物。注意口腔、鼻咽部软组织及肛周皮肤卫生,防止黏膜溃疡及继发感染。加强口腔卫生宣教。

（六）淋巴瘤

淋巴瘤是起源于淋巴结和淋巴组织的恶性肿瘤,其发生大多与免疫应答过程中淋巴细胞增殖分化产生的某种免疫细胞恶变有关。按组织病理学改变,淋巴瘤可分为霍奇金淋巴瘤和非霍奇金淋巴瘤两大类。以结外型非霍奇金淋巴瘤口腔表现较为多见。

【病因】　一般认为感染及免疫因素起重要作用,理化因素及遗传因素等也有不可忽视的作用。病毒学说颇受重视。

【口腔表现】　口腔淋巴瘤绝大多数为结外型,早期常常是单发性病灶,可发生于牙龈、腭部、舌根部、鼻咽部、扁桃体、颊部、腮腺、颌骨、上颌窦等处。临床表现呈多样性,发生于牙龈、腭部者常表现为炎症、溃疡、坏死;咽腔附近常表现为弥漫性肿胀,边界不清,多个解剖区域被侵犯,出现咽痛、吞咽受阻;颊部、腮腺可出现肿块等;头、颈部多个不明原因的表浅淋巴结肿大,可活动,质地坚实有弹性,无急性炎症和结核表现,经抗炎治疗无效后应高度怀疑为本病。

【诊断】　结合临床表现、病理及免疫病理、辅助检查进行诊断。

【治疗】　血液病科综合治疗。保持口腔卫生,局部消炎、止痛,防止继发感染。

（七）特发性血小板减少性紫癜

特发性血小板减少性紫癜是一种复杂的多种机制共同参与的获得性自身免疫性疾病。

【病因】　病因至今不明,可能与体液免疫及细胞免疫介导的血小板过度破坏或体液免疫及细胞免疫介导的巨核细胞质量及数量异常,血小板生成不足有关。

【口腔表现】　牙龈自发性出血常为本病的早期表现。刷牙、吮吸、洁牙、拔牙或轻微外伤时即可加重。口腔黏膜特别是唇红、舌缘、腭、口底和颊部容易出现瘀点、瘀斑、血肿。血肿可自行溃破或由于食物摩擦而破裂出血,遗留边缘清楚的圆形或椭圆形糜烂面。

【诊断】　根据病史,多次检验血小板减少、脾不大、毛细血管脆性试验阳性,出血时间延长,凝血时间正常等实验室检查可作出诊断。

【治疗】　血液科综合治疗。保持口腔卫生,可用 1%~3% 过氧化氢等漱口剂含漱,口腔黏膜出现糜烂或继发感染者,可局部用消炎防腐药;牙龈出血者,可用牙周塞治剂、吸收性明胶海绵、纱布压迫止血,或用肾上腺素、凝血酶、云南白药等药物,或注射维生素 K_1、K_3 等止血剂,出血严重者可缝合止血。

二、消化系统疾病

口腔作为消化道的起始,与人体消化吸收功能关系密切。口腔内的牙齿参与磨碎食物,唾液中的淀粉酶对食物进行初步消化。许多消化系统疾病在口腔中均有表现,某些口腔表征可以作为临床医师发现病人消化系统疾病的窗口。本部分将对溃疡性结肠炎、克罗恩病的口腔表现作一简介。

(一) 溃疡性结肠炎

溃疡性结肠炎(ulcerative colitis,UC)是炎症性肠病的一种,是由于异常免疫介导的肠道慢性复发性炎症。

【病因】　该病目前病因不明,可能由环境、遗传、感染和免疫失衡多种因素综合作用所致。

【临床表现】　UC 的主要临床表现为反复发作的腹痛、腹泻和黏液脓血便,同时伴有发热、营养不良等全身反应。

UC 在口腔中的表现以复发性阿弗他溃疡最为常见,通常在 UC 活动期出现,与疾病的活动性相关,随着 UC 症状的缓解而缓解。此外,UC 病人还可出现唇红皲裂伴脱皮,甚至继发感染等类似唇炎的表现。而增殖性脓性口炎(pyostomatitis vegetans)则被认为是 UC 特异性的口腔标志(图 19-2)。其特点是增厚的口腔黏膜上有许多小的脓疱形成,脓疱破裂后形成广泛的糜烂溃疡以及"蜗牛轨迹样"外观,最常见的病损部位是唇侧附着龈、软硬腭、前庭沟及扁桃体区域,而口底黏膜和舌部通常不受累。此外,UC 在口腔中还可表现为口角炎、口面部肉芽肿病、牙龈病变、梅-罗综合征等。

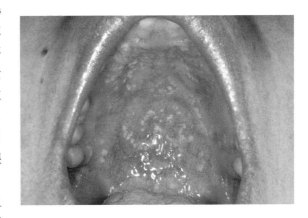

图 19-2　增殖性化脓性口炎

【诊断】　根据病人典型临床表现,结合血液、粪便、结肠镜检查、肠道黏膜活检及 X 线钡剂灌肠检查,可作出诊断。

【治疗】　UC 口腔病损的治疗以局部对症治疗为主,同时需要积极治疗原发疾病。对伴发口腔病损的 UC 病人,口腔局部可用复方氯己定含漱液或其他消毒防腐溶液含漱,同时加用抗生素软膏或糖皮质激素软膏抗炎抗感染。

(二) 克罗恩病

克罗恩病(Crohn disease,CD)是一种发生于消化道黏膜的慢性复发性肉芽肿性炎症,全部消化道均可累及,但以淋巴组织最为丰富的末端回肠与邻近结肠发病最多见,病损呈阶段性分布。该病病程多迁延不愈,不易根治。

【病因】　本病病因迄今不明,目前认为 CD 可能是遗传、免疫、感染、精神因素和腹部外伤等多种因素综合作用的结果。

【临床表现】　CD 的消化道表现为:腹痛、腹泻、腹部包块、瘘管形成和肛门周围病变。该病全身表现较多且明显,主要有发热和营养障碍等。

CD 病人中,约 10% 的病例出现口腔病损。口腔黏膜各部均可受累,形成线状溃疡或复发性阿弗他溃疡,也可形成肉芽肿、小结节及牙龈增生。其线状溃疡边界似刀切状,边缘高起,与创伤性溃疡外观极为相似,但缺乏明确的创伤因素。此外,口腔黏膜还可发生条索状增生皱襞及颗粒、沙砾状结节样增生。唇可发生弥漫性的肿胀硬结。牙龈亦可出现明显发红,表面呈颗粒状外观。

【诊断】　对于具有典型 CD 临床表现的病人,可通过实验室检查、内镜检查、影像学检查及病理检查来进一步确诊。其诊断要点如下:

(1)具备 CD 临床表现者可临床疑诊,安排进一步检查。

(2)同时具备上述结肠镜或小肠镜(病变局限在小肠者)特征以及影像学特征者,可临床拟诊。

(3)如再加上活检提示 CD 的特征性改变且能排除肠结核,可作出临床诊断。

(4)如有手术切除标本,可根据标准作出病理确诊。

(5)对无病理确诊的初诊病例,随访 6~12 个月及以上,根据对治疗的反应和病情变化判断,符合 CD 自然病程者,可作出临床确诊。

【治疗】　CD 目前尚无彻底治愈方法,治疗目的是缓解病人的症状及控制消化道黏膜炎症。在肠道症状发作期,病人应卧床休息,进食富含营养、少渣的食物。

对于口腔局部的病损可用复方氯己定含漱液、促进溃疡愈合的局部外用药如重组人表皮生长因子凝胶、康复新液等促进愈合。口内病损严重者,可采取病损基底局部注射倍他米松或曲安奈德等糖皮质激素的方法以缓解症状。

三、免疫系统疾病

(一) 舍格伦综合征

舍格伦综合征(Sjögren syndrome,SS)又称干燥综合征,是一种以侵犯泪腺、唾液腺等外分泌腺体,具有淋巴细胞浸润和特异性自身抗体(抗 SSA/SSB)为特征的弥漫性结缔组织病。

【病因】　确切病因和发病机制不明,多认为与感染、遗传、内分泌等相关。

【口腔表现】

1. 口干　出现口干、口黏、味觉异常,严重者出现言语、咀嚼及吞咽困难,讲话时需频频饮水,进食固体食物时需伴以流质送下,夜间渴醒。

2. 口腔黏膜及舌改变　口腔黏膜干燥无光泽,易罹患念珠菌感染。舌背干燥,出现裂纹,形成沟纹舌,舌乳头萎缩,出现灼痛。

3. 猖獗龋　是本病的特征之一。

4. 唾液腺肿大　以腮腺肿大为最常见。常为无痛性肿大,可累及单侧或双侧,挤压腺体,导管口无明显唾液分泌。继发感染时出现疼痛,挤压腺体有浑浊的雪花样唾液或脓液流出。少数持续性肿大应警惕恶性淋巴瘤。少数有颌下腺、舌下腺肿大。

【诊断】　目前国际上应用较多的是 2002 年修订的干燥综合征国际分类标准,其敏感性为 88.3%~89.5%,特异性为 95.2%~97.8%。

Ⅰ口腔症状:3 项中有 1 项或 1 项以上

1. 每日感口干持续 3 个月以上;

2. 成年后腮腺反复或持续肿大;

3. 吞咽干性食物时需用水帮助。

续表

Ⅱ眼部症状:3 项中有 1 项或 1 项以上

1. 每日感到不能忍受的眼干持续 3 个月以上;

2. 有反复的沙子进眼或沙磨感觉;

3. 每日需用人工泪液 3 次或 3 次以上。

Ⅲ眼部体征:下述检查有 1 项或 1 项以上阳性

1. SchirmerⅠ试验(+)(≤5mm/5min);

2. 角膜染色(+)(≥4 van Bijsterveld 计分法)。

Ⅳ组织学检查:下唇腺病理示淋巴细胞灶≥1(指 4mm^2 组织内至少有 50 个淋巴细胞聚集于唇腺间质者为一灶)

Ⅴ唾液腺受损:下述检查任 1 项或 1 项以上阳性

1. 唾液流率(+)(≤1.5mL/15min);

2. 腮腺造影(+);

3. 唾液腺同位素检查(+)。

Ⅵ自身抗体:抗 SSA 或抗 SSB(+)(双扩散法)

（1）原发性干燥综合征:无任何潜在疾病的情况下,有下述 2 条则可诊断:①符合表中 4 条或 4 条以上,但必须含有条目Ⅳ(组织学检查)和/或条目Ⅵ(自身抗体);②条目Ⅲ、Ⅳ、Ⅴ、Ⅵ 4 条中任 3 条阳性。

（2）继发性干燥综合征:病人有潜在的疾病(如任一结缔组织病),而符合条目Ⅰ和Ⅱ中任 1 条,同时符合条目Ⅲ、Ⅳ、Ⅴ中任 2 条。

（3）必须除外:颈头面部放疗史,丙型肝炎病毒感染、艾滋病、淋巴瘤、结节病、格雷夫斯病,抗乙酰胆碱药的应用(如阿托品、莨菪碱、溴丙胺太林、颠茄等)。

【治疗】　目前对干燥综合征的治疗目的主要是缓解病人症状,阻止疾病的发展和延长病人的生存期。尚无可以根治疾病的方法。首先由风湿免疫科主导治疗,根据受损器官及严重程度进行相应治疗。根据病人症状,改善口干、眼干,可使用人工泪液、人工唾液等改善症状。注意口腔卫生,防止逆行性感染及口腔真菌感染。积极预防和治疗龋齿。

(二) 川崎病

川崎病(Kawasaki disease,KD),又称黏膜皮肤淋巴结综合征(mucocutaneous lymph node syndrome, MCLS),是一种以全身血管炎为主要病变的急性发热出疹性小儿疾病。其临床特点为急性发热、皮肤黏膜病损和淋巴结肿大等。

【病因】　尚不清楚。病毒或细菌感染、免疫反应和其他因素如环境污染、药物、化学试剂等可能与本病的发生有关。

【口腔表现】

1. 唇及口周表现　口唇红肿、干燥、皲裂,口腔黏膜弥漫性充血,舌乳头红肿,呈草莓舌。

2. 颈淋巴结肿大　单侧或双侧,坚硬有触痛,但表面不红,不化脓。病初出现,热退时消退。

【诊断】　发热 5 天以上,伴下列 5 项临床表现中 4 项者,排除其他疾病后即可诊断为川崎病。

1. 四肢变化　急性期掌跖红斑,手足硬性水肿;恢复期指/趾端膜状脱皮。

2. 多形红斑。

3. 眼结膜充血,非化脓性。

4. 唇充血皲裂,口腔黏膜弥漫性充血,舌乳头突起、充血,呈草莓舌。

5. 颈部淋巴结肿大。

注:如 5 项临床表现中不足 4 项,但超声心动图有冠状动脉损害,也可确诊为川崎病。

【治疗】　首先进行内科综合治疗,对具有口腔症状的病人,保持口腔卫生,局部消炎防腐止痛,促进病损愈合。

四、内分泌疾病和营养代谢性疾病

内分泌疾病是指发生于甲状腺、垂体、卵巢、胰岛等内分泌腺体的疾病,导致激素产生增多或减少,或者激素在其靶组织抵抗,从而引起人体产生一系列的异常表现或综合征。营养代谢性疾病是指营养物质在人体代谢的中间过程某个环节发生障碍所引起的疾病,分为遗传性代谢病和获得性代谢病两大类。

(一)糖尿病

糖尿病(diabetes mellitus,DM)是一组由多种病因引起的以慢性高血糖为主要特征的代谢性疾病,是由于胰岛素分泌和/或作用缺陷所引起。糖尿病是常见病、多发病,是严重威胁人类健康的世界性公共卫生问题。

【病因】　糖尿病的病因及发病机制尚未完全阐明,是包括遗传及环境因素在内的多种因素共同作用的结果。目前,国际上通用的糖尿病分型标准为:1 型糖尿病、2 型糖尿病、其他特殊类型糖尿病、妊娠糖尿病。在我国患病人群中,2 型糖尿病病人占到 90% 以上。

【临床表现】　DM 病人常出现代谢紊乱综合征,具体表现为多尿、多饮、多食和体重减轻的“三多一少”典型症状,同时可伴有皮肤瘙痒、视物模糊等临床症状。在并发症方面,DM 病人可出现急性严重代谢紊乱,如酮症酸中毒、高渗高血糖综合征。糖尿病病人容易出现各种感染性疾病、微血管病变、动脉粥样硬化性心血管疾病、神经系统并发症和糖尿病足等。

在口腔表现方面,DM 与口腔疾病关系密切,口腔表现甚至可以作为 DM 血糖控制效果的反馈。①牙周疾病:DM 可引发或加重牙周疾病,而牙周疾病又会影响糖尿病的病情。DM 的牙周症状表现为:牙龈呈暗紫色,易出血,龈缘呈肉芽组织样;反复出现牙周脓肿,牙槽骨吸收迅速,以致牙在短时间内松动脱落。DM 病人易在短时间内形成大量牙石。②黏膜疾病:DM 病人口干、口渴,黏膜干燥无光泽;并可导致口腔念珠菌感染或味觉异常。可出现灼口综合征样临床表现或口腔黏膜苔藓样损害。舌疾病方面,可出现舌体肿大,舌质暗红,丝状乳头萎缩,菌状乳头充血,有时表现为地图舌样改变或沟纹舌。口内创口愈合迟缓,甚至导致感染扩散,引起颌骨及颌周感染。③牙体疾病:口内龋病进展迅速,反复发生的根尖周脓肿等。

【诊断】　根据典型的临床表现及辅助检查如血糖、糖耐量试验及糖化血红蛋白等检查进行诊断。

【治疗】　由于 DM 的病因和发病机制尚未完全阐明,目前仍缺乏对 DM 的对因治疗。目前主要的治疗手段是通过 DM 病人的健康教育、医学营养治疗、运动治疗、病情监测、药物治疗等系列系统治疗手段达到消除 DM 临床症状、预防并发症的发生发展、提高病人生活质量的目的。

针对糖尿病病人的口腔症状,主要需关注以下几方面。

(1)保持良好的口腔卫生,定期到医院进行口腔检查,进行必要的口腔卫生保健,积极治疗口腔疾病。

(2)糖尿病病人在进行口腔治疗时,应全面了解病人的健康状况及血糖水平,操作应细致。进行有创性手术时,需将病人空腹血糖控制在 8.88mmol/L 以下。同时应在术前、术后规范使用抗生素,以防止术后感染的发生。

(3)对于合并口腔念珠菌感染的病人,应积极抗真菌治疗,可用 2%~4% 碳酸氢钠含漱液或制霉菌素局部治疗。

(4)有严重并发症的糖尿病病人,除紧急处理外,一般采取保守治疗。规范的口腔治疗须在糖尿病及并发症控制后再考虑实施。

(二)库欣综合征

库欣综合征(Cushing syndrome)是各种原因造成肾上腺分泌过多糖皮质激素(主要是皮质醇)所

致病症的总称,其中最多见为垂体促肾上腺皮质激素(ACTH)分泌亢进所引起的临床类型,称为库欣病(Cushing disease)。

【临床表现】

1. 全身表现　向心性肥胖、满月脸、多毛和多血质外貌;全身肌肉及神经系统症状,如肌无力,下蹲后起立困难、情绪不稳定、烦躁、失眠等;皮肤变薄,易出现皮下瘀斑,色素沉着,手、脚、指(趾)甲、肛周常出现真菌感染;心血管表现,如高血压,易发生静脉血栓;对感染抵抗力减弱;性功能障碍;代谢障碍,如糖耐量减低、骨质疏松等。

2. 口腔表现　可出现舌和咬肌活动度减退,口腔黏膜可出现棕褐色色素沉着。口腔易发生念珠菌感染。有时出现骨质疏松,引起牙槽骨吸收、牙齿松动等。

【诊断】　根据典型的临床表现,实验室检查如24小时尿中17-羟皮质类固醇(17-OHCS)、血清促肾上腺皮质激素(ACTH)测定可诊断。病因诊断尤为重要。

【治疗】　对于垂体、肾上腺肿瘤引起的库欣综合征,切除肿瘤为本病的首选疗法。此外,还可采取药物辅助治疗。

对于患有库欣综合征的病人,要保持口腔卫生健康,定期行口腔检查。早期发现可能导致严重并发症的口腔问题。在对病人进行口腔治疗时,需充分预估治疗有诱发病人出现急性肾上腺皮质功能不全的风险,必要时与内科医师协作。对于口腔内出现的真菌感染,可用2%~4%碳酸氢钠含漱液或制霉菌素局部治疗。

(三)维生素缺乏症

1. 维生素 B_2 缺乏症　维生素 B_2 又称核黄素,为水溶性维生素,人体中维生素 B_2 主要来源为动物性食物。维生素 B_2 参与辅酶的构成,在生物氧化过程中起递氢作用,与糖、脂类和蛋白质的生物氧化有密切关系,对人体生长发育、维护皮肤和黏膜的完整性、眼的感光等具有重要作用。临床表现为:

(1)全身表现:男性阴囊炎是该病早期和最常见的表现。女性可出现会阴瘙痒、阴唇炎和白带过多等表现。皮肤主要表现为干痒性皮炎和脂溢性皮炎,发病部位以鼻、鼻唇沟、眉间、口周、耳后等为主。此外,鼻可出现鼻黏膜干燥、灼热感,鼻前庭结痂、皲裂;眼可出现结膜炎、角膜充血和血管增生、浑浊、溃疡,畏光和流泪,视物不清等。

(2)口腔表现:口角炎、唇炎和舌炎常为该病的早期表现。①口角炎:临床表现为双侧对称性口角区皮肤湿白浸渍、糜烂,出现皲裂、结痂。②唇炎:以下唇多见,唇部从鲜红色、火红色到暗紫色变化;唇微肿胀,干燥脱屑,皲裂,有烧灼感或刺痛。③舌炎:早期有舌部干燥、烧灼感或刺痛感,舌体呈鲜红色,菌状乳头红肿,病程长者表现为萎缩性舌炎,舌乳头萎缩,舌面光滑、呈亮红色。有时可呈地图舌,舌背可出现沟纹或溃疡。

【诊断】　可依据营养史、临床特征及实验室检查进行诊断。此外,该病可进行诊断性治疗,是指维生素 B_2 缺乏症病人,经维生素 B_2 治疗后疗效显著。

【治疗】　口服维生素 B_2 片,每次5mg,每日3次。同时服用复合维生素B效果更好。口腔局部病损可对症治疗,保持口腔卫生,防止继发感染。对于唇炎、口角炎可使用复方曲安奈德乳膏局部涂搽,舌炎可使用消毒防腐含漱液如复方硼砂含漱液含漱。

对于因饮食习惯不良引起的维生素 B_2 摄入不足,可改良烹饪方法,减少对营养素的破坏,多食用富含维生素 B_2 的食物,如牛奶、鸡蛋、动物内脏、瘦肉、豆类等。

2. 烟酸缺乏症　烟酸缺乏症(nicotinic acid deficiency)是由于体内烟酸的摄入减少、吸收不良及代谢障碍引起的一系列临床表现。烟酸属于B族维生素,又称尼克酸、维生素 B_3,属水溶性维生素,存在于肉类、奶、肝、豆类和蔬菜等动植物食品中。临床表现为:

(1)全身表现:烟酸缺乏症典型的表现为皮炎、腹泻和神经精神症状,以皮炎和腹泻多见。此外可伴随食欲减退、倦怠无力、体重下降、腹痛不适、消化不良、注意力不集中、失眠等非特异性表现。

(2)口腔表现:早期舌尖、舌缘充血,菌状乳头红肿,继而全舌发红,有灼痛感,病程较长者,舌丝状乳头和菌状乳头萎缩,舌面发红、光亮,呈牛肉红色,对创伤或其他刺激特别敏感,易发生糜烂或溃疡,还可累及口角及牙周组织。

【诊断】　该病可根据营养史和临床特征作出诊断。在疾病早期,诊断需结合实验室检查结果。

【治疗】　对于烟酸缺乏症病人,可口服烟酰胺每次 50~100mg,每日 3 次至症状消失。此外,需积极治疗可能引起烟酸缺乏的系统性疾病。口腔症状以局部治疗为主,可使用消毒防腐漱口液控制口腔症状。

3. 维生素 C 缺乏症　维生素 C 缺乏症(vitamin C deficiency)又称坏血病,是由于长期缺乏维生素 C 所引起的营养缺乏症,临床特征为出血和骨骼病变。临床表现为:

(1)全身表现:非特异性症状可有全身乏力、食欲减退、体重减轻、精神抑郁、面色苍白、伤口愈合延迟等;出血表现为:皮肤瘀点、瘀斑、血尿、便血、月经过多等症状。骨关节表现常见于儿童:可有髋关节外展、膝关节半屈、足外旋、蛙样姿势。

(2)口腔表现:牙龈炎、牙龈出血是突出的早期表现。牙龈充血水肿、质地松软,色暗红,龈乳头处最显著,易出血,表面可出现糜烂、溃疡,易继发感染,常伴有疼痛和口臭。对于牙周炎病人,X 线片可显示牙槽骨吸收明显,牙齿可在短期内松动脱落。此外,少数病人可有腭、颊、舌缘瘀点、瘀斑,可并发坏死性龈炎、坏死性口炎。

【诊断】　根据病史、典型临床表现及实验室检查或治疗性试验即可诊断。实验室检查可发现:毛细血管脆性试验阳性,凝血酶时间延长,白细胞维生素 C 含量、血清维生素 C 浓度降低。

【治疗】　祛除病因,选择维生素 C 含量丰富的水果、蔬菜和肉类食物,如橘、柚、柠檬、番茄、山楂、豆芽、辣椒等,同时改进烹调方法,避免食物在烹饪过程中出现维生素 C 的流失。对于已有典型维生素 C 缺乏症状的病人,可口服维生素 C,每日 200~500mg,分 3 次服用。对于口腔症状,急性坏死性龈口炎病人需保持口腔清洁,及时使用足量敏感抗生素;对牙龈炎症明显病人,需要积极行牙周基础治疗,祛除局部刺激因素,同时加用局部或全身抗菌药物治疗,预防和治疗继发感染。

五、感染性疾病和传染性疾病

(一)结核

口腔结核是由结核分枝杆菌侵犯黏膜引起的慢性感染。由于结核分枝杆菌的数量、毒力及机体抵抗力的差异,可呈现不同的临床表现。口腔软组织的结核病损包括:口腔黏膜结核性初疮、口腔黏膜结核性溃疡、口腔寻常狼疮。

【病因】　病原微生物主要是人型或牛型结核分枝杆菌,结核菌可经受损的皮肤黏膜直接感染,也可由血行或邻近组织病灶播散到皮肤。

【临床表现】

1. 结核性初疮(原发性综合征)　临床少见,多见于儿童,也见于成年人。对于结核菌素试验阴性的个体,口腔黏膜可能成为结核分枝杆菌首先入侵的部位。经 2~3 周的潜伏期后,在入侵处可出现一小结,并可发展成顽固性溃疡,周围有硬结称为结核性初疮,病人一般无痛感。通常认为结核性初疮可发生在口咽部、回盲部与肺部。发生于口腔的典型损害,常位于口咽部或舌部。

2. 结核性溃疡　口腔中常见的继发性结核损害是结核性溃疡。病变可在口腔黏膜任何部位发生,但常见于舌部。通常溃疡边界清楚或呈线形,表现为浅表、微凹而平坦的溃疡,基底有少许脓性渗出物,除去渗出物后,可见暗红色的桑葚样肉芽肿。溃疡边缘微隆,呈鼠啮状,并向中央卷曲,形成潜掘状边缘。溃疡基底质地可能与周围正常黏膜组织近似。仔细观察溃疡表面,在边缘处可看到黄褐色粟粒状小结节。小结节破溃后成为暗红色的桑葚样肉芽肿,溃疡亦随之扩大(图 19-3)。由于小结节在溃疡边缘发生没有固定位置,所以结核性溃疡的外形也不规则。病人疼痛程度不等,但舌部溃疡疼痛明显。溃疡也可出现硬结现象,但一般不如恶性病变明显。此外,若肺结核病人抵抗力极差时,可在口唇的黏膜与皮肤连接处发生病变,早期是浅表的肉芽性溃疡,可发展为大面积组织破坏并产生畸形的倾向,称为皮肤口腔结核。多数情况下,结核菌素试验为阴性,预后差。

3. 寻常狼疮 临床少见,为结核菌素反应阳性者再次感染后产生的皮肤结核病。早期损害表现为一个或数个绿豆大小的结节,质稍软而略高于皮肤表面,边界清楚,常无明显自觉症状。这种结节性病变若以透明玻璃片作压诊检查,可见结节中央呈圆形苹果酱色,周围的正常皮肤为苍白色。若合并继发感染,则可发生坏死,造成组织缺损,形似狼噬,故名狼疮。寻常狼疮的口腔损害,也可表现为硬化性肉芽肿。

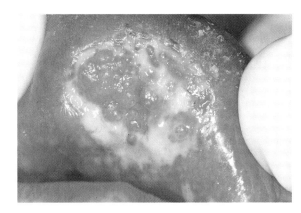

图 19-3 结核性溃疡

【诊断】 口腔结核损害的确诊,主要取决于组织病理学检查。此外,病原学检查等可作为诊断的重要辅助手段。

【治疗】 结核治疗原则为早期、规律、全程、适量及联合应用抗结核药。口腔结核治疗主要包括以下 3 方面:①仅局限于口腔黏膜或皮肤结核,可采用异烟肼口服,每日 0.3~0.5g,疗程 2~6 个月。严重病例,可配合链霉素肌内注射,每日 0.5~1.0g,疗程 2~3 个月;或对氨基水杨酸口服,2~3g,每个月 4 次,疗程 2~3 个月。②治疗口腔结核损害还可采用链霉素局部封闭每日 0.5g,或异烟肼每日 0.1g 局部封闭,每日或间日 1 次。③对症治疗应注意消除感染,祛除局部刺激因素,采用支持疗法,摄入富于营养的食物,增加机体抵抗力和修复能力。

(二)猩红热

猩红热(scarlet fever)是由 A 组 B 型溶血性链球菌所致的急性呼吸道传染病。本病传染源主要是病人及带菌者,多经飞沫传播。5~15 岁为好发年龄。

【口腔表现】 颜面部皮肤充血潮红而无皮疹,口鼻周围充血不明显,与充血的面部相比显得发白,称为"口周苍白圈"。在发病初期舌苔发白,舌菌状乳头肿大,肿胀的舌乳头突出覆以白苔的舌面,称为"白色杨梅舌"。3~4 天后舌苔脱落,舌面光滑呈绛红色,舌乳头凸起,称为"红色杨梅舌",下颌下淋巴结肿大。扁桃体红肿,有灰白色易被擦去的渗出性假膜,软腭黏膜充血,有点状红斑及散在性瘀点。

【诊断】 根据接触史、典型的临床表现及咽拭子或脓液培养分离出 A 组溶血性链球菌即可确诊。

【治疗】

1. 一般治疗 隔离患儿,全身支持疗法,卧床休息,予以易消化、营养丰富的食物。

2. 抗生素治疗 首选青霉素,对重症病人应加大用药剂量或联合应用其他抗生素。

3. 中医中药治疗。

4. 口腔局部保持清洁及对症治疗。

(三)麻疹

麻疹(measles)是由麻疹病毒引起的一种具有高度传染性的疾病。麻疹病人是唯一的传染源,通过呼吸道进行传播,与病人密切接触或直接接触病人的鼻咽分泌物也可传播。病后可获得终身免疫。发病季节以冬春季为主。

【口腔表现】 在出疹前 1~2 天,在病人双侧第二磨牙对应的颊黏膜上出现 0.5~1mm 针头大小的灰白色或紫色小点,周围有红晕环绕,称为麻疹黏膜斑或科氏斑(Koplik spot),到出疹期此斑逐渐增多,可蔓延到整个颊黏膜及唇内侧,互相融合,有时扩大成片,似鹅口疮。大多数黏膜斑于出疹后 1~2 天开始消退。此种黏膜斑可作为麻疹早期的特异性体征,具有早期诊断价值。

【诊断】 根据流行病学资料、麻疹接触史、临床表现及辅助检查进行诊断。

【治疗】

1. 隔离患儿,卧床休息,给予易消化和营养丰富饮食。

2. 对症治疗,预防并发症。中医中药治疗。

3. 口腔局部保持清洁及对症处理。

（四）白喉

白喉（diphtheria）是由白喉杆菌引起的急性呼吸道传染病。好发于秋冬季节,儿童多见。主要通过呼吸道传播。

【口腔表现】　咽、喉、腭垂、扁桃体区及口腔黏膜出现程度不同的点状、片状灰白色假膜,边缘清晰,不易拭去,若用镊子强行撕去假膜,则留下出血创面。伴有颌下及颈部淋巴结肿大及压痛。

【诊断】　根据流行病学资料和临床表现可作出诊断。鼻、咽等拭子培养及涂片染色检查可帮助确诊。

【治疗】

1. 病人应进行隔离,卧床休息 3 周以上。给予高热量易消化饮食。

2. 注射白喉抗毒素,及早足量给予青霉素,80 万 ~160 万 U,每日 2~4 次,连用 7~10 日。白喉有梗阻或应用抗毒素后喉假膜脱落堵塞气道者,应行气管切开。

3. 保持口腔卫生,局部对症处理。

4. 按照传染病管理条例及时上报。

（五）梅毒

梅毒（syphilis）是由梅毒螺旋体（*Microspironema pallidum*）引起的一种慢性、系统性的性传播疾病,梅毒螺旋体可侵犯人体几乎所有器官,因此梅毒的临床表现复杂多样。

【病因】　梅毒螺旋体又称苍白密螺旋体苍白亚种,梅毒病人是梅毒的唯一传染源。后天梅毒 95% 以上通过性接触传染,胎传梅毒通过胎盘传染。少数病人可因接触带有梅毒螺旋体的内衣、被褥、毛巾、剃刀、文具、医疗器械以及哺乳、输血而间接被感染。

【口腔表现】　根据传染途径的不同,梅毒可分为获得性（后天）梅毒和胎传（先天）梅毒。根据病程的长短,分为早期梅毒和晚期梅毒。

1. 获得性梅毒（后天梅毒）

（1）一期梅毒（primary syphilis）

1）唇硬下疳:一期梅毒常见的口腔损害,多由口交引起。上下唇都可发生,但同时发病者少见。唇硬下疳表现为圆形或椭圆形的单个斑块,表面有黄色薄痂或为光滑面,可形成溃疡,边界清楚,周边微隆起,触之较硬,无痛,下颌下淋巴结肿大。

2）舌硬下疳:病变多位于舌前份,表面光滑呈粉红色,覆以灰白色假膜,触之稍硬,无痛,颏下及下颌下淋巴结肿大。

（2）二期梅毒（secondary syphilis）

一期梅毒未经治疗或治疗不彻底,梅毒螺旋体由淋巴系统进入血液循环形成菌血症,播散全身,引起皮肤、黏膜、骨骼、眼、内脏、心血管及神经损害,称二期梅毒,常发生于硬下疳消退后 3~4 周。

1）黏膜斑（mucous patch）:是二期梅毒最常见的口腔损害。可发生在口腔黏膜的任何部位,常见于舌、腭部、扁桃体、唇、口角、颊、牙龈和咽部,损害呈灰白色、光亮而微隆的斑块,圆形或椭圆形,直径 3~10mm,边界清楚。一般无自觉症状,若发生糜烂或浅表溃疡则有疼痛（图 19-4）。黏膜斑常为多个,含有大量梅毒螺旋体。

2）黏膜炎:好发于颊、舌、腭、扁桃体、咽及喉部,表现为黏膜充血、弥漫性潮红,可有糜烂。

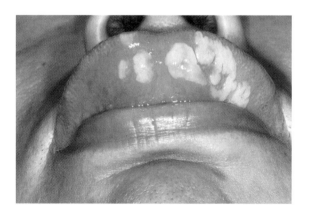

图 19-4　**梅毒黏膜斑**

舌背有大小不一的光滑区,舌乳头消失。扁桃体红肿,咽后壁淋巴滤泡充血突出,喉部损害如果累及声带,可有声音嘶哑或失声。

（3）三期梅毒（tertiary syphilis）:也称晚期梅毒（late syphilis）。早期梅毒未经治疗或治疗不充分,经过一定潜伏期,一般为 3~4 年,最长可达 20 年,约 40% 梅毒病人发生三期梅毒。三期梅毒的口腔黏膜损害主要是树胶肿、舌炎和舌白斑。

1）树胶肿:三期梅毒常见的口腔表现,主要发生在硬腭,其次为舌、唇、软腭。腭树胶肿可发生于硬腭、软硬腭交界处或腭舌弓附近。开始仅有咽下不适而无疼痛,故病人不易察觉。初起黏膜表面有结节,以后结节逐渐肿大、中心软化、破溃,形成溃疡,可造成组织破坏及缺损。硬腭树胶肿可造成腭穿孔,使口腔与鼻腔穿通,病人出现发音和吞咽功能的障碍。

2）梅毒性舌炎:舌背出现舌乳头消失区,损害区光滑发红,范围逐渐扩大,表现为萎缩性舌炎。舌部有时呈分叶状,表面光滑,伴沟裂,表现为间质性舌炎。

3）梅毒性白斑:舌背可发生白斑,且容易恶变为鳞癌。

2. 胎传梅毒　根据发病时间不同,胎传梅毒分为早期胎传梅毒、晚期胎传梅毒和胎传潜伏梅毒。其经过与后天梅毒相似,但不发生硬下疳。晚期胎传梅毒多在 2 岁以后发病,到 13~14 岁才有多种症状相继出现,绝大部分为无症状感染,其中以角膜炎、骨损害和神经系统损害常见,心血管梅毒罕见。

标志性损害:①哈钦森牙（Hutchinson teeth）:切牙的切缘比牙颈部狭窄,切缘中央有半月形缺陷,切牙之间有较大空隙。②桑葚状磨牙（mulberry molar）:第一恒磨牙的牙尖皱缩,牙尖向中央偏斜,釉质呈多个颗粒状结节和坑窝凹陷,形似桑葚。如果有哈钦森牙、神经性耳聋和间质性角膜炎,则合称为哈钦森三联征（Hutchinson triad）。

3. 潜伏梅毒　凡有梅毒感染史,无临床表现或临床表现已消失,除梅毒血清学阳性外无任何阳性体征,并且脑脊液检查正常者称为潜伏梅毒（latent syphilis）,其发生与机体免疫力较强或治疗暂时抑制梅毒螺旋体有关。

【诊断】　根据详细而确切的病史、全身各系统的检查及实验室检查结果进行综合分析,慎重作出诊断。

【治疗】　尽早进行正规综合治疗。

（六）艾滋病

艾滋病是获得性免疫缺陷综合征（acquired immune deficiency syndrome,AIDS）的简称,是由人类免疫缺陷病毒（human immunodeficiency virus,HIV）感染引起的以 CD4$^+$T 淋巴细胞减少为特征的进行性免疫功能缺陷,并继发各种机会性感染、恶性肿瘤和中枢神经系统病变。HIV 感染者在发展为 AIDS 之前的很长一段时期内可无明显的全身症状,但大多数感染者出现各种口腔损害,有些还是早期出现。此外,有些口腔病损能预示 HIV 感染后的病情进展。

【病因及发病机制】　由 HIV 病毒感染导致,HIV 属于反转录病毒科慢病毒属中的人类慢病毒组,分为 HIV-1 和 HIV-2 两型,两型氨基酸序列的同源性为 40%~60%,我国以 HIV-1 为主要流行株。可通过性接触传播、血液传播、母婴传播途径进行传染。

【口腔表现】

1. 真菌感染

（1）口腔念珠菌病:在 HIV 感染者的口腔损害中最为常见,且常在疾病早期就表现出来,是免疫抑制的早期征象。其特点:①发生于无任何诱因的健康年轻人或成人（指无放疗、化疗史,无长期应用激素、抗生素史以及无其他免疫功能低下疾病史）。②常表现为假膜型、红斑型口腔念珠菌病和口角炎,以假膜型最常见,病情反复或严重。③假膜型表现为黏膜上白色的膜状物,可擦去,常累及咽部、软腭、腭垂、舌、口底等部位。红斑型多发生于舌背和上腭,颊黏膜也见,表现为弥散的红斑,严重时伴有舌乳头萎缩。

（2）组织胞浆菌病:由荚膜组织胞浆菌引起的一种真菌病。其特点:①发生于舌、腭、颊部的慢性肉芽肿或较大的溃疡、坏死;②病理改变为肉芽炎性增生,溃疡渗出液涂片、染色镜检,可见单核细胞及多形核细胞内、外存在酵母型荚膜孢子(菌体周围不着色),沙保葡萄糖琼脂斜面培养、菌落镜检表现为分隔菌丝及圆形、厚壁、有棘突的齿轮状孢子。

2. 病毒感染

(1)毛状白斑:被认为是病人全身免疫严重抑制的征象之一,主要见于 HIV 感染者,少数可见于骨髓或器官移植后的病人,其发生与 Epstein-Barr 病毒感染有关,最初多见于男性同性恋者。双侧舌缘呈白色或灰白斑块,有的可蔓延至舌背和舌腹,在舌缘呈垂直皱褶外观,如过度增生则成毛茸状,不能被擦去。毛状白斑的组织学表现出上皮增生,过角化或不全角化,细胞空泡样变,上皮下缺乏淋巴细胞浸润。

(2)单纯疱疹:为 HIV 感染者常见的疱疹病毒损害,往往病情重,范围广,病程长,反复发作,病损可持续 1 个月以上,主要由 1 型单纯疱疹病毒引起,也可有 1 型和 2 型的混合感染。

(3)带状疱疹:疱疹沿三叉神经分布,发生年龄多在 40 岁以内,病情严重,持续时间长,甚至为播散型,预后不良。

(4)巨细胞病毒感染:口腔黏膜表现为溃疡。

(5)乳头状瘤、局灶性上皮增生:属口腔疣状损害,其发生与人乳头状瘤病毒(HPV)感染有关。前者表现为口腔黏膜局部的外生性乳头状新生物,后者表现为多发性丘疹,呈颗粒状外观,有成团趋势,边缘不规则。

3. 卡波西肉瘤(Kaposi sarcoma)

一种罕见的恶性肿瘤,其发生与卡波西肉瘤相关疱疹病毒(KSHV)有关,该病毒也称为人类疱疹病毒 8 型(HHV-8)。Kaposi 肉瘤是 HIV 感染中最常见的口腔恶性肿瘤,是艾滋病的临床诊断指征之一,在非洲和欧洲人群中有更高的患病率。在口腔中好发于腭部和牙龈,其发展阶段分为斑块期和结节期,呈单个或多个褐色或紫色的斑块或结节,初期病变平伏,逐渐发展高出黏膜,可有分叶、溃烂或出血(图 19-5)。组织病理学表现为交织在一起的梭形细胞,血管增生,有淋巴细胞、浆细胞浸润。

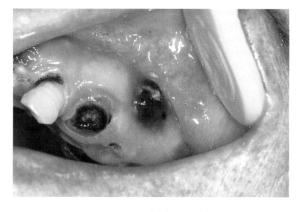

图 19-5　卡波西肉瘤

4. HIV 相关性牙周病

(1)牙龈线形红斑:表现为游离龈界限清楚的火红色充血带,宽 2~3mm。无牙周袋及牙周附着丧失,常规治疗疗效不佳。其发生与口腔卫生状况关系不大,可能与念珠菌感染有关。

(2)HIV 相关性牙周炎:牙周附着丧失,进展快,但牙周袋不深,主要是由于牙周软硬组织破坏所致,牙松动甚至脱落。

(3)急性坏死性溃疡性牙龈炎:口腔恶臭,牙龈红肿,龈缘及龈乳头有灰黄色坏死组织,极易出血。

(4)坏死性牙周炎:以牙周软组织的坏死和缺损为特点,疼痛明显,牙槽骨破坏,牙齿松动。

5. 坏死性口炎

表现为广泛的组织坏死,严重者与走马牙疳相似。

6. 溃疡性损害

发生复发性阿弗他溃疡,口腔黏膜出现单个或多个反复发作的圆形或椭圆形疼痛性溃疡。病人免疫系统的状况与溃疡严重性有关,疱疹型、重型复发性阿弗他溃疡病人的细胞免疫破坏更为严重。此外,可发生无明确原因的非特异性口腔溃疡,病损范围较大,不易愈合。

7. 唾液腺疾病

唾液腺疾病多累及腮腺,其次为下颌下腺。表现为单侧或双侧大唾液腺的弥漫性肿胀,质地柔软,常伴有口干症状。抗核抗体、类风湿因子阴性。随着高效抗反转录病毒治疗的开展,该病的发病率有所上升。

8. 非霍奇金淋巴瘤　非霍奇金淋巴瘤是第二大常见的 HIV 相关性肿瘤,常以无痛性颈、锁骨上淋巴结肿大为首要表现,病情发展迅速,易发生远处扩散。口内好发于软腭、牙龈、舌根等部位,表现为固定而有弹性的红色或紫色肿块、伴或不伴溃疡。

9. 儿童 HIV 病人的口腔表现　以口腔念珠菌病、口角炎、腮腺肿大、单纯疱疹多见,口腔 Kaposi 肉瘤、毛状白斑罕见。

【诊断】　HIV/AIDS 的诊断需结合流行病学史、临床表现和实验室检查等进行综合分析,慎重作出诊断。

成人及 18 个月龄以上儿童,符合下列一项者即可诊断:①HIV 抗体筛查试验阳性和补充试验阳性;②分离出 HIV。18 个月龄及以下儿童,符合下列一项者即可诊断:①为 HIV 感染母亲所生和 HIV 分离试验结果阳性;②为 HIV 感染母亲所生和两次 HIV 核酸检测均为阳性(第 2 次检测需在出生 4 周后进行)。

（1）急性期的诊断标准:病人近期内有流行病学史和临床表现,结合实验室 HIV 抗体由阴性转为阳性即可诊断,或仅根据实验室检查 HIV 抗体由阴性转为阳性即可诊断。

（2）无症状期的诊断标准:有流行病学史,结合实验室 HIV 抗体阳性即可诊断,或仅实验室检查 HIV 抗体阳性即可诊断。

（3）艾滋病期的诊断标准:有流行病学史、实验室 HIV 抗体阳性,且具有下述任何一项,即可诊断为艾滋病。或者 HIV 抗体阳性,而 CD4$^+$T 淋巴细胞 <200 个/μL,也可诊断为艾滋病。

1）不明原因的持续不规则发热 38℃以上,>1 个月。

2）持续腹泻(每日排便次数多于 3 次),>1 个月。

3）6 个月之内体重减轻 10% 以上。

4）反复发作的口腔真菌感染。

5）反复发作的单纯疱疹病毒感染或带状疱疹病毒感染。

6）肺孢子菌肺炎。

7）反复发生的细菌性肺炎。

8）活动性结核或非结核分枝杆菌病。

9）深部真菌感染。

10）中枢神经系统占位性病变。

11）中青年人出现痴呆。

12）活动性巨细胞病毒感染。

13）弓形虫脑病。

14）马尔尼菲青霉病。

15）反复发生的败血症。

16）皮肤黏膜或内脏的卡波西肉瘤、淋巴瘤。

【治疗】　本病目前尚无特效疗法,常用治疗方法如下。

1. 抗 HIV 治疗　包括:①核苷类反转录酶抑制剂(NRTIs):包括齐多夫定(AZT)、拉米夫定(3TC)、阿巴卡韦(ABC)、替诺福韦(TDF)、恩曲他滨(FTC)等;②非核苷类反转录酶抑制剂(NNRTIs):奈韦拉平(NVP)、依非韦伦(EFV)、依曲韦林(ETV)等;③蛋白酶抑制剂(PIs):利托那韦(RTV)、替拉那韦(TPV)、阿扎那韦(ATV)等;④整合酶抑制剂:拉替拉韦(RAL)等;⑤融合抑制剂;⑥CCR5 抑制剂。

由于 HIV 频繁基因突变,其反转录酶、蛋白酶容易变异,临床上常联合应用多种药物高效抗反转录病毒治疗(highly active anti-retroviral therapy,HAART),又称鸡尾酒疗法。

2. **免疫调节治疗**

3. **支持与对症治疗**　输血、静脉高营养及多种维生素等。

4. **心理治疗**　常见的心理精神症状有抑郁、焦虑、睡眠障碍及偏执等。应尽早提供专业的心理关怀和情感支持,主要手段包括:①心理咨询;②小组心理治疗;③同伴教育等。

5. **HIV 感染口腔疾病的治疗。**

(1)口腔念珠菌病:局部和全身使用抗真菌药物。如制霉菌素局部涂抹,碳酸氢钠溶液含漱。氟康唑 50~100mg/次,口服,1 次/d,疗程 1~2 周。对氟康唑或其他唑类药物耐受的病人,可用两性霉素 B 混悬液 1~5mL,4 次/d,含漱后吞服,也可用伊曲康唑 200mg/d。口角炎可用咪康唑软膏涂擦。对重症病人,可增加氟康唑的剂量和延长疗程,注意对病人的肝功能进行监测。

(2)毛状白斑:若无症状,不需治疗。严重者用阿昔洛韦 2~3g/d,疗程 2~3 周。停药后易复发,可用大剂量阿昔洛韦维持治疗。还可选用更昔洛韦等。

(3)卡波西肉瘤:轻度或中度卡波西肉瘤,采用高效抗反转录病毒治疗;严重的卡波西肉瘤可进行抗反转录病毒治疗和化疗的联合应用,化疗药物包括长春新碱+博来霉素+多柔比星、博来霉素+长春新碱,或单一使用脂质体蒽环霉素(如多柔比星、柔红霉素)或紫杉醇。局部治疗包括放疗、激光、手术切除、烧灼刮除和冷冻治疗。

(4)单纯疱疹和水痘带状疱疹:口唇单纯疱疹可用阿昔洛韦 400mg,3 次/d,口服;或伐昔洛韦 500mg,2 次/d,口服,疗程 5~10 日。阿昔洛韦耐药者改用膦甲酸 20~80mg/kg 静脉滴注,分 3 次给药,直到治愈。带状疱疹可用泛昔洛韦 500mg,3 次/d,口服;或伐昔洛韦 1g,3 次/d,口服,疗程 7~10 日。

(5)HIV 相关牙周病:按常规进行牙周治疗,如局部清除牙石和菌斑,注意操作时动作宜轻柔。术后用 0.1% 氯己定溶液或医用碘伏冲洗或含漱。若病情严重,口服甲硝唑 200~300mg,4 次/d,阿莫西林/克拉维酸钾 500mg,2 次/d,疗程 7~14 日。

(6)复发性阿弗他溃疡:局部使用糖皮质激素制剂、消炎防腐含漱液。可选用沙利度胺。

(7)口干症:使用唾液分泌刺激剂如毛果芸香碱。改换引起或加重口干的药物。局部可使用含氟漱口液或凝胶以防止龋齿。

(8)乳头状瘤:可采用手术切除、激光等治疗,有复发的可能。

六、罕见病与遗传病

(一)淀粉样变性

淀粉样变性(amyloidosis)是由于淀粉样蛋白沉积在细胞外基质,造成沉积部位组织和器官损伤的一组疾病。该病可累及包括肾、心脏、肝、皮肤黏膜软组织、外周神经、肺、腺体等多种器官及组织。淀粉样变性在口腔中最常累及的部位为舌。

【病因】　淀粉样变性病因尚不明确,可能与自身免疫、炎症、感染、遗传或恶性肿瘤有一定的关系。

【临床分型】　淀粉样变性的临床分型多种多样,根据形成淀粉样原纤维的前体蛋白类型不同,主要类型包括①免疫球蛋白轻链淀粉样变性(immunoglobulin light chain amyloidosis,AL):由单克隆免疫球蛋白轻链沉积而成,主要与克隆性浆细胞异常增殖有关。此型为淀粉样变性最常见的类型。②血清淀粉样 A 蛋白淀粉样变性(amyloid A amyloidosis,AA):由炎症期产生的血清淀粉样 A 蛋白(serum amyloid A)沉积而成,主要继发于某些慢性炎症或感染,如慢性炎性关节炎、肺结核、克罗恩病、家族性地中海热等。③β_2 微球蛋白淀粉样变性(β_2-microglobulin amyloidosis,Aβ_2M):又称透析相关性淀粉样变性,长期做血液透析的肾衰竭病人血浆中 β_2 微球蛋白增高并沉积为淀粉样原纤维。④甲状腺素运载蛋白淀粉样变性(transthyretin amyloidosis,ATTR):是由甲状腺素运载蛋白沉积而成,其主要在肝脏合成,参与转运甲状腺素和维生素 A,本身并不产生淀粉样沉积,但在遗传突变时可异常增多而致病。

【临床表现】

1. **全身表现**　根据侵犯器官的不同,淀粉样变性有多种临床表现,始发症状多为疲劳和体重下降。系统性 AL 型淀粉样变性最常累及肾脏和心脏。此外,还可见肝大、直立性低血压、肠道症状、眶周紫癜等。局限性 AL 型淀粉样性变常累及气道、肺部、眶周、膀胱、胃肠道、淋巴结和皮肤。AA 型淀粉样变性最常累及肾脏,还可出现肝大及胃肠道症状,心脏及神经受累少见。Aβ₂M 型淀粉样变性主要累及关节、关节周围组织、骨,表现为关节炎、腕管综合征和骨囊肿。ATTR 型淀粉样变性主要累及心脏和外周神经系统,表现为心肌病、感觉障碍、出汗障碍或直立性低血压等。

2. 口腔表现　舌部表现是淀粉样变性早期的临床表现之一,是 AL 型淀粉样变性在头颈部区域最易累及的部位,可形成典型的进行性巨舌症(macroglossia)(图 19-6)。早期舌体尚软,活动不受限制,随淀粉样物质沉积,舌体逐渐肿大变硬、广泛而对称,舌缘见齿痕及结节状突起。晚期舌体庞大而突出口外,口唇闭合困难,舌系带增厚僵硬、失去弹性,舌体活动受限,以致影响言语、进食和吞咽,仰卧时因舌后坠发鼾声。除舌部外,还可表现为口底、牙龈、颊等部位口腔黏膜的微黄色结节或突起的白色病损;或广泛的蓝紫色疱样突起;或瘀斑、丘疹、溃疡等。双颌下区、颏下区肿大变硬,边界不清。若淀粉样变性累及唾液腺,则表现为口干症;累及脉管时,可表现为血管病变和出血等临床症状。

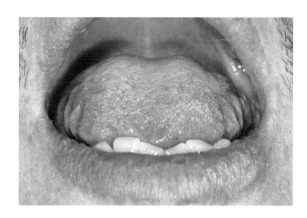

图 19-6　舌淀粉样变性

【诊断】　淀粉样变性诊断的金标准依然是组织病理检查,无定形淀粉样物质在刚果红染色时呈橙红色,在偏振光下呈特征性的"苹果绿"双折射。根据病人的病史、临床表现、辅助检查,结合组织病理学检查,可作出诊断。

【治疗】　由于大多数淀粉样变性均为系统性,因此在确定淀粉样变性分型后,常需多学科合作对病人进行全面评估,以找寻潜在的相关疾病并进行对症治疗。对于口腔内的表现,可考虑使用糖皮质激素类软膏局部涂抹或糖皮质激素药物局部封闭以缓解症状。

(二) 色素沉着息肉综合征

色素沉着息肉综合征(pigmentation polyposis syndrome),又名波伊茨-耶格综合征(Peutz-Jeghers syndrome),是一种常染色体显性遗传性疾病,其致病基因位于 19p13.3 的 *STK11*。其特征为口腔黏膜、口周皮肤等部位黑斑,同时伴有胃肠道多发性息肉,并有家族遗传性。

【临床表现】　病人常有慢性腹痛、呕吐、腹泻、贫血和黑便等症状,严重者可出现肠梗阻和肠套叠等并发症。临床症状和并发症多由胃肠道多发性息肉所致,消化道息肉多见于小肠、结肠,息肉一般为多发性,大小不等。需要注意的是,本病肠息肉有恶变倾向。

色素沉着是本病主要体征,最常出现在口唇周围和唇部,此外还可见于口腔黏膜、鼻、眼、四肢皮肤,少数在会阴部、腹壁、小肠或直肠黏膜上。色素损害呈平伏状、黑色、棕黑色、褐色,可散在或成簇分布,多为直径 1~5mm 的圆形或类圆形斑片(图 19-7)。随着年龄增长,色素沉着斑面积可增大,数目增加,色泽加深,到成年后有时黑斑变浅或消失。

【诊断】　根据口腔黏膜和口周色素沉着等临床表现,询问病史有腹痛、便血等症状和有家族史时应疑诊本病。消化道内镜检查有助于诊

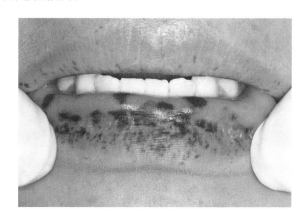

图 19-7　黏膜黑斑(色素沉着息肉综合征)

断。基因检测可帮助确诊该病。

【治疗】 对口周及口腔色素沉着,因无自觉症状且无恶变倾向,一般无须治疗。消化道息肉可行手术治疗。

思考题

1. 口腔"病灶"可以引发其他组织器官的哪些疾病?
2. 身体其他部位的感染具备哪些表现时考虑其由口腔"病灶"引起?
3. 牙周炎对全身健康有什么影响? 是哪些疾病的危险因素?
4. 伴牙周炎的糖尿病病人,牙周炎和糖尿病相互之间有何影响?
5. 哪些口腔表征指示病人可能患有系统性疾病需进行排查?
6. 维生素及微量元素的缺乏在舌部可有哪些临床表现?
7. 口腔黏膜多发黑色斑片需考虑哪些疾病?

(陈谦明)

第二十章
口腔数字化技术与临床应用

第一节　口腔数字化技术

要点：

1. 口腔医学数字化技术主要包括三维扫描技术、数字化设计与数字化制造技术等。

2. 口腔医学三维扫描技术主要包括颜面部扫描技术、牙列扫描技术、影像学扫描技术与下颌运动记录等。

3. 减材加工技术成熟，精度高，适用于多数材料，缺点是材料浪费多，并且不适合加工形态特别复杂的模型。

4. 增材加工技术节约材料，效率高，适合加工形态复杂的模型。

一、牙颌面形态数字化提取技术

（一）颜面部扫描技术

在口腔颌面部疾病的治疗过程中，口腔及颜面部的修复是极为重要的一部分。颜面部软组织的表面形态与深部的硬组织关系密切。在一些对美学要求较高的修复或手术治疗后，病人的满意度很大程度上取决于颜面部形态的改善情况。但临床上传统对于颜面部形态的分析多是通过制取印模后翻制石膏模型来获取牙颌和面部的形态数据，这对颜面部真实特征的反映还是有所欠缺。随着科技的进步，颜面部扫描技术应运而生。其利用莫尔云纹、激光扫描和三维立体摄影等原理，可以快速获取高分辨率并带有真实皮肤纹理信息的三维表面数据。在口腔修复、正颌、正畸等领域已有一定的临床和科研应用。比如，临床中可以将颜面部扫描数据和口内扫描数据以及电子面弓数据结合分析和测量，用于颌面部赝复体的设计制作、全口义齿修复后面部形貌的评议、颌面外科手术的术前设计规划以及正畸治疗疗效的评价等。

莫尔云纹是由莫尔在1970年发明的，又称为云纹影像法。其原理是利用光栅干涉获取物体的影像数据，进而由计算机进行图形分析。莫尔云纹法在牙𬌗畸形矫正疗效的评价以及颜面生长发育的研究中被广泛应用。但其缺点是灵敏度较低，对颜面部的三维重建不够直观。

激光扫描的精度则较高，三维重建的效果也更加逼真。主要依据激光三角测距原理，通过发射器将激光照射到病人颜面部并反射到摄像机中，利用几何三角测量来确定表面坐标。但是，激光具有对病人的眼睛产生潜在伤害的风险，并且对于软组织的质地不能进行很好的判断，易出现伪影。

随着计算机技术和光电技术的日益成熟，三维立体摄影测量技术得到了迅速的发展，并被广泛应用于颜面部软组织形态的测量，在诊治颌面畸形方面发挥重要作用。立体摄影技术的扫描原理是利用摄像机从多个角度摄取图像信息，再结合相关的系统进行图像的拼合。大量研究结果显示，三维立体摄影技术的准确性、可靠度和对面部形态的再现都更加精准。

（二）牙列扫描技术

1. 牙颌模型扫描技术　口腔临床中所使用的牙颌模型主要用于准确复制口内软硬组织的完整结构以及上、下颌的咬合关系。传统石膏模型是用于牙列记录、诊断设计与疗效评价等的常用手段，但其占用空间较大、易被损坏且不便于保存和复制。随着模型扫描技术的出现,对石膏模型进行三维扫描,牙颌模型信息以数字化载体的形式进行储存。

　　常用的模型扫描设备使用高清摄像头对牙颌模型进行高精度扫描。模型扫描的过程大致可分为以下几个步骤:首先将上、下颌模型分别置于托盘上进行扫描,然后将模型按照病人咬合关系摆放好,再进行咬合关系的扫描。随着扫描设备技术的进步,已经可以实现上、下颌模型的同时扫描(图 20-1)。

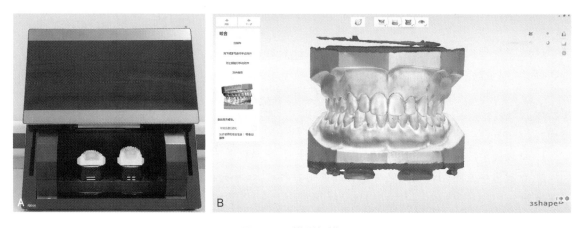

图 20-1　**模型扫描**
A. 上、下颌石膏模型同时进行扫描;B. 扫描后呈咬合状态的模型。

　　数字化模型在扫描完成后会由软件生成三维模型格式文件,可以保存到本地进行查看,也可以导入三维分析软件中进行后续的测量和分析。相较于传统的石膏模型,数字化模型更易于保存和备份。更重要的是,数字化模型带有空间坐标信息,可以将上、下颌放置于同一个三维坐标系中,有利于使用计算机进行模型的数字化测量,也便于对多个不同阶段的模型重叠后进行分析,从而直观展现疗效变化(图 20-2)。

　　此外,模型扫描软件还具备一些其他的后处理功能,比如牙冠分割、牙齿移动的设计等。也可以在软件中将锥形束 CT 中的牙冠与模型上的牙冠进行匹配,从而更直观、精确地判断牙根在基骨中的位置。

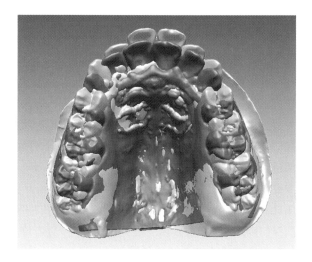

图 20-2　对治疗前(白)后(红)数字化模型进行重叠

　　2. 口内扫描技术　口内扫描技术,又称直接数字印模技术,它应用扫描头发射光源,光源经口内软硬组织反射,被接收器接收并分析,最后通过软件成像显示,实时重建出 3D 模型(图 20-3)。扫描过程一般为:在软件上输入病人信息并选择扫描类型;扫描区域隔湿;以𬌗面、舌侧、颊侧、细节补扫、上下颌咬合等顺序进行扫描。常用保存格式为 STL 和 PLY 等。

　　通过口内扫描,临床医师可以直接获取牙列三维数据,如预备后的牙体或错𬌗畸形牙列,医师可通过屏幕同步显示的扫描结果与口腔实际情况进行实时比对,及时发现扫描盲区与数据稀疏区域,进行补充扫描;相比传统制取印模和翻制石膏模型等步骤,误差更加可控。口内扫描的另一大优势是可以实现真彩色显示,获得实时真彩三维牙列模型,不仅可借助软件测量前牙美学参数和进行数字化比色,还利于医患沟通。口内扫描获取的数据还可与 CAD/CAM 系统对接,实现快速设计制作临时及最终修复体,也可用于即刻种植即刻修复技术。此外,口内扫描数据可以与锥形束 CT 数据、面部三维扫描数据整合,用于整体分析颌面部三维状况。口内扫描可有效避免传统制取印模过程中咽反射敏

NOTES

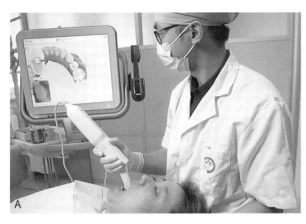
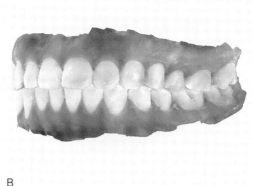

图 20-3　口内扫描
A. 口内扫描临床操作；B. 口内扫描 3D 数字化模型。

感病人的不适及病人误吸印模材的风险，有效提高病人的舒适度和诊疗安全性。同时，口内扫描无须消耗传统印模和模型材料，有益环保，便于数据的存储及查找。

口内扫描存在一定的局限性。第一，牙釉质呈半透特性，且唾液润湿下的牙釉质表面呈现高反光特点。半透性会导致测量光线的表层透射，影响最终的表面成像精度；高反光则使光学系统难以识别扫描表面自身或辅助投射的纹理特征，影响三维重建算法精度。第二，口腔空间虽然狭小，但仍然需要解决"大视场"拼接的问题——口腔狭小的操作空间，要求扫描系统设计纤细结构的扫描头，其光学系统的单视野视场往往较小，要想获得相对完整的口腔牙列、黏膜数据，需要进行大量的多视场三维数据拼接处理，而拼接次数越多，数据精度越低，这也是口内扫描技术的另一局限性。第三，口内扫描过程中，病人下颌位置会发生不自主的运动，手持动作也没有稳定的位置关系，整体相对扫描系统没有稳定的位置关系，多视场数据的拼接完全由软件算法实现，这就对单视场间的数据搭接率提出一定要求，扫描速度较难提高，且软件拼接算法的精度提高也十分有限。

（三）口腔数字化影像技术

1895 年，W.C. Roentgen 公开声明发现了 X 线，其后 2 周德国牙医 Otto Walkhoff 曝光了第一张口内 X 线片。随后，X 线影像便以各种形式出现在口腔医学的各领域。在口腔放射影像学的历史长河中，影像技术经历了许多里程碑式的进展。从最早的玻璃底片，到 20 世纪 90 年代 Trophy 公司推出的 RVG 系统，标志着数字化放射影像技术在口腔科应用的开始。从低速度和低感光度的口内胶片，到现今的全套数字化系统，病人暴露于 X 线的剂量和时间减少了一半。数字化系统也从早期的 8 位深度发展到现在的 12 位深度，甚至 16 位深度，图像的灰阶级为 4 096~65 536。数字化影像技术的发展，减轻了既往胶片中含有银和溴化碘等化学成分的显影液及固定液对环境的负担，促进了图像精度的提高，提高了病人治疗效率，同时也减少了病人所接受的辐射量。数字化技术令图像存储和检索的能力也随之提高，并能促进信息交流与共享等。

目前数字化影像技术已广泛应用于口腔牙体牙髓疾病、牙周疾病、颌面骨炎症与创伤、颞下颌关节紊乱病等多个临床领域。相比二维影像，计算机辅助断层扫描实现了三维重建，提供更多维度的影像。

光学 X-CT 成像技术作为数字化医学影像技术中的一种，主要是指借助 X 线，对人体某一部位厚度层面进行精准的扫描，然后将扫描后的结果转变成人眼可见光，经过数模转换，再次转化成数字且输入到计算机系统中，转换成数据信息资源。螺旋 CT 密度分辨率较高，可用于软组织病变诊断的缺陷，为口腔颌面颈部肿瘤、严重口腔颌面部感染与外伤、唾液腺疾病、颞下颌关节疾病等的检查提供了便利。光谱 CT，由于其独创性的立体双层探测器结构实现了能量分离，无须提前预判是否需要双能协议，可及时得到光谱序列图像，在颌面部血管瘤、头颈部外周血管病变中有着重要的临床意义。但螺旋 CT 机体积大、设备昂贵、射线辐射量大,不适于口腔颌面部检查使用。1997 年,日本学者 Arai 开发了口腔颌面部专用的 CBCT。锥形束 CT 的高空间分辨率和各向同性,避免了牙齿和骨骼结构的失真与叠加。

传统的扇形束 CT 采用扇形 X 线束连续旋转获取图像,而锥形束 CT 采用锥形 X 线束和面积探测器,只需要围绕受检者旋转 360°获取容积重建所需数据,即可重建出各向同性的三个维度上的断层影像。

目前的锥形束 CT 机多为站立位投照,由旋转部分(球管和探测器)、立柱和座椅构成,外观结构与曲面体层机类似。也有卧位投照者,由机架和扫描床构成,与螺旋 CT 机相似。探测器分为 CCD 和平板技术两种,各种机型的曝光范围、曝光时间和图像生成时间等参数有所不同。锥形束 CT 可同时显示平行于牙弓方向、垂直于牙弓方向和垂直于身体长轴方向的断层影像,可以根据临床需要显示曝光范围内任意部位和任意方向的断层影像。

与螺旋 CT 相比,锥形束 CT 具有许多优点:①锥形束 CT 的体素小,空间分辨率高,图像质量好;②锥形束 CT 机辐射剂量小,有研究表明,4 层探测器 CT 单次检查的平均皮肤剂量是 458mSv,而锥形束 CT 的平均剂量是 1.19mSv,只是多层探测器 CT 的 1/400。临床应用结果表明,锥形束 CT 适用于口腔颌面部硬组织的检查,目前多用于埋伏牙、根尖周病变、牙周疾病、颞下颌关节疾病和牙种植术的检查,曝光范围较大的机型可用于颌骨肿瘤、创伤和畸形等疾病的诊断。

磁共振成像(magnetic resonance imaging,MRI)技术是 21 世纪背景下数字化医学影像技术的一种,主要利用射频电磁波对置于磁场中的含有自旋不为零的原子核物质进行激发,发生磁共振,用感应线圈采集磁共振信号,并按一定数学方法进行处理而建立的一种数字图像。磁共振成像依据人体内氢质子分布不同而成像。对人体氢质子磁共振信号进行分析成像,不存在 X 线辐射损伤。在临床检查中,可根据需要对三维任意角度切层,通过各种角度显示病变,立体感更强,而且在同一切层可采用不同序列、不同参数扫描,更有利于对不同生物学特性的组织充分显示。由于 MRI 扫描中不同组织信号差异远大于 CT 上组织间密度差异,使许多病变更易辨认,有利于对病变早期诊断,尤其是细小病变。科技进步带来诊断工具的发展,生物医学工程联合高级计算机科学将三维影像融入治疗设计及口腔医学各方面。

(四) 其他口腔数据获取技术

1. 下颌运动描记仪(mandibular kinesiograph,MKG)　下颌运动描记仪是 20 世纪 70 年代发明的一种无接触式下颌运动轨迹描记装置,是根据磁电转换原理设计而成的。MKG 主要由固定在下颌切牙区与下颌联动的磁钢、附着在面架上的磁敏传感器和示波器等组成。磁钢作为信号源,磁敏传感器将所接收的磁场变化通过电磁转换为电信号,被显示、打印和储存。电信号经过放大和线性化,在示波器上可以显示出下颌切点在水平、矢状、冠状 3 个平面上的移动情况,即下颌运动的轨迹。MKG可以与肌电仪联机同时记录咀嚼肌电变化,但不能记录髁突的运动轨迹,髁突的运动轨迹较为复杂,需要采用专门的描记系统进行记录。

超声下颌运动描记仪由超声波电转换器、超声波发射器、超声波接收器和计算机组成。用超声波发射器作为信号源,通过夹板固定于下颌牙列,与固定于颅面部的超声波接收器布置成阵,接受超声波信号。该仪器通常显示下颌切点和左、右侧髁点在额状面、矢状面和水平面上的运动轨迹。

电子下颌运动描记的传感系统(图 20-4)记录病人静止、功能状态下髁突运动轨迹;为诊断和蜡型制作提供可靠的颌架参数及关节运动轨迹插件;非侵入性地分析与诊断颞下颌关节;集图像、问诊表、测量等多板块信息为一体的管理系统;三维虚拟颌架设置非正中殆参数,模拟病人真实下颌运动;预设点、数值、数据的分析和追踪轨迹,实现治疗前后覆盖、对比;实现颌面外科骨、软组织的模拟预测等功能。

运动面弓精确定位髁突运动铰链轴点,避免解剖式面弓统计学数值在咬合分析时造成的偏差,为精确的模型诊断分析、修复体的制作提供支持。

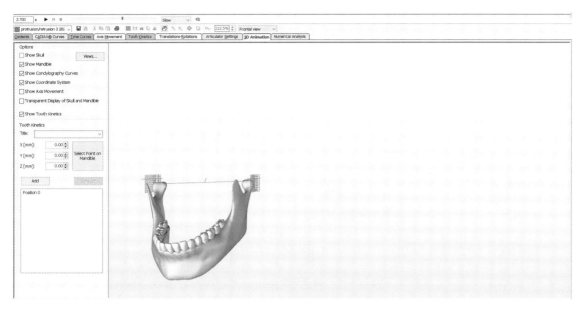

图 20-4 下颌运动记录分析系统

2. 肌电数据获取技术 肌电图是检查人体神经、肌肉系统功能的重要方法,广泛应用于神经科、骨科、耳鼻咽喉科及口腔科等,它可为临床诊断、治疗神经肌肉系统疾病提供客观的科学依据。咬合力在一定程度上反映了肌肉的功能状况。当咬合力为其最大值的 0~40% 和 60%~100% 时,咬肌和颞肌的牙尖交错位(intercuspal position,ICP)紧咬肌电幅值与相应的𬌗力呈线性关系,而且当咬合力较小时,咬肌的肌电/𬌗力比值小于颞肌。

咀嚼肌的收缩过程中伴随着肌细胞的生物电活动,肌电图检查(electromyography,EMG)可以将这种生物电记录下来,这种生物电信息称为肌电图。肌电图分析仪器由示波器、前置放大器、引导电极等组成,其主要原理是将微弱的生物电信号通过放大器放大后,通过示波器显示出来,并与计算机连接,进行数据的分析和处理。表面肌电的主要目的是检测受检电极的肌肉纤维的信号。这些信号是很多运动单元的生物电活动在一定时间和空间里的综合,因此它能够检测肌电活动的范围和持续时间(图 20-5)。表面电极只能检测邻近皮肤区域的肌肉电信号,因此一般是检测颞肌和咬合的时候使用。

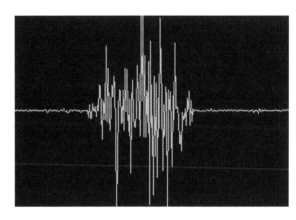

图 20-5 表面肌电信号示意图

3. 数字化咬合力分析系统 咬合的研究主要集中在咬合力和咬合接触形式这两方面。咬合接触的研究主要通过聚酯膜咬合纸、咬合蜡、硅橡胶咬合印记和咬合喷雾剂等静态咬合检查方法,以及各类咬合分析系统对咬合接触点与咬合力同时进行检测的方法(图 20-6)。

咬合分析系统主要由传感器(sensor)、连接手柄(handle)以及计算机和分析软件组成。咬合传感器膜片厚度为 60~100μm,放置在受试者咬合面。膜片上有马蹄形状的感应区,内有纵横向交叉排列的小型导线。当导线受到咬合压力的作用后会产生电流的变化,再通过控制装置传入计算机,分析软件对其进行分析后,可以实现检测咬合接触点的数量和不同部位咬合力随时间的变化情况。如图 20-6 所示,下方为整个咬合过程,横坐标为咬合时间点,纵坐标为此时间点上的咬合力度占最大力度的百分比。上方为选定的某时间点上的咬合接触情况。

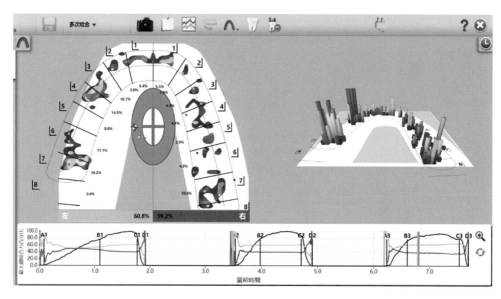

图 20-6 咬合分析系统

二、数字化设计及制造技术

(一)数字化设计技术

修复体数字化设计技术(digital design technology for prosthesis)是基于计算机辅助设计(computer-aided design,CAD)技术,对各类口腔修复体或口腔临床辅助诊疗装置的三维形态进行交互式或自动化建模的可视化设计技术。

数字化微笑设计(digital smile design,DSD)是近年来口腔美学领域的重要方向,其基于口腔的二维或三维摄影数据,利用二维图片处理软件或三维牙科设计软件,根据牙列美学原则,对牙列美学要素进行分析与虚拟设计。DSD技术的普及极大促进了口腔美学治疗的发展。

随着计算机硬件技术及三维图形学技术的飞速发展,口腔数字化设计技术已可用于口腔基底冠桥、全冠桥、可摘局部义齿、全口义齿、个性化种植基台种植导板、外科手术导板、颌面赝复体、个性化正畸托槽及矫治器等的数字化设计,正逐步替代各种口腔修复体和临床诊疗辅助装置的传统手工制作方式。实现口腔数字化设计过程的主要工具为CAD软件。

此外,将个体下颌运动特征完整体现到口腔修复体的CAD过程,也是口腔数字化设计技术的重要环节,可保证口腔功能的恢复或维持。基于智能色彩还原技术的美学区个性化颜色梯度设计以及基于数据挖掘技术获取的特定人群口腔特征参数在数字化设计过程中深入的应用,可不断提高被设计对象的个体适宜性和设计过程的自动化、智能化等,均是口腔数字化设计技术的研究内容。

口腔数字化设计软件主要包括以下三个阶段:

(1)三维扫描数据输入与预处理阶段:CAD软件对不同来源的口腔三维数据(如颜面部扫描学数据、口内扫描数据和牙颌模型扫描数据)进行融合重建,获得完整、精确的口腔数字模型。

(2)个性化修复体设计阶段:人工操作CAD软件逐步完成口腔修复体三维形态的设计和构建。

(3)数据封装与输出阶段:将修复体的组织面和功能面边界进行拼接,形成一个无缝过渡的整体,并输出为可用于数字化加工的标准格式数据。

(二)数字化制造技术

修复体数字化制造技术(digital manufacture technology for prosthesis)即应用计算机辅助制造(computer-aided manufacturing,CAM)技术加工制作口腔医学诊断模型或医疗装置(包括:口腔修复体颌面赝复体、各种手术导板、正畸矫治器等)的技术,其具有精确高效、节能环保等诸多优点。

口腔数字化制作技术主要包括切削成型技术和快速成型技术两方面。

1. 口腔修复体切削成型技术　口腔修复体切削成型技术也称为减材法加工技术（subtractive manufacturing），即应用工业铣削或磨削的加工方式，将已具一定形状的固体口腔科坯料切削消减而形成所需口腔修复体形状的数控加工技术。

减材法制作修复体通过应用数控多轴机床完成，其中"轴"代表机床切削组件可实现的自由度数（空间维度），自由度越高，灵活性越好，可加工模型的复杂程度也就越高。三轴、四轴切削设备适合批量加工倒凹面积小、形态相对规整的基底冠桥，加工精度为 $20\sim30\mu m$；五轴切削设备（图 20-7）适合加工精度要求较高、形态复杂的冠桥、种植基台等，加工精度为 $10\sim20\mu m$，可以满足加工各种口腔修复体的需要。

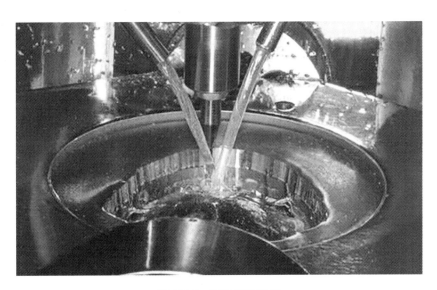

图 20-7　**五轴切削设备**
利用五轴切削设备切削活动义齿的金属支架。

口腔修复体切削成型技术可加工的口腔科材料包括口腔科金属（贵金属、非贵金属合金、纯钛）、陶瓷和复合树脂材料。

口腔修复体切削成型技术的优势在于：技术成熟、加工精度高、材料适用范围广，几乎可直接加工各种口腔常用口腔科材料，是个性化修复体制作的首选。

这种技术的不足在于：减材法加工技术对加工材料的浪费较多，导致修复体成本较高。主流 CAD/CAM 系统常采用将修复体集中拼合的饼料切削加工方式，可在最大程度上降低材料的消耗。另外，对于制作形态特别复杂的（如可摘局部义齿支架）模型，切削成型技术的加工效率较低。

2. 口腔修复体快速成型技术　口腔修复体快速成型技术是一种基于"分层制造逐层叠加"的离散堆积成型技术，又称增材法加工技术。其首先将口腔修复体三维数字模型转变为二维片层模型后连续叠加，再由计算机程序控制按顺序将口腔科材料层层堆积，最终制造出口腔修复体。

快速成型技术最显著的特点是能够在较短的时间内快速制作出相对复杂形态的模型，这种特性适合各种复杂形态口腔修复体的制作需求。随着成型材料的不断扩展，快速成型技术正逐渐成为各种口腔修复体、赝复体、手术导板制作的主流技术手段。2010 年以来，较先进的口腔科树脂及蜡材的快速成型加工精度可达到 $16\mu m$，口腔科金属快速成型加工精度可达到 $30\mu m$。

快速成型技术根据材料成型原理，用在口腔领域的工艺分为三个大类，即光固化成型、烧结成型和熔凝成型。光固化成型工艺包括立体光固化成型（stereolithography，SLA）、数字光处理（digital light processor，DLP）、感光聚合物喷射（photopolymer jetting，PPJ）；烧结成型工艺包括选择性激光熔化制造（selective laser melting，SLM）、选择性激光烧结（selective laser sintering，SLS）、电子束熔化（electron beam melting,EBM);熔凝成型工艺包括熔融沉积成型(fused deposition modeling,FDM)和多点喷射成型等。以下就 SLA 技术和 SLM 技术作详细介绍。

(1) SLA 技术:其原理是基于液态光敏树脂的光聚合特性,使用特定波长和强度的光源(激光、紫外光或可见光)分层选择性地投照液槽中的液态光敏树脂,使逐层固化堆积成形(图 20-8)。该技术主要针对复合树脂类材料的特性而研制,主要应用包括:基底冠桥蜡型、赝复体蜡型、种植导板、牙周夹板、可摘局部义齿树脂基托部分等的制作。

(2) SLM 技术:其原理是在工作台上逐层铺粉,激光束在计算机的控制下,按照分层截面轮廓信息对实心部分所在的粉末进行熔融固化,逐渐形成各层轮廓,从而堆积成实体。该技术主要针对金属及其合金材料(图 20-9)。装备有惰性气体保护仓的设备还可熔融烧结纯钛粉末,成形出致密度较高的纯钛制品,很好地解决了纯钛铸造缺陷的问题。主要用于金属(包括纯钛及钛合金)基底冠桥、可摘局部义齿支架等的制作,但其制作加工精度尚有待于进一步改进和提高。

口腔修复体快速成型技术主要应用于金属基底冠的批量制作和各种铸造熔模的三维打印方面,其最大的优势在于大批量制作的高效率和节约成型材料。近期已出现了应用三维打印直接制作全瓷冠的技术。

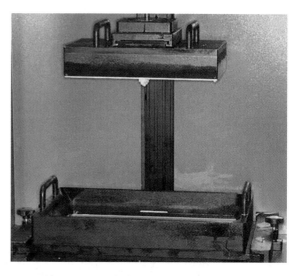

图 20-8　立体光固化成型打印设备
利用立体光固化成型打印设备打印树脂模型。

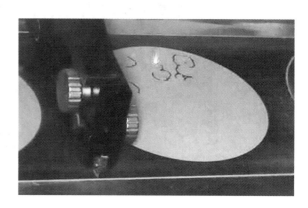

图 20-9　选择性激光制造打印设备
利用选择性激光打印设备打印正畸用金属带环。

第二节　口腔数字化技术的临床应用

要点:

1. 数字化技术在牙体牙髓病学中的应用主要基于影像学数据,可用于辅助牙体疾病的诊断,疑难根管治疗及显微根尖手术的精准定位。

2. 数字化技术在颌面外科学中主要用于规划外科手术,进行外科手术导板设计,以及导板与个性化辅助工具的数字化制作。

3. 数字化技术在修复、种植学中主要用于设计并制作各种类型的修复体,以及规划手术方案、设计并制作导板等。

4. 数字化技术在正畸学中常用于无托槽隐形矫治技术,也可用于辅助正畸的诊断分析与传统矫治技术。

一、数字化技术在牙体牙髓病学中的临床应用

(一) 在临床前训练中的应用

牙体牙髓病学作为一门实践性很强的学科,在教学中需要大量的临床前模拟训练,基于数字化技

术的 3D 触觉虚拟仿真培训系统已逐步应用于牙体牙髓学科的临床前训练,从而提升学生的临床操作水平。数字化系统可将预备的窝洞与标准数据进行精确对比,然后综合窝洞外形、深度等多个因素进行分析以提供客观的评价,对窝洞预备知识的掌握及技能训练很有帮助,在牙体牙髓教学及临床前训练中起到重要的辅助作用。

(二)在术前分析中的应用

对于邻近重要解剖结构、根尖病变复杂的病例,可利用数字化软件将锥形束 CT 数据进行可视化建模(图 20-10),对根尖病损的体积、范围定位,并对根管三维弯曲角度和根管间峡区进行充分的术前分析并评估治疗难度,针对治疗难点进行合理的治疗方案设计。

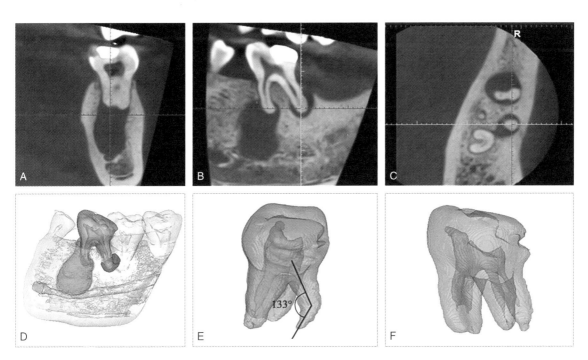

图 20-10 锥形束 CT 及三维可视化建模

A~C. CBCT 图像;D. 可视化建模,分别对病源牙、根尖病损及下牙槽神经进行重建;E. 测量根管三维弯曲角度;F. 根管间峡区。

(三)在疑难钙化根管治疗中的应用

在数字化的精准医疗时代,锥形束 CT 联合数字化虚拟治疗设计、3D 打印技术,实现了牙齿的三维可视化建模(图 20-11)。通过根管入路模拟进行导板设计(图 20-12),并 3D 打印出实物导板。术中利用导板引导方向及定位深度的优势,有助于微创地获取髓腔通路且准确地定位根管位置(图 20-13),最终实现临床疑难病例的微创治疗。

将数字化导板应用于根管治疗中仍存在一定的局限性,如经济成本较高,治疗前期准备时间较长。根管系统存在大量变异及不可确定性,特别是在钙化闭锁根管治疗中一直是临床的难点,也是大量病例失败的原因。数字化导板设计对于影像数据的精度要求极高,设计软件如何更为精确地把影像学数据还原为复杂细小的根管解剖结构,并精准地转化用于手术模拟及导板设计,仍需大量研究。

(四)在显微根尖手术中的应用

显微根尖手术通常应用于根管治疗或再治疗失败的病例以及复杂的根管解剖变异病例,是在传统根管治疗失败后利用手术方法去除病变组织、尝试保留患牙的方法。显微根尖手术需要根据患牙病变范围进行去骨开窗和根尖切除术。虽然术前 CBCT 检查可以对牙根及其与根尖周病变、周围重要解剖结构的三维关系进行初步评估,并结合牙根的解剖外形大致确定根尖的位置,但无法直接指导手术操作。临床操作中的医源性误差会导致去骨及截根偏离理想位置,可能对周围骨组织、患牙牙根

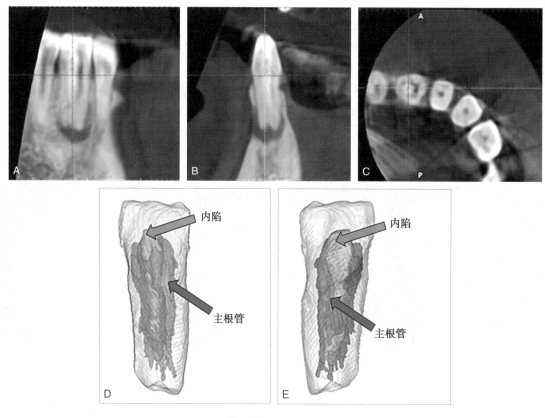

图 20-11   锥形束 CT 的三维可视化建模
A~C. CBCT 图像；D~E. 可视化建模。

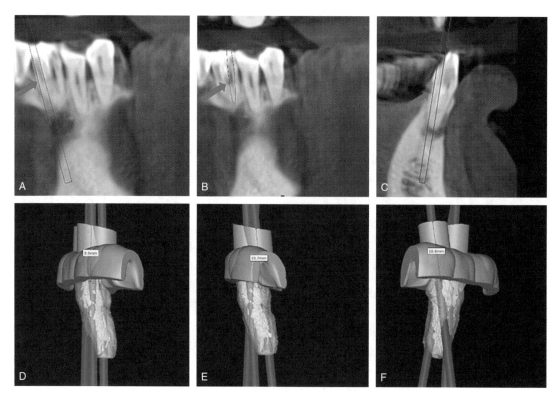

图 20-12   根管入路模拟及数字化导板设计
A~C. CBCT 图像及根管入路模拟；D~F. 牙内陷复杂根管系统入路导板设计。

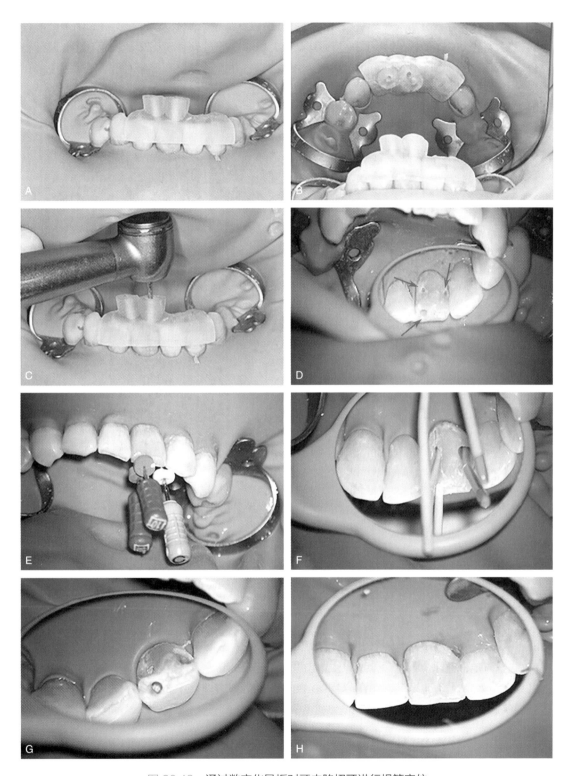

图 20-13 通过数字化导板对牙内陷切牙进行根管定位

A~B.导板就位;C.定位导板引导下微创开髓;D.开髓孔;E.三根管探查;F.试尖;G.根管充填;H.微创美学树脂充填。

和邻牙带来损伤及术后并发症,对远期预后也有着重大影响。病损的精确定位、去骨、根尖切除及实现微创操作是显微根尖手术的难点。

3D数字化打印导板可以通过导板引导定位去骨部位及深度来降低风险,避免对周围神经血管和邻牙的侵犯,甚至可以在预定的水平和角度引导根尖切除。通过软件对患牙的锥形束CT进行三维可视化建模(图20-14),模拟定位根尖区去骨及根尖切除,并设计数字化导板(图20-15),通过3D打印得到实物导板以引导术者切除根尖病变(图20-16)。数字化手术导板的精准定位使得根尖手术风险可控,降低手术的并发症,也提高了病人的满意度和舒适度。

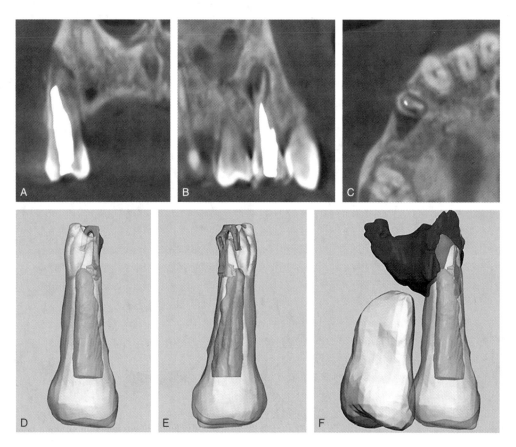

图20-14　锥形束CT的三维可视化建模
A~C. CBCT图像;D~F. 三维可视化建模。

随着动态导航技术的不断发展,也逐步应用于牙体牙髓治疗如根尖手术,导航技术允许医生在手术中灵活、及时地调整手术路径,可使临床操作更灵活、直观、精确。

以CBCT、数字化术前设计、3D打印及3D触觉虚拟仿真培训系统为代表的数字化技术,引领了牙体牙髓疾病美学、微创、精准化的诊疗之路。

二、数字化技术在口腔颌面外科学中的临床应用

(一)在颌面部外伤及肿瘤中的应用

1. 颌面部骨折的数字化辅助复位　颌面部骨块因位置突出、薄弱环节多,为骨折好发部位;且重要组织结构多,骨折复位难度较大,如颧骨骨折传统手术复位后仍存在12%~22%的错位愈合。

随着计算机辅助外科技术的广泛应用,通过计算机软件分析骨折断端的三维信息,通过可视化仿真模拟骨折复位全过程,预测手术结果,制订个性化手术方案。临床上采集病人颌面部螺旋CT数据以医学数字成像和通信(digital imaging and communication in medicine,DICOM)格式保存,将CT数据

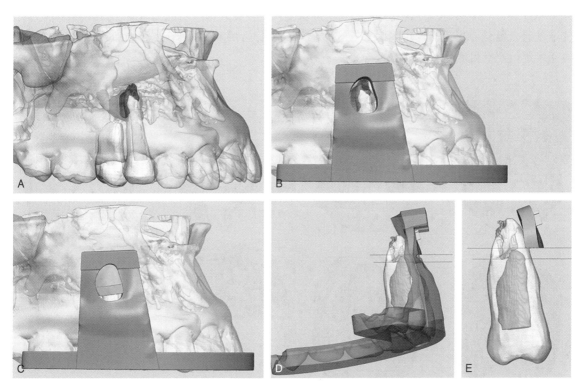

图 20-15　根尖区去骨及根尖切除定位模拟及数字化导板设计

A. 三维可视化建模；B. 导板定位去骨部位；C. 导板定位根尖切除部位；D~E. 在导板引导下根尖切除。

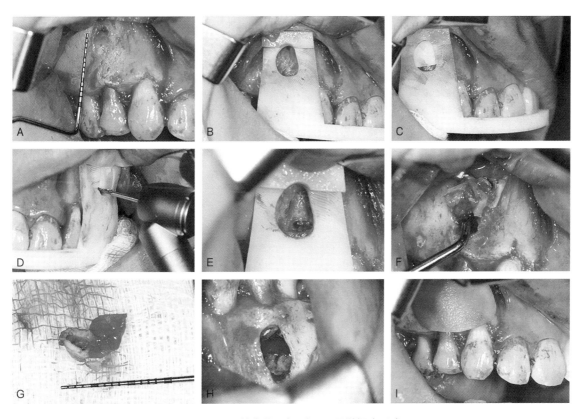

图 20-16　数字化导板引导下显微根尖手术

A. 翻瓣；B. 导板引导定位去骨部位；C. 导板引导定位根尖切除部位；D. 在导板引导下根尖切除；E. 根尖切除；F、
G. 切除的根尖部分；H. 倒充填；I. 屏障膜覆盖骨创面。

导入软件进行三维重建,模拟移动骨块,实现虚拟复位。复位效果可与健侧对照、精确调整。将设计完成的骨折复位导板进行 3D 打印,在术中根据导板将骨折块复位,用个性化钛板进行固定,可以提高手术复位效率和精度(图 20-17)。

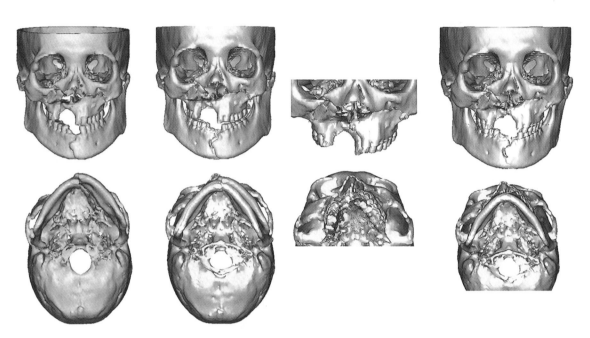

图 20-17　全面部陈旧性骨折计算机模拟复位

2. 骨缺损的数字化重建　现代颌骨缺损功能性重建的理念应做到功能性重建与外形的解剖结构间的和谐与统一。通过数字化技术设计供区截骨导板,精准控制截骨量,并可较好地保护血管蒂;将供区骨和受区骨进行比较与匹配,选择最适合用于重建的供骨移植区域;并能模拟移植骨的切取、塑形和固定,设定移植骨塑形时截开的骨段数量,截开的位置、方向和角度,并确定钛板固定的位置。供区截骨导板可移植骨塑形导板和复位导板可节约弯制钛板的时间,减少术中出血和缩短移植骨离体时间,增加手术成功率,降低术中感染发生率,同时为后期牙列缺损修复创造良好的条件。

临床医师可通过数字化外科技术设计截骨线,保护重要的组织结构,在临床操作时减少并发症的发生。数字化外科技术可将健侧颌骨镜像重建于患侧,模拟术后效果;同时,应用 3D 打印技术打印出术前及镜像重建模型,方便临床医师在医患交流过程中更形象、具体地展示手术过程及效果,减轻病人的心理负担。

（二）在正颌外科中的应用

牙颌面畸形(dentomaxillofacial deformity)是指因颌骨发育异常,上、下颌骨与颅面其他骨骼之间的位置关系异常和随之伴发的口颌系统功能异常。牙颌面畸形不仅严重影响病人的容貌美观,还会造成不同程度的口颌系统功能障碍,对病人的身心健康、生活质量造成严重的影响。

数字化正颌外科是将病人的颅颌面 CT、颜面部三维扫描、牙列模型扫描等数字化影像资料进行三维重建、匹配等处理,形成与实际颅颌面等大的数字化设计模型,并在此基础上进行一系列测量、诊断、虚拟设计、导板制作和术后效果评价等过程的技术。

计算机通过相关软件系统对颅颌面骨进行虚拟切割和移动,使各种截骨术在计算机三维图像中得以模拟实施,不仅有助于医师制订合理的手术方案,进行虚拟的手术演练,也能为病人提供手术效果的预测,实现个体化的精准医疗。

1. 三维模态数据的转换与融合　三维重建技术是在 CT 成像的基础上,利用计算机技术将其转化为模拟数据输出为三维立体图像的技术,从而准确地显示解剖结构与病变的空间位置、大小、几何形状以及与周围组织结构的空间关系。三维重建包括阈值分割以及不同模态数据的融合。阈值分割就是将一定 CT 值范围内的 CT 数据转变为三维模型。由于 CBCT 扫描只能重建出牙颌面骨组织形态及无颜色和纹理的面部形态,因此需要借助光学扫描仪获取牙列表面及面部软组织的细微结构。基于点、面或体素的配准,将不同模态数据融合形成虚拟头模,以便于后续的分析测量。

2. 数字化三维颅颌面重建测量系统的建立　计算机辅助的三维设计技术是以数字化颅颌面三维模型为基础,全面考虑颅颌面软硬组织的大小、位置、方向、形状、对称性、整体性等,对点、基准线、基准面及其角度、距离、比例关系等进行三维测量,将测量数据与正常人群的二维和三维测量数据进行比对分析,得出诊断和结论,确定骨块三维方向上的最佳移动距离、截骨长度、骨段重叠情况等。计算机辅助的三维设计技术定点准确,可重复性高,能更加直观地显现颌骨在三维空间的位置、大小、形态、结构异常及其相对运动,并能模拟术后面部三维形态效果,有利于医患双方沟通。

3. 数字化𬌗板和截骨导板　𬌗板在术中引导骨块按术前设计的方向与距离移动,协助医师在术中将切开的牙-骨块正确就位,并能在术后建立正确、稳定的咬合关系(图 20-18)。数字化𬌗板避免了基于𬌗架和面弓转移系统产生的潜在误差,相较于传统𬌗板制作更为高效、精确。其过程涉及 CT 重建三维头模和牙列模型匹配,形成增强虚拟头颅模型;然后对增强虚拟头颅模型行模拟正颌手术以获得良好的咬合关系,在此基础上设计中间𬌗板及终末𬌗板以 STL 文件导出,并传送给快速成型系统制作出精确的𬌗板。截骨导板用于指导截骨和钉孔的制备,其制作过程与之相类似,也是通过三维重建以及模拟结合快速成型技术制作出导板(图 20-19)。截骨导板指导手术医师按术前设计在术中进行截骨,同时还能指导钉孔的制备以制作骨性标志点。

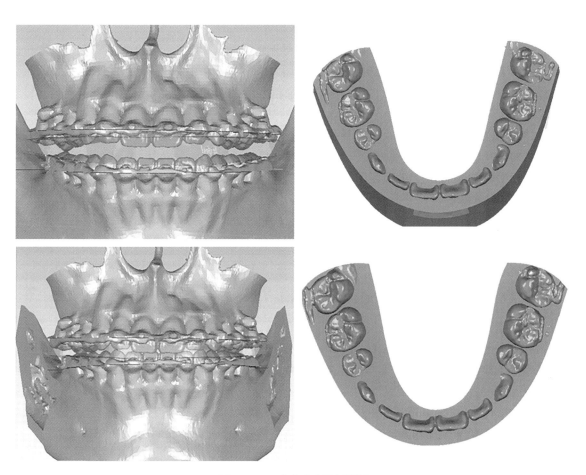

图 20-18　术中咬合导板设计

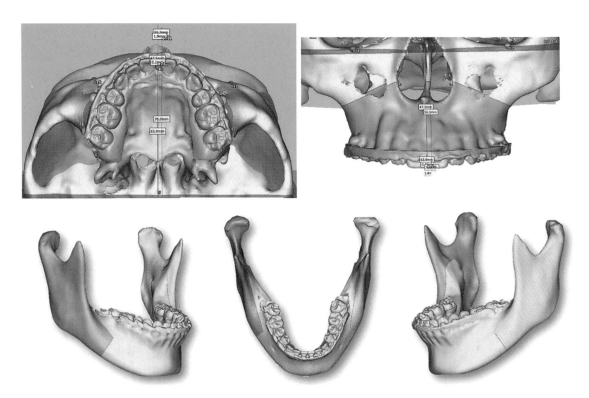

图 20-19　数字化模拟正颌手术及上下颌截骨线设计

（三）术中导航系统

目前,导航系统主要分为光学导航系统和电磁导航系统。光学导航系统较为常用,其精确度高,误差一般小于 0.4mm。通过导航系统将设计方案用于引导实际手术中骨块移动的定位,可使上、下颌骨骨段准确移动至术前的设计位置,使手术操作更加精准,手术效果更加接近设计方案的美学效果。

（四）个体化钛板

个体化定位可有效发挥上颌骨定位导板和固定钛板的作用,有效避免了由于下颌骨旋转等不稳定性造成的误差,也大大简化了手术步骤。手术医师可以通过调整骨块空间位置,将骨块上已制备的钉孔与钛板中相应的钉道进行对位匹配,完成骨块的空间定位。

（五）个体化牵张器

通过三维重建预测牵张后颌骨三维形态的改变,确定放置牵张器的最佳位置和方向,并以此为基础预先制作适合个体化的牵张器,使之贴合骨面并且牵张方向符合需要达到的位置,大大缩减术中调整牵张器的时间,并且可取得令人满意的手术效果。

三、数字化技术在口腔修复学中的临床应用

（一）固定义齿数字化设计

冠桥数字化设计（digital design for crown and bridge）是指用口腔修复 CAD 软件虚拟设计基底冠、固定桥基底支架和全冠桥的组织面与功能面的技术。其在口腔数字化设计技术中最早实现,应用也最为广泛。

目前的冠桥设计软件功能从早期的基底冠、全冠、三单位固定桥,逐渐发展到连续全冠、多单位固定桥、固定活动联合修复体的固定部分以及种植体支持式冠桥等复杂形态的冠桥设计,以满足临床各类冠桥修复的需求。

常规冠桥数字化设计的工作原理和流程如下:

1. **数据输入**　将预备体石膏代型、近远中邻牙和对颌牙（或咬合记录）的三维扫描数据（或口内直接扫描数据）输入 CAD 软件,获得完整、精确的冠桥修复工作区的数字化模型（图 20-20）。

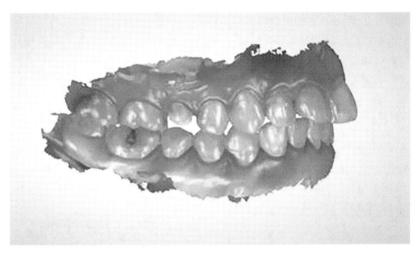

图 20-20 工作区域数字化模型

2. 提取边缘线 边缘线提取是冠桥修复体数字化设计中比较关键的步骤,直接决定着修复体的边缘密合度。常见 CAD 软件一般采用半自动提取方式,表现为颈缘线自动"吸附"于肩台外缘线的效果,辅以人工局部调整(图 20-21)。

3. 设计组织面 即冠桥修复体的内表面,软件自动截取颈缘线内部的预备体表面,计算得到就位道方向,设置填倒凹参数、粘接剂厚度等,精确控制最小倒凹面积、倒凹去除比例及预备体不同部位的粘接剂厚度。该步骤中涉及的关键参数也支持人工设置。

4. 设计功能面 即冠桥修复体的外表面,均厚式基底冠功能面通常用数据偏置算法将组织面均匀增厚后获得;全冠功能面通常采用数据库法,先调用数据库中对应牙位的标准全冠模型(图 20-22),再手动完成标准冠定位、形态调整、咬合/邻接关系调整等步骤,这些步骤最能够体现个性化设计的特点。

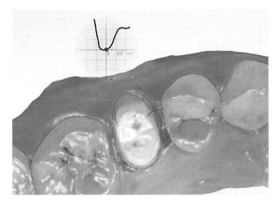

图 20-21 提取全冠边缘线

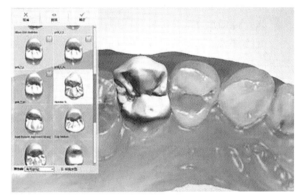

图 20-22 标准数据库中全冠模型

标准冠数据库是冠桥 CAD 过程的重要支撑条件。设计软件通常提供多套标准冠数据库,体现不同种族、年龄、性别的天然牙冠部三维形貌特征,各种整体、局部变形调整功能可模仿技师雕牙的过程,对标准冠模型进行个性化调改,并可量化检测咬合、邻接关系情况,辅助操作者精细调改。

5. 数据封装与输出 将生成的修复体组织面与设计完成的功能面的边界进行拼接,形成一个无缝过渡、曲率连续的整体表面,并输出为可用于数字化加工的标准格式数据(如 STL、PLY 等)(图 20-23)。桥体的设计通常采用数据库法。连接体通常自动设计完成,但需要操作者根据修复材料的机械强度等要求,对其截面形态进行个性化调整和确认。

（二）可摘局部义齿支架数字化设计

可摘局部义齿支架数字化设计（digital design for removable partial denture frame）即应用CAD技术，半自动交互式完成可摘局部义齿支架设计的过程。

常规可摘局部义齿支架数字化设计的原则和流程如下：

1. 通过各种口腔三维数据获取技术获得缺损牙列、牙槽嵴、相邻软组织以及对颌牙列的三维表面形态数据。

2. 借助专业CAD软件的设计功能，分别创建可摘局部义齿支架的各功能组件。

3. 最终合并为完整的支架三维数字模型（图20-24）。

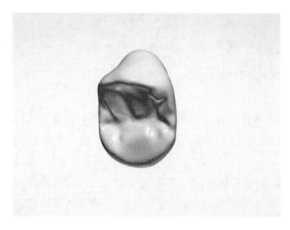

图 20-23　输出可加工的数据

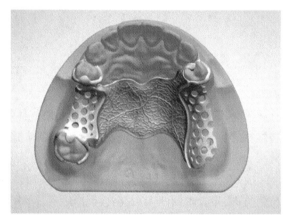

图 20-24　支架三维数字模型

针对可摘局部义齿支架的CAD，现有技术大多采用将支架结构拆解成各功能组件分别设计的方式进行，具体包括：𬌗支托、卡环、舌杆、网状结构、大连接体（如腭板）等，最后设计小连接体将各组件连接起来，完成可摘局部义齿支架数字模型的设计。对于支架各功能组件的设计，现有CAD技术大多采用在三维扫描的牙列模型上选取或勾勒组件的组织面形态，并按照口腔临床要求的各组件功能参数及其截面形态，生成磨光面形态的方式实现。全部设计流程以采用人机交互方式实现为主。

可摘局部义齿支架的数字化设计存在以下技术难点：支架结构复杂、组件繁多；各组件形态的数字化提炼与表达较困难；支架形式多样，自动化设计程度相对较低。

（三）全口义齿数字化设计

全口义齿数字化设计（digital design for complete denture）即采用CAD技术进行全口义齿人工牙列、基托三维设计的技术。

全口义齿数字化软件相对复杂。其基本工作原理和流程如下：

1. 通过扫描获取正中关系位无牙颌牙槽嵴及相邻软硬组织、蜡𬌗堤三维数字模型。

2. 利用CAD软件绘制创建人工牙列、平衡𬌗、基托组织面和功能面的解剖标志点、线、面。

3. 依据全口义齿平衡𬌗原则，基于扫描获得的颌位关系，采用数据库法创建人工牙列，人工设计个性化适宜的咬合接触关系和前牙丰满度、咬合关系的调整，最终实现全口义齿平衡𬌗。

4. 设计牙龈基托磨光面外形，与人工牙列之间形成自然过渡。提取基托边缘线内侧的模型数据作为基托组织面。设计适合的基托厚度、伸展范围、基托边缘外形以及腭皱襞形态等，完成全口义齿基托设计。

5. 数据封装，输出STL或PLY格式数据，用于人工牙列和基托的数控加工（图20-25）。

（四）颌面赝复体仿真设计

仿真设计是颌面赝复体CAD/CAM技术中最关键的环节。对于未跨过中线的缺损，尤其是耳、眶等器官缺损，最佳的方法是镜像翻转健侧器官数据来设计赝复体。通过这一技术可较容易地获得赝

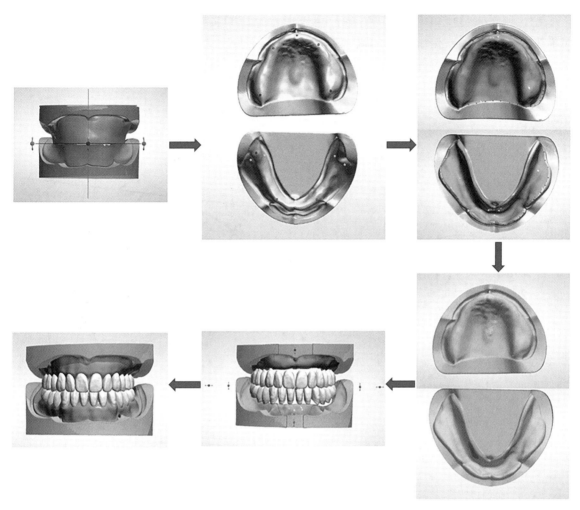

图 20-25　全口义齿的数字化设计流程

复体的解剖形态,对称性好,解决了传统工艺中对绘画雕刻技能与美学素养的要求,大幅度地降低了赝复体制作的工作难度和强度,很好地保证了最终的修复效果。对于跨越中线的缺损,尤其是全鼻缺损,无健康组织作参考。此时可从颜面器官三维正常形态数据库中初选外观形态相似的鼻作为基础,再按病人的实际情况进行精确匹配和修饰,即刻完成精准的外观恢复。

四、数字化技术在口腔正畸学中的临床应用

(一)数字资料诊断分析

1. 头影测量　头颅侧位片(lateral cephalometric radiograph)是正畸临床中最具有代表性的诊断资料之一,通过垂直于头颅正中矢状面进行的 X 线投照,分析正常及错𬌗畸形病人的牙、颌、面形态结构,研究颅面生长发育及记录矫治前后牙、颌、面形态结构的变化。标准头颅侧位片必须在头颅定位仪的定位下拍摄,左、右耳塞和眶点指针构成一个恒定的平面,每次拍摄头位不变,保证不同侧位片的可比性。头影测量指对头颅侧位片中牙、颌、面软硬组织结构进行标志点的定点和结构形态的描记,对其角度、线距、位置关系进行测量和分析,从而确定错𬌗畸形的类型和程度,为正畸诊断和治疗目标的确定提供依据。

传统头影测量利用硫酸纸、醋酸纸等透明纸张对传统胶片中的解剖结构进行手工描记。随着头颅侧位片的数字化,头影测量也发展为将图片格式的数字化头颅侧位片导入相应软件中进行定点和描记(图 20-26)。数字化头影测量利用计算机软件实现标志点的标记,自动生成曲线描绘出相应的解剖结构,并连接相应的标志点形成参考平面和测量平面。

另外,评价正畸过程中软硬组织的变化主要依靠术前、术后头颅侧位片的重叠来实现。传统的手工描记需要将分别绘有治疗前后牙、颌、面结构的透明纸张按相对应的解剖结构进行手工叠放,以此观察目标结构治疗前后的变化。在数字化头影测量中,利用软件自动连接的参考平面、测量平面和标志点可以进行不同头颅侧位片之间的重叠(图 20-27)。

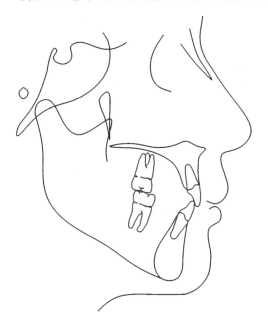

图 20-26　软件中头影测量结构描记

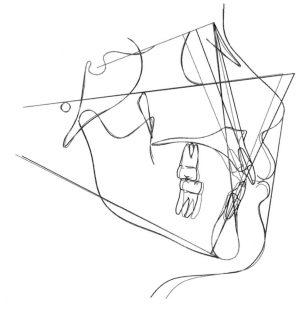

图 20-27　治疗前后头影测量重叠

将一名病人治疗前后侧位片利用头影测量软件描记后进行重叠(以前颅底为重叠参考平面,黑色代表治疗前,绿色代表治疗后)。

2. 气道分析　上气道结构较复杂,由骨、软骨、软组织等结构包绕,为不规则的管腔结构,与呼吸、吞咽和发声功能密切相关。上气道狭窄或阻塞会对颅颌面的生长发育造成影响。气道阻塞的诱发因素有很多,包括腺样体、扁桃体肥大,慢性、过敏性鼻炎,周围环境的刺激,先天性鼻畸形,鼻创伤,息肉和肿瘤等。

上气道狭窄是阻塞型睡眠呼吸暂停低通气综合征(OSAHS)的主要病因之一。病人夜间睡眠时由于上气道阻塞造成呼吸暂停和通气不足,表现为白天嗜睡、认知障碍和身心健康受损,甚至可并发心律失常、高血压、心脑血管意外、糖代谢异常与肾功能损害等全身并发症。

临床上主要通过测量气道明确其阻塞的严重程度。其方法是在 X 线头颅侧位片确定软、硬组织标志点,描绘并测量二维线距和角度,对这些测量值进行量化、比较和分析。我国学者最早对气道进行了研究,其明确了测量指标,临床较为常用。主要的测量项目包括 13 个标志点:蝶枕点 Ho、PNS 点、咽顶点 R、颅底点 Ba、腭垂尖点 U、上咽壁前点 UPW、SPP 点、SPPW 点、中咽壁点 MPW、TPPW 点、TB 点、会厌谷点 V、下咽壁点 LPW;4 段线距:鼻咽段(PNS-R,PNS-UPW),腭咽段(SPP-SPPW,U-MPW),舌咽段(TB-TPPW),喉咽段(V-LPW)(图 20-28)。

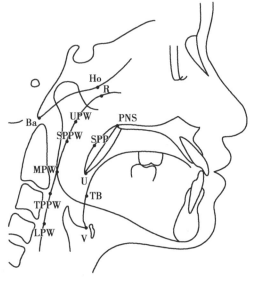

图 20-28　气道标记点定位

目前许多软件能通过锥形束 CT 数据对气道进行三维重建和测量。气道三维测量的主要项目包括：气道总体积测量及鼻咽、腭咽、舌咽、喉咽各段体积，腭咽、舌咽、喉咽各段最小截面积。在正中矢状面上，测量上气道总高度及鼻咽、腭咽、舌咽、喉咽各段高度。在轴面上，测量 PNS 平面、UT 平面、TE 平面的截面面积。测量各截面前后径宽度（AP）及左右径宽度（LAT），计算两者比值（R=LAT/AP）（图 20-29）。

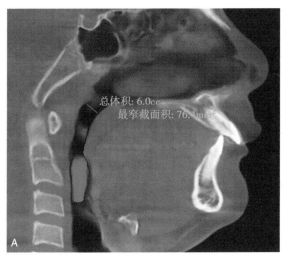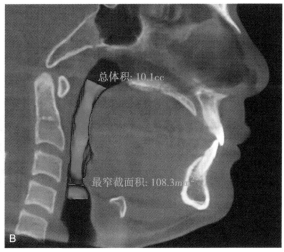

图 20-29　气道三维测量
A. 治疗前气道狭窄；B. 治疗后气道变宽，总体积增加。

3. 体素重叠（voxel-based superimposition）　传统的头颅侧位片由于两侧结构的放大率不同，手工标志点定位和结构描记存在误差。近年来三维影像技术的发展，一定程度上克服了放大率不同的问题，对标志点定位、手工描记的要求降低，为正畸软硬组织结构变化的测量提供了更准确的信息。

体素重叠指两个三维影像数据中体积元素的重叠，通过对其中一个影像数据的旋转、平移，使两个影像数据中对应体素灰度的交互信息达到最佳匹配，可用于比较正畸治疗前后牙、颌、面结构的治疗变化。该过程依靠软件自动进行，减小了测量者误差。

根据重叠部位的不同，体素重叠也可分为全局（global）重叠和区域（regional）重叠。区域重叠常用于评价治疗不同结构的治疗前后变化，如前颅底区域的重叠可以评价上、下颌骨位置的变化，上、下颌结构的重叠可以体现上、下颌骨自身的形态变化或上、下颌牙列的位置变化。

根据测量者的参与程度，也可分为全自动重叠和交互式重叠，在正畸治疗中，通常选择交互式重叠。一种常用的方法是，先由测量者在治疗前后锥形束 CT 重建的骨表面上选取治疗过程中变化较小的数个标志点（如颅部骨缝或孔道结构等）进行点重叠，在下一步中选择所需的重叠区域后，由软件自动计算进行体素重叠（图 20-30）。

（二）无托槽隐形矫治技术

无托槽隐形矫治技术是应用 CAD/CAM 技术生成透明的弹性塑料活动矫治器来矫治各类错𬌗畸形的一项矫治技术。每副矫治器通过 0.2~0.3mm 的位移差产生弹性形变，将力量施加于牙面使牙齿移动，病人每 1~2 周按顺序更换矫治器以达到矫治目标（图 20-31）。

临床操作及设计要点：①病人数字化牙颌模型采集；②加工中心对数据进行分析，并根据医师的设计要求，设计附件、牙齿移动顺序及每步移动的距离（图 20-32）；③打印每步的牙列模型，使用成品塑料膜片压膜生产隐形矫治器；④医师临床粘结附件或进行必要的邻面去釉，病人按顺序佩戴矫治器。

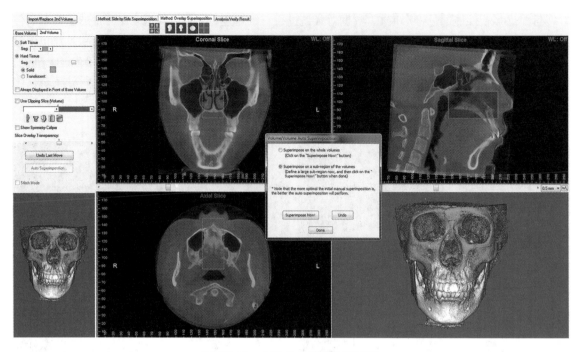

图 20-30   在软件中进行体素重叠

对同一病人治疗前后锥形束 CT 以上颌结构为参考进行的体素重叠(白色代表治疗前三维重建影像,红色代表治疗后三维重建影像)。

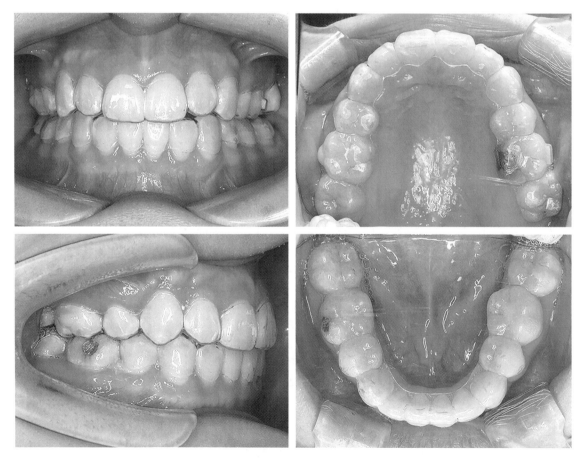

图 20-31   佩戴隐形矫治器口内照

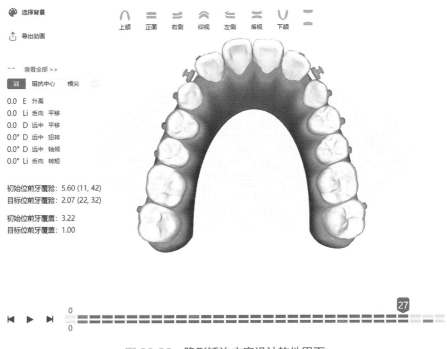

图 20-32　隐形矫治方案设计软件界面

五、数字化技术在口腔种植学中的临床应用

随着数字化技术的不断发展和精准外科理念的深入,数字化口腔医学已经成为当前口腔种植治疗的发展趋势。数字化软件、硬件的广泛使用,有效改善了传统诊疗模式的局限性,具有临床操作高效、病人体验舒适、便于医生、病人和技术人员沟通、利于数据存储等优点。

(一)数字化口腔种植外科

数字化口腔种植外科的意义在于利用数字化方案和手术流程,结合病人口腔和颌面部情况,实现种植体的精准植入,达到以修复为导向的外科治疗目的。数字化口腔种植外科主要包括数字化种植方案设计和引导手术实施两部分。根据手术时引导方式的不同,可大致分为静态引导和动态引导两大类。静态引导主要指数字化导板辅助种植手术,动态引导则是指实时导航辅助种植手术。

1. 数字化口腔种植方案设计　数字化口腔种植方案设计时,需要获取准确的软硬组织信息和未来修复体信息,在计算机软件中拟合,并对种植体植入位置、方向、深度等进行术前设计,确定“以修复为导向”的种植体植入方案。

(1)硬组织数字化信息获取:通常采用 CBCT 获得病人的硬组织信息,并转化为 DICOM 格式数据。相比传统螺旋 CT,CBCT 具有放射线暴露剂量低、硬组织信息量大、重建速度快、易于进行口腔种植诊疗设计等优势,临床医师得以在术前全面评估病人局部临床条件,进行种植手术方案设计。

(2)软组织数字化信息获取:通过口内扫描或颅颌面扫描设备,记录病人口腔内部或面部信息。通过特定软件,将病人口内扫描数据与 CBCT 的 DICOM 数据匹配和拟合,建立可视化三维模型,从而获得完整的软硬组织信息。临床医师和技师可利用该数据模拟未来修复体形态和位置,提高与病人的沟通效率。

(3)双扫描技术(double scanning procedure):指两次 CT 扫描技术,常用于口内余留牙较少或者无牙颌病人,预先制作带有未来修复体和放射线阻射标记的放射导板。第一次扫描,让病人戴放射导板进行 CBCT 扫描,获得病人口腔硬组织信息及放射线模板阻射性标记物信息;第二次扫描只扫描放射导板,获得义齿信息;将两次扫描的信息通过放射标记物配准重叠,即得到兼具修复体信息和病人软硬组织的全信息模型。

（4）种植手术方案设计：利用口腔种植设计软件进行手术方案设计，模拟手术情况，虚拟选择、放置种植体，检查种植体的植入方向、种植体和未来修复体之间的关系，以及种植体与对颌牙和邻牙的关系；种植方案确定后，将缺牙区拟植入种植体的位置、数量、植入方向、角度和深度等信息参数最终转化为 STL 格式文件，用于数字化导板制作或导航方案设计。

2. 数字化导板辅助种植手术　口腔种植数字化外科导板（图 20-33，图 20-34），又称口腔种植数字化导向模板，是将种植体植入方案精确转移至病人口内的个性化手术辅助配件。随着数字化信息技术的不断发展和 CBCT 及快速成型技术的不断进步，数字化种植技术得以迅速发展，种植外科导板的数字化设计加工技术发展尤为迅速。

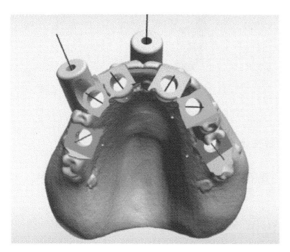

图 20-33　上颌种植导板设计结果

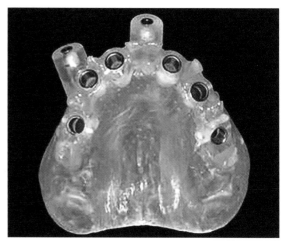

图 20-34　导板打印后放入导环

导板需要与专用的引导系统配套使用。引导工具中包括固定钉与螺丝刀、固定钉钻、定位钻、扩孔钻、牙龈环切钻、压板等。其分为通用型和专用型两种，通用工具适用于所有种植系统，专用导板工具适用于特定品牌的种植体。

3. 实时导航辅助种植手术　口腔种植外科数字化导航技术（图 20-35）是指应用手术影像导航系统，在手术过程中实时显示种植体备洞及植入的位置、方向，为术者实时提供可视化信息，动态引导种植手术进行。病人种植手术区中任何一点均可以三维坐

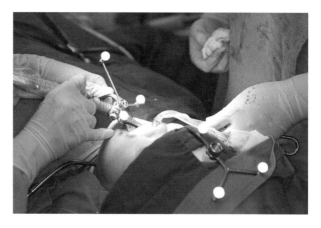

图 20-35　种植手术导航

标 X-Y-Z 轴上的点表示，在计算机软件中的病人三维图像上以对应的坐标点来表示。术前通过匹配术区的标记点和工作站三维影像上的标记点，将术中的手术空间和工作站图像空间配准并进行模拟手术的设计。在手术中，由固定于病人端的信号发射装置追踪手术器械的位置；信号接收端实时接收病人和手术器械跟踪装置的信号，在计算机显示屏显示手术器械尖端所在位置及路径，实现实时跟踪及周围解剖结构可视化，便于及时调整种植洞型制备的方向、位置、深度等，为术者进行实时导航。

4. 口腔种植手术机器人　导板和导航等数字化技术使得种植手术的精度得以提升。近年来，手术机器人在精细化、智能化、自主化方面上取得了令人瞩目的发展和成就。基于此，我国已成功自主研发口腔种植手术机器人。机器人手术系统能以种植方案设计为基础，在医师监控下根据指令自主

完成口腔种植体植入手术的大部分操作,并可根据视觉信息反馈对手术操作精度进行判断,实时发出指令进行调整,以保证获得精准植入的手术效果。借助机器人,可以让手术流程标准化、精度可视化、操作智能化。病人在术前通过佩戴标志物进行 CBCT 扫描,机器人软件会自动完成口腔内牙齿、牙槽骨、神经管、上颌窦等结构的三维重建,便于医生参考并制订种植方案。随后,光学跟踪定位仪通过口内标志物上的磁珠,实时捕捉机械臂和病人位置,快速精准识别病人微小位移,并将机械臂实时校准至正确预备位置。最后,医生按照机器人限定的方向和位置,推进末端工具,从而完成种植窝洞的预备和种植体的植入。

（二）数字化口腔种植修复

1. 椅旁数字化种植修复　椅旁数字化种植修复是指种植手术后,利用口内扫描技术直接获取含有种植体三维位置的数字化模型,在设计软件中虚拟设计种植修复体,并在椅旁加工设备中进行加工制作种植修复体的过程。

应用于种植修复的椅旁数字化系统一般由三部分构成。第一部分:口内数据获取单元。通过口内扫描的方法获取包含种植体三维位置、邻牙、咬合等信息的数字化印模（digital impression）。第二部分:软件设计单元。利用椅旁的计算机设计软件,在虚拟的数字化模型上设计种植修复体,并生成用来加工修复体的工程文件。第三部分:研磨加工单元。使用选定椅旁可切削材料,由计算机控制椅旁切削设备研磨加工修复体。

2. 种植修复体的数字化设计制作

（1）个性化基台的数字化设计制作:通过常规印模方法制取印模,灌制模型。采用数字化技术扫描石膏模型,获得种植体位置与邻牙及对颌牙关系的数字化信息,然后通过计算机软件对基台进行可视化设计,设计完成后将个性化基台设计数据传输到加工设备进行加工制作,最终得到计算机辅助加工的个性化基台。个性化基台的制作材料目前为:钛金属或二氧化锆材料。在个性化基台加工完成后,可继续采用数字化方法或传统方法制作基台上部的修复体,最终完成种植修复。

（2）种植体支持式固定修复体的设计制作:在种植体支持的固定修复方式当中,主要包括单冠、联冠、桥、整体修复等方式。固定修复体刚性支架的加工精度要求远高于单冠的加工制作。由于对种植体上部结构被动就位的要求,在进行数字化设计之前的印模制取、模型灌制等步骤保证较高精度,如修复体设计需多个种植体相联,则需在数字化设计之前获得种植体转移装置或基台之间刚性连接的印模和模型。而数字化加工的优势则在于相对于传统铸造方法在失蜡铸造、激光焊接、电火花蚀刻等过程加工步骤而言,CAD/CAM 系统切削制作种植固定桥,精确高效、便捷,加工精度优于传统方法,尤其对于全牙弓固定修复支架的加工,数字化设计加工方式可获得理想、可重复的加工精度。

六、数字化技术在口腔健康管理中的应用

截至 2017 年,全球有 35 亿人受到口腔疾病的影响,其中龋病最为常见,重度牙周病是缺牙的主要原因,口腔癌位列全世界 15 种最常见的癌症之一。口腔疾病与心血管疾病、糖尿病等慢性非传染性疾病密切相关,在整个生命过程中极大地影响健康、福祉和生活质量。

5G、人工智能、大数据、物联网等数字化技术作为口腔健康管理不可或缺的重要支撑,能够实现从疾病的治疗到三级预防,精准随访推送,从个体预防到人群防治,促进实现更好的全生命周期、全人群口腔健康,以及减轻非传染性疾病的负担。

数字化技术在口腔健康管理中的应用主要包括 4 方面:

1. 口腔健康素养　提高个人和社区人群的口腔健康素养,以及决策者、媒体和民间社会组织对口腔健康重要性的认知和宣传。

2. 口腔业务培训　使用数字化技术开展线上学习,以提高全体卫生专业人员的知识和技能,并提高专业人员预防为主的认识。

3. 口腔疾病早期检测　通过远程诊断系统采集和传输早期检测潜在的信息,以提高早发现、早诊断、早治疗的能力。

4. 口腔健康监测　数字化技术有助于口腔健康监测、随访、流行病学数据收集,更好地提供口腔健康服务。

口腔医学应主动对接数字化转型发展战略,不断创新健康管理模式。应用举例如下。

（一）数字化口腔健康档案

1. 建立口腔健康普查数据库　通过收集人群口腔健康检查数据,录入数据库,结合问卷调查数据,根据检查结果自动生成每个学生单独的口腔健康检查报告。

2. 建立高危人群干预模块　通过大数据高危人群预测模型,并运用信息化筛检技术,开展不同口腔疾病的危险因素筛查,为高危人群后期口腔疾病的发生发展风险预测提供科学依据;重点对高危人群采取口腔疾病的早期干预措施,开展口腔健康的个性化、精细化管理。

3. 建立口腔健康数据分析模块　根据循证医学的不断更新,形成口腔预防干预决策支持数据库,系统自动根据个人的口腔健康数据,从决策库中挑选适合的干预方案为医师提出建议、推送口腔健康科普信息,以达到个性化、精细化的口腔健康管理。

4. 口腔公共卫生管理信息　通过口腔健康大数据管理平台的数据与口腔检查治疗结果的比对,可以运用信息化的手段对口腔公共卫生工作进行更加科学的质控管理。

（二）从数字化健康档案到电子病历

将居民的健康档案与临床的电子病历连接起来,全程连续。

通过与线上平台对接,实现与学生及家庭全身健康数据的互联互通;可以结合口腔健康筛查系统,向家长及时反馈学生口腔健康状况,提供个性化诊疗建议;并通过整合手机 APP 的就诊预约、检查报告查询、医疗记录查询等功能,集"早发现,早诊断,早预约,早治疗"于一体,及时精准推送口腔健康相关的科普文章,建立全程化、精细化的口腔健康管理模式(图 20-36)。

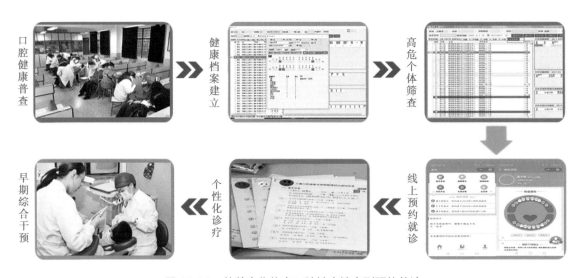

图 20-36　从数字化儿童口腔健康档案到预约就诊

（三）数字化技术在口腔医疗服务场景中的应用

运用信息化技术开展口腔公共卫生数据的收集、录入、存储、归类、统计、报告、联通、预警、推送等工作,逐渐形成了数据的收集规范,建设完整的健康信息库和数据管理平台,打通从早期检查、早期预防到早期治疗的完整链条,打通口腔健康的各项数据,避免形成信息孤岛,为全面分析口腔健康的风险管理提供科学的依据,通过减少共同的危险因素来实现预防多种口腔疾病的目的。

思考题

1. CBCT 与螺旋 CT 的优缺点有哪些?
2. 口内扫描技术具有哪些优势?
3. 两种数字化加工技术分别有哪些优势和缺陷?
4. 数字化全冠制作包括哪几个步骤?
5. 数字化在牙体牙髓中的应用主要体现在哪几方面?
6. 正颌手术中数字化模型外科的主要步骤有哪些?
7. 正畸中常用的数字化诊断技术有哪些?

(刘月华)

推 荐 阅 读

［1］王松灵.口腔分子生物学与口腔实验动物模型.2版.北京:人民卫生出版社,2020.

［2］金岩.口腔颌面部发育生物学与再生医学.2版.北京:人民卫生出版社,2020.

［3］边专.口腔生物学.5版.北京:人民卫生出版社,2020.

［4］BARROS MMAF,DE QUEIROZ RODRIGUES MI,MUNIZ FWMG,et al. Selective,stepwise,or nonselective removal of carious tissue:which technique offers lower risk for the treatment of dental caries in permanent teeth? A systematic review and meta-analysis. Clin Oral Investig,2020,24(2):521-532.

［5］ZANINI M,MEYER E,SIMON S. Pulp inflammation diagnosis from clinical to inflammatory mediators:a systematic review. J Endod,2017,43(7):1033-1051.

［6］SEGURA-EGEA JJ,MARTÍN-GONZÁLEZ J,CASRELLANOS-COSANO L. Endodontic medicine:connections between apical periodontitis and systemic diseases. Int Endod J,2015,48(10):933-951.

［7］LIMA SM,GRISI DC,KOGAWA EM,et al. Diabetes mellitus and inflammatory pulpal and periapical disease:a review. Int Endod J,2013,46(8):700-709.

［8］KHALIGHINEJAD N,AMINOSHARIAE MR,AMINOSHARIAE A,et al. Association between systemic diseases and apical periodontitis. J Endod,2016,42(10):1427-1434.

［9］NEWMAN MG,TAKEI HH,KLOKKEVOLD PR,et al. Carranza's Clinical Periodontology. 11th ed. Missouri:Saunders,2012.

［10］CATON JG,ARMITAGE G,BERGLUNDH T,et al. A new classification scheme for periodontal and peri-implant diseases and conditions——Introduction and key changes from the 1999 classification. J Clin Periodontol,2018,45 Suppl 20:S1-S8.

［11］编写专家委员会.手足口病诊疗指南(2018年版).中华传染病杂志,2018,36(5):257-263.

［12］陈谦明.口腔黏膜病学.5版.北京:人民卫生出版社,2020.

［13］MICHAEL GLICK. Burket口腔医学.12版.陈谦明,李龙江,主译.北京:人民卫生出版社,2019.

［14］艾尔·里德,约翰·纳斯特,梅丽莎·德拉姆.口腔局部麻醉精要:针对牙髓治疗和修复治疗.徐礼鲜,主译.沈阳:辽宁科学技术出版社,2018.

［15］郭曲练,姚尚龙.临床麻醉学.4版.北京:人民卫生出版社,2016.

［16］张志愿.口腔颌面外科学.8版.北京:人民卫生出版社,2020.

［17］胡开进.牙及牙槽外科学.北京:人民卫生出版社,2016.

［18］李云鹏,石冰,张浚睿,等.口腔颌面部间隙感染诊疗专家共识.中华口腔医学杂志,2021,56(2):136-144.

［19］何悦.放射性颌骨坏死:临床诊断与治疗.上海:上海科学技术出版社,2020.

［20］周树夏,顾晓明.现代颌面创伤救治的基本原则.中华口腔医学杂志,2001,36(2):85-87.

［21］张益,孙勇刚.颌骨坚固内固定.北京:北京大学医学出版社,2003.

［22］梁新华,李晓箐.颞下颌关节紊乱病临床诊疗解析.北京:人民卫生出版社,2022.

［23］ACRI TM,SHIN K,SEOL D,et al. Tissue engineering for the temporomandibular joint. Adv Healthc Mater,

2019,8（2）:e1801236.

［24］中华口腔医学会口腔颌面外科专业委员会涎腺疾病学组,中国抗癌协会头颈肿瘤外科专业委员会涎腺肿瘤协作组.涎腺肿瘤的诊断和治疗指南.中华口腔医学杂志,2010,45（3）:131-134.

［25］王松灵.涎腺非肿瘤疾病.北京:科学技术文献出版社,2001.

［26］ERIC CARLSON. Textbook And Color Atlas Of Salivary Gland Pathology. Hoboken:Wiley-Blackwell,2008.

［27］邱蔚六.口腔颌面外科理论与实践.北京:人民卫生出版社,1988.

［28］张志愿.口腔颌面肿瘤学.济南:山东科学技术出版社,2004.

［29］郭传瑸,张益.口腔颌面外科学.3版.北京:北京大学医学出版社,2021.

［30］BENDTSEN L,ZAKRZEWSKA JM,HEINSKOU TB,et al. Advances in diagnosis,classification, pathophysiology,and management of trigeminal neuralgia. Lancet Neurol,2020,19（9）:784-796.

［31］周永胜.口腔修复学.3版.北京:北京大学医学出版社,2020.

［32］赵铱民.口腔修复学.8版.北京:人民卫生出版社,2020.

［33］ALAN B CARR,GLEN P MCGIVNEY,DAVID T BROWN. McCracken可摘局部义齿修复学.11版.张富强, 主译.北京:人民军医出版社,2007.

［34］赵志河.口腔正畸学.7版.北京:人民卫生出版社,2020.

［35］林久祥,李巍然.现代口腔正畸学（口腔颌面正畸学）——健康、科学、艺术的统一.5版.北京:北京大学医学出版社,2021.

［36］陈谦明,曾昕.案析口腔黏膜病学.2版.北京:人民卫生出版社,2019.

中英文名词对照索引

X

Y

10